Georgos Vithoulkas

HOMÖOPATHISCHES SEMINAR

Esalen-Seminar

Band 2

Georgos Vithoulkas
Homöopathisches Seminar Bd. 2

Wissenschaftliche Mitarbeit: Peter Vint

Übersetzt und neu überarbeitet
von Sabina Bacon

Verlag für homöopathische Literatur
Bielefeld, Germany
Neuauflage 1994

Satz: Peter Vint
Belichtung: satzbau GmbH, Bielefeld
Druck: AJZ Druck & Verlag GmbH, Bielefeld
Bindung: Gehring GmbH & Co. KG, Bielefeld

ISBN: 3-9802053-0-4

Georgos Vithoulkas

HOMÖOPATHISCHES SEMINAR

Esalen-Seminar

Band 2

Ein Lehr- und Übungsbuch

Dr. Grohmann GmbH
Silvia Stefanovic
Homöopathische Literatur
Bielefeld

Inhaltsverzeichnis

Silicea 1
Fallbeispiel 13
Fallbeispiel 22
Fallbeispiel 31
Calcium phosphoricum 54
Fallbesprechung 70
Fallbeispiel 80
Staphisagria 87
Fallbesprechung 110
Acidum phosphoricum 134
Die Behandlung von Babys 149
Alumina 161
Fallbesprechung 172
Calcium carbonicum 180
Fallbeispiel 206
Fallbesprechung 215
Über Geisteskrankheit - Stan Mayerson 219
Sepia 226
Über das Studium der Mittelbilder 243
Abies nigra 243
Abrotanum 246
Absinthium 252
Acalypha Indica 254
Acetanilidum 254

Acidum aceticum 255
Bemerkungen zu Arnica, Cactus, Gelsemium 257
Argentum nitricum 257
Platin 269
Fälle von Kursteilnehmern 279
Fallbesprechung 282
Fallbesprechung 284
Cannabis indica 297
Causticum 307
George Vithoulkas erzählt aus seinem Leben 322
Fallbesprechung 328
Öffentlicher Vortrag 344
Fallbesprechung 359
Fragen und Antworten 366
Acidum nitricum 395

Vorwort

In dem vorliegenden 2. Band des Esalen-Seminars vertieft Georgos Vithoulkas die im 1. Band angesprochenen Themen.

Das Grundlagenwissen wird ausgebaut, wobei anhand von Fallbeispielen der Bezug zur Praxis hergestellt wird. Neben den vielfältigen fachbezogenen Ausführungen werden auch philosophische Fragen zum Thema Homöopathie diskutiert. Das Arzneimittelwissen wird erweitert und es werden weitere „Essenzen" vorgestellt.

Georgos Vithoulkas' Ausführungen zeichnen sich auch hier wieder durch eine besondere Lebendigkeit und Bildhaftigkeit aus.

Lücken in der Tonbandaufzeichnung sind kenntlich gemacht. Begriffen, die sich nicht eindeutig übersetzen ließen, ist der englische Ausdruck beigestellt.

Durch die hervorragende Zusammenarbeit mit der Homöopathin und Übersetzerin Sabina Bacon liegt hiermit eine vollständig überarbeitete Neuauflage des Esalen-Seminars Band 2 vor.

Bielefeld, August 1994 Silvia Stefanovic

Silicea

V: Die Keynote lautet: „verfeinert und nachgiebig".

K: Wie unterscheidet sich diese Nachgiebigkeit von *Pulsatilla*?

V: Der Unterschied liegt im Grad der Standhaftigkeit. Wenn Sie *Pulsatilla* anstoßen, einen geistigen Schubs geben, wird es zurückweichen aber es hinnehmen. Sie führen ein Argument an, und *Pulsatilla* wird es normalerweise akzeptieren, es annehmen. *Silicea* wird Ihren Standpunkt verstehen, es wird Ihnen auch nicht widersprechen, aber es wird den eigenen Standpunkt beibehalten. Es ist in sich gefestigter als *Pulsatilla.*

Silicea hat eine große Furcht, daß der Geist versagen könnte. Sie fürchten, keine geistige Kraft zu haben. Sie empfinden eine geistige Schwäche und fürchten sich vor jeglicher geistigen Herausforderung. Normalerweise - solange es sich nicht um ein fortgeschrittenes Stadium handelt - stellt sich *Silicea* jedoch geistigen Herausforderungen und wird mit denselben auch fertig. Sie machen ihre Sache gut. Sie haben aber *das Gefühl, ihr Geist würde schwächer werden.*

Silicea ist bei Studenten angezeigt, die hart gearbeitet haben und feststellen, daß die Überanstrengung sie geistig ermüdet hat. Die anderen Mittel für solche Zustände sind *Acidum picrinicum*, *Anacardium*, *Acidum phosphoricum*. Bei *Acidum picrinicum* handelt es sich um die gleiche Überanstrengung - um eine Anstrengung des Geistes, die eine geistige Schwäche herbeiführt. Natürlich entwickelt es sich bei Silicea schon in jungen Jahren.

Sie sind sehr feinfühlig, verständig und leicht zu überzeugen; sie strengen sich an, das zu tun, was von ihnen gefordert wird - bis zu dem Zeitpunkt, wo sie geistig zusammenbrechen.

Später, wenn der Geist wirklich vollkommen ermüdet ist, kommt es zu einem Zustand, in dem sie sogar hellsehen können. Sehen Sie, *Silicea* nimmt leicht Kontakt zu anderen Menschen auf; sie sind einfühlsam - wie *Phosphorus*. Dann bricht ihr Geist irgendwann zusammen und wird leer. Wenn der Geist leer ist, kommt es zu dieser Hellsichtigkeit - er tut sich auf. Wem gegenüber? Den äußeren Einflüssen. Es ist sonderbar, aber wenn der Geist bei Menschen, die nicht introvertiert sind, ermüdet, werden sie hellsichtig. Sie wissen sich nicht mehr vor äußeren Einflüssen zu schützen.

K: (Frage zu *Anacardium*)

V: Erinnern Sie sich wie übermüdet der Geist von *Anacardium* ist, wenn er zusammengebrochen ist? In diesem Zustand, wenn der Geist völlig zusammengebrochen ist und kein Denken mehr möglich ist, wird er stumpf, und in diesem Moment stellt sich das Hellsehen ein.

K: Ich würde erwarten, daß er dann gerade nicht offen ist.

V: Der Geist kann sich selbst nicht mehr schützen. In dem Moment, in dem er leer geworden ist, öffnet er sich. Sie fühlen sich in diesem Stadium schwach und werden die magnetischen Energien anderer wahrnehmen, sie spüren. Sie empfinden diese als aufbauend. Das wird als „Verlangen, magnetisiert zu werden" bezeichnet. Es steht im Repertorium (Bd. I, S. 70, 511). Sie finden dort auch *Calcarea* und *Phosphorus*. Das bezieht sich auf das Stadium, in dem der Geist vollkommen zusammengebrochen ist, nicht auf das Stadium, in dem sie Angst haben, in der Öffentlichkeit aufzutreten, um einen Vortrag zu halten oder ähnliches, es ist nun bereits viel, viel schlimmer. Wenn der Geist völlig zusammengebrochen ist, wird er hellsichtig, und sie möchten magnetisiert werden. Um ein gutes Medium zu sein, muß man also krank sein.

K: Was ist damit gemeint, „möchte magnetisiert werden"?

V: Mesmerisieren, in einen hypnotischen Zustand versetzt werden. Sie mögen das.

K: Ein Medium muß also krank sein?

V: Ja, die richtigen Medien. Es gibt ja auch Menschen, die nur vorgeben Medien zu sein, und die von einem bestimmten Gesichtspunkt her sehr gesund sind, nämlich, wenn es ums Geld geht. Das sind Lügner und Betrüger. Ich spreche von echten Medien, die dem Willen anderer unterliegen; sie sind ziemlich krank. Wenn sie über einen längeren Zeitraum in diesem Zustand verbleiben, können Sie richtig krank werden, so daß es einer Behandlung bedarf.

K: Ich behandelte ein Medium, das damit aufhörte; sie hatte Geld damit verdient, hörte aber auf und wurde Künstlerin. Ich hatte ihr *Phosphorus* gegeben.

V: Die echten Medien können Verbindungen aufnehmen - Gedankenlesen, mit der anderen Welt kommunizieren usw. Es sind Menschen, die ziemlich ungeschützt sind. Sie scheinen keine Abwehr zu besitzen was Emotionen und Gedanken betrifft. Mit dem homöopathischen Mittel stärken Sie sie, nehmen ihnen aber zugleich diese anderen Möglichkeiten.

Doch das wollen sie. Sie geben diese Tätigkeiten gern auf.

K: Es ist auch interessant, daß viele von diesen Menschen dick werden, fettleibig. Das soll sie angeblich schützen, die Fettschichten sollen schützend wirken. Das könnte doch sein?

K: Wäre das das *Calcarea*-Medium?

K: Das weiß ich nicht.

V: *Calcarea* kann auch in diesen Geisteszustand kommen - ihr Geist kann zusammenbrechen. Bei Kindern gibt es außerdem die Charakteristik, daß sie nicht angesprochen werden wollen. Sie sind eigensinnig. Sie sagen: „Gib mir dies, ich möchte jenes." Sie fragen sie: „Was möchtest Du denn?" Sie verlangen es von der Mutter, und wenn Sie sich einmischen, fangen sie an zu heulen und sagen Ihnen, daß sie nicht mit Ihnen sprechen. Das ist sehr charakteristisch. Diese Kinder haben Katarrhe der Augen und Ohren und können taub werden; die Ohrspeicheldrüsen sind geschwollen. Sie haben eine weiße Haut und sind abgemagert. Sie haben Warzen. Sie befinden sich in einem Zustand großer Schwächlichkeit. Sie geben *Sulfur*, *Thuja*, dieses und jenes - aber nichts wirkt. Dann erkennen Sie diesen *Silicea*-Geisteszustand, in dem das Kind *nicht angesprochen werden möchte*, auch nicht, wenn Sie freundlich zu ihm sprechen.

K: Liegt es daran, daß man sich einmischt?

V: Ich weiß nicht, woran es genau liegt, aber es ist auffallend.

K: Sollte man es als einwertig betrachten?

V: Oh ja (Bd I, S. 26).

K: Wie paßt das zu ihrer Sensitivität und ihrer Feinheit?

V: Sie sind gleichzeitig sehr empfänglich und in der Schule sind sie die

Besten. Es gibt da diese Art von Verärgerung, die sie nicht erklären können - und die ich Ihnen auch nicht erklären kann.

K: Sie mögen es nicht, wenn man ihnen Beachtung schenkt?

V: Ja, das ist wahr. *Silicea* hat diese *Knoten*, Knötchen - harte Stellen, wie Knoten in der Brust. Das gleiche gilt für ihren Geist - sie bekommen *fixe Ideen*. Manchmal denken Sie, Sex sei etwas Sündiges, das man nicht machen dürfe. In dieser Hinsicht sind sie sehr wie *Pulsatilla*. Es handelt sich um *kalte Patienten*, aber in *den akuten Stadien wird sich Silicea* durch Hitze verschlimmern. *Pulsatilla* ist genau das Gegenteil, da es im chronischen Zustand warm ist, und während des akuten Zustandes kalt sein kann. Die Kieselsäure findet sich in unserem Körper hauptsächlich im Bindegewebe, in den Nägeln und Haaren. Bei *Silicea* fallen die Haare entweder aus oder sie werden dünn - kahlköpfige Menschen. *Die Nägel werden spröde und brechen leicht*. Es finden sich *weiße Punkte auf den Nägeln*. Die Zehennägel, speziell die großen Zehen, wachsen nach innen, es kommt zu eingewachsenen Zehennägeln. Die Zähne können stark zerstört sein.

K: Sie erwähnten die Knötchen und die fixen Ideen, daß das ähnlich wie bei *Pulsatilla* sei - das verstehe ich nicht. Mag sein, daß ich *Pulsatilla* nicht gut genug kenne.

V: *Pulsatilla* hat die gleichen Symptome in bezug auf das Sexuelle - sie geraten in eine Art gestörten religiösen Zustand. Sie meinen, daß Sex etwas Schlechtes sei oder das der sexuelle Verkehr mit dem anderen Geschlecht etwas Schlechtes sei - sie wenden sich dann einer gleichgeschlechtlichen Person zu. Das ist eine fixe Idee, die bei *Pulsatilla* ähnlich ist. Eine andere fixe Idee von *Silicea* ist, daß sie meinen, *zwei getrennte Körperhälften* zu haben, und das die linke Hälfte nicht zu ihnen gehören würde. Das ist eine fixe Idee. Ansonsten kann bei diesen Patienten alles in Ordnung sein - bis auf die Vorstellung, daß die linke Körperhälfte nicht zu ihnen gehört. Das ist ähnlich wie bei den fixen Ideen von *Aconitum*.

Eine andere Charakteristik von *Silicea* ist *Frösteln, verschlimmert durch warme Nahrung*. Man würde erwarten, daß sie warme Nahrung mögen, aber dem ist nicht so. Es ist wie bei *Phosphorus, sie mögen kaltes Essen und kalte Getränke*.

Eine andere Sache ist die *Entkräftung durch Geschlechtsverkehr.* Sie sind danach so schwach, daß es bis zu zehn Tage dauern kann, bis sie sich erholt haben.

K: Ich kenne einen Mann, der danach eine Schwäche bekommt, die drei oder vier Tage andauert.

V: Das könnte *Silicea* sein.

K: Er reagierte auch gut darauf.

K: Sollte man im Repertorium unter der Rubrik „Verlangen nach kalten Getränken" *Silicea* nachtragen?

V: Ja.

K: Eine andere Sache ist, daß *Silicea*, wenn es wirkt, anscheinend für eine sehr lange Zeit wirkt.

V: Ja.

K: Gibt man dann leicht zu früh ein Mittel - auch wenn schon ein Jahr um ist?

V: Ja, wenn man es in Ruhe läßt und nicht durch Medikamente, Kaffee oder andere Dinge antidotiert, wirkt es sehr lange.

K: Nach *Silicea* bekam dieser Patient Schwung und wurde eifrig. Er wollte der Beste sein.

V: Ja, das hat ihm seine Kraft wiedergegeben. Was *Silicea* so nett macht... Sie sind nett, reizend und süß - weil sie keine Kraft für größere Auseinandersetzungen haben. Sie werden sagen: „Gut, Du hast Deinen Standpunkt und ich habe den meinen." Sie sind zu müde, um Ihnen ihren Standpunkt darzulegen oder darüber zu debattieren, was nun richtig oder falsch ist. Aber wenn Sie das Mittel bekommen, werden Sie wieder aus diesem *Silicea*-Zustand herauskommen.

K: Wissen sie wirklich, daß sie müde sind, oder halten sie es für einen Teil ihrer selbst?

V: Sie wissen es, oh ja. Es ist eines der Hauptsymptome, das sie Ihnen erzählen werden. „Mein Geist arbeitet jetzt nicht, ich habe keine Energie." Die Analogie des Weizenhalms, die *Kent* nennt, ist sehr schön.

Das ist genau das, was geschieht.

K: Wie ist das im Vergleich zu *Calcium*, das sich Sorgen macht, der Geist könnte versagen? Gibt es da einen Unterschied?

V: *Calcium* ist gröber. Es ist das gleiche wie bei *Silicea*, nur gröber. *Silicea* hat z. B. auch ein *Verlangen nach Eiern*, wie *Pulsatilla* und *Calcium*. Von diesen Mitteln steht zwar nur *Calcium* im Repertorium, aber auch bei *Silicea* werden Sie oft ein Verlangen nach Eiern finden. *Pulsatilla* mag weichgekochte Eier.

K: Sehen Sie eine Rückkehr der Lebensgeister durch Schlaf? Sie sind echt mißmutig und Schlaf bessert ihren Zustand?

V: Ob es ihnen durch Schlaf viel besser geht? Ja, aber das ist kein Schlüsselsymptom, keine besonders ausgeprägte Sache.
Es ist auffallend, daß im Repertorium nur wenige geistige *Silicea*-Symptome zu finden sind. *Silicea* ist eines der Hauptmittel für Kinder, und da liegt das Problem meist auf der körperlichen Ebene. Es gibt bestimmte Typen, bei denen es eine andere Ebene betrifft, aber das ist nicht sehr häufig.

K: Wollten Sie noch etwas zu den Eiern sagen - alle drei Mittel haben ein Verlangen nach Eiern?

V: *Oleum animale* hat auch ein Verlangen nach Eiern. Ein anderes Merkmal von *Silicea* ist, daß die Haut der Fingerspitzen dünner, empfindlich und hart, *wie Papier* wird.

K: Ist das bei *Phosphorus* nicht auch so?

V. Bei *Phosphorus* haben wir Taubheit, Taubheit in den Fingerspitzen.

K: Es gibt ein eigentümliches Symptom bei *Silicea*, das mir half, einen Patienten zu behandeln. Sie haben Appetit, der verschwindet, wenn sie versuchen zu essen. Die Patientin hatte das seit zwölf Jahren. Ich brachte in Erfahrung, daß sie im Alter von 18 Jahren fürchterlich geschwitzt hatte und den Schweiß drei Jahre lang mit einem Deodorant unterdrückt hatte. Dann konnte sie 12 Jahre lang nicht richtig essen. Sie bekam *Silicea*, und nach zwei bis drei Monaten kehrte der Appetit wieder zurück. In den nächsten Monaten begann sie stark zu schwitzen, was sich dann abwärts bewegte, bis zu den Zehen. Sie wurde sehr,

sehr warm. Es war bemerkenswert. Der Schweiß kroch immer weiter nach unten.

V: Es ist eines der Hauptmittel für *unterdrückten Schweiß* - Silicea ist in Schweiß gebadet. Der Schweiß enthält Toxine und riecht sehr schlecht.

K: Sind das diejenigen, bei denen sich die Socken auflösen?

V: Ja, das ist richtig. Das kann die Socken auffressen. Ganz egal, wie oft sie sich waschen.

Ich hatte einen Fall, es handelte sich um einen Arzt mit einem Gehirntumor. Seine beiden Kinder waren auch Ärzte, sie brachten ihn mit einem Gliom im Gehirn. Ich untersuchte den Fall und der Mann erzählte mir, daß er einen solch widerlichen Schweiß gehabt hatte. Sie lebten auf dem Lande, nicht in Athen, wo die Leute solchen Dingen gegenüber normalerweise sehr viel toleranter sind. Es war das größte Problem der Familie. Sie konnten nicht zusammen mit ihm essen - wegen des widerlichen Geruches.

Er hatte im Laufe der Jahre vieles ausprobiert. Die Familie war ebenfalls betroffen und es war unmöglich zusammen zu essen. Schließlich entschloß er sich, Borsäure für Fußbäder zu verwenden. Borsäure kann Fußschweiß über Nacht stoppen. Er entwickelte daraufhin einen Gehirntumor. Als er zu mir gebracht wurde, war der Fall schon ziemlich fortgeschritten. Nach *Silicea* besserte sich die Symptomatologie und es brach ein wenig Schweiß aus. Die Besserung ging aber nicht weit genug. Sie brachten ihn dann nicht mehr zu mir.

Sie erzählten mir von dem widerlichen Fußschweiß und wie er ihn plötzlich unterdrückt hatte. Innerhalb von zwei Jahren war es so schlimm geworden, daß er nicht einmal mehr die Tür fand, um hinausgehen zu können. Und wenn er hinausfand, fand er den Rückweg nicht mehr. Der Geist war völlig degeneriert.

Ich hatte andere Fälle von unterdrücktem Schweiß, bei denen die Unterdrückung auf die Nieren geschlagen war. Sie waren voller Nierensteine. Normalerweise arbeiten die Nieren bei *Silicea* nicht richtig. Die Ausscheidung funktioniert nicht so, wie sie sollte. Bei einer Unterdrückung des Schweißes müssen alle Toxine über die Nieren ausgeschieden werden. Es kommt zu Ablagerungen, Nierensteinen und Entzündungen. Die Nierenfunktion bricht zusammen und es kommt

schließlich zu Auswirkungen im Sexualbereich. Die Patienten haben dann überhaupt kein sexuelles Verlangen mehr, keine Erektion. Wir hatten in einem solchen Fall *Silicea* verordnet, was sehr interessant war.
Der Patient war impotent. Nach *Silicea* fing er an reichlich zu schwitzen, die Nieren arbeiteten besser und im sexuellen Bereich ging es auch besser.

K: Dann konnte ihn niemand mehr riechen, und er konnte sowieso keinen Sex mehr haben. (Gelächter)

V: Er trank dann Kaffee. Er hatte sich ein Kind gewünscht, und seine Frau war schwanger geworden. Er begann dann Kaffee zu trinken und brach wieder zusammen. Er kam ein zweites Mal und ich wiederholte das Mittel. Er trank wieder Kaffee und brach wiederum zusammen. Beim dritten Zusammenbruch schoß der Blutdruck nach oben. Daraufhin ging er zu einem Herzspezialisten, der ihm Medikamente verschrieb, die die Nierenfunktion aufrechterhalten sollten. Sie mußten die Dosis laufend steigern. Als er dann vollständig impotent war, kam er wieder zu mir und fragte mich, ob ich ihm nicht ein Mittel gegen seine Impotenz geben könne. Der Blutdruck wurde mit Medikamenten reguliert, und ich wollte diese Medikamente nicht absetzen, da ich nicht wußte, in welchem Zustand sich seine Nieren befanden. Schließlich sagte ich ihm: „Gut, nehmen Sie dieses Mittel und nehmen Sie auch Ihr Herzmittel weiterhin ein." Ich verlor ihn wiederum. Nach drei Jahren kam er wieder zu mir - er war mittlerweile Dialyse-Patient. So sehr mochte er seinen Kaffee - er war sorglos. Sie haben überhaupt keine Angst um ihre Gesundheit - *Silicea.*
Man findet überhaupt nur sehr wenige geistige Symptome, sie sind ziemlich ausgeglichen. Sie sind süß und nett.

K: Haben sie Gewissensbisse und sorgen sich, Dinge falsch zu machen?

K: Die Sorge Fehler zu machen, scheint ein Schwerpunkt zu sein. Sie möchten alles richtig machen und können schlaflos werden, weil sie vielleicht ein falsches Arzneimittel, eine falsche Information oder ähnliches gaben.

V: Ich kann Ihnen nicht sagen, wieviel Prozent der Menschen so reagieren; sie mögen den einen oder anderen finden, doch das ist nicht die

Regel. Letztendlich ist es ein *Mangel an geistiger Stärke*, der die Willenskraft zu verringern scheint.

K: Wenn *Silicea* in einem großen Büro arbeitet und der Chef ihnen eine bessere Stellung und mehr Geld und mehr Verantwortung anbietet, wie würden sie reagieren?

V: Sie freuen sich natürlich.

K: Ich dachte, sie fürchten sich davor, etwas Neues zu übernehmen, wegen der Verantwortung.

V: Sie meinen, wenn *Silicea* geistig zusammengebrochen ist? Oh ja, sicher. Allerdings nicht so sehr, wenn es sich um Büroarbeit handelt.
Was sie fürchten, sind geistige Auseinandersetzungen. Wenn Sie etwa vor Gericht oder mit Sachverständigen argumentieren müssen, oder z. B. als Lehrkraft Vorlesungen halten sollen. Ihr Geist arbeitet nicht, und sie brauchen *Silicea*. Sie werden sagen, daß sie sich geistig nicht fit genug für diese Arbeit fühlen. Vor Arbeitsbeginn sind Sie sehr ängstlich; wenn sie aber erst angefangen haben, dann können sie ihre Sache sehr gut machen, wie *Lycopodium*, aber sie sind verfeinerter.
Natrium muriaticum hat nicht so viele Schwierigkeiten mit den geistigen Fähigkeiten, sondern Probleme im emotionalen Bereich. Bei *Silicea* sind es die geistigen Kräfte, die frustriert und schwach sind, und sie spüren, daß sie nicht genug geistige Ausdauer haben, um das notwendige zu tun. Sie wissen, wie die Dinge zu tun wären, sie haben die Kenntnisse, doch es fehlt Ihnen die Ausdauer. Sie haben das Gefühl, daß ihr Geist mitten in der Arbeit zusammenbrechen wird und sie ihre Arbeit nicht durchstehen werden. Diese Furcht ist vorhanden.

K: Nach einem Schlaganfall haben Patienten manchmal das Gefühl, ihr Körper würde nicht zu ihnen gehören. Ist das mit dem vergleichbar, was sie sagten?

V: Es ist ähnlich, ja.

K: Glauben Sie, daß *Silicea* da wirken könnte?

V: Möglicherweise, besonders wenn Sie dieses „halb und halb" Bild haben.

K: Ist dann eine Seite gelähmt, und sie sagen, sie hätten das Gefühl, die

Seite sei gar nicht mehr vorhanden?

V: Ja.

K: Oder sie halten sich die Hand vor das Gesicht und sagen: „Das ist nicht meine Hand."

V: Das kenne ich nicht bei *Silicea*. (Tonbandwechsel)
Ihre Haut ist fein - sie ist nicht rot und auch nicht gesund.

K: Schmale Knochen, schmale Hände, schmale Füße?

V: Ja, ich glaube schon; sie wirken anämisch. Sie werden selten korpulente Menschen darunter finden. Sie können Abszesse mit *Silicea* öffnen, müssen aber vorsichtig sein, da es lange dauern kann - vielleicht drei Jahre - bis sie sich wieder schließen. *Silicea* wirkt sehr tief und sehr lang. Eine Prüfung von *Silicea* erfordert sehr, sehr viel Zeit, da es sehr tief geht. Es wird viel bei Abszessen im Kieferbereich ausrichten. Zahnärzte benützen es häufig.

K: Ich hatte einen Patienten, dem ich *Silicea* gab. Er hatte nichts von seinem Kiefer erwähnt, doch dort kam es zu einer starken Verschlimmerung - er bekam furchtbare Kieferschmerzen. Glücklicherweise haben wir einen Zahnarzt, der die Gesetze der Homöopathie kennt, und ich schickte den Patienten zu ihm. Ich mußte wissen, ob man noch abwarten konnte. Er machte eine Röntgenaufnahme und meinte, daß der Abszeß wahrscheinlich schon seit etwa fünf Jahren vorhanden sei, deshalb könnte man ruhig noch einen Monat warten. Die Verschlimmerung stieg noch eine Weile an, ging dann vorbei und die Sache war in Ordnung. Danach ging es ihm einige Monate gut.

V: Es wird einen vorhandenen Abszeß öffnen, wo immer er sich auch befindet. Wenn er sich in der Lunge befinden sollte, können Sie einige Schwierigkeiten bekommen; Nierenabszesse öffnen sich ebenfalls.

K: Und was machen Sie dann?

K: Nun, es fließt ab, und dann heilt es - oder?

V: Wir hatten einen Fall, bei dem eine Niere vollkommen stillstand; wir gaben ein Mittel - ich kann mich jetzt nicht daran erinnern welches - und es wurde Eiter mit dem Urin ausgeschieden, die Niere arbeitete wieder. Es ist interessant, wie das System all diese Reinigungsvorgänge unterstützt. Es wurde sehr viel Eiter ausgeschieden, aber dennoch bekam die Patientin keine Harnwegsinfektion. Wenn Sie einen Katheter legen, kommt es zu einer Harnwegsinfektion; aber so viel Eiter führt zu keiner Infektion - wie ist das möglich? Der Körper weiß, was er verträgt und was nicht, und wenn wir etwas einführen, das er nicht verträgt, kommt es zu einer Infektion.

K: Wenn Sie Placebos geben, geben Sie doch manchmal Gewebesalze, geben Sie auch *Silicea*?

V: Ja.

K: Und es spielt keine Rolle, daß ein verborgener Abszeß vorhanden sein könnte?

V: Auch wenn ein Abszeß vorliegt, Sie können ihn doch öffnen - warum denn nicht? Solange er sich an keiner gefährlichen Stelle befindet und abfließen kann.

K: Sie verwenden es also in der D 6?

V: Nein.

K: Er verwendet *Silicea* in der D 6, als Placebo.

V: Ich sagte, daß wir *Silicea* in der D 6, als Placebo geben, es gehört zu den Gewebesalzen. Sie können das auch probieren. Arbeiten Sie mit Ihrem Apotheker zusammen. Es kann problematisch sein, die Mittel selbst herzustellen. Wir brauchen gute Pharmazeuten, denen wir vertrauen können. Wir müssen Sie uns selbst heranziehen, sie zu Selbstversorgern machen. Sie sollten also mit ihnen zusammenarbeiten, damit sie ein Interesse bzw. einen finanziellen Anreiz haben. Wenn Sie also Rezepte mit Gewebesalzen ausstellen - falls Sie kein reines Placebo geben wollen - kann der Apotheker etwas verdienen. Das trägt auch zur Verbesserung der Medikamente bei, die er für uns herstellt. Wir hatten mal eine phantastische Pharmazie, aber heute kann man sich nicht mehr darauf verlassen.

(Geht auf eine Frage ein). Wir haben z.B. *Natrium muriaticum* in der M und der D 6 verordnet - die M nimmt der Patient aber auf Grund von Unwissenheit nicht ein. Er kommt nach einem Monat wieder in die Praxis und erzählt, daß es ihm viel besser geht. Der Arzt untersucht ihn und stellt fest, daß er die M nicht genommen hat. Trotzdem fühlt sich der Patient besser. Wir sagen ihm nun nicht, er soll die M einnehmen. Warum? Weil die D 6 wirkt und er sich im Prozeß der Besserung befindet. Durch die M würde er einen Rückfall erleiden. Nach einem weiteren Monat käme er dann wieder, um zu fragen, warum es ihm jetzt so ergangen ist. Er wird sagen: „Nachdem ich das Mittel bekommen habe, ging es mir schlechter". Er braucht die M nicht, da er sich im Prozeß der Besserung befindet. Das heißt also, daß sich die Symptomatologie mittlerweile verändert hat, er aber noch empfänglich für das Mittel ist. Er fällt durch die M zurück. Wir gehen also vorsichtig hoch auf die C 12, dann auf die 30 und dann auf die 200, falls sich diese Schritte als erforderlich erweisen. So sollten Sie in einer solchen Situation vorgehen. Die D 6 wirkt. Wir geben das indizierte Arzneimittel, auch wenn es sich um *Silicea* handelt, in der C 200 und in der D 6. Die homöopathischen Arzneimittel, die zu den Gewebesalzen gehören, verordnen wir in den hohen Potenzen und in Form von Gewebesalzen. Bei *Pulsatilla* geben wir *Calcium sulfuricum in der D 10.*

K: Was wäre, wenn Sie *Pulsatilla* und *Silicea* geben?

V: Nein. Sie geben ein Mittel, das ganz und gar anders ist. Wenn Sie Gewebesalze verordnen, kann es sein, daß die Tiefpotenz wirkt.

K: Und das stört die Hochpotenz nicht?

V: Das wird die Hochpotenz nicht stören.

K: Und die werden nur einen Monat lang eingenommen?

V: Wenn der Patient eine M bekommen hat, wird die Tiefpotenz nicht stören.

K: Und Sie würden sie nur einen Monat lang geben, ja?

V: Ja.

K: Ich habe mal eine Prüfung von Gewebesalzen in der D 6 beobachtet - der Patient nahm sie allerdings länger als einen Monat ein.

V: Ich hatte nie Probleme damit.

Eine andere Sache, an die Sie denken sollten, ist, daß ein *Magnesium muriaticum*-Fall in einen *Natrium muriaticum*-Fall übergehen kann. Das heißt nicht, daß es ihm dann schlechter gehen muß. Es kann sich zu einem *Natrium muriaticum-Bild entwickeln, das sich mehr auf der physischen Ebene zeigt.*

Fallbeispiel

Herr K., 68 Jahre alt. (Schriftliches Fallbeispiel)

V: Der Patient hat Prostatabeschwerden. In den letzten beiden Monaten ist der Urinstrahl schwach geworden und die Entleerung ist unterbrochen. Er wacht des Nachts zwei bis dreimal auf und muß dann urinieren. Wenn er angespannt ist, ist das Urinieren erschwert.
Er leidet seit 21 Jahren an Diabetes, der diätisch geregelt wird. Sein Vater hatte Diabetes und seine Mutter starb an Magenkrebs.
Er hat ein Verlangen nach Fisch (zweimal unterstrichen), nach Wein (einmal unterstrichen), nach Milchprodukten (einmal unterstrichen), nach Süßigkeiten (dreimal unterstrichen), nach Salz (dreimal unterstrichen).
Es geht ihm durch Wärme schlechter (zweimal unterstrichen). Er hat warme Füße. Er schwitzt viel (zweimal unterstrichen), aber nicht an den Füßen.
Während des Schlafes ist er unruhig. Er erwacht zwischen 5 Uhr und 6 Uhr.

V: Es ist typisch für solche Fälle, daß man nur wenige Symptome hat. Neben der Schwellung der Prostata liegt hier ein tiefsitzender Zustand vor, Diabetes, der aber durch die Diät reguliert ist. Es ist kein bösartiger Fall.
Wer möchte die Analyse vornehmen?
Der Patient liefert keine Charaktermerkmale, worauf sollen wir dann unsere Verordnung stützen? Die Pathologie liegt vor, wir könnten anhand der Pathologie verschreiben. *Medorrhinum* scheint angezeigt. Die meisten von Ihnen sind für *Medorrhinum*.
Warum? Da wir keine Symptomatologie haben, an die wir uns halten können, müssen wir anhand des Nahrungsverlangens und der Abneigungen verschreiben. Verlangen nach Milchprodukten (einmal unterstrichen), Verlangen nach Fisch (einmal unterstrichen), Verlangen

nach Süßigkeiten (dreimal unterstrichen), Verlangen nach Wein (dreimal unterstrichen), Verlangen nach Salz (einmal unterstrichen). Der Durst ist normal.

K: Wenn wir uns an dieses Bild halten, müßten wir *Sulfur* verschreiben.

V: *Sulphur* hat eine Abneigung gegen Salz. Hier sind Süßigkeiten dreimal unterstrichen, Salz nur einmal. Ein *Sulfur*-Patient würde eine Abneigung gegen Fisch haben, ein Verlangen nach Wein, ein Verlangen nach Süßigkeiten, dreimal unterstrichen und ein Verlangen nach Salz, das zweimal unterstrichen wäre. Das wäre ein *Sulfur*-Fall.

K: Es scheint hier am Salz zu liegen.

V: Und an der Wertigkeit, wir werden das erörtern. Hier liegt vielleicht der Schlüssel zum ganzen Fall. Süßigkeiten darf er natürlich nicht essen, da er Diabetiker ist. Es ist wichtig, sich an folgendes zu erinnern: Auf Grund des Diabetes muß er darauf achten, was er ißt. Er muß dabei genau sein, was bedeutet, daß er seinen Wünschen und Abneigungen nicht nachgeben darf. „Hatte ein Verlangen nach Salz" bedeutet hier also, daß dieses starke Verlangen jetzt unterdrückt wird, da es nicht gut für ihn ist. Das gleiche gilt für die Süßigkeiten. Er hat dieses Verlangen, wenn er ihm aber nachgibt, wird es sich auf seine Diabetes auswirken.

K: Ich sehe nicht, worauf Sie hinaus wollen.

V: Er sagt, daß er ein Verlangen nach Süßigkeiten hat. Er ist Diabetiker, und das Verlangen nach Süßigkeiten ist stark, aber er gibt ihm natürlich nicht nach, da er seinen Diabetes sonst nicht mehr unter Kontrolle hat.

K: Kann man diesen Symptomen trauen? Es handelt sich immerhin um etwas, das er vermeiden muß.

V: Er hat das Verlangen. Das Verlangen ist nicht immer so stark, aber hier ist es sehr stark. Er sagt, daß das Verlangen nach Salz auch sehr stark gewesen *war*. Das sind die Angaben, die er machte, und die Ihnen nun vorliegen. Wir müssen herausfinden, ob es sich nicht um einen *Phosphorus*-Fall handeln könnte. Phosphor hat ein Verlangen nach Süßigkeiten, das Verlangen nach Salz spricht auch für *Phosphorus*.

K: Jetzt weiß ich, warum ich nie Poker mit Georg spielen würde. (Gelächter)

V: Sie orientieren sich also an den Nahrungsbegierden und den Abneigungen, richtig? Und Sie müssen das mit seiner Diät verbinden. Außerdem mag er Wärme nicht.

K: Vertrauen Sie der Tatsache, daß er warm ist, mehr, da sich Abneigungen und Wünschen vielleicht durch die Diät entwickelt haben, weil er viele Nahrungsmittel meiden muß?

V: Fisch darf er essen. Möchte jemand die Verschreibung ändern?

K: Wenn man das Nahrungsverlangen betrachtet, dann wäre *Natrium muriaticum* eine Möglichkeit - obwohl Süßigkeiten bei Natrium muriaticum nicht so stark wären.

K: Wenn Sie Diabetiker wären und keine Süßigkeiten essen dürften, würden Sie wahrscheinlich nach einer Weile auch derartige Gelüste entwickeln.

V: Ja, es bleibt die Tatsache, daß wir bei Nahrungsbegierden zwei Symptome haben, die dreimal unterstrichen sind. Er hat das sehr betont - Verlangen nach Salz und nach Süßigkeiten. Beides darf er nicht zu sich nehmen.

K: Nun, das ist *Medorrhinum* oder *Acidum nitricum*.

V: Schauen Sie ins Repertorium.

K: *Argentum nitricum, Calcarea, Carbo vegetabilis, China.* Meinen Sie nicht, daß es sich um einen verschlossenen Menschen handelt - wegen des Mangels an Information? (Gelächter)

V: Ich glaube nicht. Er half wo er konnte. Ich denke, daß er seine Gelüste beherrscht hat. Er sagte, daß er ein großes Verlangen nach Salz und nach Süßigkeiten hat, Verlangen nach Fisch. Ich meine, daß ich dem trauen kann, andererseits habe ich sonst nichts, in diesem Fall.
Ich sagte *Medorrhinum* wäre eine gute Verschreibung. Hätten sie alle *Medorrhinum* geschrieben, würde ich nicht weiter mit Ihnen diskutieren, ich würde zustimmen; was ich aber gerne gesehen hätte, wäre, daß das Verlangen nach Salz und Süßigkeiten dann nur zweimal un-

terstrichen wäre. Er hat aber beides stark betont.

Wir analysieren seine Begierden und Abneigungen um etwas über seine Harnsymptome herauszufinden. Könnten wir zu einem Mittel kommen, indem wir die Harnsymptome analysieren? Nein, sicherlich nicht.

K: Ist *Medorrhinum* nicht normalerweise kalt? Sollte man hier nicht lieber die Rubrik „schlechter durch Hitze" einbeziehen?

V: Genau. Ich hätte aber zugestimmt, da seine Füße sehr warm sind.

K: Wofür spräche das, für *Medorrhinum*? *Medorrhinum* hat warme Füße?

V: Ja. *Medorrhinum* wird warme Füße haben.

K: Es würde Sie nicht stören, daß *Argentum nitricum* kein Verlangen nach Fisch, Wein oder Milch hat?

K: Haben Sie je einen Fall zurückgeschickt und dem Arzt gesagt, er möge mehr Informationen liefern?

V: (lacht) Alles ist vorprogrammiert. Er kommt zu mir und wird an einem verabredeten Tag wiederkommen, um sein Mittel abzuholen - wenn nicht, ist er enttäuscht. Das kommt hin und wieder vor, aber es verändert das ganze Programm und wenn ich es in 5 oder 6 Fällen trotzdem tue, ist es sehr schwierig. Hier in diesem Fall sind Sie verzweifelt. Halten Sie sich an die Schlüsselsymptome. Ich gebe Ihnen diesen Fall, um Ihnen zu zeigen, wie Sie in einer solchen Situation vorgehen. Auf ein Symptom, das betont ist, können Sie sich verlassen. Sie können es nur dann außer Acht lassen, wenn der Rest des Bildes klar ist. Ich wiederhole: Auf ein Symptom, das betont ist, das dreimal unterstrichen ist, können Sie sich verlassen. Sie können nur dann ein Symptom außer Acht lassen, wenn der Rest des Falles ein deutliches Mittelbild zeigt. Sie haben etwa das Symptom „Verlangen nach Zwiebeln" oder „Abneigung gegen Zwiebeln" dreimal unterstrichen, doch das Gesamtbild spricht z.B. für *Magnesium muriaticum*, dann können Sie dieses eine dreiwertige Symptom vergessen. Wenn Sie aber keine weiteren Symptome haben - nur zwei Begierden - dann müssen Sie sich daran halten.

K: Wenn Sie sagen, daß das ganze Bild paßt, dann meinen Sie doch nicht, daß alle Angaben vollkommen mit einem Arzneimittelbild übereinstimmen müssen, sondern nur die Essenz und einige bestätigende Symptome?

V: Ja.

K: Sie verschreiben also aufgrund von Schlüsselsymptomen?

V: Nein, denn ich nehme die beiden Hauptsymptome - die beiden starken Begierden - und die allgemeine Wärme des Patienten. Außerdem weiß ich, daß *Argentum nitricum* eine vergrößerte Prostata haben kann. Das liegt nicht außerhalb des Krankheitsbildes.

K: Aber ist das nicht ein Verschreiben nach Schlüsselsymptomen? Ich meine, Sie machen es so, da Sie gar keine andere Möglichkeit haben.

V: Nein, eine Verschreibung aufgrund von Schlüsselsymptomen würde vorliegen, wenn es heißt „Verlangen nach Süßigkeiten", und Sie geben *Sulfur*, oder „Verlangen nach Zwiebeln", und Sie geben *Sabadilla.*

K: *Argentum nitricum* steht nicht unter „Vergrößerung der Prostata". Sollen wir es nachtragen?

K: Ist es nicht ein sykotisches Mittel? Würden Sie in der Vorgeschichte des Patienten eine Gonorrhoe vermuten?

V: Das ist eine gute Frage, da auch vieles für *Medorrhinum* spricht. Das Verlangen nach Süßigkeiten ist *Medorrhinum*, es wäre eine Möglichkeit. Was mich von *Medorrhinum* wegbrachte, sind die Unterstreichungen, die nicht zu *Medorrhinum* passen. Außerdem trat die Störung spät auf, er ist 68 Jahre alt. Ich glaube nicht, daß er eine Gonorrhoe hatte, denn wenn er in jungen Jahren eine Gonorrhoe gehabt hätte, wäre die Symptomatologie der Prostata viel ausgeprägter. Es liegt eine Empfindlichkeit der Prostata vor. Würde es sich um eine nicht ausgeheilte Gonorrhoe handeln, und er bräuchte *Medorrhinum,* dann wären die Symptome viel stärker, sehr viel schwerwiegender! Diese Sache sieht nicht so ernst aus. Deshalb reagierte er auch so gut.

K: Im Grunde sagen Sie, daß es für jemanden mit einem sykotischen Miasma unwahrscheinlich ist, ein bedeutendes sykotisches Miasma durch eine frühe Gonorrhoe zu entwickeln, vorausgesetzt, die Lebenskraft ist stark genug, wie bei diesem Mann.

V: Ich verstehe nicht was Sie meinen.

K: Er hat eine starke Lebenskraft, da es ihm bis ins späte Alter gut ging. Nun hat er ein für sein Alter normales Problem. Ist es deshalb unwahrscheinlich, daß er ein früheres gonorrhoeisches Miasma hatte?

V: Genau. Deshalb verschrieb ich auch nicht *Medorrhinum*. Die Reaktion auf das Mittel war sehr gut - das Urinieren normalisierte sich gänzlich, und zwar bald nach dem Mittel.

K: Durch welches Arzneimittel?

V: Durch *Argentum nitricum* in der 200.

K: Und die Verordnung basiert auf den Begierden?

V: Ja, und auf der Hitze. Er schläft sehr gut, er wacht erfrischt auf. Das ist nun 2 Jahre her. Er ist 70 Jahre alt und hat keine Probleme. Sicher, es handelt sich um einen kräftigen Mann, er hat eine gute Konstitution.

K: Die Intensität der Symptome sollte also mit den Angaben im Repertorium übereinstimmen?

V: Ja. Wenn Sie aufgrund einer so dürftigen Symptomatologie verschreiben müssen, dann sollten sie diese so gut wie möglich auswerten. Ihr Geist sollte schnell und automatisch arbeiten.

K: Man muß also als sicher vermuten, daß er wirklich nach Süßigkeiten und nach Salz verlangt?

V: Ja.

K: Ich bin nämlich nicht von dieser Vermutung ausgegangen. (Gelächter)

V: Das alte Symptom ist für mich weiterhin gültig. Ich füge es in das Bild ein. Ich habe das gegenwärtige Bild und ich habe ein altes Symptom, wenn ich dieses in das Bild einfüge, vervollständige ich es dadurch. Aus diesem Grunde verwerte ich es natürlich.

K: Ich vermeide das normalerweise, da es sich um eine neue Schicht handeln könnte.

V: Bei einer neuen Schicht würde das Symptom nicht mehr in das Bild passen. Wenn ich ein Mittel finde, das zu dem Bild paßt, und das alte

Symptom paßt nicht, dann würde ich das Mittel geben und das alte Symptom unberücksichtigt lassen. Falls ich aber kein richtiges Bild finde, aber solch ein Symptom das Bild vervollständigt, verwende ich es.

K: Wir hätten ja die Möglichkeit, ihn zu fragen, ob er wirklich noch Salz mag. Dementsprechend können wir das Symptom dann verwerten.

K: Nein, nicht, wenn er sich kontrollieren muß.

V: Es ist eine Sache der Unterdrückung. Sie haben beispielsweise einen *Natrium muriaticum*-Menschen, der eine Menge Salz braucht und Sie sagen ihm, daß er es nicht zu sich nehmen darf. Nach zwei bis drei Monaten wird das Verlangen nach Salz nicht mehr vorhanden sein. Es kommt aber, den Möglichkeiten seines Organismus entsprechend, zu einer Verschiebung. Aus einem physischen Element, wie etwa einer Gastritis, wird dann ein Schwindel oder eine Depression. Dieses Symptom... und das ist sehr wichtig, da die Amerikaner sich sehr bewußt ernähren. Sie müssen vorsichtig vorgehen. Sagen Sie ihnen nicht, daß sie so viel Salz zu sich nehmen dürfen, wie sie wollen. Andererseits wird ein Mangel an Salz im Blutstrom eine andere Symptomatologie hervorrufen, wenn der Bedarf besteht, der Patient es aber nicht zu sich nehmen darf. Das Verlangen nach Salz wird nach einer Weile verschwinden, aber bei einem *Natrium muriaticum*-Patienten berücksichtigte ich es und vervollständige das Bild.

K: Aber es gibt kein Bild in diesem Fall.

V: (lacht) Doch!

K: Wollen Sie damit sagen, daß sich eine Unterdrückung des Salzverlangens wie eine Unterdrückung von Fußschweiß auswirken kann? Es könnte krank machen?

V: Ja, das behaupte ich. Man darf den Begierden natürlich nicht freien Lauf lassen. Wenn ein Verlangen nach Süßigkeiten besteht, sollen Sie es schon ein wenig kontrollieren, aber erschrecken Sie die Patienten nicht zu Tode - Süßigkeiten wären Gift oder so. Schlagen Sie gesündere Süßigkeiten wie Obst und Honig als Ersatz vor. Aber für Salz gibt es keinen Ersatz. Deshalb kommt es zu einer Unterdrückung. Das Symptom wird tiefer gehen und neue Symptome - auf einer tieferen

Ebene - hervorrufen. Ich habe das oft beobachtet.

K: Ich würde gern etwas sagen, da es hier anscheinend einige Verwirrung gibt, bei der ich vielleicht helfen kann. Wenn wir so wenige Symptome haben, greifen wir auf das zurück, was wir glauben zu wissen. Ich denke, daß all dieses sehr folgerichtig ist und mit dem übereinstimmt, was wir bisher bei Ihnen gelernt haben. Betrachten Sie den Patienten in seiner Gesamtheit, und fragen Sie sich, wo der Schwerpunkt der Symptomatik liegt. Nicht auf der geistigen und auch nicht auf der emotionalen Ebene, sondern auf der Ebene des Stoffwechsels. Die Verschlimmerung durch Hitze und das Nahrungsverlangen zeigen ein Ungleichgewicht im Bereich des Stoffwechsels und im hormonellen Bereich, einschließlich der Prostata, an. Auch wenn das Verlangen nach Salz vielleicht nicht mehr besteht, so paßt es doch zu unserem Bild. Er versuchte ein bereits vorhandenes Ungleichgewicht zu beeinflussen - deshalb können Sie diese Symptome hier verwerten. In anderen Fällen, bei denen eine vollständige Symptomatologie vorhanden ist und der Schwerpunkt nicht im Stoffwechselbereich liegt, ist das anders.

V: Nehmen wir mal an, wir überlegen, was in diesem Fall zu geben sei - *Medorrhinum* oder *Argentum nitricum*. Ich würde da nicht unbedingt sicher sein - vollkommen sicher sein - welches Mittel nun wirken müßte, aber ich würde hier *Argentum nitricum* vorschlagen. Sie können in keinem Fall hundertprozentig sicher sein, es sei denn, Sie haben des Morgens ein Mittel studiert und am Abend bekommen sie einen typischen Fall, so daß Sie das Mittel sofort wiedererkennen. Da hätten Sie das Bild noch ganz frisch im Kopf. Wenn Sie repertorisieren, kommen Sie nicht unbedingt auf das Mittel, aber wenn Sie das Mittelbild kennen, sind Sie in der Lage zu sagen: „Dieses Mittel ist es."

K: Wenn hier ein sykotischer Zug sichtbar wäre, würden Sie dann nicht *Argentum nitricum* geben? Sie sagten, daß Sie nicht glauben, daß eine Gonorrhoe im Spiel sei.

V: Ich glaube nicht, daß er eine Gonorrhoe hatte. Das Problem sähe dann jetzt im Alter von 68 Jahren sicher ernster aus. Wegen der Infektion, die die Prostata in Mitleidenschaft gezogen hätte, wäre die Prostata dann... Er hatte lediglich in den letzten 8 Jahren Probleme mit der Prostata; außerdem würde es viel ernster aussehen. Diese Art von Prostatastörung ist in dem Alter fast normal. Ich meine, daß er ziemlich gesund ist. Auch sein Diabetes ist seit 1958 diätisch zu regeln. Er hat eine gute Konstitution. Ich denke, daß ihm das Mittel auch in dieser Hinsicht half. Das Arzneimittel deckt den ganzen Fall ab. Er kam 1979 zum letzten Mal, und so wissen wir nicht, ob er Blut- oder Urinuntersuchungen machen ließ, aber ich bin sicher, daß auch sein Diabetes positiv beeinflußt wurde. Wenn er eine Gonorrhoe gehabt hätte, dann wären wir berechtigt gewesen, *Medorrhinum* zu geben - *Argentum nitricum* wäre aufgrund einer solchen Information herausgefallen. Läge Durst auf kalte Getränke vor, hätten wir hier einen *Phosporus*-Fall.

K: Und wenn er die Gonorrhoe früh, im Alter von 17 Jahren, gehabt hätte?

V: Das Alter spielt keine Rolle. Wenn er eine Gonorrhoe gehabt hätte, dann hätte ich *Medorrhinum* gegeben.

K: *Argentum nitricum* steht zweiwertig unter „Absonderung gonorrhoisch" (Bd. III, S. 688).

K: Was wäre, wenn der Vater eine Gonorrhoe gehabt hätte?

V: Er würde immer noch *Argentum nitricum* bekommen. Wenn er selbst eine Gonorrhoe gehabt hätte, dann gäbe ich ihm *Medorrhinum*. Das ist meine Weise zu denken. Ich will Ihnen zeigen, wie ich denke.

K: Auf Grund dessen, was Sie gestern sagten, können wir doch folgendes annehmen: Wenn er im Alter von 17 Jahren eine Gonorrhoe gehabt hätte und diesem Einfluß danach nicht mehr ausgesetzt gewesen wäre, dann kann es doch sein, daß es sich damals um eine akute Sache gehandelt hat und daß kein Miasma aufgepflanzt wurde. Er hatte ja keine Beschwerden, bis er 68 Jahre alt war, stimmts? Und „schlimmer durch Hitze" würde es dann aufheben.

V: (lacht) Ich hätte *Medorrhinum* gegeben. Das ist eine gute Frage, aber sie ist sehr sehr subtil. Wir würden über einen hypothetischen Fall sprechen, während wir hier die Fakten haben.

Fallbeispiel

Frau T.A. (Schriftlicher Fall):
Ihre Schilddrüse ist vergrößert, es handelt sich dabei um einen kalten Knoten. Sie sagt: „Von Zeit zu Zeit schnürt sich plötzlich der Hals zusammen, und dann kann ich einige Sekunden lang nicht atmen. Es ist ein Erstickungsgefühl, dann ein Gefühl von Lähmung im Halsbereich.
Sie braucht dann jeweils etwa eine Woche, um sich von einem solchen Ereignis zu erholen. Sie empfindet das Zusammenschnüren auch an anderen Körperteilen; an den Extremitäten, wo es die Zirkulation zu unterbrechen scheint. Diese Empfindung hat sie auch im Abdomen, im Dickdarm.
Sie hat stechende Schmerzen an verschiedenen Stellen; im Herzen, an den Händen, hier auch mit Taubheitsgefühl.
Wenn sich die Symptome einstellen, empfindet sie eine Angst vor dem Tode. Sie ist auch besorgt wegen ihres gesundheitlichen Zustandes und leidet darunter. Sie ist sehr reizbar. Manchmal schreit sie auch und zerbricht Dinge. Sie kann nicht weinen, das ist seit etwa 2 Jahren so, sie hat eine gewisse Härte entwickelt. Trost mag sie.
Sie hatte eine schwierige Kindheit, viel Kummer, der Vater starb früh. Sie hat Angst um ihre Angehörigen (dreimal unterstrichen).
Nach dem Schlafen hat sie Orientierungsschwierigkeiten. Sie weiß dann nicht, wo sie sich befindet oder wer sie ist.
Manchmal wird ihr schwindelig, wenn sie die Augen schließt.
Wenn die Beschwerden auftreten, legt sie sich hin. Durch Wärme geht es ihr besser. Sie friert sehr stark (dreimal unterstrichen), aber ihre Füße sind warm. Sie hat auch manchmal Hitzewellen. Früher konnte sie die Sonne nicht gut vertragen, aber neuerdings mag sie sie einigermaßen. Bei trübem Wetter geht es ihr nicht sehr gut.
Sie hat ein Verlangen nach Eiscreme (zweimal unterstrichen), nach Salz (zweimal unterstrichen). Gegen Fett hat sie eine Abneigung, auch gegen Süßigkeiten (einmal unterstrichen). Sie trinkt lieber kalt. Sie nimmt nicht zu, auch wenn sie viel ißt. RR 105/65.

V: Der Arzt, der den Fall aufgenommen hat, schlug drei Arzneimittel vor. Eines davon ist richtig, aber er machte drei Vorschläge. Ich möchte damit sagen, daß die Ärzte in meiner Klinik die gleichen Probleme haben wie Sie.

K: Wenn wir hier drei Möglichkeiten gehabt hätten, bin ich sicher daß wir auf alle drei gekommen wären. (Gelächter)

V: Wer ist sicher, das richtige Mittel gefunden zu haben? Es steht hier an der Tafel. Wer möchte den Fall analysieren?

K: Ich finde, daß sich die Symptomatik oft verändert hat. Da scheint nichts Klares zu sein, nichts, das ein klares Bild abgibt. Das einzige, das mir bei den Symptomen wirklich auffiel, war, daß sie periodisch auftraten und es eine Art Zusammenschnürung gab. Sie scheint im Bereich des Halses und Dickdarms zu sein. Die Extremitäten werden zusammengeschnürt, was die Zirkulation unterbricht. Das ist hier eine Art gemeinsamer Nenner, deshalb habe ich *Cactus* gewählt. Sie hat außerdem einen niedrigen Blutdruck - 105/65.

V: Lassen Sie uns über diesen Vorschlag sprechen.

K. Sie klagt über stechende Schmerzen an verschiedenen Stellen.

V: Kennen Sie *Cactus*, haben Sie etwas darüber gelesen?

K: Was ich über *Cactus* gelesen habe, paßt ganz gut. Ich bin auch auf *Cactus* gekommen.

V: Ich denke, daß *Tuberculin* ein gutes Mittel ist, über das wir auch sprechen sollten. Dazu möchte ich übrigens noch etwas Allgemeines sagen. Unsere Materia medica ist vor einem Jahrhundert geschrieben worden, und die Krankheiten waren damals von anderer Art als die heutigen. Die Pathologie betreffend, finden wir diese klassischen Fälle heute nicht mehr, denn bevor die Patienten zu uns kommen, sind meist schon mit Antibiotika behandelt worden. Die Primärinfektionen, die in unseren Büchern beschrieben werden, sehen wir also nicht mehr. Zurück zu *Tuberculin*. Tuberkulose war vor 50 - 60 Jahren ein großes Thema, als die echte Tuberkulose, als Primärinfektion, noch um sich griff. Was wir heute sehen, ist ein Nachhall dieser Krankheit, die von Generation zu Generation in veränderter Form erscheint. In diesem Fall zeigen sich außerdem Zusammenschnürungen. Sie sagt: „Der Hals schnürt sich zusammen". Bei einer geschwollenen Schilddrüse ist diese Verengung nichts Außergewöhnliches. Es gibt eine Art

„Schilddrüsenknoten" - heißt das nicht Kropf?

K: Ein Kropf ist lediglich eine unmäßige Vergrößerung der Schilddrüse. Wenn diese Verwachsung sich an nur einer Stelle befindet, nennen wir es Knoten - Schilddrüsenknoten.

V: Ja, ein kalter Knoten. Wer sonst möchte seine Ansicht zu diesem Fall diskutieren.

K: Ich denke an *Phosphorus,* denn ich finde, daß Sie ziemlich hysterisch ist. Sie hat zeitweise schlimme Angstzustände, die dann wieder verschwinden. An *Arsen* dachte ich auch, aber ich meine, daß sie dann stabiler sein müßte. Sie hat Herzstiche, Taubheit und Stiche in den Händen, es geht ihr durch Wärme und im Liegen besser - das ließ mich an *Phosphorus* denken. Sie ist reizbar, was ebenfalls paßt, und sie kann nicht weinen, das trifft auch manchmal auf *Phosphorus* zu.

V: Das sind alles weniger wichtige Symptome, die sie berücksichtigen können, die Sie aber auch beiseite lassen können. Sie zerbricht manchmal Dinge!

K: Die Reizbarkeit scheint sehr stark zu sein, obwohl das nicht unterstrichen ist - sie schreit und zerbricht Dinge.

K: Sie sagt von sich selbst, daß sie reizbar ist und in letzter Zeit Dinge zerbricht.

K: Früher konnte sie die Sonne nicht vertragen, aber jetzt würde ihr das nichts mehr ausmachen. Sie meint, sie hätte sogar begonnen, die Sonne zu mögen. Schlimmer bei trübem Wetter spricht auch für *Phosphorus.* Sie nimmt auch nicht zu, wenn sie viel ißt. Ich habe sehr viele Anhaltspunkte für *Phosphorus* gefunden.

K: Erbrechen durch warmes Wasser ist ein weiteres Symptom.

K: *Phosphorus* ist eine gute Wahl.

V: Ja. *Phosphorus* ist eine gute Wahl.

K: Die Tatsache, daß sie eine Woche braucht, um sich von den Anfällen zu erholen, erscheint mir ein bißchen mehr als *Phosphorus* zu sein.

K: Ich entschied mich auch für *Phosphorus.* Sie fühlt sich nach den Anfällen gelähmt und erholt sich dann nicht mehr. Dann sind da noch einige andere Punkte. Sie weiß nach dem Erwachen nicht, wer sie ist.

V: *Phosphorus* ist eine gute Wahl. Sehen Sie, wenn Sie als Anfänger eine Prüfung ablegen müßten - denken Sie sich nichts dabei, wir sind alle Anfänger - und ich müßte Sie benoten, würde ich Ihnen dafür nicht die höchste Note geben. Wenn ich Punkte zu vergeben hätte, würde ich bei einer Zehnerskala neun Punkte für *Phosphorus* geben.

K: Aber kein Zeugnis? (Gelächter)

V: Es ist eine gute Verschreibung, die man auch begründen kann. Sie hat Angst um ihre Angehörigen, verlangt nach Süßigkeiten (einmal unterstrichen), Eiscreme (zweimal unterstrichen) und Salz (zweimal unterstrichen).

K: Es geht ihr im Stehen schlechter, aber *Phosphorus* geht es dann besser. Sie weint nicht.

V: Sie ist unangenehm, von einer gewissen Härte, sie zerbricht Dinge, dann die starke Reizbarkeit. Wir haben einige Punkte mit denen wir vorsichtig sein müssen. Wenn wir vorsichtig und umsichtig vorgehen, werden wir das Mittel finden. Schauen wir nochmal.

K: Mich stört, daß der Arzt ihre Aussagen nicht unterstrichen hat.

V: Man hat nicht so sehr den Eindruck von Offenheit. Sie hat Herzstiche. Ach, und hat nicht jemand vorhin den Blutdruck erwähnt? Er sinkt manchmal bis unter 70.

K: Ich finde, daß es der schwierigste Fall bisher ist. Ich las ihn mir durch, repertorisierte, aber es kam nichts Richtiges dabei heraus. Ich kam auf *Calcium phosphoricum* und auf *Phosphorus*. Aber *Calcium* gefiel mir auch nicht. So nahm ich dann die Zusammenschnürung des Halses, schaute mir all diese Mittel an und versuchte, etwas zu finden, das auffällig ist. Ich fand nichts und dachte mir, daß es sich vielleicht um ein kleines Arzneimittel handelt, das ich noch nicht gut kenne. Ich überlegte dann, was da eigentlich vorgeht. Es sieht aus, als hätte sie ein schwaches Herz, und nervliche bzw. nervöse Beschwerden. Ich nahm die Herzstiche, die Halsprobleme und kam auf *Laurocerasus*.

V: Ich verstehe Ihr Vorgehen. Wenn Sie *Laurocerasus* lesen...

K: Handelt es sich eigentlich um ein Herz- oder um ein Schilddrüsenproblem?

V: Es ist in erster Linie ein Kreislaufmittel, ja?

K: Die Patientin reagiert aber ziemlich wild.

V: *Laurocerasus* wird bei einer gewissen Erschöpfung von Körper und Geist verschrieben. Der Kreislauf ist nicht in Ordnung und der Patient ist ziemlich schwach. In der Materia medica steht „Mangel an Reaktion", das heißt, daß die Lebenskraft zu schwach ist, um Symptome zu produzieren. Deshalb wird *Laurocerasus* manchmal bei Mangel an Symptomen verordnet. *Erschöpfung und Mangel an Symptomen*, und nichts scheint an die Oberfläche zu kommen.

K: Außerdem wird diese schreckliche Kälte betont.

V: Ja, *die Kälte ist laut Kent sehr stark.* Wir müssen uns hier die starke Erschöpfung merken. Bei *Cactus* müssen wir uns die *Zusammmenschnürung* merken, die sehr ernst und sehr, sehr heftig ist. Diese Zusammenschnürungen und Kontraktionen werden zum Hauptsymptom. Sie können überall auftreten - am Herzen. Es ist ein Zusammenschnüren wie durch Draht. Nicht wie durch eine Hand, die das Organ festhält, sondern wie durch Draht - und das ist sehr schmerzhaft. *Cactus* wird bei Herzbeschwerden verordnet, bei denen der Schmerz sehr, sehr stark ist, der Patient schreit fast vor Schmerz. Es ist ein dünner Schmerz. *Laurocerasus* wird aufgrund mangelnder Lebenswärme, körperlicher Erschöpfung und psychischer Erschöpfung verschrieben. *Kent* sagt, der Patient erholt sich nicht. Er bekommt ein Leiden und verbleibt in diesem Krankheitszustand, ohne in der Lage zu sein, zu reagieren und ein Gleichgewicht herzustellen. Nun, wer macht weiter? *Phosphorus* fällt weg.

K: Ich dachte auch erst an *Phosphorus*, dann wählte ich *Lachesis*. Als ich den Fall erneut durchging, dachte ich, daß *Arsen* passen könnte. Aber ich dachte an B.'s Argument, daß die Furcht vor dem Tode bei *Arsen* wohl dauerhafter vorhanden wäre. *Lachesis* fiel heraus, weil sie so frostig ist, obwohl die Hitzewellen für *Lachesis* sprechen. Auch die Lähmung und die Zusammenschnürung ließen mich an *Lachesis* denken. Bei *Arsen* wäre die Furcht vor dem Tode das Wesentliche. Diese

Furcht entwickelt sie, wenn es ihr am schlechtesten geht. Wenn sie die Symptome hat, kommt die Furcht.

V: Sie hat nur dann Furcht vor dem Tode, wenn ihre Symptome auftreten. Sie empfindet dann eine ziemlich starke Zusammenschnürung und hat ein Erstickungsgefühl. Das ist ein ziemlicher Schock.

K: Es ist also kein eigentümliches Symptom.

V: Das ist fast normal, in einer solchen Situation. Versuchen Sie nicht, ein Mittel zu finden, das eine übermäßige Furcht vor dem Tod hat. Sie hat einen Grund, Angst zu haben. Das Mittel muß zwar eine Furcht vor dem Tode haben, aber nicht dreiwertig.

K: Sie ist kalt und hat Angst um andere. Ihre Reizbarkeit ist wahrscheinlich zu stark für *Arsen. Arsen* kann eine Abneigung gegen Fett und Süßigkeiten haben, das paßt das Nahrungsverhalten betreffend, am besten. Der Rest deckt sich nicht so sehr.

V: Ich würde bei *Arsen* eher von einem Verlangen nach Fett ausgehen, aber es steht auch unter Abneigung gegen Fett. *Arsen*-Patienten haben häufig auch ein Verlangen nach Fett, die Abneigung ist daher kein so hervorragendes *Arsen*-Symptom. Es ist bedeutungslos. Es ist nicht so wie bei *Pulsatilla, Petroleum, Natrium muriaticum* - diese Arzneimittel haben eine *starke* Abneigung gegen Fett.
Nun die letzte Sache war, „mag Trost". Sie war kalt (dreimal unterstrichen) - aber sie hat warme Füße, was mich nachdenklich macht.
K: Ich habe *Calcarea.*

V: *Calcarea* - weil es ihr durch Kälte schlechter geht. Eine Abneigung gegen Süßigkeiten ist bei *Calcarea* sehr selten. *Calcarea* hat eine ziemlich starke Furcht vor dem Tode - sehr stark! Worauf stutzen Sie Ihre Wahl?

K: Zusammenschnürung, Schwindel bei geschlossenen Augen, Verlangen nach Eiscreme, das trübe Wetter, Hitze wechselnd, *Calcarea* ist ein großes Schilddrüsenmittel.

V: Ja.

K: Nachdem sie geschlafen hat, ist sie verwirrt, sie weiß nach dem Aufwachen nicht wo sie sich befindet.

V: Ja, sie ist nach dem Schlafen verwirrt. Sie fanden das Symptom?

K: Da sind *Ambra, Anacardium, Arsen, Bryonia, Calcarea, Carbo vegetabilis, Graphites, Hepar sulpher, Lachesis, Opium, Scilla* (Bd. I, S. 118). Es gibt noch eine andere Rubrik „Verwirrung beim Erwachen", die ebenfalls *Phosphorus* enthält.

K: Ich fand eine Erläuterung im *Kent.* Er nennt *Lycopodium, Lachesis, Carbo vegetabilis* und *Phosphorus.* Im Repertorium habe ich es nicht gefunden, da ich nicht wußte, wo ich nachschlagen könnte.

K: Was ist der Unterschied zwischen „Verwirrung nach dem Schlaf" und „Verwirrung beim Aufwachen"?

K: Das Repertorium kann die genauen Schattierungen nicht wiedergeben. Sie können in einer Rubrik 30 Mittel finden, die sehr unterschiedlich sind. Sie fragen sich, was der Unterschied zwischen „Verwirrung beim Aufwachen" und „Verwirrung nach dem Schlaf" ist?

K: Ich denke, wenn man noch nicht aufgewacht ist, oder lange Zeit zum Aufwachen braucht, - nein, das ergibt keinen Sinn. (Gelächter) - Ich meine wenn man noch im Halbschlaf ist...

V: „Nach dem Schlaf" bedeutet, daß es noch eine Weile anhält, also nicht nur beim Erwachen so ist. Das Repertorium kann nicht immer hundertprozentig eindeutige Informationen liefern.

K: *Calcarea* hat auch das Verlangen nach Salz zweiwertig.

V: Welches der besprochenen Arzneimittel würde den vorliegenden Zustand am besten abdecken?

K: *Phosphorus.*

V: Zweifellos. *Phosphorus* ist hier sehr stark vertreten, einige Punkte sprechen aber dagegen. Welches andere Arzneimittel können wir finden?

K: *Causticum*?

V: Welches Mittel hat Schilddrüsenprobleme? *Causticum* hat Schilddrüsenbeschwerden, hat Schilddrüsenknoten.

K: Woher wissen wir, ob es ein Kropf, ein Knoten, oder ein Spasmus ist?

V: Ich sagte, daß es ein kalter Knoten ist.

K: *Causticum* hat eine Kontraktion des Muskels nach einem Bruch.

K: Bei *Causticum* ist das Zusammenziehen und die Lähmung doch langsam.

V: Sie sagt: „Ich empfinde plötzlich diese Zusammenschnürung und kann dann ein paar Sekunden lang nicht atmen."

K: Es ist eine Empfindung „wie gelähmt".

V: Sie hat die Empfindung einer kurzzeitigen, vorübergehenden Lähmung.

K: Wenn durch das Zurückhalten des Urins eine Blasenlähmung eintritt - ist das nicht *Causticum*?

V: Ja. *Causticum* hat Lähmungen einzelner Organe. Wir haben hier einen *Phosphorus*-Fall, der nicht ganz paßt. Der erste Vorschlag des Arztes war *Causticum* und dann erst *Phosphorus*.

K: Welche Rubrik schlagen wir jetzt nach?

K: Schwellungen der Schilddrüse oder des Halses.

V: *Medorrhinum*.

K: Wie bitte?

V: *Medorrhinum*.

K: Sollen wir das Problem „Abneigung gegen Süßigkeiten" angehen?

V: Haben Sie *Causticum* bei der Schilddrüse gefunden?

K: Ja.

V: Haben Sie vermutet, daß es sich um eine Lähmung handelt?

K: Ich habe zuletzt gedacht, daß es sich um eine Art Muskelspasmus handeln könnte, dem eine Lähmung folgt.

V: *Causticum* gehört zu den Arzneimitteln, die eine Schwellung der Schilddrüse haben. Wir haben hier die vorübergehende Lähmung eines einzelnen Organs, also lesen wir *Causticum*.

K: Georg, was mich hier verwirrt, ist, daß so viele Hinweise auf *Phosphorus* vorhanden sind, und die Reizbarkeit ist ziemlich stark.

V: Es handelt sich um einen Menschen, der wie *Phosphorus* ist. Verwerfen Sie diesen Eindruck nicht so ohne weiteres. Doch wie oft ist die Angst um ihre Angehörigen unterstrichen?

K: Dreimal.

K: Das könnte *Phosphorus* oder *Causticum sein.*

V: *Causticum* hat einen viel stärkeren Bezug zur Schilddrüse als *Phosphorus.* Der zweite Punkt ist, daß ich das Geschehen für eine zeitweilige Lähmung halte - das Ersticken, das sie empfindet. Drittens weist der Typus mehr in Richtung *Causticum* als in Richtung *Phosphorus.* Die Abneigung gegen Süßigkeiten ist ein zuverlässiges ergänzendes Symptom. Sie hat ein Verlangen nach Salz, was man normalerweise auch bei *Causticum* findet.

K: So ist der Typus also die Hauptsache?

V: Sie ist seit 2 Jahren nicht mehr fähig zu weinen. Sicher, sie hat nicht die ganze Vorgeschichte erzählt. Habe ich bis zu der Stelle übersetzt, wo es heißt, sie litt seit 2 Jahren wegen ihrer Gesundheit?

K: Nein, aber wir hatten den Eindruck, daß da schon länger etwas sein muß. Sie hatte schwierige Jahre, seit ihrer Kindheit, viel Kummer. Ihr Vater war gestorben und all diese Dinge.

V: Eine Menge Kummer, der sich nun auswirkt - in Form von Reizbarkeit, Härte, auf die Schilddrüse. Zur gleichen Zeit ist Angst um die eigene Gesundheit vorhanden. Stellen Sie sich diesen Menschen vor. Es handelt sich um einen angespannten Menschen, keinen entspannten *Phosphor*-Typ. Deshalb steht in den Büchern, daß in einem Fall, der wie *Phosphorus* aussieht, *Causticum* angezeigt sein kann. Sie sind sehr ähnlich, was dieser Fall sehr gut veranschaulicht. Sie müssen sich an kleine Hinweise halten, um auf das richtige Mittel zu kommen.

K: Was hätte *Phosphorus* bewirken können?

V: Sehr wenig.

K: Wie wäre der Klang der Stimme bei *Causticum*?

V: Sie sind sehr erregt, sobald etwas nicht stimmt - erregt. Es ist aber mehr in ihnen, als durch äußerliche Besorgnis zum Ausdruck kommt. Sie sind in sich zurückgezogen.

Fallbeispiel

Folgender Fall wird von Kursteilnehmer N. vorgestellt. Es handelt sich im N.'s Mutter, 73 Jahre alt.

N: Vor einem Jahr wurde sie am linken Auge wegen Katarakt operiert. Letzten Januar hat sich die Netzhaut abgelöst. Weitere chirurgische Eingriffe blieben erfolglos und sie ist jetzt auf dem linken Auge blind. Sie hatte keine Blutungen. Sie klagt über Schmerzen im linken Auge, wenn sie daß rechte Auge benützt, besonders beim Lesen. Das blinde linke Auge fühlt sich geschwollen an. Seit einer lange zurückliegenden Operation, hat sie immer dann Schmerzen im Kopf, wenn sie sich vorbeugt, z. B. beim Kehren oder bei der Gartenarbeit.

V: Sind die Schmerzen im ganzen Kopf, oder nur im Auge?

N: Im ganzen Kopf, und das ist dreimal unterstrichen. Wenn sie sich vorbeugt und den Kopf senkt, fühlt sie sich den gesamten folgenden Tag schlecht. Die Knie zu beugen, ist kein Problem, aber wenn sie sich vorneigt oder sich bückt, fühlt sie sich am nächsten Tag so unwohl, daß sie sich ausruhen muß. Sie macht Gartenarbeit. Sie hat Schmerzen im Hinterkopf, die im Laufe des Tages kommen und gehen. Das sind verschiedene Schmerzen. Sie werden bei Sorgen, beim Nachdenken und bei dem Versuch, etwas zu verstehen, schlimmer. Das ist einmal unterstrichen. Sie wacht um 2.00 Uhr und nochmal zwischen 4 und 5 Uhr morgens auf. Ab 2.00 Uhr träumt sie, und der Schlaf ist nicht erholsam. Wenn sie schließlich aufwacht, ist sie nicht erfrischt. Sie sagt: „Oft tut mir alles weh, dann muß ich mich erst 5 Minuten bewegen." Dann fühlt sie sich besser.

Aufgrund des Augenproblems kann sie nicht Autofahren und sie ist deprimiert. Sie kann nicht mehr alles tun was sie gerne möchte oder was sie früher tat.

V: Ist sie eine aktive, starke Frau?

N: Ihre Lebenskraft liegt zwischen 6 und 7. Sie sagte heute zu mir:

„Manchmal glaube ich, nichts ist mehr der Mühe wert. Ich mache mir Gedanken, was das alles noch bedeutet." Sie stritt ab, sich in einer selbstmörderischen Stimmung zu befinden. Sie sorgt sich um ihr Gedächtnis, und sie erwähnt das bei jedem unserer Gespräche (dreimal unterstrichen).

V: Kann uns schon jemand sagen, was das für ein Mittel ist?

K: *Rhus tox* hat diese Kopfprobleme beim Beugen und Bücken.

V: Es gibt im Zusammenhang mit beugen des Kopfes viele Mittel im Repertorium. *Belladonna, Bryonia, Manganum, Mercurius, Pulsatilla, Sepia, Sulphur* und *Valeriana*. Aber hier ist ein ganz bestimmtes Mittel angezeigt. Welches? Wo ist die Eigentümlichkeit in dieser Geschichte? Beachten sie, daß der grüne Star nur links ist.

N: Der grüne Star ist in beiden Augen.

V: Sie sagten, es war grüner Star bei einer 73-jährigen Frau, und das es links so schlimm war, daß es die Sehkraft beeinträchtigte. Welches Mittel hat grünen Star links?

K: *Sulphur.*

V: Das Bücken ist sehr wichtig. Denken sie auch an das häufige Erwachen, ein bis dreimal in der Nacht.

N: Durch die Ablösung der Netzhaut, nach einer Operation, erblindete sie.

V: Der graue Star muß operiert werden. Die Linsentrübung war so weit fortgeschritten, daß ein chirurgischer Eingriff notwendig war. Ein Auge ging komplett verloren, und das andere bleibt trüb und sie kann sehen. Das ist eine Eigentümlichkeit. Betrachten Sie das nicht als Eigentümlichkeit? Der graue Star mußte operiert werden. Das sind die Gedanken die wir uns bis jetzt machen, lassen sie uns fortfahren.

N: Sie sagt, daß sie reizbar ist (einmal oder zweimal unterstrichen). Das Gedächtnis meines Vaters läßt nach, und das stört sie. Wenn sie ausgeht und sich in Gesellschaft begibt, z. B. ein Konzert besucht oder zum Essen geht, fühlt sie sich besser (zweimal unterstrichen). Sie sagt, daß sie es vorzieht, allein zu sein, und daß Trost verschlimmert. Mein

Vater beobachtete, daß sie deprimiert, und dann plötzlich wieder fröhlich ist (einmal unterstrichen). Sie behauptet zwar kein besonders sozialer Mensch zu sein, doch ist sie allgemein als charmante Gastgeberin bekannt. Die Tatsachen widersprechen ihren eigenen Aussagen.

V: Daran können sie sehen, daß sie sich auf Informationen nicht hundertprozentig verlassen können. Sie müssen sie immer kreuzen. Sie bekommen aus mehreren Quellen Informationen, die nicht übereinstimmen, und die sie genau untersuchen und abwägen müssen, um herauszufinden welche der Realität entspricht.

N: Manchmal wenn sie ausgeht und sich in Gesellschaft begibt, fühlt sie sich nervös und angespannt. Sie sagt: „Mit manchen Menschen fühle ich mich nicht wohl". Sie ist in bestimmten Situationen und mit bestimmten Menschen nicht entspannt. Mit anderen wiederum ist sie gerne zusammen und ist dabei entspannter. Ich fragte sie: „Meinst Du, daß Du bestimmte Menschen nicht magst?" Aber sie wollte nicht zugeben, daß sie jemanden überhaupt nicht mag. Sie sagte nur, daß sie einige Personen anderen vorziehe.

Es ist sehr charakteristisch für sie, daß sie gerne aktiv ist. Sie macht Haus- und Gartenarbeit, und wenn sie nicht arbeiten kann, ist sie unglücklich. Zur Zeit kann sie nicht arbeiten. Ihre Energie schwankt stark. Wenn Sie sich wohl fühlt, wird sie den ganzen Tag hart arbeiten, und wird dabei so müde werden, daß sie sich hinlegen und ausruhen muß. Manchmal arbeitet sie einen halben Tag angestrengt, und muß sich danach drei Tage ausruhen.

V: Die Information, die sie ab hier gibt, ist nutzlos. Das ist alles natürlich und ziemlich normal. Da findet sich nichts mehr mit sehr viel Wert. Man erwartet es von einer 73-jährigen Frau nicht anders, als daß sie einmal mehr, und ein andermal weniger Energie hat. Mit fortschreitendem Alter, werden sie manchmal ein bißchen eigenartig was ihre Energie betrifft. Daher ist derartiges nicht wichtig.

Weiter unten in der Information gibt es noch ein weiteres Symptom, daß wir berücksichtigen müssen, und daß uns vielleicht in eine bestimmte Richtung weist. Vielleicht in die Richtung von *Natrium muriaticum*. Aber bis jetzt, und mit der Information die wir bis jetzt haben, bleibt die Verschreibung von *Sulphur* gültig.

K: Geht es Ihnen besser, wenn sie sich in Gesellschaft begeben? *Natrium muriaticum*?

V: Ich sagte, das nur als Beispiel.

N: Frösteln ist zweimal unterstrichen, besonders an den Füßen, Händen, Beinen und Knien, und allen anderen unbedeckten Stellen (zweimal unterstrichen).
Sie klagt ständig über kalte Knie, die unbedeckt sind. Doch auch nachts, im Bett hat sie kalte Knie. Sie weint ein- oder zweimal in der Woche, besonders wenn sie leidende Kinder im Fernsehen sieht.

V: Die kalten Knie wären *Phosphor*. Ist das ausreichend unsere Verschreibung zu ändern?

K: *Phosphor* hat grauen Star und auch Netzhautablösung. Es ist ein Mittel der linken Seite.

V: Ich fragte sie nicht was es hat, ich kenne es selbst. (Gelächter) Wir haben keine weitere Information mehr. Was ist Ihre Verschreibung? *Sulphur* oder *Phosphor*?

K: (Verschiedene Entscheidungen für beide Mittel.)

V: Wie können sie damit bereits zu *Phosphor* wechseln? Wir haben gesehen, daß.. .Teilnahmsvoll. Können wir damit die Verschreibung ändern? Oder mit Frösteln? Wie oft habe ich Ihnen schon gesagt, daß ich Patienten, mit „schlimmer durch Kälte" mit *Sulphur* behandelt habe? Es ist das Hauptmittel für Frösteln. Das wird sich auch nicht ändern. Frösteln paßt zu *Sulphur*.

K: Nur weil der graue Star in einem Auge so stark ist?

V: Es ist nicht der graue Star, es ist die Schlaflosigkeit. Wir haben etwas charakteristisches, daß pathologisch ist. Es ist nicht besonders stark, aber es ist pathologisch eigentümlich. Und wir haben eine zweite Charakteristik, die Schlaflosigkeit. Und ganz wichtig, wir haben Schmerzen im Kopf beim Bücken. Also verändern wir unsere Verschreibung noch nicht.
Sie haben mir bereits zwei oder drei Mittel genannt.

N: Ich gab ihr vor einem Monat *Nux vomica*, da sie sehr reizbar war. Früher, vor Jahren, bekam sie *Pulsatilla* und ich glaube auch *Phosphor*. Ich habe diesen Fall nicht besonders gut protokolliert. Es ging ihr vor einem Jahr nach *Natrium muriaticum* gut.

V: Haben Sie *Sulphur* gegeben?

N: Niemals.

V: Ich weiß.

N: Sie haben Recht - bei einer kalten Person - das gebe ich zu. Sie fühlt sich viel, viel besser, wenn sie gut und ausreichend geschlafen hat. Das ist eine ihrer fixen Ideen. „Wenn ich bloß nachts richtig schlafen könnte." Sie fühlt sich nach dem Schlafen viel besser (dreimal unterstrichen).

K: George, haben Sie jemals einer warmblütigen Person *Nux vomica* gegeben?

V: Ich glaube ich habe von so einem Fall gehört.

K: Ich habe Ihnen einmal einen solchen Fall erzählt, allerdings stellte sich später heraus, daß ich falsche Informationen hatte.

K: Sie haben es mir einmal gegeben, als ich warmblütig war.

N: Sie sagt: „Gelegentlich zittere ich auch dann, wenn es mir nicht kalt ist". Sie meint damit, daß sie auch zittert, wenn ihre Umgebung nicht kalt ist. Das kommt selten vor. Es geht ihr schlechter bei kaltem Wetter (dreimal unterstrichen), schlechter bei Feuchtigkeit (einmal unterstrichen). Es gab Nesselsucht in ihrer Vorgeschichte. Sie hat ihre Kinder und Enkel gerne um sich, aber sie mag den Tumult nicht, und der Lärm erschreckt sie (dreimal unterstrichen). Dies sind alte Symptome. Ich habe beobachtet, daß es ihr nicht gut geht, wenn sie in der Sonne arbeitet. Das ist meine eigene Beobachtung. Obwohl sie eine kalte Person ist, geht es ihr in der Sonne nicht gut. (Vielleicht einmal unterstrichen?)

K: Wird sie müde?

N: Müde und glühend. Sie hat ein Verlangen nach Süßigkeiten (einmal unterstrichen). Das ist alles.

K: Kein Verlangen oder Abneigungen?

N: Nein. Sie schwitzt nicht viel. Sie ist sehr feinfühlig und sehr nervös. Sie ist sehr einfühlsam. Ich dachte an *Natrium carbonicum.* Was für mich auch sehr bedeutend ist, ist daß sie ein wirklicher Friedensstifter ist. Sie haßt Streit. Sie erträgt es nicht, wenn ich mich mit meinem Vater oder meinem Bruder streite. Unstimmigkeiten sind für sie unerträglich. Das sollte dreimal unterstrichen sein.

K: Wir könnten auch *Calcarea* in Betracht ziehen.

N: Die Symptome, die am Anfang genannt wurden, sind alles neue Symptome.

V: Schmerzen im Hinterkopf, die schlimmer bei Sorge sind, hat das überhaupt jemand im Repertorium gefunden?

K: Auf Seite 144 ist auch Schmerzen mit Nervosität. Was soll das bedeuten?

K: Hat sich die Netzhaut von selbst gelöst, oder wurde sie chirurgisch entfernt?

N: Es passierte plötzlich, in dem Auge, das operiert wurde.

K: Sorgt sie sich sehr viel?

N: Ja, sie sorgt sich sehr viel, besonders um ihre Familie.

K: Seite 237, ist *Phosphor, Gelsemium, Aurum, Apis* und *Digitalis.*

K: Die Operation könnte die Ursache sein, nicht wahr? Die Mechanik der Augenstruktur hat sich verändert.

N: Das glaube ich auch.

K: Sie hat Schwellungen am Auge. Schwellungen ist *Causticum, Cimicifuga, Crocus, Taraxacum* und *Thuja.*

V: Hat sie noch eine weitere Pathologie?

N: Ein Bein ist länger als das andere und eine Rückgratverkrümmung.

K: Ansonsten war sie bis jetzt gesund?

N: Ziemlich gesund, außer daß sie schnell ermüdet.

K: Arbeitet sie schwer?

N: Sie arbeitet gerne schwer.

K: Ist das eine pathologische Sache? Kann das sein?

N: Manchmal ist ihr Blutdruck erhöht, aber das scheint stressbedingt zu sein.

V: Wenn sie nachts aufwacht, verläuft das nach einem gleichbleibenden Muster?

N: Ja, und das ist seit vielen Monaten so. Gewöhnlich erwachte sie zwischen vier und fünf Uhr morgens, zur Zeit um ein Uhr nachts. Seit etwa einem Monat wacht sie so früh auf. Warum nicht *Calcarea*?

V: Wegen der Kälte.

N: Sie geht mit Hausschuhen ins Bett. Wenn sich die Füße erwärmt haben zieht sie die Schuhe aus.

K: Sie erscheint mir ziemlich fixiert auf Arbeit.

N: Ja, sehr. Sie liebt es zu arbeiten.

V: *Sulphur* ist sehr stark. Aber für mich ist Sulphur nur noch eine zweite Möglichkeit. Vielleicht, wenn sie den Fall noch etwas genauer studieren...

K: Was ist mit *Natrium carbonicum*?

V: Bei *Natrium carbonicum* sollte Milch mindestens dreimal unterstrichen sein.

K: *Kalium carbonicum*? Es hat grauen Star und schlimmer bei Kälte.

V: Es gibt hier eine Schlüsselinformation.

K: Ist der Schlüssel Kopfschmerzen beim Bücken?

V: Das kann der Schlüssel zu vielen Mitteln sein. Es paßt zu 60 - 70 Mitteln.

K: Wie sieht sie aus? Können sie ihre physische Erscheinung beschreiben?

N: Sie ist etwas 1,55 m groß, hat braunes Haar und wiegt 62 kg. Ihr Durst ist nicht außergewöhnlich.

V: Süßigkeiten sind einmal unterstrichen. Das sieht wieder wie *Calcarea* aus, aber dann wäre Verlangen nach Süßigkeiten stärker. Die für uns wichtige Information befindet sich in diesem Teil. (Zeigt einen bestimmten Abschnitt)

K: Sie sagten, daß wäre nicht so wichtig.

V: Ich stelle es wieder zur Debatte. Sie werden das Mittel nicht finden, wenn sie nicht im Repertorium nachschlagen. Weiß jemand wie hoch der Prozentsatz der Männer mit grauem Star ist, im Vergleich zu Frauen?

K. Nach meiner Erfahrung kommt es häufiger bei Frauen vor, ich kenne aber keine statistischen Werte.

K: Was ist mit dieser Traurigkeit, die sich plötzlich in Freude verwandelt? Das ist auch bei einem älteren Menschen seltsam.

N: Im Augenblick scheint sie sich sehr um ihr Gedächtnis zu sorgen. Ihr Gedächtnis beunruhigt sie mehr als alles andere. Habe ich Ihnen gesagt, daß sie anscheinend das erste Wort eines Satzes nicht mitbekommt und daher den Sinn des Satzes nicht versteht? Das bedrückt sie sehr, da sie glaubt Ihr Gedächtnis würde schlechter (zweimal unterstrichen).

V: Lassen Sie uns noch einmal den grauen Star näher betrachten.

K: *Magnesium carbonicum*, daß sie heute morgen beschrieben haben, paßt haargenau auf Ihre Persönlichkeit.

K: Aber das war doch *Magnesium muriaticum*.

V: Sie sind aber ähnlich - *Magnesium carbonicum* und *Magnesium muriaticum*! Erinnern sie sich, daß ich sagte, *Magnesium muriaticum* hat ein Verlangen nach Gemüse? *Magnesium carbonicum* hat eine Abneigung gegen Gemüse. Beide haben Frösteln, und die Beziehung zu Süßigkeiten ist gleich.

K: Würde Sie sie als ruhelos beschreiben, oder tut sie einfach gerne Dinge? Schlaf erfrischt sie nicht...

N: Sie arbeitet sehr gerne. Sie ist gerne produktiv und geschäftig.

V: Ich möchte nochmals auf etwas Wichtiges zurückkommen. Wenn Ihnen jemand etwas sagt, Information gibt, kann der Tonfall der Stimme irreführend sein. Sie fragen ob jemand kalt ist, und die Antwort ist: *„Oh ja sehr, sehr kalt."* Wenn sie diese Aussage mit einer anderen Information kreuzen, wird es vielleicht nicht mehr so stark betont. Welche Information verwenden Sie dann?

(Hier endet das englische Original mit folgendem Kommentar: V. hält einen Vortrag über Intellektualisierung von Symptomen.)
Tuberculinum

V: Die Tuberkuloseimpfung, die sehr häufig angewandt wurde, ist verantwortlich für die Art der Tuberkulose, die wir heute sehen. Das ist eine völlig andere Sache.

K: Das wurde hier nie gemacht. Die Impfung wurde hier nie angewandt, so wie in Europa. Wir sind die Sache anders angegangen und haben immer gewartet, bis die Krankheit auftrat, erst dann beginnen wir mit der Behandlung.

K: Es wird immer häufiger bei der Behandlung von Krebs eingesetzt.

V: Die Japaner haben das zuerst erkannt. Wir benutzen *Tuberculinum* bereits seit 150 Jahren bei der Krebsbehandlung.
Ich verwendete einen Ausdruck - „eine Kerze an beiden Enden gleichzeitig anzünden"; das ist der innere Zustand tuberkulöser Menschen. Sie sind dermaßen stimuliert, daß sie ihr gesamtes Leben innerhalb einiger Jahre leben möchten. Sie sind übererregt und gleichzeitig haben sie die tiefe Empfindung, daß es etwas jenseits des momentan Gegenwärtigen gibt - etwas darüber hinaus. Sie tun etwas, haben eine Arbeit und sind auch sehr engagiert, aber da ist das Gefühl, daß das nicht alles sei, daß es noch mehr gibt, was sie tun müßten. Sie haben eine Liebesaffäre und sind ganz vernarrt, aber dann meldet sich wieder dieses Gefühl der Unzufriedenheit, und sie glauben, daß es darüber hinaus noch etwas anderes geben müßte. Sie leben in einem Zustand, der in der Musikwelt als Crescendo bezeichnet wird - anwachsende Intensität. Sie leben sehr intensiv. Dennoch haben sie das Gefühl, daß das, was sie in der gegenwärtigen Situation tun, nicht gut genug sei. Sie

müssen ständig etwas Neues finden, noch etwas Neues und noch etwas Neues. Wenn diese Menschen eingeschränkt werden... Wenn Sie diesen Gedanken verstehen, haben Sie die Idee von *Tuberculin* erfaßt.

Nehmen wir einmal an, wir wohnen in Esalen, und es verkehren nur wenige Menschen in diesem Ort. Wir sehen Tag für Tag dieselben Leute. Die meisten Menschen werden sich an diesen Umstand gewöhnen, nicht aber der *Tuberculinum*-Patient. Er wird in die Ferne schweifen und sich vorstellen, einen anderen Ort aufzusuchen. Es meldet sich eine Art Gefühl, weggehen zu wollen, das von romantischer Art ist. Es ist ein tiefes Gefühl des Unerfülltseins, das unerträglich für sie ist. Es ist dermaßen unerträglich, daß sie beginnen, innerlich zu brennen - es kommt zu Tuberkulose. Es zeigt sich eine Entzündung der Lungen oder eine Entzündung eines anderen Organs, und dann kommt es zu Tuberkulose.

Ich gebe Ihnen ein anderes Beispiel, aus einer Zeit, als die Menschen noch konservativer waren. In einer Familie befindet sich ein etwas merkwürdiges Kind, ein Mädchen. Sie ist nicht ausgeglichen; sie ist empfindlich; sie sucht Aufregung. Dann verliebt sie sich in jemanden. Die Eltern wissen, daß sie sich verliebt hat, und schließen sie daraufhin ein. Sie sagen ihr, daß sie nur noch mit dem Vater oder der Mutter oder jemandem, der auf sie aufpaßt, weggehen dürfe. Sie darf nicht allein ausgehen, sie ist eingeschränkt. Wenn dann die romantischen Gefühle in ihr aufsteigen, möchte sie fort von diesem Ort; sie möchte weglaufen.

Sie stellen sich vor, wo die andere Person wohl sein könnte und was sie tut. Die Emotionen werden sehr stark, sie möchten mit der Person, die sie lieben, zusammensein - aber da sind diese Einschränkungen. Sie ertragen diese Situation nicht, sie möchten den Ort, an dem sie sich befinden, verlassen. Sie möchten woanders hin und abermals woanders hin. Diese Idee wird als „Wunsch zu reisen" oder mit dem Begriff „kosmopolitisch" umschrieben. Wenn dieser Mensch die Freiheit und die Möglichkeiten hat, wird er kosmopolitisch. Er wird dann von Ort zu Ort gehen, sich niederlassen, Freunde finden und sich eine aufregende Umgebung schaffen. Aber irgendwann wird es eintönig oder langweilig, dann wird er die Umgebung wieder wechseln wollen. Es ist interessant zu sehen, wie stark die Emotionen sind, doch da ist etwas auf der emotionalen Ebene, das Abwechslung sucht. Sie würden sich nicht darauf einlassen, ein ganzes Leben lang an einem Ort wie Esalen zu bleiben. Ein tuberkulöser Mensch, der die Wahl hätte, würde das niemals tun. Wenn sie aber einmal hier sind, werden sie mit sehr vielen Freunden zu tun haben, sehr angeregt sein und sich unsterblich verlieben.

Sie haben ein starkes sexuelles Verlangen - es sind die Playboys. Sie bekommen keine Tuberkulose, weil das Essen sehr gut ist und sie die Möglichkeiten zu all den Liebesaffären haben, ohne viel dafür tun zu müssen. Sie haben jemanden, der für sie arbeitet, und sie haben genug Geld, um sich zu vergnügen. Das ist der Grund, warum sie nicht an Tuberkulose erkranken. Doch die Tuberkulose ist vorhanden - in ihrer Einstellung und der Art zu leben. Natürlich haben sie immer dieses Brennen und es kommt eine Zeit, wo sie ermüden und der Organismus zusammenbricht. Es zeigt sich dann eine ständige Müdigkeit und Schwäche. Sie magern ab. Das ist dann auch die Zeit, in der sie sehr anfällig für Erkältungen sind. Sie sind drei-, vier- oder fünfmal im Jahr erkältet. Einige erzählen, daß sie sich wieder erkälten, bevor die alte Erkältung auskuriert ist.

Natürlich ist das Tuberkulose-Miasma, das in der Familiengeschichte erkennbar ist, ein starkes bestätigendes „Symptom". Ich nenne es ein „gesondertes" Miasma. Gemeint ist das Tuberkulose-Miasma, das sich durch die Familie zieht und das man sehr gut als Bestätigung betrachten kann, wenn *Tuberculin*-Symptome bei einem Patienten zu sehen sind. Ein Eltern- oder Geschwisterteil hatte Tuberkulose, - ein Zeichen, daß sich das Tuberkulose-Miasma durch die Familie zieht. Es könnte dann das erste Mittel sein, das zu verschreiben wäre.

Natürlich haben diese Leute vielleicht nicht genug... Sehen Sie, an einem gewissen Punkt reagieren sie stark mit *Phosphor*-Symptomen. Wenn sie aber zusammenbrechen, zeigen sie keinerlei Symptome. Es herrscht dann ein Symptomenmangel, da ist dann nur diese Schwäche. Da ist dieser Wunsch, weggehen zu wollen, sich zu verändern. Sie haben vielleicht ein bis fünf Mittel verabreicht, die für eine gewisse Zeit etwas brachten, doch das Hauptbild kommt immer wieder durch - ohne große Symptomatologie. Wenn Sie dann dieses Miasma in der Familie entdecken, sind Sie berechtigt, eine Dosis *Tuberculinum* zu verabreichen. *Tuberculin* wird den Organismus stärken, und der Patient wird sich vitaler fühlen. Schließlich wird er ein anderes Bild entwickeln, das klarer sein wird.

K: Wenn Sie vom Tuberkulose-Miasma sprechen, meinen Sie dann, daß eine echte Erkrankung vorgelegen hat?

V: Der Patient muß nicht notwendigerweise Tuberkulose gehabt haben. Der Vater oder die Mutter können sie gehabt haben. Ich meine das, was man im allgemeinen als tuberkulös bezeichnet... die Kinder haben geschwollene Drüsen. Es ist keine richtige Tuberkulose vorhanden, aber eine Diathese. Es kann auch einer der Großeltern sein. Vielleicht erzählt die Mutter, daß ihre Eltern an Tuberkulose gestorben sind. Das Miasma liegt also in der Familie. Diese Patienten werden früher oder später *Tuberculinum* benötigen.

K: Die Symptome müssen also nicht vorliegen? Es genügt, wenn das Miasma in der Familie sichtbar ist?

V: Das allein nicht. Es müssen auch einige andere Dinge vorhanden sein. Ich werde Ihnen später ein paar Schlüsselsymptome nennen, die Sie bei diesen Menschen finden werden.

Wenn nun dieses Miasma so sehr einwirkt, wie mag dann der emotionale und geistige Zustand eines solchen Kindes aussehen? Sie werden sehen, daß sie sehr schwierig sind. Es ist *sehr* schwierig, mit diesen Kindern zurechtzukommen. Sie scheinen nie zufrieden zu sein, ganz egal, wie sehr die Eltern auch versuchen, ihnen eine Freude zu machen. Sie sind sehr eigensinnig, sie wollen ihren Willen durchsetzen. Sie geben ihnen dieses oder jenes, aber sie sind dennoch nicht zufrieden - oder sie sind vielleicht einige Minuten zufriedengestellt, möchten dann aber wieder etwas anderes. Es ist wie bei *Chamomilla* oder *Calcium phosphoricum.*

Ich erinnere mich an ein 12-jähriges Mädchen, das von seiner Mutter gebracht wurde. Die Mutter hatte Probleme. Sie sagte: „Ich komme mit dem Kind nicht klar. Sie ist böse und verhält sich so, als ob sie mich umbringen möchte." Die Mutter hatte echt was durchzumachen. Das Wesentliche war, daß das Kind der Mutter keine freie Minute zugestand. Sobald das Kind sah, daß die Mutter sich an etwas erfreute, tat es etwas, zerbrach Dinge - liebgewonnene Gegenstände - um die Mutter durcheinander zu bringen. Wenn die Mutter müde war und sich ausruhen wollte, bekam das Kind einen „Anfall" oder irgendeinen Schmerz hier oder da. Die Mutter konnte nicht verstehen, was mit dem Kind los war oder was es wollte. Es war unmöglich, vernünftig mit dem Kind zu reden. Das Kind verstand nicht, was sie wollte. Das wurde mir nun im Beisein des Kindes erzählt. Sie hatten mehrmals darüber gesprochen, um herauszufinden, was los ist. Das Kind „wußte" also, worum es geht. Das Kind verhielt sich nur so (er gestikuliert) und starrte mich an. Es zeigte keine Reaktion. Das Kind war 12 Jahre alt und hörte zu, wie man mir erzählt, was es alles gemacht hat - ohne zu reagieren. Ich fragte sie, warum sie das alles täte, sie wußte es nicht - wirklich. Es ist eine Art Unzufriedenheit. Sie möchte etwas anderes, aber sie weiß nicht was. Das bleibt so, wenn sie erwachsen sind. Sie sind mit der gegenwärtigen Situation unzufrieden und möchten weggehen.

K: Genießen sie das, was sie tun? Würde sie grinsen, wenn sie die Vase ihrer Mutter zerschlägt?

V: Ich habe nicht beobachtet, daß so etwas ein Genuß für sie ist. Es ist eine merkwürdige Situation, weil sie nicht mit dem Kind sprechen können, da es nicht weiß, was eigentlich geschieht. Es weiß nicht, was sich in ihm abspielt. Es sind schreckliche Kinder. Falls Sie die Beschreibung „mein Kind ist schrecklich" hören, müssen Sie an *Tuberculinum* denken. Sie sind schnippisch. Sie antwortete der Mutter in einem Ton, der für aggressive Erwachsene typisch ist.

K: Sind sie nur mit den Eltern so, oder auch mit anderen Personen aus dem engeren Kreis?

V: Nein, es müssen Blutsverwandte sein, z. B. Großeltern.

Manchmal sind sie bockig und wollen nicht sprechen. Sie können auch schnippisch sein, zuweilen sind sie eingeschnappt. Es ist dieser innerliche Zustand, der nicht beschrieben werden kann, und Unzufriedenheit. Sie haben starke Gefühle, die nicht erfüllt werden können - dann zeigt sich wieder dieses romantische Element in ihnen.

Haben Sie das Buch *„Die Cameliendame"* gelesen? Sie finden dort eine Beschreibung dieses Typs - das krankhafte an dieser Romantik. Diese Menschen würden alles für ihre Emotionen geben, selbst wenn sie wüßten, daß sie sich damit selbst schaden. Einige Ärzte, die in einem Hospital für Tuberkulosekranke gearbeitet haben, erzählten mir ihre Beobachtungen. Sie fanden es merkwürdig, daß alle Tuberkulose-Patienten einen so starken Sexualtrieb hatten. Man müßte eigentlich meinen, daß sie müde seien und keine Energie hätten, doch sie gehen für diese sexuellen Affären zum Äußersten.

K: Bei der aktiven Tuberkulose?

V: Bei der aktiven, ja. Das Element der Romantik, die große Liebe, die einer der Gründe war... sie werden es für sich behalten, denn sie wissen, daß die Eltern Einwände haben werden. Und ganz langsam beginnen sie, ihren Appetit zu verlieren. Der Körper wird schwächer und schwächer und sie werden blaß, aber innerlich sind die Emotionen riesig. Es zeigt sich eine gewisse Röte um die Wangen und da sind diese starken Emotionen. Sie malen sich eine Liebesaffäre aus, die unerfüllbar ist. Sie mögen das. Sie leben emotional in diesem unrealistischen Bereich. Die Emotionen sind so stark, daß diese Menschen schließlich krank werden. Das ist einer der Gründe für eine aktive Tuberkulose - besonders früher, als man noch nicht so auf die Nahrung achtete.

Eine andere Sache, die Sie vielleicht bemerken werden, ist, daß tuberkulöse Menschen häufig die Arbeit wechseln. Sie beginnen eine Arbeit und sind erfolgreich, aber sobald diese Arbeit zur Routine wird, wechseln sie. Sie sind erfolgreich.

K: Macht es einen Sinn, daß *Kent Tuberculinum* unter gesteigertem männlichen Sexualtrieb dreiwertig, aber unter gesteigertem weiblichen Sexualtrieb nicht aufführt?

V: Das hängt vielleicht mit der allgemeinen Einstellung von früher zusammen. Ich denke, es nimmt bei beiden Geschlechtern zu. Dieses enorme Auflodern der Gefühle wird auch körperlich sichtbar - sie haben dann einen guten Appetit, sie essen gut, aber der Stoffwechsel ist beschleunigt, und so verlieren sie an Gewicht. Es ist Jod sehr ähnlich.

Es gibt bei *Tuberculinum* so etwas wie einen Sinn für Zerstörung. Sie ergreifen etwas und zerbrechen es. Es ist die Empfindung der Ahnung des sich nähernden Todes. Sie spüren so etwas wie Vergänglichkeit, und wollen deshalb noch mehr und immer mehr erleben. Es ist nicht... Sie besitzen überhaupt keine Gelassenheit oder Zufriedenheit.

K: Sie sagten, daß es ein Gefühl von Zerstörung bei *Tuberculinum* gibt?

V: Ja, und schließlich wird daraus Tod - der sich in den Gefühlen, in den Emotionen und Gedanken ausdrückt. „Alles ist sowieso nur vorübergehend, na und"? „Dieser Ort ist sehr schön, na und?" Es reicht ihnen nicht. Sie bleiben vielleicht für ein Jahr, aber länger nicht. Wenn man sie an einem Ort festhält, werden sie gewalttätig und destruktiv. Nicht etwa, daß sie Angst vor dem Tod hätten, es ist etwas anderes. Ihre Emotionen sind verschwommen. Es ist wie bei den Leuten, über die wir erst kürzlich sprachen, die eine Erleuchtung haben, der Körper aber nicht stark genug ist, um diese Erleuchtung auszuhalten, und der deswegen „verbrennt". Bei *Tuberculinum* ist es das gleiche - auf die Emotionen bezogen. Die Emotionen sind zu stark, und der Körper ist zu schwach das auszuhalten. Die Emotionen brennen den Körper aus.

K: Sind sie eifersüchtig?

V: Nein. Sie sind nicht besitzergreifend. Sie sind so oft verliebt, vernarrt - aber das ist kein Schlüsselsymptom.

K: Bei dieser Unzufriedenheit und dem Bedürfnis, alles innerhalb einer kurzen Zeit erleben zu müssen, könnte man meinen, sie wären in Eile. Ich finde es aber nicht in dieser Rubrik.

V: Nein, es ist kein Gefühl von Hast, es ist ein Gefühl von Romantik. Ich sehe schon, ich habe Ihnen die Idee immer noch nicht vermittelt.

K: Sie lassen die Situationen vorbeiziehen. „Ich bin hier, aber ich würde mich viel lieber in einer anderen Realität befinden."

V: Ja. Sie brauchen ständig diese intensiven Gefühle. Es scheint so, als müßten sie sich an einen anderen Ort begeben, sobald es langweilig wird. Sie suchen stets nach etwas Unerreichbarem. Es gibt da ein gutes Beispiel, die Erzählung „Die drei Schwestern". Ich denke, sie könnten tuberkulös sein. Die Geschichte handelt von drei Schwestern, die in einem Ort in Rußland leben. Sie haben fortwährend das starke Bedürfnis, woanders hinzugehen. Sie wissen nicht wohin, aber sie haben das Verlangen, ihren Wohnort zu verlassen. Es gibt keine Möglichkeiten und keine Aussicht, den Ort zu verlassen, das Verlangen ist aber sehr stark. Sie wollen weg. Natürlich kann damit der Hang, vor sich selbst zu fliehen, gemeint sein. Tuberkulöse Menschen können nicht mit sich zufrieden sein. Sie sind nicht in Frieden mit sich selbst.

V: Neigen sie dazu, spirituelle Sucher zu werden?

V: Diese Erfahrung habe ich nicht gemacht. Ich denke, sie sind ziemlich im Sexuellen verwurzelt. Daher kann ich mir vorstellen, daß sie, falls sie spirituelle Sucher sind, sich einer Richtung zuwenden, die tantrische Praktiken beinhaltet.

K: Es scheint mir, als sei das die Sorte Mensch, die einen religiösen Weg nach dem anderen ausprobiert.

V: Ja, aber sie werden sie schwerlich dazu bewegen können, ehelos zu bleiben. Spiritualität ist für viele Menschen mit Ehelosigkeit verbunden. Geistige Sucher versuchen, Triebe, wie die Sexualität und die Selbsterhaltung, zurückzuhalten. Entsagung! Sie können die zölibatäre Einstellung bei *Pulsatilla, Natrium muriaticum*, bei *Lycopodium* und bei *Sulfur*, aber nicht bei *Lachesis* finden. Da ist die Sexualität zu stark. Auch bei *Tuberculin* werden Sie das nicht finden.

K: Versuchen sie generell, Unerreichbares zu erlangen? Werden sie nach einer Arbeit oder nach einer Beziehung streben, die unerreichbar ist?

V: Ja. Sie sind deswegen sehr erregt - sie sind emotional aufgewühlt. Es heißt normalerweise immer „Verlangen zu reisen", aber nun sehen Sie was dahinter steckt, was sie treibt.

K: Werden sie kriminell, stehlen sie?

V: Stehlen nicht so sehr, aber sie zerstören Dinge. Es sind destruktive Menschen.

K: Das sind die Hooligans. Es gibt ein englisches Gedicht von Edna St. Vincent Millay, es lautet wie folgt: „Ich stecke meine Kerze an beiden Enden an. Sie wird die Nacht nicht überdauern, aber oh meine Feinde und oh meine Freunde - es ist ein strahlend schönes Licht."

V: *Tuberculinum!* Nun, ein *Tuberculin*-Dichter wird Pessimist sein. Er wird nicht an das Leben glauben, obwohl er es sehr intensiv in Quantität und Qualität lebt. Er glaubt, daß alles vergebens ist. „Wir werden sterben - und wir werden schnell sterben." Er hat keine Angst, aber er ist überzeugt, daß er schon bald sterben wird. Dieses von A. zitierte Gedicht ist sehr interessant. Es beschreibt diese Leute sehr genau. Kennt jemand den Dichter *Keats* - wie er starb?

K: Er starb als junger Mensch an Tuberkulose.

V: In einem Gedicht sagt er: „Sie zweifeln innerlich und lieben überhaupt nicht." Ihnen fehlt das mystische Element im Leben.

V: Es steht nicht in der Rubrik „Unzufriedenheit". Ich glaube, es müßte mindestens dreiwertig sein.

V: Es ist keine Unzufriedenheit. Das wären *Calcium phosphoricum, Natrium muriaticum, Sulfur, Anacardium, Mercurius.*

K: Aber *Tuberculinum* ist dort überhaupt nicht aufgeführt.

V: Wie soll man das in einem Repertorium beschreiben? Wir verwenden das Wort Unzufriedenheit, aber was verbirgt sich hinter diesem Ausdruck? Es ist kein vorübergehendes Gefühl, es handelt sich hier um eine tiefliegende Strömung.

K: Es müßte eine Rubrik „Pessimismus" geben.

V: Pessimismus - aber mit einer bestimmten Charakteristik.
Sie sind vernarrt, sehr verliebt. Nicht wie diese *Ignatia*-Typen, die sich zurückhalten. Sie sind auch nicht wie der *Causticum*-Typ, der sich ebenfalls zurückhält. Sie brennen. Die gegenwärtige Situation genügt ihnen nicht, aber es ist nicht Unzufriedenheit. Stellen Sie sich vor, jemand sitzt am Meer und schaut Tag für Tag, ob ein Boot vorbeikommt, das ihn vielleicht mitnehmen könnte, weg von diesem Ort. Es ist keine Unzufriedenheit, es ist eine Art Romantik, allerdings nicht die Art Romantik, die nur Phantasien träumt. Sie sind unsterblich verliebt, haben Geschlechtsverkehr - es ist eine eher praktische Romantik, sie brennen. Die Tuberkulose flackert auf und verbrennt den ganzen Menschen. Er wird vernichtet, es ist eine galoppierende Schwindsucht. Diese Menschen haben viele Liebesbeziehungen, aber sie waren nie wirklich verliebt und haben sich anderen hingegeben. Tuberkulöse Menschen werden etwas von sich geben - und verbrennen. *Acidum fluoricum* ist promiskuitiv - die Huren-Typen. Da ist kein Wille, keine Moral. Sie geben sich den Urtrieben hin - ganz gewaltig.
Ich hörte, daß *Hitler* das Wasser in den besiegten Ländern stark fluoridieren lassen wollte, weil ihm jemand erzählt hatte, daß Fluor den Willen bricht. Es wurden Pläne gemacht, das Wasser mit Fluor anzureichern. Es ist interessant zu wissen, daß er einen Versuch mit einem

ganzen Volk gemacht hätte. Die Menschen hätten viel Geschlechtsverkehr gehabt, sich aber nicht mit Politik befaßt. Sie wären zu Sklaven geworden.

K: Das wurde in diesem Land gemacht, das Wasser ist behandelt worden.

K: Es gibt in unserer Gesellschaft tatsächlich eine Gruppe von Leuten, die glaubt, daß es sich dabei um eine kommunistische Verschwörung handelt.

V: Die Regierung weiß nicht, wie *Acidum fluoricum* auf die Gesundheit der Bevölkerung wirkt.

Sie verlieren an Gewicht *(Tuberculin)*. Sie haben ein Verlangen nach Fett, besonders nach *sehr fettem geräuchertem Fleisch* und nach Schweinefleisch. Sie mögen *kalte Milch*, Eis, Salami, sie *schwitzen sehr viel*. Nachts sind sie in Schweiß gebadet.

Ich kann mich da an einen Fall erinnern. Der Mann kam hauptsächlich wegen kardiologischer Probleme. Seine Arterien waren ziemlich verkalkt. Er war erschöpft und befand sich in einem schrecklichen psychischen Zustand. Wir verschrieben *Calcium carbonicum*. Darauf setzte eine Reaktion ein. Er blieb im Bett, da er so erschöpft war, und er schwitzte und schwitzte. Der behandelnde Arzt sagte mir nach zwei bis drei Tagen, daß er immer noch sehr viel schwitzen würde und daß er völlig erschöpft sei. Er hatte auch ein wenig Fieber bekommen. Eines Tages kam der Arzt sehr beängstigt zu mir und erzählte, daß der Mann sich in einem schrecklichen Zustand befände. Er bat mich, einmal mitzukommen, um ihn mir anzusehen. Andauerndes Schwitzen, völlige Erschöpfung und Fieber waren vorhanden. Kent sagt u. a. „Geben Sie kein höheres Mittel, da es zu einer Verschlechterung führen kann, und der Patient sterben kann". Hätte ich den Patienten in diesem Zustand gelassen, wäre er wahrscheinlich gestorben. Durch das *Calcium* wurde das Bild von *Tuberculinum* sehr deutlich, und so gaben wir ihm *Tuberculinum* in der 200. Die Genesung trat fast unmittelbar ein. Er genas von einem Tag zum anderen. Das war 1971 oder 1972. Dieser Mann war ziemlich krank. Er war Chef der Gesundheitsabteilung in einer Elektrizitätsfirma, deshalb war er erst von einem Firmenarzt behandelt worden. Schließlich wollten sie ihn loswerden. Sie schlugen vor, einen Arzt in England aufzusuchen; aber es ging ihm zu schlecht. Dann erlaubten sie ihm nicht mehr, ins Büro zu kommen. Er konnte nicht mehr Auto fahren. Die Firma ließ ihn beobachten, bis das Taxi kam. Das war die Situation, als der Mann mit Arteriosklerose zu uns kam. Seit 1972 hat sich dieser Mensch vollkommen verändert. Er hat zugenommen, ist sehr vital und arbeitet tadellos. Er hat nicht einen Tag mehr gefehlt. Er ist psychisch ein anderer Mensch. Er kann wieder ganz normal tätig sein. Wir können also nicht nur kleine Erkältungen behandeln.

K: Wie sah das Krankheitsbild aus?

V: Erschöpfung und ein ungeheueres Schwitzen. Es war am ganzen Körper und ständig. Sein geistiger Zustand war unbeschreiblich, er war so schwach. Er fürchtete, sterben zu müssen. Es war keine wirkliche Angst, aber er dachte, daß seine letzten Tage gekommen seien. Er hatte leichtes Fieber. Es handelte sich um einen ernsten Zustand, doch das Fieber war niedrig, das, was man hektisches Fieber nennt - es ist nicht hoch.

K: Glauben Sie, daß *Calcarea* geheilt hat, und daß *Tuberculinum* nur während der Verschlimmerung geholfen hat?

V: Nein. Ich denke, es war die Reihenfolge der Mittel; *Calcarea*, *Tuberculinum* und schließlich bekam er *Nux vomica* und noch später *Sulfur*. Ausschlaggebend war *Tuberculinum*.

Ich erwähne diesen Fall, weil Sie vielleicht denken, daß eine starke Verschlimmerung... sehen Sie, was *Kent* schreibt, ist aus meiner Sicht nicht richtig. Wenn ich in einem so ernsten Fall eine Verbesserung sehe, muß ich fürchten, daß der Patient vielleicht sterben wird.

K: Eine Besserung käme hier also einer Linderung gleich?

V: Ja, *Kent* widerspricht sich in diesem Punkt. Er sagt in seinen *„Lesser Writtings"*, wenn Sie ein Allheilmittel brauchen, sollen Sie die Hochpotenz wirken lassen, bis eine Besserung eintritt. Er sagt, daß der Hochpotenz erst eine Verschlimmerung folgt - wenn die Verschlimmerung aber zu stark ist, wird der Patient sterben. Deshalb sage ich, daß Sie bei einer zu starken Verschlimmerung nach dem nächsten Mittel schauen müssen.

Wir hatten einen anderen Fall, eine ulzerative Kolitis, die der Patient schon seit einigen Jahren hatte. Wir verschrieben das erste Mittel, und es stellte sich eine starke Verschlimmerung ein. Es blutete sehr, und der Patient wurde nach kurzer Zeit anämisch. Wenn Sie ihn in diesem Zustand lassen, wird er natürlich sterben. Es zeigte sich dann das Bild von *Mercurius corrosivus*, und wir gaben es. Wir warteten erst eine Woche und gaben es dann. *Mercurius*-Typen werden ein wenig stottern.

K: Wenn Sie sagen, eine Woche warten...

V: Nicht eine Woche warten. Vielleicht dürfen Sie nur einen Tag warten. Mit der Verschlimmerung werden Sie ein zweites Mittel geben müssen.

K: Aber das war innerhalb von zwei bis drei Wochen nach Verabreichung des Mittels?

V: In diesem Fall, den ich erzählte, war es *Calcarea* und nach sieben bis acht Tagen gab ich *Tuberculinum*. Warum befand er sich in dieser üblen Verschlimmerung? Warum schwitzte er so und war so erschöpft?

K: Aber Sie warteten dennoch ziemlich lange.

V: Ich wartete vermutlich länger, als ich hätte warten sollen. Als ich ihn mir ansah, war es *Tuberculinum*.

K: Hatte sich das Bild in dieser Woche verändert?

V: Ja, das Bild hatte sich geändert. Er klagte über verschiedene Dinge - Furcht, Erschöpfung und Angst um seine Gesundheit, das Herz arbeitet nicht richtig. Das Bild konzentrierte sich auf Erschöpfung und Schwitzen.

K: Es war aber keine Verschlimmerung im klassischen Sinne - eine Verschlimmerung der *Calcarea*-Symptome. Richtig?

V: Richtig. Aber der Zustand des Patienten an sich verschlimmerte sich sehr, er wäre gestorben. Während dieser Zeit kam ein anderes Bild auf. Das sind Fälle, die sehr schwer zu handhaben sind.

Ein großes Leitsymptom von *Tuberculinum* ist die Furcht, die sie vor Katzen und Hunden haben, besonders vor Katzen. Es ist eine deutliche *Furcht vor Katzen* vorhanden bei 99,9% der *Tuberculinum*-Patienten. Es muß aber nicht unbedingt Furcht sein, es kann auch *Abscheu* sein. Sie sind oft allergisch gegen Katzen, manchmal auch gegen Hunde.

Sie haben Kopfschmerzen, die alle sieben bis vierzehn Tage wiederkehren. Charakteristisch an diesen Kopfschmerzen ist das Gefühl, als ob der Kopf mit einem *Stahlband gequetscht* würde.

Außerdem sehr charakteristisch ist Zähneknirschen im Schlaf. Manchmal schreien sie während des Schlafs, was sich jedoch vorwiegend bei Frauen vor der Menstruation zeigt. Sie frösteln vor dem Schlafengehen und haben Fieber.

Sie fühlen sich *schlechter bei Kälte* und *bei nassem* Wetter, aber sie mögen frische Luft sehr. Sie fühlen sich dadurch viel besser. Die schwere Meeresluft, die meistens dicker und feuchter ist, verschlechtert ihren Zustand in der Regel. In dünner *Bergluft*, besonders in der Nähe von Nadelwäldern, fühlen sie sich bestens. Sie werden Ihnen erzählen, daß der Urlaub in den Bergen der Schönste ist. Sie sollten dann an *Tuberculinum* denken. *Am Meer fühlen sie sich schlechter.* Wenn eine *Tuberculinum*-Patient mit Asthma Motorrad fährt - der Wind bläst dann stark - wird er sich gut dabei fühlen, sofern er gut angezogen ist.

Die Schmerzen sind wie bei *Rhus tox* - besser bei Bewegung und schlechter bei Streß, bei Kälte und bei nassem Wetter. Sie mögen kalte Milch. Sie sind schwer zu unterscheiden von *Rhus tox* - beide sind mager.

Eine weitere wichtige Charakteristik ist, daß es ihnen *vor einem Sturm schlechter* geht. Ich habe vergessen, Ihnen zu sagen, daß *Psorinum* sich ebenfalls vor einem Sturm verschlechtert. Bevor sich bei *Psorinum* eine Krise einstellt - Rheumatismus, Arthritis oder was auch immer - fühlen sie sich außergewöhnlich gut. Erinnern Sie sich an *Dostojewski*, der sich vor einem epileptischen Anfall ausgezeichnet fühlte - dann kam der Anfall.

Der *Tuberculinum*-Patient hat schwer zu beschreibende Hautausschläge. Sie haben eine ungesunde, miliare Haut. Sie sind allergischen Ursprungs. Die Dermatologen werden sagen, daß es sich um einen allergischen Zustand handelt. Die Haut ist schrumpelig und wird rot. Sie bekommen blutende und juckende Stellen.

Wir müssen Bilder von den Hautausschlägen machen, um zeigen zu können, was wir meinen; um *Tuberculinum-*, *Lilium tigrinum-* oder *Sepia*-Hautausschläge, *Mezereum-*, *Graphites-* oder *Petroleum*-Hautausschläge, *Natrium sulfuricum-*, *Lycopodium-* oder *Silicea*-Hautausschläge erkennen zu lernen.

K: Wir könnten Bilder bekommen, es aber nicht unbedingt dem Mitteln zuordnen können.

V: Wir müssen vorher Bilder machen, bevor wir ein Mittel geben. Wenn es wirkt, haben wir das Bild. Sie werden dann sehen, wie sich *Tuberculinum* von *Silicea* unterscheidet und so weiter.

An der Stelle, an der gekratzt wurde, werden Sie eine Rötung und Blut sehen. Es juckt und die Haut sieht ungesund aus. Das wäre eine Beschreibung. Eine andere Form eines allergischen Zustands ist das, was man „Ringworm“ (Tinea-Pilzerkarankung) nennt, und eine weitere Form ist Tinea barbae, was man „Barbiersjucken” nennt. Das Haar fällt aus, und es bildet sich ein haarloser Fleck - Alopezie im Bereich des Bartes. Das spricht *sehr* für *Tuberculinum.*

K: „Ringworm” des Körpers spräche auch für ein Tuberkulose-Miasma?

V: Ja, sehr. Und auch Lupus erythematodes und Erythema nodosum, das sind diese großen, roten, schmerzhaften Knötchen an den Beinen.

K: Sprechen Sie über Lupus der Haut?

V: Der Haut, ja. Es ist allgemein bekannt, daß Lupus normalerweise tuberkulären Ursprungs ist. Neuere Ansichten sehen anders aus, da man andersgeartete Prozesse dafür verantwortlich macht. Es steckt aber häufig eine Tuberkulose dahinter. Lupus erythematodes ist eine große Krankheit des Systems, die sehr oft tödlich verläuft. Sie sehen einen schmetterlingsartigen Hautausschlag auf den Wangen und anderen Körperteilen, es können auch innere Organe befallen sein. Die Leber kann genauso betroffen sein wie die Haut. Diese *Ausschläge jucken*, wobei sich das Jucken meistens *durch Wärme bessert.* Der Patient stumpft durch Kälte ab. Wenn sie sich aber warm anziehen und an die frische Luft gehen, während ein Wind weht, können sie besser atmen und fühlen sich besser.

K: Sie betonten zu Anfang besonders die boshafte Seite von *Tuberculin.*

V: Es gibt den destruktiven Typen. Ich möchte das Wort boshaft nicht gebrauchen. Sie sind nicht boshaft, sondern gemein. Boshaft klingt absichtlich und viel stärker. Wenn sie z.B. sagen: „Ich werde Dich umbringen", das wäre der *Nux vomica*-Typ. Sie werden böse und sehr wütend. Leidenschaft und Zorn.

Um sich Erleichterung zu verschaffen, werden sie etwas nehmen und es zerbrechen *(Tub.)*. Sie werden es nicht an einer anderen Person auslassen. *Staphisagria* dagegen, das sehr nett und rücksichtsvoll ist, wird, wenn man es reizt, etwas zerbrechen und es werfen. *Staphisagria*-Kinder, die emotional gestört sind, haben die Neigung, etwas nach anderen zu werfen. *Tuberculinum* wird etwas nehmen und es zerbrechen. Sie möchten Zerstörung sehen - je größer die Zerstörung, desto größer die Erleichterung.

K: Wenn man in der Anamnese auf eine BCG-Impfung stößt, kann man das mit einer familiären Vorbelastung gleichsetzen?

V: Nein. Es sei denn, das dadurch ein chronischer Zustand hervorgerufen wurde. Wenn Sie das feststellen sollten, können Sie *Tuberculinum* geben.

K: Was ist mit einem positiven Hauttest bei einer Person, die diese Krankheit noch nie hatte?

V: Ein positiver Hauttest mag ein Hinweis sein, es ist aber lediglich ein Symptom, keine Keynote.

K: Ist das übermäßige Schwitzen allein charakteristisch für *Tuberculinum* oder ist es auch die Zeit des Schwitzens? Ist es während des Schlafs? Im Repertorium steht reichliches Schwitzen, aber nicht Schwitzen bei Nacht oder Schwitzen während des Schlafs. Sollte das nachgetragen werden?

V: Ja, ich stelle meistens fest, daß *Tuberculinum*-Patienten während des Schlafs schwitzen.

K: Wie *Kalium carbonicum*?

V: Ja, und wie *Sulfur* und wie *Chelidonium majus*. Sie schwitzen während der Nacht oder am frühen Morgen.

K: Neigen diese Leute zu Homosexualität wegen des übermäßigen sexuellen Verlangens?

V: Nein. Ich fand, daß sie ziemlich normal waren.

K: Gibt es ein charakteristisches Aussehen?

V: Zuweilen, aber heutzutage nicht mehr so, da die Ernährung sehr gut ist. Besonders bei Kindern werden sie kein spezifisches Aussehen finden. Bei Erwachsenen gibt es eine Haut, die aussieht wie die von Allan oder Harvey. Sehen Sie das gemeinsame Element in deren Haut? Die Haut hat normalerweise eine durchgehende Struktur. Bei *Tuberculinum* sehen Sie an verschiedenen Stellen Flecke von unterschiedlicher Farbe. Gleichzeitig ist das Aussehen dunkel, erdig.

K: Haben *Tuberculinum*-Kinder nicht lange Wimpern und Haare zwischen den Schulterblättern?

V: Es sind nicht die Wimpern; aber bei Kindern finden wir normalerweise keine Haare auf dem Rücken. Das ist ein Symptom von *Tuberculinum*. Es gibt einige Dinge, die ich vielleicht vergessen habe, aber wenn ich Ihnen jetzt schon alles sage, was soll ich Ihnen dann auf dem nächsten Seminar erzählen?

K: Haben sie eher feines Haar?

V: Vielleicht.

K: Die indischen Homöopathen sagen, daß sie übermäßig viel Haar am Körper haben - an den Händen, überall.

V: Bei Männern ist es häufig anzutreffen, bei einem Kind ist das Haar nicht lang, aber es befindet sich am Rücken. Besonders bei kleinen Mädchen ist das als ungewöhnlich zu betrachten.

Calcium phosphoricum

V: *Calcium phosphoricum* gehört ebenfalls zu den Arzneimitteln, die wir heute nicht mehr in der einfachen Form sehen, die durch fehlerhafte Ernährung hervorgerufen wird.
Als wir in Griechenland während der deutschen Besatzung hungerten, hätten sehr viele *Calcium phosphoricum* gebraucht. Unzufriedenheit ist typisch für das Mittel. Sie scheinen nie mit sich zufrieden zu sein. Etwas in ihnen macht sie aggressiv und verdrießlich, sie stöhnen und seufzen. Es ist mehr eine innere Angelegenheit, während es bei *Tuber-*

culinum abhängig von der Umgebung ist. Bei *Tuberculinum* hat es etwas mit dem Umfeld zu tun. Sie möchten die Umgebung wechseln.

Die Unzufriedenheit bei *Calcium phosphoricum* ist eine *innere Unzufriedenheit*, ohne zu wissen warum. Sie wissen, daß etwas mit ihrem Organismus nicht stimmt, aber sie wissen nicht genau was es ist, was da eigentlich vorgeht. Es ist eine Art Trägheit. Alles funktionierte wunderbar und dann stellt man fest, daß man jetzt *sehr schnell ermüdet*. Es besteht kein Interesse mehr daran zu spielen, zu arbeiten, umherzugehen usw. Der Geist ist nicht so vital wie gewöhnlich.

Diese *Trägheit* und *Schwerfälligkeit* erzeugt eine Unzufriedenheit. Warum? Weil sie nicht mehr so erregbar sind, Schwierigkeiten haben zu verstehen, und müde sind. Sie wollen aktiv sein, sie erinnern sich, wie sie vorher waren, aber jetzt befinden sie sich in einer Lage, in der sie nicht wissen, was mit ihnen nicht stimmt. Sie befinden sich in einem Zustand der Unzufriedenheit. Sie sagen: „Ich weiß nicht, was mit mir nicht stimmt. Ich bin vergeßlich geworden, und habe nun Schwierigkeiten, einer Diskussion zu folgen."

Dieser Zustand kann fortschreiten, bis sie anfangen, sehr dumme Sachen zu tun. Sie machen alberne Witze oder sagen alberne Dinge, was nicht schlimm wäre, wenn es als Witz gemeint wäre, aber sie meinen es ernst. Dann diese Trägheit, eine andere Umschreibung wäre geistige Schlappheit. Es liegt außerdem eine *Muskelschwäche* vor. Der Bauch ist meist sehr schlaff, schlaffer als bei *Calcium carbonicum*.

Ein Mann, der sehr muskulös war, verliert seine Energie. Es kann sich um einen Athleten handeln, der Tennis und Basketball usw. spielte, der nie müde wurde. Wenn so jemand in einen *Calcium phosphoricum*-Zustand gerät, wird er innerhalb einiger Tage oder Wochen nicht mehr in der Lage sein, auch nur ein Spiel zu vollenden, obwohl er früher fünf Spiele durchhalten konnte. Es handelt sich um eine dramatische Verlangsamung der Abläufe. Die Muskulatur beginnt zu verweichlichen. Es kommt schließlich zu einer vollständigen Schlaffheit und sie nehmen zu. Tatsächlich bringen die Prüfungen, die wir manchmal hervorrufen, wenn das Mittel fälschlicherweise gegeben wurde, eine Art Schlaffheit hervor, die zeitlich begrenzt ist.

Die Emotionen sind ebenfalls schlaff. Es kommt zu einer Art Gleichgültigkeit und sie bewegen sich nur mit viel Mühe. Im normalen Zustand sind die Emotionen immer in Bewegung. Bei *Calcium phos-*

phoricum aber bewegen sich die Emotionen nur sehr mühsam. Wenn *Acidum phosphoricum* fünf Punkte bekäme, dann bekäme *Calcium phosphoricum* zwei Punkte, in bezug auf die Gleichgültigkeit. Es ist nicht so stark.

K: Sollen wir *Calcium phosphoricum* unter Fettleibigkeit nachtragen?

V: Es ist meistens hier - im Abdomen.

K: Das ist doch Fettleibigkeit. (Gelächter)

V: Fettleibigkeit betrifft den ganzen Körper. Hier aber wird der Bauch schlaff. Die Muskelfasern ziehen sich nicht mehr richtig zusammen. Es kommt zu einer Gleichgültigkeit gegenüber *allem*, und sie geraten in einen Zustand, in dem sie keinerlei Emotionen mehr verspüren. Sie sind matt und kalt, sie sind erledigt.

K: Sollen wir *Calcium phosphoricum* unter Schlaffheit des Magens (Bd. III, S. 447) nachtragen?

V: Ja.

K: Ein-, zwei- oder dreiwertig?

V: Zweiwertig. Ich werden Ihnen ein Beispiel geben, damit Sie begreifen, wie sich ein solcher Mensch innerlich fühlt. Er ist unzufrieden und merkt, daß etwas mit ihm nicht stimmt. Er kann sich nicht konzentrieren, und er hat sein Erinnerungsvermögen verloren. Er gebraucht falsche Worte. Wenn er sich mit diesen Symptomen befaßt, fühlt er sich noch viel schlechter... wie *Acidum phosphoricum*. Sie sehen den Unterschied zu *Tuberculinum*, wo es die Gesellschaft, das Umfeld, die Umgebung ist, die eine Art von Unzufriedenheit hervorruft.

K: Bei *Calcium phosphoricum* liegt ein Problem vor. Ich meine damit, daß der Geist nicht funktioniert und sie zusammenbrechen. Sie wissen nicht, was los ist. Wodurch tritt das auf?

V: Ich denke, daß von Anfang an Ernährungsstörungen vorlagen. Bestimmte Absorptionsvorgänge sind gestört - wahrscheinlich in der Leber, die dem Körper nicht die richtige Menge Calciumphosphat zuführt. Das führt dann zu dieser Störung.

Die Fähigkeit zu reflektieren ist bei *Calcium phosphoricum* herabgesetzt. Bei *Chamomilla* zum Beispiel ist diese Fähigkeit stark ausgeprägt. Hier aber ist der Geist träge und schlaff. Er funktioniert nicht gut. Deshalb beschäftigt sich *Calcium phosphoricum* ungern mit geistigen Dingen. Sie möchten überhaupt nichts tun, aber wenn sie gar nichts tun, haben sie das Gefühl, ihre Arbeit vernachlässigt zu haben, und sind dann noch unzufriedener, fühlen sich noch schlechter. Gelingt es diesen Patienten aber, den Geist auf eine Arbeit zu richten und schließlich zu arbeiten, fühlen sie sich aufgrund der geistigen Tätigkeit wesentlich besser. Wenn es dann noch gelingt, die Arbeit zu erledigen, empfinden sie sogar vorübergehend eine Art Zufriedenheit - bis die Trägheit wiederkehrt und sie merken, daß sie dieses oder jenes nicht mehr schaffen. Sie spüren dann wieder, daß etwas mit ihnen nicht stimmt und ihr Zustand wird fortschreitend schlechter. Dann beginnt der Kreislauf von neuem.

K: Es liegt also nicht so sehr an ihren Fähigkeiten, sondern sie können es buchstäblich nicht tun?

V: Ja. Es ist eine Schwäche des Geistes.

K: Wie reagieren sie, wenn man sie drängt, aktiv zu werden?

V: Sie werden reagieren. Sie werden es versuchen. Das geschieht besonders dann, wenn sie jemand anspornt. In dieser Hinsicht könnte ich *Calcium phosphoricum* sein, da ich nicht gerne arbeite. Wenn Sie mich aber anspornen, werde ich weitermachen und mich dann viel besser fühlen.

K: Haben sie ein Schuldgefühl, ihrer Arbeit wegen?

V: Nein, sie haben kein schlechtes Gewissen. Sie haben einfach nicht die Ausdauer, die notwendige Arbeit zu erledigen. Sie sind dann unzufrieden und fangen an zu stöhnen und zu ächzen. Sie sehen zum Beispiel bei Kindern, daß sie nicht so gesellig sind. Sie *stöhnen und wimmern* ununterbrochen. Wenn Sie sie fragen, was sie möchten, werden sie stöhnen und ächzen und weinen. Das kann sich über 24 Stunden hinziehen. Es ist eine *stöhnende Unzufriedenheit*, sie wissen nicht, was sie wollen. Erwachsene werden tief einatmen und *seufzen*, bevor sie auf Fragen antworten, was auf eine Verschlimmerung und Unzufriedenheit hinweist.

Der Patient leidet vielleicht unter *Störungen des Skelettsytems.* Kinder haben während des Wachstums Schmerzen - Schmerzen in den Knochen - die Epiphysen sind nicht stark genug und entzünden sich. Sie haben dann Schmerzen, und früher kam es in solchen Fällen oft zu einer Spina bifida. Haben Sie das beobachtet?

K: Ja, oft.

K: Gehört die Schlattersche Krankheit auch dazu?

K: Das hört sich sehr nach einem Hyperparathyreoidismus an. Sie liegen nur da, stöhnen und ächzen und haben Schmerzen in den Knochen.

V: Nein, es ist ein Zustand schnellen Wachstums, wobei die Assimilation unzureichend ist - dieses schnelle Wachsen nicht gestützt wird. Bei solchen Schmerzen sind *Argentum muriaticum, Argentum metallicum, Calcium phosphoricum* indiziert. Bei Säuglingen werden sie, dort wo sich die drei Knochen treffen, *offene Fontanellen* finden, und es dauert sehr lange, bevor sich diese schließen. Das ist sehr charakteristisch für *Calcium phosphoricum.*

K: Haben Sie mangelnde Kalkbildung der Zähne beobachtet?

V: Ja. Ein Zustand, der sich bis zum 7. Lebensjahr verändern wird. Im Alter von 4 oder 5 Jahren sind die Zähne stark zerstört. Das wird sich ändern, aber die Zerstörung ist zu früh und zu stark.

K: Die Milchzähne sind kaputt?

V: Durch Karies, sie brechen einfach...

K: Die bleibenden Zähne oder die Milchzähne?

V: Die Milchzähne. *Calcarea* ist in dieser Altersgruppe oft indiziert.
Ich beschreibe Ihnen den Fall eines 4-jährigen Kindes. Es fiel hin und stieß sich den Kopf schlimm. Es stöhnte, jammerte und schrie, ganze 72 Stunden. Der Vater nahm den Jungen und spazierte mit ihm um den Block, er hätte sonst das ganze Mietshaus wachgehalten. *Chamomilla* wurde verabreicht, brachte aber nichts. *Calcium phosphoricum* brachte sofortige Erleichterung. Er schlief ein und erwachte ohne Beschwerden.

K: Sollten wir es unter „Stöhnen" nachtragen?

V: Ja, bestimmt. Besonders unter der Rubrik *„Stöhnen im Schlaf"*. Ich weiß nicht, ob man es Klagen nennen kann. Es ist ein Zustand, in dem sie nicht wissen, was nicht in Ordnung ist, und sie stöhnen und ächzen.

K: Sie sagen also nicht direkt, daß sie etwas nicht mögen - sie sind nur innerlich unzufrieden?

V: Ja, sie wissen nicht, was mit ihnen nicht stimmt, aber es ist eindeutig, daß psychisch etwas nicht in Ordnung ist, das sie veranlaßt, zu weinen und zu stöhnen.

K: Es gibt eine Störung bei Erwachsenen, Tumore der Nebenschilddrüse, die zu einem primären Hyperparathyreoidismus führen, die von der Symptomatik her wirklich identisch mit dem ist, was Sie beschreiben. Sie stöhnen sehr viel und haben Wachstumsschwierigkeiten. Teile ihrer Knochen lösen sich auf, etwa die Spitze des Schlüsselbeins, die sich vollständig auflöst und verschwindet.

K: Leiden sie an Nierensteinen?

V: Bei dieser Krankheit der Nebenschilddrüse kommt es zu Nierensteinen. Meinen Sie das?

K: Ja.

V: Ob das für *Calcium phosphoricum* zutrifft, kann ich nicht sagen. Man muß sehr viele Fälle gesehen haben, um typische Merkmale festlegen zu können. Machen wir mit der Idee von *Calcium phosphoricum* weiter.

Es sind feinfühlige Menschen, die ziemlich offen sind. Die Kinder sind, bevor sie den Zustand der inneren Verschlimmerung erreichen, sehr gesellig, Sie sind zwar nicht so gesellig wie *Phosphor*, aber das *Phosphor*-Element gibt ihnen eine gesellige Qualität. Sie sind scheu. Sie sind nicht immer offen und extravertiert, gehen aber aus sich heraus. Sie sind nicht wie *Natrium* und nicht wie *Phosphor*, es ist ein Zwischenzustand. Es handelt sich nicht um Kinder, die sich zurücklehnen und nur schauen. Sie werden sich bewegen, die ganze Zeit über spielen.

Man kann sie schnell verletzen, allerdings nicht so leicht wie manch andere Mittel. Wenn sie jedoch verletzt worden sind, haben sie eine

Abneigung gegen Gemeinschaft und gegen die Gesellschaft. Das ist mindestens zweiwertig. Sie haben... wegen dieses inneren Gefühls können sie nicht ausgehen und gesellig sein. Wenn sie sich aber besser fühlen, gehen sie aus.

Sehen Sie jetzt den Unterschied zwischen *Calcium phosphoricum* und *Tuberculinum*? Bei Calcium handelt es sich um einen innerlichen Zustand. Der *Tuberculinum*-Patient möchte etwas tun, um zu verletzen, er handelt, wirkt auf die Umgebung ein. Wenn mir eine Mutter sagt: „Mein Kind ist scheußlich, einfach schrecklich", würde ich nicht an *Calcium phosphoricum* denken. Wenn sie aber sagt: „Mein Kind klagt von morgens bis abends, *es stöhnt und seufzt und weiß nicht, was es will*", würde ich an *Calcium phosphoricum* denken. Sie sind sehr verschieden, doch in bezug auf das Nahrungsverlangen sind sie sehr ähnlich, besonders, was das Verlangen nach *geräuchertem Fleisch*, Speck und Wurst betrifft - Fleisch mit Rauchgeschmack, das mögen sie am liebsten.

K: Bei uns gibt es auch Räucherkäse.

V: Das gibt es in Griechenland nicht. Es geht ihnen bei nassem, kaltem Wetter schlechter. Es ist eine ganz bestimmte Art von Wetter, nämlich, wenn der *Schnee schmilzt*. Das ist *sehr* charakteristisch für *Calcium phosphoricum*. Sie fühlen sich viel *schlechter durch kaltes und durch naßkaltes Wetter, besser bei Wärme*. Eine andere Sache, die ich beobachtet habe, und die *Kent* nicht erwähnt, ist die *Angst vor Gewitter* bei *Calcium phosphoricum*.

K: Würden Sie über andere Mittel für hyperaktive Kinder sprechen?

K: Ja, das wäre gut.

V: Lassen Sie uns erst *Calcium phosphoricum* beenden. Eine andere Sache ist, daß diese Menschen sehr *mitfühlend* sein können, und oft ziemlich besorgt um andere sind.

Was die Physis betrifft, so bekommen sie eine *Steifheit im Nackenbereich*, besonders in den Randbereichen des Trapezmuskels. Es ist eine starke Steifheit, die sich durch Zug verschlimmert. Es geht ihnen *durch Zugluft allgemein schlechter*. Dieses Arzneimittel gehört, zusammen mit *Rhus tox* und *Cimicifuga*, zu den Hauptmitteln gegen Steifheit und Schmerz in der Nackenregion, die sich durch Zug verschlechtern.

Wie kommt es nun bei diesen drei Arzneimitteln zu dieser Steifheit? *Calcium phosphoricum* hat eine Steifheit und eine Stumpfheit des Geistes. Es kommt zu einem Zusammenziehen der Muskeln, was verhindert, daß Blut ins Gehirn fließen kann. Sie werden dann geistig schwerfällig, träge und schlapp.

Bei *Cimicifuga* wird diese Steifheit so stark, daß das ganze Gehirn wie benebelt ist. Sie beschreiben diesen Zustand schließlich so, „als ob der ganze Kopf in eine Wolke gehüllt sei".

Bei *Rhus tox* ist es ein Gefühl der Reizbarkeit. Sie werden reizbar, und das zwingt sie, sich zu bewegen. Sie sind nicht in der Lage, ruhig zu sein und nur fünf Minuten stehen zu bleiben, auch nicht, während sie mit Ihnen sprechen. Es scheint, als würden sie dadurch blockiert und irritiert, und sie bewegen sich die ganze Zeit über.

Bei *Calcium phosphoricum* fühlen sie es zwar, aber sie bleiben ruhig. Ihr Geist wird mehr und mehr stumpf. Es handelt sich bei diesem Bereich um eine sehr empfindliche Körperstelle, und Sie werden heutzutage oft beobachten, daß fast jeder dort eine Steifheit verspürt, besonders bei Müdigkeit. Ich habe festgestellt daß dies besonders dann vorkommt, wenn eine Person feststellt, daß Verantwortung über ihre Fähigkeiten hinausgeht; oder wenn man nicht erfüllen kann, was andere erwarten. Es kommt dann im Nacken zu einer Steifheit. Ich habe es bei Studenten beobachtet, die für ihr Examen lernten. Einem fiel das Lernen sehr schwer, und er glaubte nicht, daß er es schaffen würde, wollte aber seine Eltern zufriedenstellen. Er glaubte, dieser Aufgabe nicht gewachsen zu sein, und schließlich kam es zu einer Art Verkrampfung im Nackenbereich, die ein Weiterlernen unmöglich machte. *Rhus tox* beseitigte in diesem Fall die Steifheit und ermöglichte ihm, mit dem Lernen fortzufahren.

K: Meinen Sie die Menschen im allgemeinen, wenn Sie über den Umgang mit Verantwortung sprechen?

V: Ja, im allgemeinen. Eine andere Keynote ist das Seufzen. Im Repertorium finden Sie „Seufzen", wie bei *Ignatia* (Bd. I, S. 94). Ich glaube, das gilt auch für *Cimicifuga*. Bei *Calcium phosphoricum* ist das Seufzen eher physisch. Ich würde es bei *Calcium phosphoricum* als ein physisches Seufzen bezeichnen, sie seufzen aus physischen Gründen.

K: Es steht unter Atmung in der Rubrik Seufzen dreiwertig.

V: Es handelt sich um eine Blockierung des Vagusnerven, der nicht richtig und frei funktioniert, während bei *Ignatia* anscheinend immer psychische Dinge die Ursache sind. Etwas Psychisches verursacht das Seufzen. Es ist interessant, daß *Calcium phosphoricum* bei *Beschwerden durch Kummer* verwendet werden kann; besonders, wenn es sich um einen Zustand handelt, der plötzlich und überraschend auftritt und sehr stark ist. So können sich zum Beispiel Kopfschmerzen und andere Beschwerden einstellen, nachdem jemand erfahren hat, daß der Ehepartner tödlich verunglückt ist. Die Person hat dergleichen überhaupt nicht erwartet und ist davon so überwältigt, daß sie in einen *Calcium phosphoricum*-Zustand versetzt wird.

Wir wissen nicht, wie diese Dinge zustandekommen. Wir kennen die Mechanismen nicht. *Calcium phosphoricum* beinhaltet zwar Beschwerden durch Kummer, findet aber kaum Anwendung bei Liebesaffären, in denen es Auseinandersetzungen gibt, und die Beteiligten mehr oder weniger wissen, daß sie sich trennen werden. Sie sind auf die Trennung vorbereitet, und es wird kein großer Schock mehr sein. Deshalb werden sie *Calcium phosphoricum* dann nicht brauchen. Sie werden es verwenden, wenn es sich um etwas Überraschendes handelt. *Plötzliche schlechte Nachrichten* rufen einen *Calcium phosphoricum*-Zustand hervor. Es ist plötzlich, überwältigt den Körper und verursacht eine totale Störung. Höchstwahrscheinlich handelt es sich dabei um eine Störung bestimmter Stoffwechselvorgänge.

Calcium phosphoricum wird natürlich bei jeder Art von Arthritis, bei Knochenleiden, wenn die Bänder betroffen sind und wenn Steifheit ein Symptom ist verwendet. Wenn Sie einen *Rhus tox*-Fall haben, der nicht auf *Rhus tox* reagiert, und der Patient sagt: „Wenn der Schnee schmilzt, ist es am schlimmsten" - sie fühlen so etwas wie ein Zusammenziehen und eine Steifheit im Körper - dann können Sie es geben. Sie können sich nicht rühren, müssen sich aber bewegen, um die Symptome abzuschwächen. Es ist ein schrecklicher Zustand.

K: Darf ich bitte eine Frage zum mentalen Zustand stellen? Mit der Unzufriedenheit und dem inneren Unbehagen als Kern des Mittels, verstehe ich nicht, wie das Mitgefühl und die Sorge um andere und der Kummer ins Bild passen.

V: Das ist eine andere Ebene. Wenn Sorge und Mitgefühl für andere vorliegen, werden Sie nicht soviel Unzufriedenheit finden. Wenn sich die Unzufriedenheit eingestellt hat, wird das abnehmen. Sie können aber auch im Zustand der Unzufriedenheit sehr liebevoll und mitfühlend sein. Sie können sich sehr um ihrer Angehörigen sorgen, aber je mehr die Pathologie der Unzufriedenheit hervortritt, desto weniger Mitgefühl und Besorgnis hegen sie für andere. Ich gebe Ihnen diese Information, weil es nicht im Repertorium steht.

K: Sie empfinden also Besorgnis und Mitgefühl für andere bis zu einem pathologischen Ausmaß?

V: Ja, bis zu einem pathologischen Ausmaß. Das liegt am *Phosphor*-Element. Wenn ich Ihnen einen Fall gebe, bei dem „Angst vor Gewitter" dreimal unterstrichen ist, werden Sie an *Calcarea* denken. Wenn Sie dann noch Phosphor-Elemente sehen, werden Sie merken, daß es sich um *Calcium phosphoricum* handelt. Es kommt häufig vor, daß wir beide Mittel sehen. Plötzlich stellt man dann fest, daß es sich um die Kombination der beiden handelt. Als *Kent* über *Calcium sulfuricum, Calcarea silicata und Alumina silicata* schrieb, verwendete er Informationen... diese Mittel sind bei *Kent* nicht gut beschrieben. Er verwendete Informationen beider Mittel und fügte sie zusammen.

K: Ja, die Aufzeichnungen zeigen das deutlich.

V: Wenn Sie das lesen, werden Sie merken, daß er dachte, es müßten Teile beider Arzneimittel enthalten sein. Es muß sich dabei um irgendwelche Vorbereitungen für Vorlesungen handeln. Ich weiß es nicht.

K: Es handelt sich um seine Notizen.

V: Es gibt bei *Calcium phosphoricum* ein Frösteln, das den Rücken hochsteigt. Bei Frauen finden wir häufig ein gesteigertes *sexuelles Verlangen*, daß bis zur Nymphomanie gehen kann. Eine andere Beobachtung, die ich machte, ist, daß *Calcium phosphoricum* eine Tendenz zu starken Verschlimmerungen zeigt, die zehn bis zwanzig Tage dauern können. Es ist sehr selten, daß man so lange Verschlimmerungen sieht. Sie dürfen aber keine Arzneimittelprüfung mit einer Erstverschlimmerung verwechseln. Das ist sehr wichtig! Ich glaube, daß sehr viele

Leute dazu neigen, dies zu verwechseln. Es gibt Unterschiede. Es gibt Merkmale, anhand derer Sie die eine Art der Verschlimmerung von der anderen unterscheiden können.

K: Sie denken dabei doch nicht an den *Pulsatilla*-Fall, von dem ich Ihnen erzählt habe. Ich hatte nichts damit zu tun.

V: Gut, ich erzähle Ihnen den Fall. Es handelte sich um ein Kind mit Asthma. Ich übernahm den Fall und dachte, es sei *Pulsatilla*, und gab eine 10 M. Das Kind zeigte eine heftige Verschlimmerung, es wurde schlechter und schlechter und schlechter. Ich wußte nicht, was ich tun sollte, und gab *Tuberculinum*. Danach gab ich dieses und jenes, dann gab ich wieder *Pulsatilla*. Es gab wieder eine Verschlimmerung, doch der Zustand des Kindes blieb die ganze Zeit über weiterhin schlecht. Dann gab es noch eine dritte Verschlimmerung, die sehr lange anhielt. Zuletzt gab ich *Pulsatilla* in der D 6, worauf sich der Zustand des Kindes sehr besserte. Was geschah hier?

Sie müssen wissen, daß das Mittel, das nah dran liegt, eine Wirkung zeigen wird. Das Kind litt sehr und befand sich in einem schwachen Gesundheitszustand. Wenn Sie bei einem so schwachen Zustand ein Mittel geben, machen Sie es viel schlimmer, und es gibt auch keinen Anhaltspunkt, daß eine Sache schlimmer, eine andere dafür besser wird; alles verschlimmert sich. Dann geben Sie die D 6, doch der Patient ist nicht geheilt. Ich bin mir sicher, wenn ich diesen Fall weiterverfolgt hätte, hätte ich das Kind in 2 Monaten und auch noch in 2 Jahren in der gleichen Situation wiedergefunden. Die D 6 war nah dran, und wirkte auf der physischen Ebene. Sie kennen *Valeriana*? Es steht in unseren Büchern, ja? Wenn wir es in der Urtinktur verabreichen, wird es eine Menge Fälle von Schlaflosigkeit abdecken. Es wird in der Urtinktur eine Wirkung in sehr vielen Fällen von Schlaflosigkeit zeigen, obwohl es nicht in allen Fällen homöopathisch wirkt. Aber es ist ein ähnliches Element vorhanden, es ist nah dran, trifft aber nicht genau. Es wird also eine Wirkung eintreten, die heilend zu sein scheint, die aber in Wirklichkeit palliativ ist. Es wird den Zustand nur vorübergehend beheben. Wir sehen also, daß, je mehr wir in der Skala runtergehen... sehen Sie das ist der Fall, und wir möchten ein Arzneimittel finden, das dazu paßt (weist auf die Tafel), wir können es aber nicht finden. Was wir dann tun... wie soll ich es nur beschreiben?

Wir sind daran interessiert, einen bestimmten Punkt zu treffen, weil wir es aber nicht mit einer entsprechend großen Kraft können, zielen wir auf einen Punkt, eine Fläche, die größer ist, dafür aber vermindert sich die Kraft. Somit erzielen wir zwar auch eine Wirkung auf den Punkt, aber es ist nicht heilend.

K: Ich denke, an ein Hochleistungs- Minderleistungsmikroskop. Man kann es auf eine größere Fläche ausrichten, dafür aber mit weniger Leistung.

V: Nein, das gibt die Idee, die ich Ihnen vermitteln möchte, nicht wieder. Sehen Sie, wenn wir das richtige Arzneimittel verabreichen, treffen wir so eine kleine Stelle. Wenn wir ein Mittel... nehmen wir an, dies sei ein *Sulfur*-Fall, hier ist ein *Veratrum album*-Fall, hier ein *Platina*-Fall und hier ist ein *Nux vomica*-Fall. Wenn man nun allen *Valeriana* gibt, wird es auf Ihr Nervensystem einwirken. Alle diese Patienten können das gleiche Schlafproblem haben. Sie geben *Valeriana*, und es scheint eine breite Fläche abzudecken, Sie erzielen eine Wirkung. Je höher Sie aber gehen, desto genauer müssen Sie sein, um eine Wirkung zu erzielen. Wenn Sie das Mittel also geben... Sie bewegen sich in Richtung Allopathie, die Allopathie arbeitet so. Ich habe Schwierigkeiten, das zu erklären...

K: Was ist mit der Resonanzkurve, die Sie uns zeigten?

V: Ja.

K: Sie sagen, daß es eine breitere Wirkung auf der rein physischen Ebene hat. Um aber eine heilende Wirkung für den ganzen Organismus zu erzielen, muß man genau sein?

V: Es hat einen palliativen Einfluß innerhalb eines breiten Spektrums von Fällen. Es gibt auch Fälle, in denen Sie mit einer D 6 des richtigen Mittels „durchschlagen" und den Patienten heilen, aber bei all den anderen wird es zwar eine Wirkung zeigen, aber sie werden dadurch nicht geheilt werden. Es ist wie bei den Menschen, die *Valium* bekommen, weil sie übererregt und sehr ängstlich sind. Sie geben ihnen *Valium*, und sie sind ruhig. Wenn Sie es aber oft genug machen, wird irgendwann jemanden dabeisein, der durch *Valium* geheilt wird. *Valium* entspricht dann genau der Energie, die dieser Mensch braucht, um geheilt zu werden.

K: Sagten Sie, daß eine Verschlimmerung von zehn Tagen oder mehr ungewöhnlich ist?

V: Eine Verschlimmerung von zehn bis zwanzig Tagen wäre sehr lange, man sieht das sehr selten.

K: Beinhaltet dies die Rückkehr von alten Symptomen?

V: Wenn ich Verschlimmerung sage, meine ich Verschlimmerung, echte Verschlimmerung. Der Patient hat fürchterliche Kopfschmerzen, die ihn zwingen, sich ins Bett zu legen. Er erbricht und fühlt sich schrecklich. Das ist eine Verschlimmerung. Aber so etwas kann keine zehn oder zwanzig Tage dauern. Es sollte einen Tag dauern, und am zweiten Tag sollte es schon besser sein. Das kann am zweiten oder dritten Tag nach Einnahme des Medikaments anfangen, aber es wird nicht sehr lange anhalten. Bei *Calcium phosphoricum* allerdings habe ich einige sehr lange Verschlimmerungen beobachtet. Das gleiche gilt auch für *Silicea* und *Calcarea.*

K: Bezüglich *Pulsatilla*, warum kam es zu dieser starken Verschlimmerung?

V: Weil *Pulsatilla* sehr nah dran lag, aber nicht genau. Da es nah dran lag, wirkte es auf das Kind. Es war ähnlich, deshalb kam es bei der hohen Potenz zu einer Prüfung. Die niedrige Potenz brachte dagegen eine Besserung. Wenn wir eine hohe Potenz verabreichen, müssen wir genau sein, um eine Heilung zu erzielen. Um eine Wirkung auf der physischen Ebene zu erzielen, müssen wir nicht so genau sein. Wir können eine Urtinktur geben und dadurch bei vielen Beschwerden eine Wirkung erzielen. Das gleiche gilt für Mischungen von Urtinkturen. Allopathie fängt da an, wo die Homöopathie aufhört.

K: Mit dem wesentlichen Unterschied, daß man eine Urtinktur ständig wiederholen muß, während das homöopathische Mittel nur einmal verabreicht wird, und das ist es dann.

K: Falls *Pulsatilla* das richtige Mittel gewesen wäre, hätte die Urtinktur vielleicht eine Woche lang gewirkt, ohne daß man es hätte wiederholen müssen.

V: Ein paar Gaben können heilen, so, wie manchmal Leute durch Bäder geheilt werden. Sie nehmen eine kleine Menge, entsprechend der D 6, *Sulfur* oder *Natrium sulfuricum* oder *Calcium phosphoricum* auf - es gibt ca. 40 bis 50 Elemente in diesen heißen Quellen. Sie nehmen jeden Tag eine kleine Dosis davon auf, es gibt Verschlimmerungen und dann Besserungen. Sie werden Ihnen erzählen, daß sie während der Bäder eine Verschlimmerung bemerkten. Im zweiten oder dritten Jahr werden die Bäder aber keine Wirkung mehr zeigen. Dann kommen sie zum Homöopathen. Sie machen eine Analyse des Quellwassers und denken, daß das Arzneimittel darin enthalten sein muß. (Gelächter)

V: (Geht auf den Fall eines Kursteilnehmers ein.) *Cocculus* hat die sehr bemerkenswerte Eigenheit, daß es keine sich bewegenden Gegenstände fixieren kann. Es tritt dabei Schwindel auf.

K: Es steht im Repertorium nicht unter „Ohrenschmerz", das brachte mich von *Cocculus* ab.

V: Ich möchte, daß Sie analysieren, weshalb dieses Bild zu *Cocculus* paßt, schauen Sie ins Repertorium. *Cocculus* hat genau das - die schlechte Akkommodation bei sich bewegenden Gegenständen. Wenn Sie den *Kent* nehmen, finden Sie genau diese Worte. Würden Sie es vorlesen?

K: „Kann die Augen nicht an sich bewegende Gegenstände akkommodieren. Schwindelgefühl, ein Wirbeln und Kopfschmerzen. Kopfschmerzen mit Übelkeit durch Wagenfahren."

V: Woanders...

K: „Kann nicht aus dem fahrenden Wagen schauen, kann nicht vom Boot auf sich bewegendes Wasser schauen, ohne sofortige Übelkeit zu verspüren."

V: Es handelt sich um die Schwierigkeit, sich nicht auf bewegende Objekte einstellen zu können. Sie beugen sich wegen dieser Akkomodationsstörung tatsächlich nach vorne oder zur Seite.

K: Es kann also entweder durch die eigenen Drehung kommen oder durch das Sehen auf sich bewegende Gegenstände?

V: Ja, das ist das gleiche. Sich bewegende Objekte - das entspricht der Relativitätstheorie. Die Relativitätstheorie basiert auf genau dieser Annahme.

K: Einstein muß *Cocculus* gewesen sein.

V: Dies ist ein Fall, bei dem Sie, wenn Sie es ein Mittel geben, innerhalb von 24 Stunden eine Veränderung sehen werden. Was ist schlimmer beim Erwachen, der Schwindel oder der Kopfschmerz?

K: Der Schmerz. Der Schmerz weckt sie zwischen 6 und 7 Uhr morgens, und wenn sie wach ist, dann ist es noch schlimmer. Zwischen 10 Uhr morgens und 17 Uhr geht es ihr am besten.

V: Haben Sie etwas gefunden?

K: *Sepia* und *Verbascum*. Sie fühlt sich fiebrig, aber beim Messen war die Temperatur nie hoch. Sie war bei einem Allopathen, der ihr sagte, es sei eine Muskelzerrung. Dann legte sie mir dar, daß sie wirklich an Schwindel litt. Ich dachte, daß es vielleicht eine Labyrinthitis sein könnte. Der Allopath, bei dem sie früher war, sagte, daß keine akute Otitis vorläge.

V: Das trifft auf *Cocculus* zu. Es gibt eine subakute Entzündung des Sehnervs oder so etwas, und nicht des Ohrs. Der Schwindel tritt aufgrund der schlechten Akkomodation der Augen auf.

K: Aber sie hat solche Schmerzen im Ohr! Wenn es keine Otitis ist, läßt es mich an so etwas wie eine Neuralgie des Akustikus denken.

V: Wegen der Schmerzen könnte das in diesem Fall zutreffen. Um eine Differentialdiagnose machen zu können, könnten vier Wochen und eine Laboruntersuchung nötig sein.

K: Wenn jemand den Ehepartner verloren hat und in den letzten sechs Wochen vor dessen Tod nicht viel Schlaf bekommen hat, würden Sie dann an *Cocculus* denken?

V: Ja.

K: Sie empfinden Kummer und sind ermüdet, weil sie mit der kranken Person vielleicht zwei Monate lang wach blieben.

V: *Cocculus* wird sich dann als Schwindel, Dumpfheit im Kopf oder als Geisteszustand, in dem man die gemachten Erfahrungen nicht gut beschreiben kann, zeigen. *Cocculus*-Menschen haben große Angst um die Gesundheit. Sie sind steif, nicht sehr extravertiert, aber es sind nette Menschen. Sie haben viele Ängste, und die Angst um die Gesundheit ist sehr ausgeprägt. Wenn sie dazu aber einen Grund haben, d.h. ein Symptom haben, verlieren sie ihre Ängste wieder, sobald sie über die Symptomatologie hinweg sind. Sie sind geistig benommen und haben ein langsames oder gar kein Begriffsvermögen.

Sie werden Patienten in verschiedenen Stadien bekommen, und hier, in dieser Phase (deutet auf die Tafel) wird keine tiefe Traurigkeit vorhanden sein. Wenn eine schwerwiegende Traurigkeit vorliegt, dann liegt der Schwerpunkt ganz auf der mentalen Ebene. Erwarten Sie nicht, die ganze Symptomatologie vorzufinden. Sie werden die Symptome des jeweiligen Stadiums sehen. Je mehr es ins Geistige geht, desto weniger physische Symptome werden Sie finden.

Sie sehen bei *Phosphorus* eine große Angst vor Gewitter und vor Dunkelheit. Diese Ängste sind noch nicht so bedrohlich wie die Angst vor Krebs oder die Angst vor dem Tod. Sie können von einer extremen Angst zur nächsten wechseln. Der Patient kommt mit Angst vor dem Tod und wird Ihnen sagen, daß er in der Vergangenheit sehr große Angst vor Gewitter und vor der Dunkelheit hatte. Sie haben diese Ängste überwunden, aber andere Ängste, die noch quälender und lähmender sind, haben deren Platz eingenommen. Sie haben solche Ängste, daß sie Tag und Nacht damit beschäftigt sind. Die Angst vor Gewitter war umgebungsabhängig und wirkte sich nicht so hindernd aus. Beachten Sie, wie wir ein Symptom werten. Wir beurteilen es als schlimmer, wenn die Angst die Kreativität der Person mindert. Wenn sich bei einem Kranken, ganz gleich was er hat, die Kreativität verringert, hat sich sein Zustand verschlechtert. Deshalb sehen wir es gerne, wenn ein Schizophrener wieder anfängt zu arbeiten. Wenn sie nicht arbeiten, sind sie auch noch nicht in Ordnung, auch wenn es so scheint. Das ist der Punkt, an dem Sie sagen können, daß Sie einen Durchbruch erzielt haben. Bei richtig Schizophrenen ist das sehr schwer zu erreichen.

K: Ich habe noch eine Frage zum Thema „Katzenschlaf". Man hat häufig Patienten, die sagen: „Vier Stunden nachdem ich eingeschlafen bin, wache ich wieder auf." Ich habe nichts darüber finden können. Könnten Sie etwas darüber sagen?

V: Ja, ich habe das auch jahrelang gesucht. Es steht nicht im Repertorium, aber wir kennen Arzneimittel, die dieses Symptom haben. Das Hauptmittel ist *Kalium carbonicum*, dann *Acidum phosphoricum*, dann *Nux vomica*, dann *Sulfur*, dann *Aurum* und *Magnesium muriaticum*.

K: Sprechen Sie über den sogenannten „Katzenschlaf"?

V: Oh nein, nicht über den Katzenschlaf. Wenn Sie zu Bett gehen, ein oder zwei Stunden schlafen, und dann wieder völlig wach sind, dann nach einer Viertelstunde oder so wieder einschlafen, dann wieder erwachen - das wäre der sogenannte Katzenschlaf. Das passiert so etwa vier- bis fünfmal pro Nacht. Das ist der Katzenschlaf. Es ist etwas anderes, wenn man erst nach vier Stunden wach wird. Die Mittel, die ich Ihnen nannte, beziehen sich auf den Fall, daß man nach vier oder fünf Stunden aufwacht und dann Schwierigkeiten hat, wieder einzuschlafen.

K: Was ist mit *Lachesis*?

V: Nein.

K: Gibt es Arzneimittel für den Katzenschlaf?

V: *Sulfur*. Das ist schlafen, aufwachen, schlafen, aufwachen, schlafen, aufwachen. Sie sind dann hellwach. Diese Eigentümlichkeit muß vorliegen. Wenn diese Patienten erwachen, sind sie völlig wach. Sie erwachen drei-, vier- oder fünfmal pro Nacht und schlafen dann wieder ein. Sie haben vielleicht den Eindruck, daß sie überhaupt nicht geschlafen haben oder daß sie nur sehr leicht schliefen.

Fallbesprechung

Ein schriftlicher Fall, der von einem Therapeuten (nachfolgend mit T. abgekürzt) vorgetragen wird.

T: Es geht um eine junge Frau. Sie ist 23 Jahre alt, 1,45 m groß und wiegt 41 kg. Als ich sie im Dezember 1978 das erste Mal sah, lag bereits seit eineinhalb Jahren eine Amenorrhoe vor.

V: Die Menstruation hörte also mit 21 Jahren auf.

T: Sie fing erst mit 18 Jahren an.

V: Genau das wollte ich wissen. Wenn Sie in der Vorgeschichte der Patientin sehen, daß nur eine oder zwei Menstruationen vorlagen oder die Menstruation sehr spät anfing, dann wissen Sie sofort, wo das Problems liegt. Oder? Ich möchte Sie nur davor warnen, daß in solchen Fällen, in denen so tiefsitzende Beschwerden vorliegen, die Hypophyse beteiligt ist, und Sie keine Heilung innerhalb von ein oder zwei Monaten oder innerhalb eines Jahres erwarten können. Um die Menstruation herbeizuführen - was unter Umständen sogar möglich ist, obwohl sie bereits 23 Jahre alt ist - werden Sie sie mindestens drei Jahre lang behandeln müssen. Die Tiefe der Diagnose erlaubt einfach keine schnelle Heilung; Sie würden enttäuscht sein. Deshalb müssen wir uns auch ein wenig in der orthodoxen Medizin auskennen. Die Prognose lautet hier, langwierig aber nicht unbedingt unheilbar.

T: Amenorrhoe kann dreimal unterstrichen werden. Sie hat eine Neigung, zuzunehmen. Seit ihrem 15. oder 16. Lebensjahr hat sie aber etwa 10 kg abgenommen, aufgrund einer sehr rigorosen Diät. Sie sollte dann bei etwa 500 oder 600 Kalorien am Tag bleiben, um wieder ein wenig zuzunehmen. Sie hat manchmal Freßanfälle, danach hungert sie wieder. Zu diesem Zeitpunkt war sie wegen einer Glukoseintoleranz auf Diät. Die Zuckerwerte waren sehr hoch und sehr niedrig.

Ich hatte damals gerade erst angefangen, homöopathisch zu arbeiten, und war ein bißchen ängstlich, sie homöopathisch zu behandeln und verordnete ihr deshalb eine Diät. Es ging ihr danach ein bißchen besser und ich sah sie im August 1980 wieder. Zu diesem Zeitpunkt sah ihre Glukose-Toleranzkurve zwar besser aus, sie fühlte sich aber viel schlechter. Sie fühlte sich geistig und physisch bedrückt. Sie hatte Angst um die Zukunft (zweimal unterstrichen) und Angst um die Gesundheit (dreimal unterstrichen). Sie fühlte sich schwach (dreimal unterstrichen) und wurde nach der kleinsten Anstrengung müde. Sie weinte sehr leicht und bevorzugte es, alleine zu weinen. Sie ist sehr selten zornig. Es geht ihr schlechter bei Kälte - Frösteln.

V: Bis jetzt sieht es wie *Calcium carbonicum* aus.

K: Wie war das mit den Unterstreichungen?

T: Amenorrhoe (dreimal), Tendenz zuzunehmen (dreimal), Depressionen (zweimal), Angst um die Zukunft (zweimal), Angst um die Gesundheit (dreimal), Schwäche (dreimal), weint sehr schnell (zweimal), Frösteln und schlechter werdender Zustand bei Kälte (einmal).

Ihr ist auch schwindelig nach dem Erwachen. Als ich am Wochenende Zuhause war, erhielt ich eine Nachricht von ihr. Sie hat 700 Kalorien pro Tag beibehalten und trinkt zwei Tassen Kaffee pro Tag. Es ist ein sehr starker Kaffee, ohne Zucker. Sie sagt, daß sie die Diät einhält, außer, wenn die Eßlust sie überfällt. Sie hat dann Verlangen nach Brot und Butter (dreimal unterstrichen). Sie ißt manchmal 3000 Kalorien an einem Abend, und hungert sich die folgende Woche zu Tode. Sie sagt, daß sie vor eineinhalb Monaten einen Tag Menstruation hatte. Ich gab ihr vor einem Monat ein Arzneimittel. Es war das erste Mittel, das sie bekam. Sie hat aber weiterhin Kaffee getrunken.

K: Hatte sie das Verlangen nach Brot und Butter schon vor dem Mittel?

T: Ja.

V: Sollen wir nun anhand dieser Symptomatologie verschreiben?

T: Ja, das ist der Fall.

V: Wissen Sie, wie es ihr ergangen ist?

T: Ja, sie schrieb mir und teilte mir mit, daß sie noch depressiver geworden sei. Sie fühlte sich am Ende. Sie wollte einen Endokrinologen aufsuchen. Sie ist der Auffassung, daß Thyreoidin ihre einzige Hoffnung sei.

K: Wenn sie, mit dieser Langzeitprognose, so schnell bereit ist, einen Endokrinologen aufzusuchen, wird es wirklich ein sehr schwieriger Fall werden.

V: Hier fehlen einige Informationen. Was ist mit Obst?

T: Sie hat nach nichts ein wirkliches Verlangen, außer nach Brot und Butter.

V: Gibt es irgendwelche Abneigungen?

T: Nein. Weder Abneigungen noch Verlangen.

K: Meiner Erfahrung nach ist die Art des Nahrungsverlangens in solchen

Fällen uninteressant. Sie stopfen sich mit allem möglichen voll.

K: Wenn sie aber nur nach dem einen verlangt, müssen wir das berücksichtigen.

V: Es gibt bei solchen Fällen etwas, vor dem ich Sie warnen möchte. Dies sind sehr gefährliche Fälle und man muß sehr vorsichtig sein, um keine Unterdrückung bei diesen Patienten hervorzurufen, da sie sehr anfällig für geistige Störungen sind. Sehr anfällig!

T: Diese junge Frau ist für gewöhnlich nicht depressiv. Sie fühlt, daß diese Depressionen einen physischen Ursprung haben müssen, da sie zu anderen Zeiten sehr gut aufgelegt und glücklich ist.

V: Sie neigt zu Diabetes, aufgrund ihrer Konstitution.

T: Sie ist Studentin und sehr erfolgreich. Sie ist sehr aufgeweckt.

K: George, ist dies ein Fall, bei dem man sehr vorsichtig bei der Verabreichung eines Mittels sein muß?

V: Ich würde mir nicht so große Sorgen wegen des Mittels machen, sondern wegen ihrer Diät - 500 Kalorien.

K: Ich denke, daß sie seit Jahren unterernährt ist.

V: Kaffee ist in diesem Zustand eine sehr gefährliche Sache. Er stimuliert sie, damit sie ihre Hausaufgaben usw. machen kann.
Wenn das Mädchen ein Arzneimittel während des Examens nimmt, werden Sie einen Fall geistiger Krankheit in Ihren Händen haben.

K: Sie wog mit 15 Jahren nur 55 kg?

T: Ja, ich glaube.

V: Sie ist ein verantwortungsbewußter Mensch, sie kann mit ihrem Geist arbeiten. Diese Menschen empfinden Verantwortung auf einer emotionalen Ebene.
Nun, was würden Sie in diesem Fall tun? Als erstes merken Sie, daß es sich um einen verzwickten Fall handelt. Es ist ein Fall, der nicht leicht zu handhaben sein wird. Es gibt in diesem Fall grundlegende Störungen. Es ist ein sehr weiches Mädchen, deshalb können Sie auf der einen oder anderen Ebene einen Minderwertigkeitskomplex vermuten.

Sie ist gleichzeitig sehr intelligent und sehr erfolgreich an der Hochschule.

Sie sagt, daß sie zwei Tassen Kaffee pro Tag trinkt. Warum? Weil Kaffee sie stimuliert und sie ehrgeizig ist. Sie möchte ihren Mangel an Größe durch Bestleistungen in der Schule wettmachen. Dieser Trieb ist ziemlich stark. Sie haben nun als Mediziner die Aufgabe, ihre Gesundheit zu verbessern, das ist alles, woran wir interessiert sind. Aber sie ist daran nicht interessiert, sie ist daran interessiert, die Erste zu sein - das ist für sie von primärer Wichtigkeit. Sie haben also ein Problem und müssen entscheiden, wie Sie es handhaben wollen. Wenn Sie sehr streng mit ihr sind und ihr klarmachen, daß sie essen muß, um zuzunehmen, wenn Sie ihr den Kaffee wegnehmen, der ihr die extra Energie gibt, um geistig zu arbeiten, dieses Durchhaltevermögen ist sehr wichtig für sie, dann wird sie sehr schnell zunehmen und sich dumm fühlen.

T: Sie folgte meinen Diätanweisungen eine Woche lang und nahm ein Pfund zu.

V: Sie nahm ein Pfund zu. Sie haben dermaßen Angst zuzunehmen, daß es zu einer fixen Idee wird, zu einer Zwangsvorstellung. Sie müssen mit dem Problem, mit dem wir es hier zu tun haben, vertraut sein. Es ist eine komplizierte Angelegenheit. Sie ist auf dem Weg, ihre Gesundheit ganz zu verlieren, und wenn Sie versuchen, es ihr zu erklären, wird sie es nicht verstehen. Sie müssen deshalb einen Kompromiß finden. Auf jeden Fall muß der Kaffee entfernt werden. Sie können kein homöopathisches Arzneimittel geben und Kaffee erlauben. Sie macht sich selbst krank mit ihrer Einstellung zu Nahrung. Ihre Diät muß deshalb unbedingt korrigiert werden.

Der dritte Punkt wäre das Mittel. Sie werden ein Mittel verabreichen, von dem Sie wissen, daß es nicht gänzlich wirken wird. Erstens weil das Bild noch nicht klar ist, und zweitens handelt es sich um eine tiefgehende Pathologie - um eine Fehlfunktion des Inneren. Werden Sie das regulieren können, und wenn ja, inwieweit? Sie müssen herausbekommen, wie die Eltern, und die Geschwister sind.

T: Es gibt überhaupt keine Krankheit in der Familie. Die Mutter ist fettleibig.

V: Das hilft ein bißchen. Wir müssen also nun ein Mittel finden. Welche Symptome sollen wir verwenden? Wie sollen wir vorgehen? Wir sollten das Repertorium nehmen. Wir müssen einige Symptome auswählen und so gut wie möglich repertorisieren. Welche Symptome nehmen wir? Nennen Sie mir drei Symptome.

K: Fettleibigkeit, Angst um die Zukunft und das schnelle Weinen.

K: Ich würde unter der Rubrik „Zwergwuchs" nachschauen. Ich wäre versucht, Zwergwuchs, Amenorrhoe und Angst um die Gesundheit zu nehmen.

K: Ist diese Angst um die Gesundheit nicht in Wirklichkeit eine Sorge um ihr Gewicht?

T: Nein, ich glaube, daß sie echt besorgt ist, weil sie wahrnimmt, daß sie ein sehr ernstes Stoffwechselproblem hat.

K: Ich würde die Angst um die Zukunft und den Zwergwuchs benutzen. Ich würde mir die Sache mit Brot und Butter anschauen, glaube aber nicht, daß das so wichtig ist. Ich meine, daß wir uns ihren Hang zur Arbeit und ihre Leistungsbezogenheit näher anschauen sollten.

K: Hat sie Haare im Gesicht?

T: Nein. Sie hat sehr viel Haar auf dem Kopf, aber nicht im Gesicht.

K: Ich habe Schwierigkeiten, daraus einen Fall zu machen.

V: Sie können probieren drei Symptome zu nehmen und zu schauen, auf welches Mittel Sie kommen, welches Ihnen gefällt und welches nicht. Nehmen Sie dann drei oder vier andere Symptome und repertorisieren sie diese ebenso.

K: Na gut. Ich würde sagen Brot und Butter, Angst vor der Zukunft und Zwergwuchs.

T: Was mich als Interviewer beeindruckte, war die beachtliche intellektuelle Kontrolle, die diese Frau hatte. Sie hat sich all die Jahre kontrolliert - sie nahm pro Tag zwei Tassen Kaffee, einige Nüsse, eine Möhre und einen Apfel zu sich, und das Tag für Tag, über Wochen.

V: Das deutet auf eine Magersucht hin, das ist sehr schlecht.

K: Man sollte ihr eine sehr gute Diät verordnen.

V: Bei der Amenorrhoe gibt es zu viele Heilmittel. Die Tendenz zuzunehmen, ist etwas, was ich mir merken würde, und ich würde unter Zwergwuchs schauen. Ich schaue mir die geistigen Symptome an, die am stärksten unterstrichen sind. Es gibt hier bestimmte Symptome, wie die Angst vor der Zukunft und die Angst um die Gesundheit, die unterstrichen sind. Ich würde beide vergleichen und ein Mittel suchen, das zu beiden gehört. Unter „Schwäche" gibt es zu viele Mittel. Ich muß diese Mittel mit einem anderen guten Symptom vergleichen. Das schnelle Weinen hat auch zu viele Mittel, Frieren ebenfalls. Ich gehe also gleich zu den Symptomen, die mit Verlangen oder Abneigungen zu tun haben, da das sehr stark ist. Das läßt sich vorerst verwenden, um zu sehen, welche Mittel durchlaufen. (Er weist verschiedenen Kursteilnehmern Spalten zu, die sich auf Abneigungen und Nahrungsverlangen beziehen.)

K: *Agaricus, Belladonna, Ferrum phosphoricum, Gratiola, Hydrastis, Ignatia, Magnesium carbonicum, Mercurius dulcis, Pulsatilla.*

K: *Pulsatilla* (mehrere Stimmen)

V: Wir nehmen diese beiden Mittel (deutet auf die Tafel). Schauen Sie ins Repertorium, *Pulsatilla* und *Sulfur.* Wir finden *Sulfur* unter „Zwergwuchs", bei „Amenorrhoe" stehen alle.

K: Und *Ferrum* steht unter Verlangen nach Butter (Bd. III, S. 483).

V: Welche Mittel haben Schwäche?

K: *Bryonia, Calcarea, Natrium carbonicum* und *Lachesis.*

K: Sind Sie zuversichtlich, das richtige Mittel auf diese Art zu finden?

V: Nein. In diesem Fall sind wir nicht zuversichtlich. Wir sagten zu Anfang, daß es sich um einen nicht alltäglichen Fall handelt und daß es kein Mittel sein wird, das geradewegs durchschlagen wird. Wir müssen hier erst Ausschau halten. Vergessen Sie hier erst einmal, genau zu sein. Lassen Sie uns einige andere Kombinationen versuchen. Was gibt es sonst noch? Eine andere Möglichkeit wäre Fettsucht, Angst um die Zukunft, Angst um die Gesundheit, Schwäche, schnelles Weinen und Frieren. Dann nehmen wir noch den Zwergwuchs. Wir würden wahrscheinlich auf *Calcarea* oder *Pulsatilla* kommen.

K: Und *Sulfur.*

V: Diese drei haben bestimmte ähnliche Charakteristiken und Eigentümlichkeiten. Brot und Butter wäre *Pulsatilla.* Die Frage ist, ob sie eine fröstelnde *Pulsatilla* ist. Wir können das aufgrund der Essenz beurteilen. Das schnelle Weinen wäre *Pulsatilla.* Sie zieht es vor alleine zu sein, das ist nicht unterstrichen. Hat sie während des Interviews geweint? Sie ist intellektuell.

T: Nein. Sie glaubt, daß Weinen eine Schwäche sei.

V: Was könnten wir sonst noch verwenden? Viel ist nicht mehr übrig. Wir sagen, daß sie ein Zwerg ist, und geben *Baryta carbonica.* (Gelächter) Sie ist zwergenhaft und es liegt eine Amenorrhoe vor, das bedeutet... ist *Baryta carbonica* so intelligent?

K: Nein.

V: *Calcarea* ist auch nicht gut. Es ist nicht *Pulsatilla.* Warum ist es nicht *Calcarea*?

K: Zu intellektuell.

V: Na gut. Lassen Sie uns *Calcarea* diskutieren. Sie ist eine intelligente Person und nimmt sehr schnell zu. Sie ist ehrgeizig. Ich hätte Angst, in diesem Fall *Calcium carbonicum* zu geben. Warum? Weil das Kältegefühl nicht das Kältegefühl von *Calcarea* ist. Außerdem friert eine unterernährte Person sowieso. Mental zeigt sie keine großen Ängste. Wenn der Geist bei *Calcarea* zusammengebrochen ist und es zu geistigen Symptomen kommt, dann sind sie nicht besorgt um die Gesundheit und nicht depressiv usw., sie würde andere Ängste haben. Wenn sie gesagt hätte: „Angst vor Geisteskrankheit", dann würde ich zustimmen, da ich ein starkes Symptom hätte. Das Verlangen nach Süßigkeiten, das bei *Calcarea* auftritt, erscheint hier überhaupt nicht, auch nicht der Schwindel an hohen Orten. Es gibt kein charakteristisches Symptom, außer der Neigung, schnell zuzunehmen. Das hat *Ferrum metallicum* auch. Also warum nicht *Ferrum metallicum*? Es ist kalt und verlangt nach Brot und Butter - sehr salzig. Das würde wahrscheinlich die beste Verschreibung sein. Es gibt hier noch einen Punkt, Schwäche durch die kleinste Anstrengung. Das ist *Ferrum*. Aber es fehlt uns wieder eine wichtige Charakteristik, nämlich Besserung durch leichte Tätigkeit oder langsames Umhergehen. Bei *Ferrum* haben wir außerdem die umschriebene Pseudoplethora. Sie sind plethorisch und sie sehen gesund aus. So sieht *Ferrum* aus - wie ein gesunder Mensch, mit roten Wangen, einer weißen Haut, sehr wenig Ausdauer und Herzklopfen. Sie bekommen sehr leicht, und bei der kleinsten Anstrengung Herzklopfen. All diese Mittel, die genannt wurden, gefallen mir nicht so recht. Ich habe keine zusätzlichen Symptome, die eines dieser Mittel stützen würden. Ich werden Ihnen jetzt etwas sagen, das Sie nicht oft anwenden sollten. Sie sollten das nur machen, nachdem Sie eine Analyse wie diese gemacht haben und wissen, daß das Problem mit der Hypophyse zusammenhängt. Ich würde es in diesem Fall zuerst mit einem potenzierten Hypophysenextrakt versuchen.

K: Ich hatte eine Patientin, die ich mindestens eineinhalb Jahre konstitutionell behandelte. Schließlich bekam sie *Pituitaria* D 6, was ihr ganzes Leben veränderte.

V: Nach einer Analyse wie dieser dürfen wir es verschreiben. Aber bitte, wenden Sie das nicht in jedem Fall an! Nachdem Sie eine solche Analyse gemacht haben, dürfen Sie dieses Arzneimittel verabreichen. Natürlich erst nachdem die Diät reguliert und der Kaffee entfernt wurde. Ich glaube, daß sie begreifen wird, daß es eine Sache von Leben und Tod ist.

K: Welche Potenz?

V: Ich würde die 12. Potenz versuchen, täglich, ungefähr 20 Tage lang. Falls in dieser Zeit keine Wirkung eintritt, würde ich höher gehen, auf die 200. Warten Sie mindestens einen Monat und schauen Sie, ob sich die Gesundheit, die Ängste usw. verändern.

K: Würden Sie erwägen, nur den Kaffee abzusetzen und zu warten? Vielleicht hat der Kaffee eine dramatische Wirkung auf ihre Symptomatologie. Also erst nur schauen, was dann passiert.

V: Sie können das tun. Wenn Sie aber das richtige Mittel geben und den Kaffee entfernen, so daß er keine Störungen verursacht, werden Sie dramatische Veränderungen sehen. Wenn Sie nur den Kaffeekonsum zurückschrauben, werden Sie vielleicht die Ängste ein wenig verringern. Sie ist dabei, ihre Konstitution zu zerstören, mit dem was sie tut. Sie ist dabei, auf eine ganz andere Gesundheitsebene zu wechseln, wo sie fixe Ideen haben wird und paranoid wird.

K: Man muß ihr das ganze Spektrum der Gesundheit vermitteln. Dazu bedarf es einer intensiven Gesundheitserziehung.

V: Deshalb müssen wir...

K: Es ist die einzige Chance, die sie hat.

K: Wie würden Sie ihre Lebenskraft beurteilen, zwei oder drei?

V: Sie hat eine gute Lebenskraft. Obwohl sie soviel durchgemacht hat, hat sie sich noch nicht zu einem wirklich geistigen Fall entwickelt. Ihre Lebensenergie ist gut.

K: Ich glaube, er meint, wie Ihre Einschätzung ihres gesamten Gesundheitszustandes auf einer Zehnerskala sein würde. Würden Sie sagen, daß sie eine sehr kranke Person ist?

V: Auf einer Zehnerskala würde ich sie mit fünf bewerten. Warum? Weil sie sagt, daß die Familie glücklich ist. Das ist von großer Bedeutung.

K: Ich verstehe nicht, was sie damit meinen. Hatte sie drei Brüder, die alle 1,80 m groß waren?

T: Sie sagt, daß sie nur eine Schwester hat. Die Familienmitglieder sind alle klein. Es sind keine großen Menschen. Aber keiner ist so klein wie sie.

K: Darüber haben wir überhaupt noch nicht gesprochen. Ihre Mutter ist 1,35 m groß, und ihr Vater ist 1,52 m groß. Was hat ihre Größe dann überhaupt mit der Hypophyse zu tun?

V: Das ist tatsächlich nicht von so großer Bedeutung. Die Amenorrhoe weist aber darauf hin, daß eine Störung der Hypophyse vorliegt.

K: Wenn man so hungert, ist eine Amenorrhoe nicht ungewöhnlich.

V: Die Menstruation begann spät. Das ist ein schwerwiegendes Problem. Es gab eine Unterdrückung.

K: Wird *Calcarea*, bevor es depressiv wird und so viele Ängste entwikkelt, erst durch eine Phase von Furcht gehen?

V: Ja. Nein, nicht Stadien von Furcht im allgemeinen. Ich würde erwarten, daß bei *Calcarea* statt der Angst um die Gesundheit die Sache in Richtung Angst vor Geisteskrankheit gehen würde, verbunden auch mit dem Kaffee.

K: Und das fehlende Verlangen nach Süßigkeiten.

V: Ja, sie sagt nichts über Süßigkeiten, und sie ißt so wenig.

K: Wir haben hier in Südkalifornien ein warmes Klima, deshalb glaube ich nicht, daß sie dem Frieren so viel Bedeutung geben können.

V: Da es sich um ein warmes Klima handelt und sie friert, messen wir dem natürlich noch mehr Bedeutung bei. Normalerweise müßte ihr, dank des Klimas, warm sein, aber sie friert. Bevor ich es mit *Calcarea* oder *Ferrum* versuchen würde, und mir gefällt keines davon, würde ich potenzierten *Pituitariaextrakt* (Hypophyse) versuchen. Ich glaube, daß es eine Besserung bringen wird. Folglich wird sich dann auf einer anderen Ebene ein Mittel zeigen.

Fallbeispiel

A.D., Alter 36 Jahre, Gewicht 53 kg. Sie hat 3 Kinder. (Schriftlicher Fall)

Es handelt sich hier um eine Frau, die schon lange große Probleme mit ihrem Ehemann hat, der sie sehr schlecht behandelt und sie auch öfters schlägt. Sie möchte sich jedoch nicht von ihm trennen, da sie ihm nicht weh tun will. Sie hatten sich bereits mehrmals getrennt und haben ein zweites Mal geheiratet.

Die Patientin hält sich bei Meinungsverschiedenheiten sehr zurück und vermeidet alles, was zu einem Streit führen könnte. Sie ist aber häufig sehr gereizt und nervös. Sie schreit auch, wenn es ihr zuviel ist. Ihre Hände zittern dann. Sie sagt von sich, daß sie sehr „emotional" sei und daß sie schon immer ängstlich und schüchtern war (zweimal unterstrichen). Sie war schon immer sehr empfindlich.

Sie spricht mit ihrem Mann nicht über das, was sie bedrückt, auch nicht darüber, daß sie im sexuellen Bereich sehr unzufrieden ist.

Sie hatte sechs Aborte. Sie hat eine Leukorrhoe.

Sie reagiert heftig auf Gemütsregungen. Sie errötet dann leicht, ihr Mund wird trocken, sie hat einen Kloß im Hals, schwitzt und ihr wird eisig kalt.

Sie bekommt nach einer heftigen Gefühlsregung auch Kopfschmerzen; das kommt häufig vor.

Ihr Gedächtnis ist schlecht.

An hohen Orten wird ihr schwindelig, sie neigt dann dazu, ohnmächtig zu werden. Sie fürchtet sich auch vor hohen Orten.

In der Sonne geht es ihr schlechter. Sie hatte wiederholt heftige Zahnneuralgien. Ihre Nägel sind brüchig. Tagsüber ist sie schläfrig, da sie nachts nicht gut schlafen kann. Sie liegt wach und denkt sehr viel, die Gedanken drängen sich ihr dann nur so auf. Die Schlaflosigkeit ist ein großes Problem für sie. Je müder sie wird, desto schwieriger ist es für sie einzuschlafen. Morgens beim Erwachen fühlt sie sich schlecht. Auf der linken Seite kann sie nicht liegen.

Wenn es ihr psychisch gut geht, ist es in jeder Hinsicht besser. Sie hat ein Verlangen nach sauren Früchten (zweimal unterstrichen), nach Salz, nach salzigem Essen (zweimal unterstrichen). Sie ist durstig (zweimal unterstrichen), sie hat ein Verlangen nach Bier.

V: Wer möchte den Fall analysieren?

K: Was mich beim Lesen am meisten bestürzte, war, daß diese Frau sehr viele Demütigungen erlitten haben muß, die möglicherweise Zorn erzeugt haben, sowie die sechs Aborte. Ich hatte den Eindruck, daß sie sich sehr zurückzieht. Zum Beispiel hat sie ihrem Mann nie gesagt, daß sie mit dem Sexuellen unzufrieden ist. Außerdem die Tatsache, daß sie alles, was zu einer Auseinandersetzung oder zu Unstimmigkeiten hätte führen können, unter allen Umständen vermied. Sie sagte jedoch, daß sie unwahrscheinlich emotional sei, was bei mir den Eindruck erweckt, daß sie innerlich oft „kocht", es aber unterdrückt, vielleicht weil sie Angst hat, daß es mit ihr durchgeht; Reizbarkeit wird hervorgerufen. Da ist eine intensive Schlaflosigkeit, sie ist ängstlich und schüchtern (zweimal unterstrichen). Aufgrund ihrer geistigen Aktivität und ihrer Zahnneuralgien dachte ich an *Coffea*; doch da es scheint, als würden sehr viele Emotionen unterdrückt, entschied ich mich für *Staphisagria*.

K: Eine andere Sache ist, daß sie sich nicht von ihrem Mann scheiden ließ, weil sie kein Leid herbeiführen wollte. Sie wollte ihn nicht verletzen.

V: Sie hatte sechs Aborte und hat drei Kinder. Das Verlangen nach Salz ist hier nicht unterstrichen, in meinen Aufzeichnungen ist es dreimal unterstrichen.

K: Was ist mit den sauren Früchten? Wie oft ist das unterstrichen?

V: Mindestens zweimal. Durst ist zweimal unterstrichen. Salziges Essen ist zweimal unterstrichen. Salz ist dreimal unterstrichen - diese Information stammt von ihr. Das Verlangen nach Bier ist nicht unterstrichen. Ändert diese Information Ihre Verschreibung?
Sie hat sich zwei- oder dreimal von ihrem Mann getrennt. Sie haben wieder geheiratet.
Die Analyse war ganz richtig. Es ist *Staphisagria* oder *Coffea*. Wir müssen Keynotes finden, die den Fall zur einen oder anderen Seite bewegen.

K: Für mich ist das Schlüsselsymptom die Schlaflosigkeit und die ständige Schläfrigkeit tagsüber. Das deutet auf *Staphisagria* hin.

K: Für mich spricht gegen *Coffea*, daß *Coffea* äußerst empfindlich gegen Lärm ist. Eine solche Empfindlichkeit wird hier überhaupt nicht erwähnt.

V: Die Schlaflosigkeit wird durch die Aktivität des Geistes verursacht. Je müder sie ist, desto schwieriger wird es, einzuschlafen.

K: Wenn man *Coffea* liest, bekommt man einen Eindruck von der physischen Hypersensibilität dieses Mittels. Obwohl sie einige entsprechende Symptome hat, macht sie nicht den Eindruck, als sei sie so hypersensibel.

K: Außerdem sind all Symptome besser, wenn es ihr psychisch gut geht. Es sieht so aus, als würde alles auf emotionalen Problemen basieren.

V: Wer ist für *Coffea*, wer für *Staphisagria*?

K: (verschiedene Meldungen).

V: Sie fühlt, daß sie durch Emotionen errötet und schwitzt. Ihr Mund wird trocken und ihr wird eisig. Sie hat Schwierigkeiten, ihren Kummer mitzuteilen. Sie hat Kopfschmerzen. Es geht ihr schlechter in der Sonne, und sie leidet unter Schlaflosigkeit. Je müder sie ist, desto schwieriger wird es, einzuschlafen. Es ist eine sehr enge Entscheidung zwischen *Coffea* und *Staphisagria.* Einige Symptome deuten auf das eine, und andere Symptome auf das andere Mittel hin. Sie kennen *Coffea* noch nicht gut genug. Dies ist ein *Coffea*-Fall. Sie müssen jedes Symptom auswerten. Die Tatsache, daß sie so reizbar ist, Neuralgien hat, und nicht schlafen kann, vermittelt den Eindruck, daß dieser Mensch hypersensibel in bezug auf Freude und Kummer ist. Sie bekommt Kopfschmerzen. Ihr Geist ist überaktiv. Es gibt hier Staphisagria-Symptome, sicher. Wenn das Verlangen nach Salz unterstrichen gewesen wäre, hätten Sie wahrscheinlich *Phosphorus* oder *Natrium muriaticum* verschrieben. Es handelt sich hier um eine nervöse Empfindlichkeit. Es heißt, daß sie schon immer empfindlich war.

Möchten Sie den Bericht hören? Das war *Coffea,* eine 10 M. Sie kam nach 34 Tagen wieder und erzählte, daß die Kopfschmerzen sich schon am ersten Tag verschlimmert hatten. Nach 10 Tagen trat dann eine deutliche Besserung ein. Während dieser Zeit hatte sie Schmerzen in den Füßen und hinter dem rechten Knie.

Sie hatte eine Kolik der linken Niere. Sie hatte dreimal Wadenkrämpfe in der Nacht. Sie erwachte unerfrischt. Es ging ihr jedoch psychisch viel besser, die Kopfschmerzen waren ebenfalls viel besser, und sexuell war sie auch zufriedener. Das Zittern der Hände hatte sich gebessert und die Reizbarkeit ebenfalls. Sie schlief aber immer noch nicht auf der linken Seite. Es trat keine Trockenheit des Mundes auf. Sie hatte nur einmal einen Kloß im Hals. Das Gedächtnis wurde besser, und mit den Neuralgien war es auch besser. Die Leukorrhoe blieb gleich und der Schwindel auch. Das Schwitzen ist ebenfalls unverändert.

K: Sie hat zeitweise Schwindel mit einer Tendenz, ohnmächtig zu werden.

V: Ja. Und sie verlor ein Kilo.

K: Wie groß ist sie?

V: Diese Information liegt nicht vor. Sie müssen nun eine Entscheidung treffen.

K: Jetzt! Aber sie macht sich doch gut!

V: Was werden Sie geben?

K: Warten!

V: Sie haben doch inzwischen gelernt, das Unerwartete von mir zu erwarten. (Gelächter)
Sie kam also nach einem weiteren Monaten wieder - das sind zweieinhalb Monate nach Behandlungsbeginn - und erzählte, daß sie eine weitere Nierenkolik gehabt hatte. Sie wurde untersucht und man fand Sand in den Nieren. Eine Röntgenaufnahme zeigte eine arthritische Veränderung im Bereich des fünften Lendenwirbels. Sie sagt, daß sie Schmerzen hat, die von der Taille aus nach unten gehen - um genau zu sein, von der Nierengegend, zum Steißbein. Es ist schlechter, wenn sie sich hinlegt. Sie kann keine Lage finden, in der sie sich ausruhen kann. Sie fühlt sich besser bei Bewegung und wenn sie auf einer harten Fläche liegt.

K: Wie war die andere Modalität?

V: Schlechter, wenn sie sich hinlegt, und sie kann keine Lage finden, in der sie sich ausruhen kann. Es geht ihr bei Bewegung besser und wenn sie auf einer harten Fläche liegt. Sie schwitzt an den Füßen (zweimal unterstrichen) und allgemein schwitzt sie mehr. Die Füße schwitzen und sind gleichzeitig kalt, und das mitten im Sommer.
Sie hatte in den letzten 10 Tagen ein wenig Schwindel. Sie ermüdet schnell (zweimal unterstrichen). Sie meint, daß ihre Gesundheit schwach sei. Sie hat Wadenkrämpfe während des Schlafes. Es geht ihr beim Erwachen besser als zuvor. Das Verlangen und die Abneigungen sind gleichgeblieben. Die Reizbarkeit hat abgenommen. Furcht vor hohen Orten und die Leukorrhoe sind unverändert. Sexuell ist es wie beim letzten Gespräch. Sie hat jetzt starken Mundgeruch.

K: War die Nierenkolik sehr schmerzhaft?

V: Ja, sie hatte bisher zwei oder drei Nierenkoliken. Sie arbeitet jetzt als Hausmädchen. Sie wurde von ihrem Mann sehr mißhandelt. *Coffea* scheint eine solche Art Partner anzuziehen. Es ist jetzt *Natrium muriaticum, Rhus tox* oder *Calcarea*. Sie müssen nun zwischen diesen Mitteln wählen. Welches Bild zeigt sich nun?

K: Hat Sie immer noch ein Verlangen nach Salz (dreimal unterstrichen)?

V: Ja.

K: Der Rückenschmerz ist entweder *Rhus tox* oder *Natrium muriaticum.* Sie hat immer noch Angst vor hohen Orten und ihr ist kalt.

K: (Mehrere Stimmen für *Calcarea.*)

V: Da ist kalter Schweiß an den Füßen, sie hat Schmerzen in der Lendengegend. Es geht ihr schlechter, wenn sie sich hinlegt, und besser bei Bewegung (nicht unterstrichen). Ihr ist besser, wenn sie sich auf eine harte Fläche legt (nicht unterstrichen). Das Schwitzen und die Kälte an den Füßen haben zugenommen (jetzt zweimal unterstrichen).

K: Ist sie warm oder kalt?

V: Die Angst vor hohen Orten ist weiterhin vorhanden, genauso wie die brüchigen Nägel, der Schwindel und die Leukorrhoe. Die Wadenkrämpfe erschienen nach *Coffea.* Sie hat eine nach *Rhus tox* aussehende Symptomatologie - es könnte auch *Natrium muriaticum* sein. Neu, oder passend für ein neues Bild, sind die Erscheinungen an den Füßen und Waden, und die immer noch bestehende Angst vor hohen Orten und die brüchigen Nägel. Verlangen und Abneigungen sind gleich. Wenn ich Ihnen ein Verlangen nach Süßigkeiten genannt hätte, hätten Sie alle *Calcium carbonicum* gewählt. Das Verlangen nach Salz ist dreimal unterstrichen. Sie könnten nun vermuten, daß *Coffea* vielleicht ein Verlangen nach Salz hat, aber hier liegt noch ein anderes Mittel darunter, das sich noch nicht so richtig zeigt. Geben Sie *Coffea* und die Merkmale des darunterliegenden Mittels werden sich weiterhin zeigen - die brüchigen Nägel und der Schwindel an hohen Orten. Das sind Charakteristiken von *Calcarea.* Außerdem entwickelte sie einen arthritischen Zustand.

Es ist interessant, daß die *Coffea*-Frau so unterdrückbar ist - wie *Staphisagria.* Sie können eine ganze Menge an Unterdrückung verkraften, sie empfinden es nicht als Unterdrückung. Wenn sie Ihnen eine solche Geschichte erzählen und Sie sie fragen, ob sie noch bei diesem Mann bleiben wollen, werden sie so etwas wie „oh, das ist in Ordnung" sagen. Es ist eine Art Unsicherheit, die es ihnen nicht erlaubt, mit jemandem zu brechen, selbst dann nicht, wenn sie über materielle

Sicherheit verfügen. Ich hatte so einen Fall, wo die Frau Anwältin und der Mann Lehrer an einem Gymnasium war. Was der Mann dieser Frau angetan hat, war geradezu unglaublich. Als sie mit mir sprach, stand der Mann hinter der Tür und hörte mit. Sie waren, als sie zu mir in Behandlung kam, fast schon geschieden. Er verfolgte sie, um zu sehen, wo sie hinging. Als sie in meinem Büro war, belauschte er unser Gespräch. Er war ständig hinter ihr her. Sie erzählte mir diese schreckliche Geschichte, und er hörte mit. Sie erzählte mir, wie sie mal in einem Hotel waren und er sich an eine Frau, die am Nachbartisch saß, heranmachte. Ich weiß nicht, wie er sich dieser Frau näherte, aber er hatte sie völlig betrunken gemacht und sie dann mit in das Zimmer genommen, in dem er mit seiner Frau wohnte, um mit ihr Geschlechtsverkehr zu haben. Meine Patientin war natürlich schlecht gelaunt und versuchte die andere Frau aus ihren Gedanken zu verbannen. Sie ging nach oben, um zu sehen, was eigentlich los war, und machte die Tür auf. Sie sah die beiden im Bett. Das war echt zuviel! Sie ist Anwältin und weiß, was zu tun wäre und wie man vorgehen müßte, aber sie konnte keine eindeutige Entscheidung treffen. Mittlerweile ist sie sicherer, da sie auch das Geld hat. Er war eigentlich nur hinter ihrem Geld her. Dann gab er dem Kind Anweisungen, nicht mit der Mutter zu sprechen und schickte das Kind, um sie zu ärgern und solche Sachen. Sie hat das still hingenommen. Sie bekam einige Male *Coffea*, bis sie den Punkt erreichte, wo sie sagte: „Nein, ich habe jetzt genug!" Die Leute riefen sie an, um ihr zu sagen, daß ihr Mann mit dieser oder jener Frau zusammen war, aber sie nahm es immer wieder und wieder hin. Das Nervensystem war überspannt. Nach einigen Gaben *Coffea* ließ das nach.

Sie scheinen eine Menge Streß wegstecken zu können, ohne die Courage aufzubringen, für eine Scheidung zu kämpfen. Das war hier ähnlich wie in unserem Fall. Dieser Mann schlug sie, er war grausam zu ihr. Sie kam aus einer netten Familie. Sie hatte nie einen Orgasmus mit ihm, weil er so brutal war. Sie sollten sich an *Coffea* erinnern, wenn dieser Zustand von Übererregung vorliegt, wenn das Nervensystem gereizt wird, aber nicht genug Willenskraft vorhanden ist, um eine Entscheidung zu treffen. Es liegt eine Art Unsicherheit in diesen Menschen. Sie werden keine amerikanische *Coffea*-Frau finden. (Gelächter)

K: Oh ja, es gibt einige Fälle.

K: Was gaben Sie also der Patientin A.D.?

V: *Calcium carbonicum*, eine 200.

K: War sie immer noch so unterdrückt? Wie sah ihre Persönlichkeit zu diesem Zeitpunkt aus?

V: Sie hat sich nicht von ihm scheiden lassen, aber es geht ihr seit 3 Jahren gut.

K: Das ist interessant, weil sie sagten, daß *Calcarea* dazu neigt, beharrlich zu sein.

Staphisagria

V: Man kann *Staphisagria* und *Coffea* leicht verwechseln. Unser gestriger Fall hat das sehr schön gezeigt. *Staphisagria* gehört zu den empfindsamen Arzneimitteln. Es bringt eine emotionale Lebhaftigkeit hervor. Sie sind emotional sehr lebendig, aber ihre physische Stärke ist nicht groß. Es handelt sich um Patienten, mit zarten Gefühlen und großer Empfindsamkeit, aber mit sehr wenig Widerstandskraft. Die Emotionen sind nicht stark; nicht im Sinne von kraftvoll.

Es sind Menschen, die krank werden, wenn ihre Emotionen unterdrückt werden, wenn sie sich aufgrund bestimmter Werte oder aus real existierenden Gründen nicht äußern können. Sie müssen sich zurückhalten, und daraus entsteht die Pathologie.

Staphisagria ist das Hauptmittel für unterdrückte Gefühlsregungen. Der Patient kann physische, emotionale oder geistige Symptome zeigen; aber fast immer ist eine plötzliche Unterdrückung dafür verantwortlich. Es gibt Situationen, in denen sich diese Leute nicht schützen können, so wie *Ignatia*, das dann seine Emotionen nicht zeigt. Das ist der Punkt, an dem sie einen Schock bekommen und sich zurückziehen. Es sind Leute, die normalerweise etwas Liebliches an sich haben. Da sie sehr viel gelitten haben, müßte man meinen, daß sie der Welt überdrüssig seien. Aufgrund ihres Leidens hegen sie tatsächlich einen gewissen Groll gegen die Gesellschaft, die Menschen und die Welt. Es scheint aber, als könnte ihr Wesen diese Einstellung nicht zulassen. Sie können niemanden in seinen Gefühlen verletzen - es ist sehr schwer für sie, jemanden zu verletzen.

Wenn sie zu Ihnen kommen, werden sie Ihnen vielleicht erzählen, daß sie wiederholt Zystitis hatten. „Ich habe sehr oft Antibiotika bekommen, aber das scheint nicht zu helfen. Es kommt immer wieder." Sie sehen eine Person, die süß und kontrolliert ist. Wenn Sie aber die Sache näher untersuchen und mehr über ihr Leben erfahren, wird sich vor Ihnen ein *Staphisagria*-Fall aufrollen. Wenn der Patient über sein Gefühls- und Sexualleben spricht, werden Sie sehen, daß er sehr gelitten hat, weil der Partner unsanft, barsch und vielleicht auch brutal war. Dennoch scheinen sie dieser Person nichts nachzutragen - sie scheinen es zu akzeptieren und als ihr Schicksal, ihr Karma anzusehen. Sie empfinden vielleicht Groll oder Unwillen, aber das steht in keinem Verhältnis zu dem Leid, das sie erfahren haben.

Es handelt sich um Menschen, die zart besaitet und leicht erregbar sind. Ihre Emotionen können auflodern, ihre Sinne befinden sich in einem Erregungszustand. Der Geschmacksinn, der Blick, das Gehör, der Geruchssinn, alle Sinne sind geschärft.

K: Sie werden nicht aufbrausen und in Zorn geraten?

V: Sie werden, aber die Hauptsache ist, daß sie bei einem Disput nicht die emotionale Stärke haben, um sich zu behaupten und das ungerechte Verhalten des anderen deutlich zu machen. Ein derartiges Verhalten werden Sie bei *Staphisagria* niemals finden. Sie schlucken alles - immer und immer wieder.

K: Wie unterscheidet sich das von *Pulsatilla*?

V: Es ist ganz und gar anders. *Pulsatilla* wird Reaktionen zeigen, wird reizbar sein. Die Hauptreaktion bei *Pulsatilla* ist Weinen. Weinen erleichtert ihren emotionalen Zustand sehr, sie haben dadurch ein Ventil, wenn sie verletzt werden. *Staphisagria* dagegen wird völlig sprachlos sein. Man sagt ihnen etwas, und sie können nicht sprechen. Es stockt in ihnen und sie fangen an zu zittern; dann ändert sich die Gesichtsfarbe. Sie sehen vielleicht ein weißes Gesicht und blaue Lippen, vielleicht sehen sie zittern. Er geht nach Hause, sein Herz pumpt und pumpt, und er zittert. Er glaubt, einen Herzanfall zu bekommen und hat alle möglichen emotionalen und physischen Symptome - weil er seine Gefühle nicht äußern konnte, als ihm jemand etwas in einer energischen oder brutalen Art sagte. Er wird zu sein, er kann sich nicht ausdrücken. Deshalb sprechen wir von einer Unterdrückung der Gefühle.

Staphisagria ist berühmt für seine unterdrückten Emotionen. Sie werden es sowohl bei Männern, als auch bei Frauen finden, was ungewöhnlich ist. Der *Staphisagria*-Patient wird sich nie aufdrängen oder Forderungen stellen. Sie haben ihm z.B. ein falsches Mittel gegeben, aber weil Sie ihn nett behandelt haben, wird er wiederkommen. Er wird sogar versuchen darzulegen, daß sich etwas getan hat. Er befürchtet, er könnte Sie verletzen, wenn er Ihnen sagt, daß sich die Situation nicht verändert hat. Also wissen Sie erst gar nicht, was Ihr Mittel bei dem Patienten ausgerichtet hat. Bis Sie schließlich merken, daß der Patient, obwohl sich nichts verändert hat, nicht nachtragend ist. Sie fordern nichts. Das ist der Zeitpunkt, an dem Sie schließlich merken, daß es sich um einen *Staphisagria*-Fall handelt.

K: Sagten Sie nicht, daß *Phosphor* niemals Groll gegen jemand hegen würde?

V: Ja, aber in einem anderen Zusammenhang. *Phosphor* wird Ihnen seine ganze Lebensgeschichte erzählen und Sie werden leicht Kontakt zu ihnen herstellen. Sie können mit ihnen über alles mögliche sprechen, was es auch sei. Sie können mit ihnen über ihre Lebensweise sprechen, und sie werden Ihnen alles erzählen - Sexuelles, nicht Sexuelles, was mit der Familie ist, mit seinen Freunden, alles!

Staphisagria wird dasitzen und Ihnen genau erzählen, was das Problem ist, aber nicht mehr, um Sie nicht zu strapazieren.

K: Wie unterscheidet sich *Coffea* davon?

V: *Coffea* ist mehr intellektuell. Bei ihnen herrscht eine geistige Aktivität, die auch bei einfachen, ungebildeten Menschen beständig ist. Sie sind angeregter und mehr geradeheraus als *Staphisagria* - sie tendiert in Richtung *Phosphor*.

K: Reagieren sie wie *Lycopodium*, wenn sie auf Widerstand stoßen? Sie können sich nicht äußern und fangen an, innerlich zu zittern?

V: Nein, *Lycopodium* ist gesellig und ausdrucksvoll, natürlich nur, solange es nicht mit Verantwortung verbunden ist. *Lycopodium* würde in einer gesellschaftlichen Angelegenheit unbesonnen und humorvoll sein. *Staphisagria* ist reserviert und sucht sich seine Gesellschaft entsprechend den eigenen Neigungen aus. *Lycopodium* wird Freunde aus den verschiedensten Richtungen haben. *Staphisagria* wird nur ein oder zwei Personen wählen, mit denen es sich verbunden fühlt - wie *Silicea*. Der einzige Unterschied ist, daß *Silicea* Ihnen nicht entgegentreten oder widersprechen wird, - weil es eine Art Müdigkeit hat.

Ich sehe schon, ich verwirre Sie nur mit diesen vielen Vergleichen. *Silicea* wird Sie nicht konfrontieren und es wird Ihnen sagen, daß Sie in Ordnung seien. Aber es wird die eigene Meinung äußern oder Ihren Standpunkt akzeptieren und trotzdem wird es die eigene Meinung beibehalten. Es ist eine Art Müdigkeit, die Silicea von einer Konfrontation abhält. In Fällen, in denen sie es wirklich wollen, fühlen sich aber stark genug, um es zu tun.

Staphisagria ist schwach! Sie sind willensschwach, sie sind emotional - *Silicea* ist nicht so emotional. *Staphisagria* ist übermäßig gefühlsbetont. Deshalb handelt es sich bei *Staphisagria* normalerweise um Beschwerden, die von einer emotionalen Beziehung herrühren. *Staphisagria*-Menschen haben keine Probleme am Arbeitsplatz, alle mögen sie, weil sie sich niemandem entgegenstellen. Sie werden also nie Probleme an ihrer Arbeitsstelle haben. Wenn aber das Emotionale eine Rolle spielt, besteht ein großes Verlangen nach Zustimmung - sie möchten nicht kritisiert werden. Das ist ein wesentlicher Charakterzug. Wenn sie akzeptiert werden, können Sie ihre Gefühle einigermaßen äußern und alles ist in Ordnung. Aber wenn es einmal Kritik gibt, ein Zurechtweisen oder eine Konfrontation, selbst wenn es sich nur um Kleinigkeiten handelt, dann gibt es Schwierigkeiten. Deshalb sind emotionale Verblendungen und der Bruch einer solchen Beziehung ein Hauptgrund für die *Staphisagria*-Pathologie.

K: Was Sie soeben sagten, hört sich ähnlich wie *Natrium muriaticum* an.

V: Nein. Ich habe Ihnen immer noch nicht die Idee vermittelt.

K: Ich meine die Sache mit der Kritik.

V: Nein, nein, nein. Es ist eine ganz und gar andere Reaktion. Sie möchten ihre Gefühle zum Ausdruck bringen, sie können sie nicht zurückhalten. Sie haben Gefühle, die die ganze Zeit hochkommen. Sie fühlen sehr viel, wogegen *Natrium muriaticum* nicht fühlt... nein, nicht, daß es nichts fühlt, aber es hat nicht diese Unbeherrschtheit der Gefühle. *Staphisagria* sind süße aber schwache Personen. Sie sind schwach, nervös, süß und haben zarte Gefühle. Sie sind nicht grob und lebhaft. Sie werden in ihrem Leben sehr viele emotionale Schwierigkeiten haben. Sie werden durch die Hölle gehen. Sie können sich vorstellen, daß ein Mann, der feststellt, daß seine Frau ihm nie widerspricht, immer zügelloser wird, während die Frau mehr und mehr unterdrückt wird, da sie keinen Widerstand leistet. Für gewöhnlich wird dieser Typ von Frau jemanden treffen und sich in ihn verlieben. Sie ist sehr glücklich und verehrt ihn. Sie tadelt ihn nie und stellt sich ihm nie entgegen. Es ist eine Art von Beziehung, die schnell zu einer Heirat führt, weil sie ihm nicht widerspricht und keine Fehler zu haben scheint. Der Mann glaubt, die Frau seines Lebens gefunden zu haben und sie werden heiraten. Sobald sie verheiratet sind, wird sein Verhalten immer unhöflicher und grober werden, denn sie fragt ihn nie, weshalb er so mit ihr spricht oder sie so schlecht behandelt.

K: Ist es Angst, die sie daran hindert, sich zu äußern?

V: Es ist eine Art Sprachlosigkeit. Wenn sie zwei bis drei Monate verheiratet sind, wird sie zum Beispiel eine Vase zerbrechen. Der Mann wird daraufhin wütend, und die *Staphisagria*-Frau kann nicht sprechen. Es ist eine Qual und Sprachlosigkeit. Sie gehen vielleicht in ein anderes Zimmer und fangen an zu zittern. Wenn die andere Person dann kommt, um sich zu entschuldigen, haben sie das Gefühl, als hätten sie sich dem anderen aufgedrängt. Sie werden über den anderen nachdenken und darüber, wie er ihre Reaktion sieht. Sie können sich überhaupt nicht verteidigen! Schließlich wird das, was anfangs sehr schön und angenehm war, innerlich unerträglich für sie. Sie haben aber nicht den Mut, die Angelegenheit zu regeln oder sich scheiden zu lassen. Es sind sehr romantische Menschen, sehr romantisch! Sie werden eine solche Ehe unter Umständen 10 Jahre aufrechterhalten - bis Sie ihnen *Staphisagria* geben. Nach einigen Monaten werden Sie sehen, wie sie sich durchsetzen können und plötzlich sprechen werden. Der Mann hat sich natürlich in den letzten 10 Jahren an die gleichbleibenden Reaktionen gewöhnt, so daß es jetzt Komplikationen gibt. Es wird Zeit für eine Trennung.

Wenn Sie einer verheirateten Frau *Staphisagria* geben, führen Sie sie in Richtung Scheidung. Ich habe einen Fall gesehen - Sie können sich nicht vorstellen, wie süß sie sind, sie sind süßer als *Phosphor* -, die Frau war mit einem Mann verheiratet, der sie brutal schlug. Sie war mit einem sehr reichen Mann verheiratet. Sie sorgte sich um ihre Eltern, falls sie sich von ihm scheiden lassen würde. Ich sagte: „Ja, aber Sie können diese Sachen nicht länger dulden, sonst werden Sie verrückt." Ich habe sehr oft gesehen, daß sie nach einigen Monaten wiederkamen und sich dann mitten in einem Scheidungsprozeß befanden. Das ist fast üblich, es sei denn, daß Sie den Mann ebenfalls behandeln. Dann könnte die Ehe vielleicht weiterbestehen. Doch wenn *Staphisagria* seine Gefühle durchsetzt und die eigenen Rechte fordert, wird dies normalerweise mit einer Scheidung enden.

K: Sie sagen, daß die Grobheit und Brutalität hervorkommt, weil sie eine *Staphisagria*-Frau geheiratet haben. Das ist interessant, denn bei einem Kind, dem keine Grenzen gesteckt werden, verläuft es genauso. Es scheint, als würden sie immer noch weitergehen, nur um zu sehen, ob sie eine Reaktion hervorrufen können.

V: Ja. Ein *Staphisagria*-Kind wird durch den Streit der Eltern verursacht. Es wird durch die Auseinandersetzungen zunächst sprachlos, und danach entwickelt es die Symptomatologie. Es gibt ein fortgeschrittenes Stadium bei *Staphisagria*, in dem es zu einer Art geistigen Störung kommt. In diesem Stadium tendieren sie genau zum Gegenteil. Das Kind wird wild, und bei der kleinsten Herausforderung wird es emotionell unkontrollierbar - gewaltsam. Sie wollen vor allem mit Gegenständen schmeißen, das ist sehr charakteristisch. Die Erwachsenen werden auch gewalttätig; es handelt es sich um einen geistigen Zustand, den sie erreichen.

K: Bevor sie diesen Zustand erreichen, und der Mann war sehr gemein, werden sie dann erst ziemlich kühl und sprechen zwei Tage oder so nicht mit ihm?

V: Sie werden schmollen, aber es ist nicht so wie bei *Natrium muriaticum*. Sie zeigen jedem, daß sie mißgestimmt sind. Das Schmollen ist mehr durch Angst verursacht, als durch Groll.

K: Sind *Staphisagria*-Menschen eher intellektuell?

V: Nicht wirklich intellektuell. Ich habe das nie gesehen. Ein wirklich Intellektueller ist für mich ein kranker Mensch. Alles, was aus unserer Sicht ein gewisses Maß überschreitet, ist als krankhaft zu betrachten. Der Intellekt von *Staphisagria* wird nicht sehr beeinflußt, besonders nicht am Anfang. Es sind die Emotionen, unter denen sie sehr leiden. Es ist ein gewisser Zustand der Leere. Es sind keine Intellektuellen. Eine intellektuelle Person wird versuchen, sich vor etwas Schwachem, vor etwas das nicht gesund ist, zu schützen. Wenn wir hier „Intellektuelle" sagen, meinen wir nicht den philosophischen Denker, jemanden, der etwas in der Tiefe seines Geistes erforscht. Ein intellektueller Mensch ist jemand, der Ihnen beweisen kann, daß diese Tafel, aus diesem oder jenem Grund nicht grün ist. Ein intellektueller Mensch wird immer einen neuen Standpunkt finden, ganz gleich, worum es geht. Sie werden immer wieder zu einer anderen Einstellung finden. Ihr Geist arbeitet nicht aus der Tiefe ihres Wesens, er arbeitet auf einer oberflächlichen Ebene. Deshalb gibt es diese Menschen, die in allem, was sie tun, erfolgreich sind. Warum? Weil sie eine Fassade aufbauen und in einer Art sprechen, die andere niedermacht. Wenn Sie diese Personen genau beobachten, werden Sie sehen, daß nichts dahintersteckt. Es ist eine Art Pathologie. Diese Art von Intellektualismus steckt nicht in *Staphisagria*. *Staphisagria* wird direkter sein. Sie werden zu Ihnen sagen...

Menschen, die starke Emotionen haben, sind die gesündesten. Je gesünder der Teil des Menschen ist, den wir emotional nennen, desto gesünder ist das gesamte Wesen. Was ich philosophisch gesehen damit meine, ist... was ist der höchste Ausdruck der Emotionen? Liebe! Wenn ein Mensch sie besitzt, kann er weise sein. Es ist eine merkwürdige Sache. Die einfachen Menschen - Sie werden vielleicht einen in einem Dorf finden - ihre Emotionen sind noch nicht in Stücke gebrochen wie bei denen, die in der Gesellschaft leben. Sie können sie in einer Angelegenheit, die Sie für sehr kompliziert halten, um Rat bitten. Sie werden zum Kern der Sache gehen und Ihnen eine Antwort geben. Diese Art Guru ist manchmal nützlich. Diese Menschen haben am meisten Liebe erhalten, und sind diejenigen, die emotional am gesündesten sind. Wenn wir das Gefühl von Liebe erst ausdrücken können, nachdem wir es durch unseren Intellekt geleitet haben, wenn wir uns erst darüber unterhalten müssen, dann haben wir die Liebe verkümmern lassen. *Staphisagria* besitzt diese Gesundheit der Gefühle, aber sie sind schwach und werden leicht unterdrückt. Das ist der großer Unterschied zu *Acidum phosphoricum*, wo Sie kranke Emotionen sehen werden. Sie werden eine Menge Liebe, Mitleid und Zuneigung finden, und dann werden Sie sehen, wie der Geist leer wird. Aus einem bestimmten Blickwinkel heraus ist *Staphisagria* also ziemlich gesund. Deshalb sind sie auch so nett.

K: Wer ist gesünder - *Nux vomica* oder *Staphisagria*?

V: So können Sie das nicht sehen.

K: Nur *Nux* kann so eine Frage stellen. (Gelächter)

K: Wie würden Sie *Staphisagria* auf der Skala der empfindlichen Arzneimittel einstufen?

V: *Staphisagria* liegt über den *Natriums*.

K: Ich habe hier einige Schwierigkeiten. Der Trick ist also, den Kopf und das Herz zusammenzubekommen, nicht wahr?

V: Ja, das ist wahr. Aber was meinen wir mit „gesunden Emotionen"? Was meinen wir, wenn wir von einem „gesunden Geist" sprechen? Wodurch zeichnet sich so ein Mensch aus?

K: Klarheit, Kreativität, Hilfsbereitschaft und Selbstlosigkeit.

V: Und was haben Sie, wenn Sie einen Menschen haben, der selbstlos und klar ist? Welche Qualität wird sein Geist haben? Weisheit! Er wird ein weiser Mensch sein. Wenn ein Mensch schließlich gesund im Geiste ist, wird er weise sein. Ein Mensch, mit gesunden Emotionen, wird ruhig und heiter sein, und wird gleichzeitig die positive Emotion der Liebe äußern - der höchsten Emotion. Ein wirklich gesunder Mensch besitzt Liebe und Weisheit. Es gibt die Vorstellung, daß man ein Gleichgewicht zwischen Geist und Herz halten soll, daß man das Herz zügelt und den Geist nicht so intellektuell werden läßt, daß er außer Kontrolle gerät oder das Gleichgewicht zum Herzen verloren geht. Aber nun verlieren wir uns in diesen Gedanken. Wenn wir die letzten Ziele ansteuern, wenn wir jemanden zu einem einzigen Punkt hinführen müßten, sollte es der Zustand von Liebe und Weisheit sein. Das wäre der perfekte Mensch. Wenn er diesen Zustand erreicht hat, bekommt er Krebs und stirbt. (Gelächter).

Es ist wichtig, diesen Punkt zu verstehen. Wir führen die Menschen in Richtung geistiger Klarheit und positiver Gefühle. Wenn wir sehen, daß er in diese Richtung geht, sind wir auf dem richtigen Weg, dann macht er wirklich Fortschritte. Aber wenn wir das Gegenteil sehen, und er auf eine Krankheit zugeht, müssen wir das auch erkennen, sonst werden wir in völliger Dunkelheit tappen, während wir behandeln. Es ist interessant zu sehen, was während dieses Prozesses geschieht. Wenn wir sagen, daß wir ihm das eine oder andere Mittel geben, ihn von den Miasmen befreien, werden wir dann ein wirklich weises und ganzheitliches menschliches Wesen hervorbringen?

Nein, Sie geben ihm durch das richtige Heilmittel, das ihn von seinen Schmerzen und Leiden befreit, die Möglichkeit, sich in diese Richtung zu entwickeln. Sie geben ihm diese Möglichkeit, und es ist eine bessere Möglichkeiten als vorher, als er physischem und emotionalen Schmerz und Streß ausgesetzt war. Sie befreien ihn von seinen Ängsten, so daß er sich alleine entfalten kann.

Heutzutage sind die Leute voller Ängste und Befürchtungen. Das ist schlimmer, als Schmerz in den Gelenken, im Magen oder sonstwo. Wir befreien sie davon. Wir geben ihnen eine große Chance sich weiterzuentwickeln. Was geschieht nun während dieses Vorgangs?

Es kommt eine Zeit, in der der Fortschritt aufhört und Sie kein weiteres Mittel mehr finden können. Es gibt bestimmte Hindernisse, die von der göttlichen Vorsehung aufgestellt wurden, die Sie nicht überwinden können. Warum? Weil der Patient erst bestimmte Dinge verstehen muß. Er braucht Erfahrung und Reife, um weitere Fortschritte machen zu können. Wenn sich ein Patient entwickelt, dann erreicht er eine bestimmte Stufe, die Sie nicht überwinden können. Er wird über kleine Sachen klagen, aber Sie werden immer noch kein Heilmittel finden. Dann geht er vielleicht durch eine Krise, durch die er bestimmte Dinge erkennt, die sehr wertvoll für ihn sind. Und diese Erkenntnis, die er durch die Krise erlangt, bringt den Durchbruch. Danach werden Sie wieder eine Symptomatologie sehen. Sie geben ihm weitere Mittel, und er wird wieder Fortschritte machen. Wenn Sie ein guter Homöopath sind, der weiß, in welcher Lage sich der Patient befindet, und wann Sie ihm nicht mehr helfen können, dann sagen sie ihm: „Das habe ich für Sie tun können"... Woher Sie das wissen?

Sehen Sie, meistens ist keine Symptomatologie, kein wirkliches Bild mehr vorhanden. Er kommt lange Zeit immer wieder, aber die Symptomatologie ergibt kein Bild. Lassen Sie ihn gehen und seine Erfahrungen machen. Es wird eine Zeit kommen, in der er das „Andere" in sich suchen wird - die Wahrheit. Das sind Endfragen.

Jetzt ist er glücklich, zufrieden und alles läuft gut. Aber es gibt noch eine andere Art von Suche, von Nachforschen, die ihn vielleicht in eine Krise stürzt. Wenn er ehrlich genug ist, wird er in eine Krise geraten, in eine innere Krise. Dann wird er einen guten Psychologen oder Berater benötigen, der erfahren ist, der diesen Prozeß bereits hinter sich hat und weiß, was der andere gerade durchmacht.

K: Wo steht die Verantwortung bei all dem? Es gibt eine Vielzahl an Ebenen der Verantwortung und der Pathologie. Menschen, die Weisheit und Liebe besitzen, nehmen eine Menge Verantwortung auf sich und befassen sich mit dem, was man „Dienen" nennt.

V: Verantwortung ist für mich... wissen Sie, wir haben einen freien Willen. Wenn wir den freien Willen haben und das genießen, haben wir auch Verantwortung. Es gibt keinen Weg aus der Verantwortung. Das ist es, was ich in einer Beziehung zwischen Guru und Anhänger als ungesund empfinde. Wenn der Anhänger die Verantwortung für sein Leben dem Guru übergibt, ist das falsch. Er wird eine andere Pathologie entwickeln. Es ist die gleiche Pathologie wie in einer ungesunden Liebesaffäre. Es ist die Verantwortung des Gurus, ihn dazu zu bringen, Verantwortung zu übernehmen. Wenn meine Studenten in Griechenland sich zu sehr an mich lehnen, wenn sie sich immer mehr auf mich verlassen, wird sich eine Beziehung entwickeln, die nicht gesund für sie ist. Genauso wie es auch für mich nicht gesund ist. Es wird mich sehr ermüden und mich krank machen. Die Studenten werden schwach, im Treffen von Entscheidungen und Übernehmen von Verantwortung.

K: Ich dachte auch, wenn sich der Gesundheitszustand verbessert und, sagen wir zum Beispiel, diese Gruppe wollte das Verbreiten der Homöopathie auf sich nehmen oder würde mehr Patienten haben wollen, dann brächen sie zusammen und fielen selbst in einen Krankheitszustand...

V: Es ist ein Ungleichgewicht. Das hat mit Ehrgeiz zu tun, und hinter Ehrgeiz steckt Egoismus und Selbstbezogenheit. Man nimmt dann eine Menge „Verantwortung" auf sich. Man mag das, weil die anderen sagen „er ist weise" und so weiter und so fort. Das Ego bläht sich auf, wenn man zu einer Versammlung von einer Million Menschen geht oder... Das wird schließlich zu einem Krankheitszustand führen.

Ich bin hierher gekommen, um einen Monat lang ein Seminar abzuhalten. Wenn ich zurückgehe, werde ich mich einige Tage zurücklehnen und darüber nachdenken, ob es sich gelohnt hat, und warum. Ich treffe meine nächste Entscheidung, nachdem ich diesen Versuch gemacht habe und sehe, wo ich Fehler gemacht habe, wo ich zu viel oder zu wenig gegeben habe. Wenn ich es nicht tun würde, würde ich sehr schnell krank werden. Das ist ein Punkt, bei dem Sie sehr vorsichtig sein müssen. Sie sind alle in der gleichen Situation, weil sie eine Wissenschaft erlernen, die sehr wertvoll ist, und da sie nicht sehr viele sind, ist es nur natürlich, daß sehr viele Leute nach Ihnen verlangen. Sie werden alle damit zurechtkommen müssen. Das kann ich Ihnen schriftlich geben. (Gelächter) Überanstrengen Sie sich nicht, es ist eine große Sache. Sie werden etwas wissen, das alle wissen möchten. Ihre Verantwortung liegt nicht darin, die Kenntnis, die Sie haben, für sich zu behalten, das wäre krankhaft - eine *Arsenicum*-Situation. Wenn Sie aber weggehen und sich selbst behandeln, so wie *Phosphor*, ist es auch wieder krank.

Der Leiter einer Bank oder ein hoher Beamter, das müssen verantwortungsvolle Personen sein. *Staphisagria*-Menschen nehmen keine Verantwortung auf sich. Es gibt einen Ausdruck, der das umschreibt: „Echte Demut entsteht aus der inneren Annahme der Machtlosigkeit."

Sagen wir mal, daß wir bestimmte Personen haben, und wir möchten herausfinden, wer die besten Möglichkeiten zur Entwicklung hat. Wir haben die *Acidum phosphoricum*-Person, bei der die Emotionen flach sind - es sind keine Emotionen vorhanden. Da sind wesentlich geringere Möglichkeiten zur Entfaltung vorhanden. Sie sind nicht gesund. Wer gesund ist? Ich glaube nicht, daß jemand von uns wirklich im wahrsten Sinne des Wortes gesund ist. In dem Moment, in dem wir innerlich mit negativen Emotionen oder Gleichgültigkeit zu tun haben, kommt es zu einem Zustand von Teilnahmslosigkeit. Ab einem bestimmten Zeitpunkt ist die Teilnahmslosigkeit gegenüber negativen

Emotionen ganz einfach und notwendig, um existieren zu können. Wenn wir alle unsere Emotionen und Gedanken in positive verwandeln könnten, würden wir diese Welt sofort verlassen. Wir würden dann zu den Engeln aufsteigen. (Gelächter)

Wir brauchen die Elemente von Positiv und Negativ, um in dieser materiellen, physischen und relativen Welt existieren zu können. Relativ bedeutet, nicht vollkommen. Wir leben in einer Welt, in der wir geboren werden und sterben - wir leben also in einem völlig relativen Zustand. „Vollkommen" bedeutet also ohne Körper. In dem Moment, in dem es Richtung Vollkommenheit geht, wird das Relative minimiert. Das ist eine mathematische Formel. In dem Moment, in dem es in Richtung des Absoluten „kippt", wird dieser relative Zustand vermindert. Wenn wir uns vervollkommnen, in Weisheit, in der Liebe - das heißt, ohne eine Spur von Gleichgültigkeit sind, die Emotionen sind alle positiv, und die Gedanken sind alle positiv und kreativ - dann kann das Relative nicht länger existieren, es verschwindet. Es geht in die Brüche. Das ist die Idee dahinter. Wir verlieren uns heute in philosophischen Diskussionen.

Ich glaube, daß Krankheit letztlich eine Rolle in unserem Leben zu spielen hat, und daß das Relative durch Leiden in einen Zustand der Vollkommenheit versetzt wird, was aber nur auf der geistigen und emotionalen Ebene sein kann, nicht auf der physischen Ebene. Das Physische ist geboren worden und wird sterben, es ist relativ. Deshalb können Sie keine vollkommene Gesundheit erlangen, so daß Sie nie sterben müssen. Wir wissen alle, daß das ist ein Traum ist, der nie verwirklicht werden wird. Aber die Gurus behaupten, daß das Emotionale und das Geistige - das innere Selbst - sich in einem Zustand der Vollkommenheit befinden kann. Wie die Yogis sagen, gibt es vollkommene Weisheit, Wissen und Glückseligkeit. Absolutes Sein. Wenn sie meditieren, sind sie in einem Zustand des absoluten Seins, des Wissens und der Glückseligkeit. Aber wir erreichen diese Dinge nur durch Leiden. Krankheit spielt hier eine eigene Rolle, es würde sonst nie geschehen.

Ich habe da meine Theorie. Sie kennen die Geschichte von Adam und Eva. Es heißt, daß sie im Paradies lebten. Was ist ein Paradies? Ich glaube, daß der Zustand, den sie verkörpern, nicht den Punkt der Geburt der Menschheit darstellt. Die Geburt der Menschheit hat früher stattgefunden. Es handelt sich hierbei um den Zustand des Erwachsenwerdens. Sie sind vielleicht „11 Jahre" alt? Jugendlich. Dieser Zustand der Jugend, in dem das Kind seine Glückseligkeit verliert - es lebte, ohne Wissen, und ohne den Unterschied zwischen den Geschlechtern zu bemerken, ohne Gegenteiliges zu bemerken. Ein Kind versteht nicht, daß es entgegengesetzte Geschlechter gibt, und daß sie gegenteilige Qualitäten haben. Sobald der Sexualtrieb geweckt ist, wird das Gegenteilige erkannt, und man möchte sich bedecken. Das ist dann eine Zeit der Scheuheit. Es kommt die Idee der Zweisamkeit auf. Sie glauben, daß sie das Gegenüberliegende brauchen, um vollständig zu sein. Es ist ein Zustand des Erwachens, in dem man das Gute und das Schlechte kennenlernt. Das Kind wird merken, was gut oder was schlecht ist. Sie werden ihre Genitalien bedecken und haben ein Gefühl der Zweiheit. Das ist der „Sündenfall".

Es ist interessant, daß eine *Staphisagria*-Frau, nachdem sie geheiratet hat, eine Zystitis entwickelt, eine Reizung der Blase oder des Harnleiters, sehr wahrscheinlich ausgelöst durch den physischen Kontakt mit einem anderen Körper. Sie entwickelt eine Zystitis, die wieder verschwindet, wenn keine weitere Pathologie dahintersteckt. Eine frisch verheiratete Frau, die durch das Übermaß an Geschlechtsverkehr sofort eine Zystitis entwickelt, wird *Staphisagria* brauchen. Es scheint sich um eine Überempfindlichkeit im physischen Bereich zu handeln. Deshalb kann es auch zu Konvulsionen kommen, wenn sie *Staphisagrias* schmerzhafte Stellen berühren. Tumore, Hämorrhoiden und andere Stellen sind empfindlich für Berührung. Sie brauchen *Staphisagria*. Hier sehen Sie wieder die gleiche Idee, die Konfrontation - und sie bekommen Spasmen und Konvulsionen. Ob es ein Tumor oder eine Warze ist, ob sich ein Knötchen gebildet hat, Neurofibrome...

K: Neurofibrome sind nicht schmerzhaft.

V: Es gibt einen anderen Zustand, der sehr schmerzhaft ist.

K: Ein einfaches Neurom.

V: Dann ein Neurom. Sie sind ziemlich schmerzhaft. Jedenfalls wird *Staphisagria* dazu neigen, Knötchen zu bilden, die von sehr empfindlichen Neuronen durchdrungen sind. Und wenn Sie die Warzen, Hämorrhoiden, Tumore, oder was auch immer anfassen, ist der

Schmerz so groß, daß sie Konvulsionen bekommen. Es ist das gleiche, ob sie nun zu sehr berührt werden oder einer emotionalen Konfrontation ausgesetzt sind, durch beides kann es zu Konvulsionen kommen. Diese Konvulsionen zeigen sich als ein Zustand des „sich Windens". Sie haben ein zehnjähriges Kind und plötzlich sagen Sie ihm immer wieder, daß es ruhig sein soll, und das über eine Zeitspanne von einigen Monaten. Es wird dann in diesen Zustand kommen und anfangen, sich zu winden. Es muß diese Empfindlichkeit vorliegen und eine emotionale Konfrontation - durch die Eltern oder den Lehrer. Ich habe sehr oft gesehen, daß Chorea mit *Staphisagria* behandelt wurde.

K: Es sollte also nachgetragen werden?

V: Ja, es sollte nachgetragen werden. Kommen Sie aber nicht auf die Idee, *Staphisagria* zu verabreichen, nur weil es sich um einen Fall von Chorea handelt.

K: Es gibt eine Anzahl fettgedruckter Arzneimittel, die dafür aufgelistet sind.

K: Ich habe nicht sehr oft mit Chorea zu tun.

V: Ich habe einige Fälle gesehen. Sie werden versuchen, sich so zu halten (demonstriert es), und machen kleine Bewegungen.

K: Meistens sah ich es bei Kindern, von Geburt an - bei zerebraler Lähmung.

V: Ich habe den Fall eines geistig zurückgebliebenen Kindes gesehen, das ernstlich krank war. Das Kind mußte die Schule aufgeben, es konnte nicht mehr hingehen, weil es dort unterdrückt worden war. Es war Linkshänder, und der Lehrer verlangte, daß es mit der rechten Hand schreiben müßte. Der Junge äußerte sich nicht dazu; er hat es versucht. Am Ende des Schuljahres gab er die Schule auf. Er bekam Wutanfälle, fing an gewalttätig zu werden und warf mit Sachen. Er schlug seine Mutter. Wenn man mit ihm sprach - er war 11 Jahre alt als er zu uns kam, und es begann im Alter von 6 Jahren - schaute er nur. Wir fragten ihn nach seinem Namen, aber er schaute nur seine Mutter an, und statt zu antworten sagte er. „Warum schreiben Sie auf dem Papier?" Ich sagte: „Ich muß doch Deine Symptome aufschreiben." „Was für Symptome?" Ich sagte: „Diese Sache, die Du erzählst." Dann wurde er bockig. Man fragte ihn etwas anderes, und er gab wieder eine völlig unpassende Antwort. Es interessierte ihn gar nicht, was er antwortete. Er interessierte sich nicht für die Fragen, die man ihm stellte. Er schaut, macht irgendeine psychologische Beobachtung und fängt an, sich zu fürchten. Lassen Sie ihn dann im Glauben, daß alles in Ordnung sei, und machen Sie mit den anderen Dingen weiter. Einmal verhielt er sich wie ein kluger Mensch, und dann wiederum ließ er nichts an sich heran. Es war ihm nicht möglich, etwas zu schreiben oder zu lesen.

Eine Frau fragte die Mutter im Bus einmal, ob das ihr einziges Kind sei. Die Mutter antwortete mit „ja". Er war damals sieben Jahre alt. Die Frauen saßen nebeneinander im Bus und fingen an, sich zu unterhalten. Die Mutter hatte ein weiteres Kind, das noch mehr zurückgeblieben war als dieses, aber sie wollte der Frau im Bus nicht alles erzählen. Das Kind, das diese Unterhaltung nicht zu hören schien, drehte sich plötzlich herum und fragte: „Warum erzählst Du ihr das?" Sie scheinen nicht auf dem Laufenden zu sein.

Das ist ein merkwürdiges Phänomen. Eine andere merkwürdige Sache war, daß er so lieb mit uns war. Als ich mit ihm spielte, lachte er und hatte Spaß dabei. Die Mutter erzählte, daß er zu Hause bei der kleinsten Provokation schlagen würde. Er würde richtig zornig und würde sie kräftig schlagen. Ich konnte nicht bemerken, daß das Kind gewalttätig war, aber die Mutter beschrieb mir, wie er sich zu Hause verhielt.

Er hatte Furcht vor der Dunkelheit. Ich verabreichte *Stramonium*, und es wurde schlechter. Ich gab ein weiteres Arzneimittel, und beim dritten Mittel erzählten sie mir die Geschichte von der Unterdrückung der Linkshändigkeit, um einen Rechtshänder aus ihm zu machen. Damit wurde mir die Unterdrückung klar und ich gab ihm *Staphisagria* 50 M.

In den folgenden sieben Jahren hat das Kind die vier fehlenden Unterrichtsjahre fast aufgeholt. Es hatte fast den normalen Stand seines Alters erreicht. Das ist eine große Sache. Er konnte nicht genau mit den anderen gleichziehen, aber sie gaben ihn auf eine spezielle Schule, wo er lernen konnte. Er hatte einen Lehrer, der ihm wieder das Schreiben beibrachte, und von Anfang an holte er auf. Ich kann Ihnen die ganze Situation nicht so gut beschreiben, aber er war wie ein tierartiges autistisches Kind, mit dem Unterschied, daß er zu bestimmten Zeiten

Kontakt aufnahm. Manchmal zeigte er auch Klugheit und konnte in manchen Gesprächen zum Kern einer Sache gelangen.

Weil sie emotional so aufgewühlt und so romantisch sind, können Sie annehmen, daß sie sexuell sehr erregbar sind. Das bringt sie in einen Zustand, in dem sie zügellos werden. Gleichzeitig, weil sie so feinfühlig sind und wissen, wie leicht sie verletzt werden können... die Emotionen sind stark, die Vorstellungen sind stark, der Sexualtrieb ist stark, doch sie sind empfindsam und können nicht so leicht Kontakt knüpfen. Sie haben es schwer, einen Partner zu finden, und fangen an zu onanieren. *Staphisagria* ist eines der Hauptmittel, um chronischen Auswirkungen der Masturbation entgegenzuwirken.

Ich kann mich an einen Mann erinnern, der mir sagte, daß er seit dem sechsten oder siebten Lebensjahr bis zum Alter von 35, als er zu mir kam, masturbierte. Er ist nie mit einer Frau zusammengewesen. Er onanierte ständig. Sie fühlen sich danach furchtbar. Sie sind erschöpft. Auch nach Exzessen oder wenn sie Geschlechtsverkehr hatten, fühlen sie sich unwohl. Sie haben Kopfschmerzen, und brauchen zwei bis drei Tage, um sich zu erholen.

K: Ich habe einige Fragen, wegen der Verschlimmerung nach dem Onanieren. Die meisten alten Bücher sind aus einer Zeit, in der es bestimmte kulturelle Perspektiven gab...

V: Nein, es werden Kopfschmerzen sein. Es ist keine moralische Angelegenheit. Es kann moralisch sein, aber nicht nur moralisch. Sie bekommen Kopfschmerzen, gerade *Staphisagria,* und sie möchten Geschlechtsverkehr, weil ihre Sexualkraft sehr stark ist. Doch da Sie wissen, daß die Nachwirkungen so übel sein werden, vermeiden sie es. Es kommt eine Zeit nach diesen Exzessen, eine zweite Phase, in der sie impotent werden. So wird Impotenz zu einem bedeutenden Symptom für *Staphisagria. Staphisagria* ist eines der besten Heilmittel bei Impotenz, genauso wie *Lycopodium* und *Agnus castus.*

K: Ist es eine Impotenz bei jemandem, der sexuell erregbar ist?

V: Ja, das Verlangen ist vorhanden. Aber bei Impotenz gibt es keine Erektion, oder die Erektion verliert sich während des Geschlechtsverkehrs. Das Verlangen ist vorhanden, trotz der Impotenz.

K: Ist dieser sexuelle Aspekt immer vorhanden? Werden sie immer einen starken Sexualtrieb und sexuelle Phantasien haben und all das? Ist es fast immer so oder gibt es einen bedeutenden Prozentsatz wo es nicht so ist?

V: Ich habe gesehen, daß es in diesen Fällen immer vorhanden war - Probleme mit Sex. Es kann ein Mann sein, der ein „Macho" ist und keinen Kontakt herstellen kann. Innerlich ist er sehr schüchtern und feinfühlig. Ich habe das bei Leuten gesehen, die eine sehr harte Arbeit machten, wie z. B. ein Kapitän der See, und von denen man annimmt, daß es sich um grobschlächtige Leute handelt. Sie sind nicht fähig, eine Frau zu finden, durch ihre Empfindsamkeit. Sie glauben, impotent zu sein. Ihre Emotionen sind so weich, daß sie, wenn sie mit einer Frau zusammen sind, entweder einen vorzeitigen Samenerguß haben, oder, bedingt durch das übermäßige Verlangen, gar keine Erektion. *Staphisagria* wird diese Menschen regulieren, und Sie werden sehen, daß sie bald heiraten werden.

K: Was ist unter „übermäßigen Pollutionen" zu verstehen?

V: Übermäßige Pollution bedeutet ein übermäßiges Ausströmen von Samenflüssigkeit. Das verstehe ich darunter. Pollutionen der Unterhose oder so etwas. Sie sind so erregbar, daß sie ins Bett gehen und alle möglichen Vorstellungen über Sex haben. Obwohl sie soeben von einer sexuellen Begegnung zurückgekehrt sind, gehen sie ins Bett und haben alle möglichen sexuellen Phantasien. Masturbation erleichtert sie meistens. Sie sind sehr leicht erregbar. Es ist ein großes Problem für *Staphisagria*, sich von jemandem zu trennen. Sie können es schwierig finden, einen anderen Partner zu finden. *Staphisagria* ist schüchtern. Sie werden das nicht in *Kents* Repertorium finden. Sie sind nicht schüchtern in bezug auf ihre Arbeit, aber sie sind schüchtern, wenn es um emotionale Beziehungen geht.

Wenn die Pathologie fortschreitet und sie mehr und mehr emotional leiden, wird schließlich der Geist beeinflußt, es ähnelt einer Verhärtung. Es zeigt sich als ein Druckgefühl, entweder im Vorder- oder Hinterhaupt. In den späteren Stadien können sie so inflexibel und arteriosklerotisch werden, daß sie nur dasitzen und starren. Dies ist besonders bei alten Menschen der Fall, in deren Vergangenheit Empfindsamkeit und Sex eine große Rolle spielten - schließlich kommen sie in diesen arteriosklerotischen Zustand.

Es kommt zu einer Verhärtung des Geistes - er wird hart. Sie finden diese Verhärtung auch sehr ausgeprägt in den Meibom-Drüsen. Menschen, die zu Gerstenkörnern neigen, brauchen wahrscheinlich *Staphisagria.* Nach der Behandlung werden Sie feststellen, daß dort eine kleine Schwellung zurückbleibt. Wiederholen Sie *Staphisagria* nicht, um diese kleine Verhärtung zu beseitigen, Sie werden keinen Erfolg haben. Die Verhärtung wird bleiben, aber die Hauptsache, die Entzündung, wird abklingen.

K: Wieviel kann man für jemanden tun, der nur dasitzt und alles anstarrt? Kann man das Mittel dafür gebrauchen?

V: Man kann einiges tun. Sie werden sofort bemerken, daß es zu einer Art Gleichgewicht der Emotionen und sexuellen Aktivitäten kommt und daß sie danach gut reagieren. Sie werden einen deutlichen Unterschied feststellen.

K: Ich glaube, sie spricht über alte arteriosklerotische Menschen.

V: Ach so. Bei diesen Menschen können Sie eine sofortige Besserung beobachten. Der Geist wird klarer und flexibler, das dauert einige Monate an. Dann kehren die alten Symptome wieder, und die Person braucht eine neue Dosis. Es kann sein, daß Sie wechseln müssen. Es gibt nicht viel, das Sie tun können, wenn sie sich in diesem Stadium der Ausdruckslosigkeit befinden. Wenn bereits dieser hölzerne Gesichtsausdruck besteht, ist es schon ziemlich weit fortgeschritten. Sie werden aber eine gewisse Verbesserung durch *Staphisagria* bewirken.

Sie können außerdem in einen hypochondrischen Zustand geraten, besonders die, die keine Beziehungen zum anderen Geschlecht hatten und sehr viel masturbiert haben. Sie werden ziemlich hypochondrisch in Bezug auf ihre Sachen, ihr Zimmer und die Art, wie sie sich um ihre Dinge kümmern. Sie möchten nicht, daß jemand in ihr Zimmer kommt, weil man ihre Sachen beschädigen könnte. Sie sind nicht so sehr anspruchsvoll - irgendwie hypochondrisch.

Es gibt eine Angst um die Gesundheit, aber nicht so sehr wie bei den großen Mitteln, die wir für diesen Zustand kennen. Es ist auch nicht so sehr ein Zustand von Hypochondrie... Ich muß Ihnen ein paar Beispiele nennen, um Ihnen klarzumachen, was ich meine.

Die Person wird ungesellig und zeigt ein bestimmtes Verhaltensmuster. Ein Mann zwischen 35 und 40 Jahren wird etwas sklerotisch in seinen Ausdrücken. Sie haben eine bestimmte Art, zur Toilette zu gehen oder andere Sachen zu tun. Ein normaler Mensch kann sich verschiedenen Situationen anpassen und sich ändern, kann sich einem anderen Ort leicht anpassen. Diese Leute können es aber nicht, sie verlieren ihre Anpassungsfähigkeit und sind nicht in der Lage, von bestimmten Mustern, die sich vor langer Zeit eingeprägt haben, abzuweichen.

K: Würden Sie sie als Gewohnheitsmenschen bezeichnen?

V: Sie sind sehr empfindsam. Es kann sein, daß sie Gedichte schreiben. Sie sind nicht die großen Manager, die bestimmte Angewohnheiten annehmen, um zeitlich zurechtzukommen, die ihren Kaffee zu bestimmten Zeiten trinken, sich zu bestimmten Zeiten waschen und zu bestimmten Zeiten aufstehen - also einem bestimmten Muster folgen, um das leisten zu können, was anliegt. Das ist nicht gemeint. Wenn sie in diesen Zustand geraten, ist es ein krankhafter Zustand.

K: Ist es das, was Sie mit hypochondrisch meinen?

V: Ja. Es ist ein Zustand, den ich verstehe, wenn ich ihn bei einem Patienten sehe, den ich aber noch nie erklären konnte.

K: Ich dachte immer, daß es nur mit dem Körper zu tun habe - daß sie übermäßig besorgt sind, was mit ihrem Körper geschieht. Kann es auch mit ihrem sonstigen Leben zu tun haben?

V: Ja, das kann auch sein. Ihre Umgebung wird dann zur Erweiterung ihrer selbst.

K: Wie eine übermäßige Aufmerksamkeit gegenüber Details, die sie selbst betreffen, wobei sie aber ihre Umgebung einbeziehen.

V: Ihre Sorge gilt auch anderen.

K: Ob ihr Auto funktioniert und solche Sachen?

V: Ja. Nicht nur, ob das Auto funktioniert, auch ob es sauber ist. Es muß in einer bestimmten Art sauber sein, und die Dinge müssen auf eine bestimmte Weise angeordnet sein.

K: Eine Art von Perfektionismus?

V: Von mir aus; es ist eine Art von Übergenauigkeit (fastidiousness); und es besteht eine Angst um die Gesundheit. Wenn Sie beides mischen, werden Sie verstehen, was ich mit hypochondrisch meine.

K: Ich verstehe darunter, häufiges Händewaschen und solche Sachen.

V: Es sind nicht so sehr fixe Ideen. Das ist es auch, aber eine Menge anderer Dinge ebenfalls. Wenn wir uns mit der fixen Idee, sich dauernd die Hände waschen zu müssen, beschäftigen, sind wir bei *Sulfur* und *Syphilinum*. Erinnern Sie sich daran, daß sie bei einer Konfrontation sehr leiden.

Die Kopfhaut ist sehr empfindlich. Ein Tumor wird in der Mitte sehr empfindlich sein, wenn Sie ihn berühren. Sie werden ihren Atem anhalten, und es kann zu richtigen Konvulsionen führen. Es kann zu konstanten Bewegungen kommen und sie können äußerlich zittern, was vielleicht einen Tag andauert, und durch eine erneute Konfrontation vielleicht verschwindet.

K: Wenn diese Leute ihren Zorn zeigen, fühlen sie sich danach schlecht?

V: Oh ja, sehr schlecht! Sie werden ihre Wut in den Anfangsphasen nicht zum Ausdruck bringen. Schließlich werden sie jedoch ihre Wut zeigen. Wenn sie zu sehr unter Druck gesetzt werden, neigen sie dazu, in unpassenden Situationen unangebracht heftig zu reagieren, da sie ihre Emotionen lange Zeit zurückgehalten haben. Erinnern Sie sich an die Empfindsamkeit, sie möchten andere nicht verletzen. Es ist nicht der intellektuelle Gedanke, der hinter *Natrium muriaticum* steht, das andere nicht verletzen will; es ist eine ganz und gar andere Idee. Sie möchten niemanden verletzen, weil sie auch nicht verletzt werden wollen. Sie fühlen sich nicht danach, jemanden zu verletzen. Sie sind aufgrund ihrer Kraftlosigkeit nicht in der Lage dazu.

Eine weitere interessante Sache, die ich beobachtet habe, ist Psoriasis, die nach einer Entrüstung oder Zurückweisung ausbricht. Eine Frau ist z. B. schlimm verletzt worden, weil ihr Mann in ihrer Gegenwart offen mit einer anderen Frau geflirtet hat und dann zu Hause auch noch mit ihr schimpfte. Nach drei Tagen brach eine Psoriasis aus, die schließlich den ganzen Körper bedeckte. Es waren kleine Flecken. Das wurde durch *Staphisagria* 10 M geheilt. Sie haben eine Menge Ausschläge, wobei der bedeutendste schuppig ist. Er sieht aus wie Psoriasis.

Etwas anderes, das man bei einer *Staphisagria*-Frau, aufgrund des sexuellen Verlangens finden kann, ist Nymphomanie.

K: Gibt es weitere bestätigende Symptome? Ich finde, daß dieses Mittel sehr häufig in unserer Kultur zu sehen sein dürfte. Unsere Kultur ist von sehr drückender und unterdrückter Art. Viele Menschen drücken ihren Zorn nicht aus. Ich finde es aber sehr schwer, *Staphisagria* von anderen Mitteln zu differenzieren. Wir haben kein Verlangen und keine Abneigungen und solche Sachen, um es bestätigen zu können. Ist das Zittern sehr ausgeprägt?

V: Sie werden Ihnen sagen, daß sie speziell während einer Auseinandersetzung zittern.

K: Aber die Sexualität wäre das bestätigende Symptom? Sie sagen mehr oder weniger, daß sie hypersexuell sein müssen.

V: Ja. Oder sie sind impotent, wenn es in die andere Phase geht. Jemand, der eine Menge sexueller Aktivitäten hatte und jetzt impotent ist oder onaniert. Denken Sie auch an die Idee der Verhärtung der Drüsen. Es gibt Tumore und Warzen, die schmerzhaft sind, wenn man sie berührt.

K: Was ist mit *Colocynthis*? Das ist ein anderes Mittel, bei dem es um das Element der Konfrontation geht. Sind sie diesen Menschen sehr ähnlich oder sind sie sehr verschieden?

V: Sehen Sie, *Colocynthis, Causticum* und *Staphisagria* bilden einen Kreis. Es sind ähnliche Arzneimittel, besonders *Staphisagria* und *Colocynthis*. Sie bilden einen Kreis, wie *Calcarea, Sulfur, Lycopodium* und wie *Silicea, Pulsatilla* und *Acidum fluoricum*.

K: *Staphisagria* wird dreiwertig aufgeführt, bei Verschlechterung durch Milch.

V: Milch verschlimmert. Sie können sich das merken, aber ich habe es noch nicht gesehen. Oh ja, die Schlaflosigkeit, das ist wahr! Sie sind die ganze Nacht grundlos schlaflos. Wenn sie des Morgens aufstehen), werden sie schläfrig. In der nächsten Nacht werden sie eine oder zwei Stunden schlafen, wach werden, und dann den Rest der Nacht nicht mehr schlafen. Sie sind während dieser Zeit mit sexuellen Gedanken beschäftigt.

K: Sind es sehr viele, die das zugeben?

V: Die meisten von ihnen sind erschöpft und denken über Sex nach. Sie glauben, daß sie vielleicht schlafen können, wenn sie sich auf sexuelle Dinge konzentrieren. Das führt dann dazu, daß sie masturbieren.

K: Geben viele diese Beschäftigung mit sexuellen Dingen zu?

V: Sie werden sich bei einigen Frauen nicht trauen, diese Frage zu stellen, aber wenn Sie anfangen, Staphisagria zu verstehen, werden Sie in der Lage sein, diese Sachen zu erkennen. Sie wird ihnen die Geschichte erzählen, wenn sie gesund ist - wenn es vorbei ist. Aber während es geschieht, ist sie innerlich zu empfindlich dafür.

K: Trifft es auch für Männer zu, daß sie nicht über ihr Sexualleben sprechen?

V: Ja, es sei denn, es ist das Hauptproblem, weshalb sie gekommen sind. Sie sind entweder impotent oder sie masturbieren gewohnheitsmäßig. Es gibt sehr viele leicht erregbare Arzneimittel, wie zum Beispiel *Lachesis, Platina* und *Bufo*. Der gesamte Typus ist das, was Ihnen eine Unterscheidung ermöglicht. Sie werden einen *Bufo*-Fall nie verkennen. Sie haben dicke Lippen und ein aufgeblähtes Gesicht und befinden sich in einer Art von schläfrigem Zustand. Die Lippen sind sehr, sehr dick.

K: Sie sprachen über *Mohammed Ali*, als wir ihn im Fernsehen sahen, und darüber, wie er jetzt im Kopf ist.

V: Sexuell ist *Bufo* so fundamental und willenlos, daß sie wie Tiere sind. Sie werden es manchmal bei Kindern sehen. Sie werden versuchen, allein sein zu können, nur um zu onanieren. Im Repertorium können Sie sehen, daß sie die Einsamkeit suchen, um zu onanieren.

K: Welches Alter?

V: 8, 9, 10, 14, 15 - diese Altersgruppe. Was Ihnen auffallen wird, ist das Element des Animalischen, das offensichtlich ist. Sie werden nicht verstehen, worüber Sie sprechen, wenn Sie versuchen, mit ihnen ins

Gespräch zu kommen. Ihr Geist ist dem instinkthaften Verhalten vollkommen verfallen. Sie sind sehr primitiv.

K: Im Englischen gibt es den Begriff „buffoon" (derber Possenreißer), der das beschreibt, was Sie eben sagten.

V: Ja, das ist genau das richtige Wort. Wir kennen es auch im Griechischen. Es können geistig zurückgebliebene Kinder sein, mit dicken Lippen, und die Zunge hängt 'raus - sie sind schwachsinnig.

Es ist interessant, daß die Frauen in Brasilien - sie wissen, *Bufo* ist ein Krötenprodukt - es an ihren Männern ausprobierten. Wenn ihre Männer zu aktiv waren, so daß die Frauen es nicht aushielten, sammelten sie diesen Extrakt, um ihn ins Essen oder in die Getränke zu mischen. Sie beobachteten, daß das sexuelle Verlangen dadurch nachließ. Sie machten eine Prüfung - oder eine Heilung. Das war die Urtinktur. Das ist sehr interessant, weil ich mir jetzt ein Bild über diese Brasilianer machen kann, es sind tatsächlich *Bufo*-Typen. Es ist sehr selten indiziert bei... Ich habe Ärzte gesehen, die Bufo genommen hatten, und sie sagten mir... Ich habe in Athen einen sehr intelligenten Mann gesehen, der Schauspieler war. Er war bei uns in Behandlung und brauchte lange Zeit kein Mittel. Er nahm *Bufo*. Seine Frau war Ärztin in unserem Center, und er hatte es in den Büchern gelesen. Schließlich gestand er, *Bufo* genommen zu haben. Das Mittel kam überhaupt nicht für ihn in Frage, weil man sehen konnte, daß er ein kultivierter Mensch war - mehr *Staphisagria* als *Bufo*. Er nahm es wahrscheinlich wegen einer Tendenz zur Masturbation. Er wollte es mir nicht sagen und schaute deshalb in diese Bücher. Es ging ihm dadurch schlechter.

Ich sagte Ihnen, daß *Staphisagria* häufig Künstler sind, sie werden aber nicht Schauspieler. Sie haben nicht den Mut, sich in der Öffentlichkeit zu präsentieren. Sie möchten sich nicht so in der Öffentlichkeit zeigen.

K: Es gibt also eine Art von Schüchternheit?

V: Ja, so ist es.

K: Es ist *Silicea* in verschiedener Hinsicht sehr ähnlich.

V: Ja, aber *Silicea* ist viel fundierter.

K: Sagten Sie im letzten Jahr in Griechenland nicht etwas über testikuläre Tumore?

V: Ja, es kommt zu Verhärtungen in den Hoden.

K: Ist das Krebs oder was?

V: Es kann sich um eine Verhärtung der Prostata mit einer Schwellung handeln. Aber ich fand es am nützlichsten in Fällen von Konvulsionen nach niederdrückenden bzw. unterdrückten Emotionen.

K: Sind diese Leute kalt oder warm?

V: Ich konnte diesbezüglich keine Extreme finden. Es kann ihnen entweder schlechter oder besser durch Kälte oder Wärme gehen, aber es gibt keine Extreme. Es kann dahin tendieren, daß es ihnen bei Kälte schlechter geht, aber nicht sehr. Das ist kein entscheidender Punkt. Ich möchte Sie nicht weiter mit Informationen beladen, die Sie sowieso im Repertorium finden können.

Fallbesprechung

(Besprechung eines schriftlichen Falles.)

V: Hier haben wir den Fall eines achtjährigen Jungen, der mit einer Sinusitis kam, mit einem Katarrh, Husten und häufiger Diarrhoe wenn er Spinat und Fleisch ißt. Er hatte wiederholt Tonsillitis. Die Frage in diesem Fall ist, ob wir aufgrund dieser Symptomatologie ein Arzneimittel finden können. Die wirkliche Frage lautet, ob wir anhand dieser Symptome ein konstitutionelles Mittel finden können. Das könnte sehr schwierig werden. Wir müssen das im Auge behalten. Die andere Sache, die wir uns merken müssen, ist, daß es sich um einen chronischen Zustand handelt, der jetzt wieder akut ist - dieser Katarrh kommt immer wieder. Wir müssen entscheiden, ob wir ein tiefgehendes oder ein akutes Mittel verabreichen. Wir könnten ein akutes Mittel verabreichen, um die Entzündung zu beseitigen, und dann später versuchen herauszubekommen, was sich darunter verbirgt. Wenn es ein Mittel gibt, das sowohl die akute Symptomatologie, als auch den darunterliegenden Teil deckt, dann sollten wir versuchen, dieses zu finden.

Wir haben schon einmal über diese Schichten gesprochen. Hier haben wir eine *Calcarea*-Schicht, eine *Sulfur*-Schicht und eine *Sabadilla*-

Schicht. Wir müssen anhand der Symptomatologie entscheiden, ob es eine akute Schicht ist oder ob es sich um eine darunterliegende Schicht handelt. Wenn wir ein oder zwei Symptome von *Sabadilla* haben, aber 5 Symptome von *Sulfur*, dann sind wir berechtigt, *Sulfur* zu verabreichen, um zu versuchen, diesen Zustand zu heilen. Wir müssen dann nicht erst ein akutes Mittel verabreichen, worauf sich dann *Sulfur* als nächstes Mittel zeigen würde. Außerdem geschieht das nicht von einem Tag zum nächsten.

Wir geben z. B. *Sabadilla*, was nicht unbedingt heißt, daß wir innerhalb des nächsten Monats auf die nächste Schicht treffen müssen. Es dauert vielleicht zwei bis drei Jahre, bis wir die nächste Schicht sehen.

K: Habe ich das richtig verstanden, wenn wir zwei Symptome von *Sabadilla* und fünf von *Sulfur* haben, sind wir berechtigt *Sulfur* sofort zu verabreichen?

V: Gleich zu Anfang, vorausgesetzt, sie sind überzeugt, daß *Sulfur* die obere Schicht, die *Sabadilla* zu sein scheint, auch abdeckt. Sollte aber die *Sabadilla*-Schicht eindeutig sein, und die andere darunterliegende Schicht nicht, dann wäre es richtig, erst das eine Mittel zu verabreichen und danach erst das tiefere.

K: Wollen Sie damit sagen, daß die *Sabadilla*-Symptome den akuten Zustand betreffen? Es sind Symptome des akuten Zustandes und haben nichts mit einem Verlangen oder einem emotionalen Zustand zu tun?

V: Ja. Das müssen wir in jedem Fall, den wir sehen, neu entscheiden. Ein anderes Beispiel ist der Fall, den G. uns gestern abend präsentierte. Was wir da sahen, war das Bild von *Cocculus*, bei einer Person, die vielleicht *Phosphor* sein könnte. Wir wissen es nicht. Das Bild zeigte *Cocculus* mit einigen Hinweisen auf *Phosphor*. Doch wir waren nicht berechtigt, *Phosphor* zu verabreichen. Wir bestimmen das richtige Mittel anhand des vorhandenen klinischen Bildes. *Das Verlangen nach Saurem ist hier dreimal unterstrichen, das wird unser Leitsymptom sein.* Das wird Ihnen den Schlüssel zu diesem Fall geben. Welche Mittel können hier angezeigt sein?

K: *Corallium rubrum, Hepar, Veratrum.*

V: Das akute Heilmittel in diesem Fall ist *Corallium rubrum*. Sie könnten

Veratrum verschreiben, aber Sie haben nicht genug Symptome, um das wirklich zu rechtfertigen. Sehen Sie sich also *Corallium rubrum* an...

K: Ich las jedes einzelne Mittel, das unter Verlangen nach Saurem aufgeführt war! (Gelächter)

K: *Corallium* hört sich großartig an, was den Keuchhusten betrifft, aber...

K: Es paßt auch zu dem postnasalen Ausfluß.

V: Sie haben diese Tendenz von *Corallium rubrum*, diesen Katarrh, nicht gefunden? Vier von Ihnen verschrieben *Corallium rubrum. Corallium rubrum* ist das Heilmittel. Sehen Sie, wir haben noch sehr wenig Informationen über diese Mittel.

K: Es hört sich an wie ein ziemlich plötzliches Mittel, aber dieser Fall scheint überhaupt nichts Plötzliches zu haben, sondern ist sehr chronisch.

K: Da sind auch keine Schmerzen in den Waden.

V: Es muß doch nicht *alles* vorliegen! (Gelächter) Die Idee der Essenz muß vorhanden sein.

„Wirkt stark auf die Schleimhäute", das ist die Essenz. Zunächst wirkt *Corallium rubrum* auf die *Schleimhäute.* Im Repertorium steht „schlechter bei beiden Temperaturextremen". Sie müssen lernen, die Materia medica zu lesen, sonst wird Ihnen niemand etwas beibringen können. Hier steht „entwickelt einen Nasenkatarrh", weiter unten heißt es „krampfhafter Husten" und „die Anfälle folgen so dicht hintereinander, daß sie fast ineinander übergehen". Wenn Sie den Fall lesen... der Patient sagt, daß der Katarrh das ganze Jahr über vorhanden war. Etwas tiefer steht „Tonsillitis, die sehr häufig auftritt".

K: Daß die Anfälle sehr dicht hintereinander folgen, als ob sie ineinander übergehen würden, habe ich so verstanden, als würde es sich um krampfhaften Husten handeln.

K: So wie ich *Corallium* verstehe, ist es heftig, wogegen es sich hier um eine chronische, schleppende Sache zu handeln scheint.

V: Ja, chronisch. Es ist ein dauerndes Laufen der Nase, ein Schnupfen.

K: Hier wird von Ulzeration und Nasenbluten gesprochen.

V: Ja natürlich, Ulzerationen treten nach vielen Krankheiten auf. Es heißt hier „Unverträglichkeit beider Temperaturextreme", und deshalb ist es nicht *Hepar sulfuris*. Trotzdem ist es eine sehr gute und bedachte Verschreibung.

K: Wenn Sie angegeben hätten „Katarrhe das ganze Jahr über", dann hätte es dieses Bild vermittelt. Sie schrieben aber nur „Katarrh". Es klingt so, als sei er das ganze Jahr nur verschnupft, aufgrund einer Allergie oder so etwas.

V: Oh, habe ich Ihnen das Bild des Katarrhs nicht vermittelt?

K: Sie vermittelten uns, daß seine Nase lief, aber nicht, daß es häufige Episoden sind, daß es praktisch jeden Tag so ist.

V: Ja, jeden Tag. Das sagte der Junge.

K: Es scheint sehr oft, daß wir bei einem kleinen Arzneimittel wie diesem, nur wenige bestätigende Symptome sowohl beim Patienten, als auch in der Materia medica finden.

V: Der Junge kam einen Monat später wieder.

K: An welchem Datum?

V: Am 16. November 1976. Das ist einen Monat später. Er sagt, daß der Husten praktisch weg ist. Die Absonderung besteht weiterhin, aber es ist im Augenblick weniger. Er hat immer noch Durchfall wenn er Obst, Spinat oder Fleisch ißt, besonders mit Fett. Es ist eine Besserung bezüglich der Nasenverstopfung eingetreten. Er hat keine Schmerzen mehr in den Beinen. Er mag zwar Fett, aber es verursacht Diarrhoe. Er verlangt nun nach Süßigkeiten. Die Angst vor der Dunkelheit hat abgenommen.

K: Das hat ihm auch zugesetzt?

K: Ja, zweiwertig.

V: Die Diarrhoe, die das Kind bekommt, riecht *sehr* widerlich, ebenso der Blähungsabgang. Das sind die Angaben, die einen Monat später gemacht wurden. Was würden Sie tun?

K: Warten.

V: Gut. Das Kind wurde völlig gesund. Er kam nach einem Jahr wieder, am 27. Oktober 1977. Es ist ein interessanter Fall. Als ich den Fall das erste Mal sah, wußte ich nicht, daß er so interessant sein würde. Er sagte, daß er wieder angefangen hätte, etwas zu husten, und daß etwas Schleim hochkäme. Es hatte ein paar Tage bevor er zu mir kam wieder angefangen. Da war wieder der Katarrh, aber viel weniger als beim ersten Mal. Während des ganzen Jahres hatte er sich niemals erkältet oder ähnliches. Er sagte, daß er während der Zeit keinerlei Impfungen bekommen hätte. Die Diarrhoe hörte schließlich auf. Was das Gemüt betrifft, so war er wieder ängstlich. Es war so schlimm, daß er Angst hatte, von seinem Zimmer zum Badezimmer zu gehen. Er hatte wieder diese Nasenverstopfung und die Schmerzen in den Beinen, doch nicht so häufig wie ursprünglich. Jetzt mag er Süßigkeiten (zweimal unterstrichen) und er hat wieder eine Abneigung gegen Fett (einmal unterstrichen). Sein Vater sagt, daß er keinen guten Appetit hat. Mir wurde gesagt, daß er keine Impfungen bekommen hätte, aber hier steht, daß eine Mantoux-Probe gemacht wurde. Das Kind nahm ein Antibiotikum, weil es eine Art Konjunktivitis hatte. Das Antibiotikum wurde direkt ins Auge gegeben.

K: Meinen Sie, daß ein Tuberculin-Hauttest oder ein TB-Test unterbrechend wirkt?

V: Nein. Sie fragen, ob ein Mantoux-Test die Behandlung stören kann? Ich habe keinerlei Reaktionen dadurch beobachtet. Solange wir die untere Schicht nicht klären, wird das Kind, obwohl es ihm besser geht, eines Tages aus irgendeinem Grund einen Rückfall erleiden. Um zu erreichen, daß der Junge diese Schwierigkeiten los wird, müssen wir tiefer gehen. Er kam einmal, er kam ein zweites Mal und danach ging es ihm gut und er kam nicht wieder. Wir hatten noch nicht die Möglichkeit, tiefer zu gehen. Jetzt kommt er nach einem Jahr wieder, mit einer Art Rückfall. Was werden Sie also tun?

K: Sie würden nicht das gleiche Mittel wiederholen?

K: Ist das Verlangen nach Saurem weg? Sie haben diesbezüglich nichts erwähnt.

V: Das Verlangen nach Saurem ist weg. Die Reaktion auf Hitze und Kälte wird hier nicht genannt. Da ist noch etwas, das ich nicht erwähnt habe - die Verstopfung ist meistens während der Nacht. Manchmal ist eines, und manchmal sind beide Nasenlöcher verstopft. Die Absonderung aus der Nase ist gelblich. Es ist, verglichen mit dem vorhergehenden Jahr, weniger. Was würden Sie hier tun?

K: Hat er jetzt keinen Husten?

K: Die einzigen Unterstreichungen finden sich bei den Süßigkeiten und bei der Abneigung gegen Fett?

V: Ja.

K: Es scheint so, als sei die Angst vor der Dunkelheit so stark, daß man sie berücksichtigen sollte.

V: Ja, das kann man sagen. Es sollte als sehr stark unterstrichen werden. Ich werde Ihnen sagen, was ich tat. Nachdem Sie mir Ihre Verschreibung genannt haben, werde ich es Ihnen sagen.

K: Mir gefiel *Calcarea*, weil es das Verlangen nach Süßigkeiten hat, die Abneigung gegen Fett, die Krämpfe in den Beinen, den chronischen Katarrh und die Angst vor der Dunkelheit. Und es ist ein tiefgehendes Mittel. Die Krämpfe in den Beinen waren früher bei Kälte und feuchtem Wetter schlechter.

K: Und *Calcarea* ist mit *Corallium* verwandt. Es wird als gutes Folgemittel betrachtet.

K: Ich würde *Sulfur* geben.

V: Eine andere Möglichkeit?

K: *Pulsatilla*.

V: Wer würde *Corallium* wiederholen? Wer ist für *Sulfur*? Nun, es ist eine verzwickte Situation. Warum? Weil ein Rückfall vorliegt, aber die Keynote fehlt. Wir haben inzwischen keine klar umrissene Symptomatologie mehr, die ein anderes Mittel indizieren könnte. Die Antibiotika könnten antidotierend gewirkt haben. Ich vermute das, denn es trat eine Art Ausschlag der Augen auf, der unterdrückt worden war, durch... es heißt hier Antibiotika, aber es müßte Kortison gewesen sein. Die Präparate, die sie für die Augen verwenden, enthalten mehr Kortison als Antibiotika; aber sie nennen es Antibiotika, weil die Leute das besser verstehen. Ich gab wieder eine Dosis *Corallium rubrum*, in der gleichen Potenz, weil ich dachte, es wäre ein Rückfall. Er hatte die gleiche Abneigung gegen Fett wie vorher. Obwohl das Verlangen nach Saurem nicht auffällig war - entweder hat der Arzt nicht danach gefragt oder es war überhaupt nicht vorhanden -, würde es sich nach einiger Zeit wieder zeigen. Ich hielt es für einen Rückfall. Ich wußte nicht was ich sonst in dem Augenblick hätte tun sollen. So bekam er *Corallium* in der M. Er kam nach 6 Wochen wieder, am 14. Dezember. Die Eltern erzählten, daß er täglich „hektisches Fieber" von 37,6 °C hätte.

K: Was ist hektisches Fieber?

K: Niedriges Fieber.

V: Sie haben auch ein Röntgenbild vom Brustkorb gemacht; da war nichts.

K: Wie lange hatte er das Fieber?

V: Er hatte es seit drei Jahren. Es wurde vorher nicht erwähnt.

K: Es verwirrt mich, daß Sie das Fieber nennen.

V: Es ist das, was man leichtes Fieber nennt. Es zeigt eine Entzündung an... eine leichte Entzündung. Der Schnupfen hält an, aber die Nase ist frei. Er kann leichter atmen. Er hat wieder eine Art Entzündung der Bindehaut. Er sagte, er fühle sich wohl und würde kein Fieber empfinden. Es besteht eine Art Schwindel, wenn er morgens aufwacht und aufsteht. Die Schmerzen in den Beinen sind verschwunden. Die Angst vor der Dunkelheit besteht weiter und ist einmal unterstrichen. Es ist kein Husten vorhanden.

K: Ist es derselbe Arzt, den er vorher hatte?

V: Nein. Die Handschrift ist eine ganz andere als die des Arztes, der den Fall aufnahm. Dieser hier nimmt mehr Einzelheiten auf. Er sagte, daß er keinen Husten hat. Er hat Appetit, läßt aber immer ein wenig von seinem Essen auf dem Teller. Das Verlangen nach Süßem ist dreimal unterstrichen; er hat ein Verlangen nach Äpfeln (zweimal unterstri-

chen), Verlangen nach Makkaroni (nicht unterstrichen). Er schwitzt während der Nacht. Er schläft gut, streckt aber seine Füße unter der Decke hervor. Er sagt von sich selbst, daß er ein bißchen faul ist, aber er ist ein Junge mit einer positiven Einstellung. Er bewegt sich langsam, aber gleichmäßig. Also, was hat *Corallium rubrum* bewirkt?
Das Bild hat sich ein wenig weiterentwickelt, allerdings hätte es sich wahrscheinlich auch ohne *Corallium rubrum* weiterentwickelt.

K: Es sieht aus, als habe es nur oberflächlich auf den Husten und die Schmerzen in den Beinen gewirkt.

V: Ja, aber es ist keine vergleichbare Besserung eingetreten, wie wir es bei der vorhergehenden Gabe beobachten konnten. Der Junge war für mehr als ein Jahr gesund gewesen.
Nun hat er wieder eine Konjunktivitis, ein zunehmendes Verlangen nach Süßigkeiten, Schwindelgefühl morgens beim Erwachen und ein wenig Faulheit. Neu ist ein Verlangen nach Äpfeln. Was würden Sie tun? Wer ist für *Sulfur*?
K: (verschiedene Meldungen)

V: Gut, das ist *Sulfur.*

K: Warum ziehen Sie *Sulfur Calcarea* vor?

V: Warum?

K: *Calcarea* wirkt langsam und stetig.

V: Aber es gibt einen wichtigen Punkt, der für *Sulfur* spricht.

K: Er hat doch Furcht im Dunkeln. Das ist ein altes geistiges Symptom.

V: Warten Sie, und schauen Sie, was später geschah.

K: Obwohl es nicht aufgeführt ist, kann man sich leicht vorstellen, daß *Sulfur* Furcht vor Dunkelheit haben kann. Sie haben eine lebhafte Vorstellungskraft und können aus einer Fliege einen Elefanten machen.

V: Es ist interessant, was passierte. Weil ein Verlangen nach Süßigkeiten besteht, weil die Faulheit besteht, er ein Verlangen nach Äpfeln hat - der Durst ist normal - und weil *Sulfur Corallium rubrum* ergänzt, ist *Sulfur* vorzuziehen. In den Büchern steht, daß *Sulfur Corallium ru-*

brum ergänzt. Wir gaben eine Dosis *Sulfur 200.*

K: Was...

V: Sie werden zufriedengestellt werden, wenn Sie zuhören. Sie werden sehen, was geschah. Das Kind kam das letzte Mal am 8. Februar 1978, zwei Monate nach dem letzten Mittel. Die Blutuntersuchung, die Blutsenkung und die Röntgenaufnahmen der Nebenhöhlen ergaben zu diesem Zeitpunkt keinen Befund. Er hatte noch Furcht während der Nacht (nun zweimal unterstrichen). Er deckte seine Füße während der Nacht ab. Wenn er morgens Milch trinkt, erbricht er sie. Bis vor zehn Tagen hatte er noch leichtes Fieber, es war aber nicht, so wie vorher, ständig vorhanden. Er hatte noch den Katarrh, der nicht dadurch beeinflußt wurde, ob er drinnen oder draußen war.

Er kommt nun, weil er Furcht vor der Dunkelheit hat und morgens erbricht. Er wacht gut auf und der Appetit ist besser. Vorher wachte er nicht gut auf. Seit 15 Tagen verlangt er nach Nahrung, die er vorher nicht mochte und zu der er gedrängt werden mußte. Er hat nun ein starkes Verlangen nach weichgekochten Eiern (dreimal unterstrichen). Er könnte den ganzen Tag weichgekochte Eier essen. Er hat eine Schwärze unter den Augen. Er bekam eine Gabe *Calcarea* in der 200 und wir „verloren" ihn als Patienten; das war im Februar 1978.

K: Warum gaben Sie nur eine 200?

V: Das ist eine gute Frage. Sehen Sie, wenn keine schweren Probleme vorliegen und wir konstitutionell behandeln, dann gehen wir nicht zu hoch, weil wir unsere Munition für schwerere Fälle aufheben wollen. Falls etwas Ernstes auftritt, haben wir noch die höheren Potenzen. Sie behalten sich die Möglichkeit weiterer Potenzen vor. Die 200 ist eine ziemlich starke Potenz. Wenn keine so starke Pathologie vorliegt, sollten wir nicht zu hoch gehen.

K: Würde eine höhere Potenz länger wirken?

V: Ich wußte, daß es reichen würde. Er ist ziemlich stabil, es war dem Kind zwei Jahre lang gut gegangen.

K: War es notwendig, *Sulfur* zu geben?

V: Ja. Es ist interessant, wie er das Bild einer *Calcium*-Schicht entwikkelte, nachdem *er Sulfur* bekommen hatte. Die Schicht war von Anfang an vorhanden, aber wir konnten dessen nicht sicher sein, denn es waren noch so viele andere Symptome da. Die Angst vor der Dunkelheit verschwand nicht, sie gehörte zu *Calcarea.* Einige von Ihnen sahen *Calcarea* bereits, aber wir brauchten *Sulfur,* um eine Brücke zu dieser Schicht herzustellen, damit sie zum Vorschein kommen konnte.

K: Es ist interessant, wie *Calcium sulfuricum* sich von Anfang an sehr stark zeigte. Es war eine der Hauptmöglichkeiten.

K: Obwohl es nicht gegeben worden ist, glauben Sie, es hätte etwas bewirkt?

V: *Calcium sulfuricum?* Sehen Sie, es ist sehr schwer für mich, diese Frage zu beantworten. Wer kann das sagen? Keiner kann sagen, was ein Mittel bewirkt hätte, wenn es gegeben worden wäre.

K: Wenn *Calcarea* anstatt *Sulfur* gegeben worden wäre, hätte es dem Patienten geschadet?

V: Ich glaube nicht. Nein. Ich glaube nicht, daß wir irgend etwas durch *Calcarea* ausgerichtet hätten. *Sulfur* war als Brücke notwendig. Es ist eine bestimmte Reihenfolge erforderlich. Und woher wissen wir das? Was passierte, war, daß das Kind durch *Sulfur* Fortschritte machte, aber nicht bis zur vollständigen Heilung. Es fehlte noch etwas. Von Anfang an konnte man die Angst vor der Dunkelheit sehen, die durch keines der Mittel, die wir gegeben haben, berührt wurde.

K: Obwohl Sie eine 200er *Sulfur* gaben, wirkte es nur 6 - 7 Wochen. Ich bin erstaunt, daß es nicht länger wirkte, obwohl es ein tiefgehendes Mittel ist.

V: 2 Monate. Nach 2 Monaten brachte ein tiefgehendes Mittel das Bild eines anderen Mittels hervor. Der Junge hätte bei dieser schwachen Symptomatologie nicht wiederkommen müssen. Er wäre vielleicht erst nach 10 Monaten oder einem Jahr zurückgekommen, und wir hätten es dann gegeben; aber es half ihm, daß er das Bild von *Calcarea* zeigte und jetzt sind 2 Jahre vergangen und er ist nicht wiedergekommen. Das Bild war nach *Sulfur* sehr klar. Sie sehen das an den Unterstreichungen. So klärte sich die Sache schließlich. *Corallium rubrum* zeigte nur eine weitere Schicht. Ich kann nicht sagen, ob er geheilt worden wäre, wenn *Calcarea* von Anfang an gegeben worden wäre, ich glaube nicht. Genausowenig hätte *Sulfur* oder ein anderes Mittel das bewirkt. Die einzelnen Stadien müssen durchlaufen werden. Die Prinzipien, die dahinterstehen, sind hier sehr deutlich zu sehen.

K: Sie sagten, daß er ein wenig faul war und gleichzeitig ein sehr stetiger Arbeiter...

V: Dies sind die Worte des Vaters, wie er das Kind sieht. Was immer er tut, macht er korrekt. Wenn der Vater sagt, daß er faul geworden ist, würde ich erst an *Sulfur* denken, und dann erst an andere Mittel, die schwerfällig sind. Das Kind war faul, oder es wurde faul. Außerdem hatte der Junge eine sehr enge Beziehung zu seinem Vater. Der Arzt, der diesen Fall behandelte, schreibt gerne *alles* auf.

K: Wenn wir dieses Mittel nicht gekannt hätten und nicht das *Calcarea*-Bild aufgekommen wäre, sondern ein Mittelbild, das uns nicht so geläufig ist...

V: Bitte verlangen Sie nicht von mir, eine solche Frage zu beantworten.

K: Gibt es einen Anhaltspunkt, aufgrund dessen man sicher sein kann, daß es sich nicht um eine Unterbrechung handelt? Manchmal geben wir ein Mittel, das ein klares Bild hervorbringt, aber uns fehlt vielleicht die Fähigkeit zu erkennen, welches Mittel sich zeigt.

V: Sie können es nicht Unterbrechung nennen, nur weil Sie das darunterliegende Mittel nicht sehen. Unterbrechung bedeutet „keine Besserung". Wenn Sie allgemein eine Besserung sehen, können Sie das nicht mehr Unterbrechung nennen. Was ist Heilung? Was ist besser? Besser ist besser. Es kann bedeuten, daß er jetzt nur noch zwei statt zehn Taschentücher braucht. Dann können Sie sagen, sein Katarrh ist 80% besser. Bei einer Unterbrechung wäre der Katarrh unverändert.

K: Wenn sich ein Fall also klärt, sieht man dann gleichzeitig immer eine gewisse Besserung des Zustandes?

V: Ja, sicher. Eine Besserung - ganz klar. Sie können am Anfang eine Verschlimmerung sehen, aber später eine deutliche Besserung.

K: Was ist mit den sogenannten „einseitigen Fällen"?

V: Einseitige Fälle? Wir haben einige solcher Fälle. Hatten wir nicht schon einige? Es handelt sich um Fälle, in denen ein Mittel nur eine sehr geringe Besserung bringt, das nächste Mittel sich aber sehr klar zeigt.

K: Es gibt aber eine Besserung bei einem „einseitigen Fall"?

V: Es gibt eine gewisse Besserung, ja.

K: Sie sagten etwas darüber, daß ein Mittel die Patienten in ein bestimmtes Gesundheitsstadium versetzen kann, wodurch ihnen die Freiheit gegeben wird, selbst zu wählen. Nachdem sie dann ihre Entscheidungen getroffen haben und ihre Erfahrungen machen, durchlaufen sie Krisen, die dann ein Mittelbild zeigen, das vorher nicht vorhanden war. Wurde diese Schicht neu hervorgebracht? Der zweite Teil der Frage lautet, ob sich im Laufe der Behandlung neue Schichten auflegen können.

V: Ja. Das ist eine gute Frage. Ich werde versuchen, sie so schnell wie möglich zu beantworten. Was tatsächlich passiert, ist, daß wenn Sie eine Person auf eine bestimmte Stufe bringen, sie sich als geheilt betrachtet. Sie lebt nun ihr Leben weiter und macht ihre Erfahrungen. Es gibt da nun für gewöhnlich zwei Möglichkeiten.

Die eine Möglichkeit ist, daß die Leute Erfahrungen machen, die nützlich für sie sind. Sie geraten in Krisen und kommen wieder heraus, während sie bestimmte Dinge innerhalb ihrer selbst abklären. Später kommen sie vielleicht mit ein paar körperlichen Symptomen, die durch diese Krise hervorgebracht wurden. Wenn die Erfahrung hilfreich war und die Person das Problem wirklich bewältigt hat, werden wir sehen, daß die nächste Schicht, die als wir ihn behandelten noch nicht sichtbar war, jetzt erkennbar wird. Das bedeutet, daß es hier drei Schichten gab, und wir jene zwei behandelten. Die dritte zeigte sich noch nicht deutlich.

Die Person macht im Leben weitere Erfahrungen, die letztendlich von der Art wie der Verlust durch Tod, Krankheiten usw. sind. Das sind Erfahrungen, die die Person weiterbringen, Erfahrungen, die der Person letztlich eine Art von umfassender Freiheit bringen werden. Was wir aufgrund dieser Erfahrung sehen, ist, daß der Abwehrmechanismus gestärkt worden ist und jetzt eine Symptomatologie hervorbringt, die klar die nächste Schicht zeigt, die vorher schwach war. Sie werden gleich sehen, wie Sie das bemerken, wie man das erkennt.

Was diese Patienten für gewöhnlich sagen werden, ist, daß Sie sie zwar in einen Zustand gebracht haben, der kaum eine Symptomatologie zeigt, daß sie erleichtert und zufrieden sind, aber daß nicht genug Energie vorhanden ist. Das ist ein Problem, mit dem sie sich an Sie wenden werden. Sie werden sagen, daß sie mit nichts richtig zufrieden sind. Sie möchten angeregt und intensiv leben. Sie werden hier den Eindruck gewinnen, daß da etwas - ein Konflikt - verdrängt wird, ein Konflikt, der die Energie zurückhält.

Nun, wenn der Konflikt gelöst ist... natürlich gibt es Konflikte verschiedenster Art - ein Konflikt kann in dem Moment auftreten, wo Sie Ihren Patienten zur Kasse bitten, oder irgend etwas, z. B. die kritischen Situationen, die sie mit ihren Eltern erleben. Vielleicht sind sie zu abhängig von Ihnen, aber dennoch lieben sie sie. Oder es kann die Beziehung zu den Kindern sein, sie sind zu selbständig, und sie haben Angst und wollen sie zurückhalten. Oder sie denken, daß sie zu autoritär waren und sie schlecht behandelt haben, und schon entsteht ein Konflikt. Es kann auch sein, daß man eine Beziehung aufrechterhält, die man seit langer Zeit leid ist, die man aber nicht abbrechen will, weil man unsicher ist. Man weiß nicht, was dann kommen wird, oder man möchte nicht mehr mit der anderen Person zusammensein.

Je höher die Konflikte auf der geistigen Ebene fortschreiten, desto mehr nehmen sie eine Form an, die andere Menschen nicht verletzt. Um andere nicht zu verletzen, halten sie eine Situation aufrecht, die ihnen die Energien nimmt. Es ist ein tiefer Konflikt, der wirklich Energien raubt.

Die Person hat eine Kolitis, Arthritis, einen Hautausschlag oder was auch immer, doch ansonsten geht es ihr ganz gut. Aber jetzt ist sie alleingelassen mit diesen Entscheidungen und Konflikten. Sobald eine Entscheidung anliegt, kann es zu einem Konflikt kommen. Was passiert? Die Person stellt sich den Problemen und löst sie. Sobald der Konflikt gelöst ist, entsteht ein Gefühl von Freiheit, und es gibt einen Energieschub - und eine Symptomatologie.

Während dieses Zustands werden Sie die nächste Schicht aufkommen sehen.

Es kann dann zu einem so wunderschönen *Calcium carbonicum*-Bild kommt. Was sich bei dem Kind so schnell zeigte, kann bei einem Erwachsenen, bei richtiger Behandlung, fünf bis zehn Jahre dauern. Der Patient kommt und Sie verschreiben, und dann geht er in ein erfüllteres Leben, ist freier und es kommen neue Entscheidungen auf ihn zu, und somit Konflikte. Sie werden die Konflikte niemals beenden können.

Nun, dieses ist der eine Fall, der Fall, in dem die Erfahrungen des Lebens die Gesundheit fördern. Aber es gibt auch eine andere Art. Es können eine oder zwei oder drei Schichten vorliegen. Sie machen den Patienten freier und geben ihm größere Möglichkeiten, mit denen er arbeiten kann, mehr Fähigkeiten - aber er ist ehrgeizig. Er will diese Fähigkeiten so schnell wie möglich nutzen. Er möchte sie für sich nutzen - nur zu seinem eigenen persönlichen Vorteil. Und dann geht er ins Leben und trifft auf Widerstand.

Diese Widerstände stören und schädigen seine Gesundheit. Wenn es zu einem Zusammenstoß kommt, und er sagt: „Das gehört mir", und ein anderer sagt: „Nein, das gehört nicht Ihnen!", dann kommt es zu einer großen Erschütterung in ihm - prompt wird er krank! In diesen Fällen werden Sie die nächste darunterliegende Schicht nicht aufkommen sehen. Sie werden die Schicht sehen, die obenauf liegt. Sie werden das Bild eines Mittels sehen, das nicht *Calcarea* ist, um bei unserem Beispiel zu bleiben. Es kann sein, daß Sie *Ignatia* oder *Acidum phosphoricum* sehen. Sie können dann Mittel sehen, die nicht so tief liegen, und die sich vorher noch nicht zeigten.

Hier wurde die Energie, die er erhalten hatte, falsch genutzt, und es wurde so eine neue Schicht hinzugefügt. Während dieses Stadiums werden Sie sehen, daß die Person nur für sich selbst arbeitet, um Geld oder Macht zu erlangen. Die Person arbeitet ständig in diese Richtung, wobei sie sehr vital ist und sehr effizient arbeitet, dahinter aber steht eine Art Mangel oder Leere. Es ist ein tiefer Mangel an Gemütsruhe und Gelassenheit, da die Person sich so sehr antreibt und das wirkliche Selbst völlig ignoriert. Dem wird eine Erschöpfung folgen.

Sie werden dann Eigenschaften aufkommen sehen, die mehr und mehr Raum einnehmen werden. Es werden Reize benötigt. Und so kann sich auf eine *Sulfur*-Schicht eine *Nux vomica*-Schicht legen. Reize, Reize, Reize, Kaffee, Alkohol, Sex - und dann folgt eine Art Verwirrung. Dann werden sie wiederum krank und bekommen eine neue Schicht.

Es hängt davon ab, wie empfindlich sie sind. Sie mögen noch nicht empfindlich sein, und werden schließlich in einen anderen Zustand kommen, der grundlegender und verworrener ist. So ist er erst *Sulfur*, dann *Nux vomica* und dann *Ammoniacum*.

Auf diese Weise können Sie in fünf Jahren zwei Schichten hinzufügen, anstatt eine herunterzunehmen. Durch den falschen Gebrauch unserer Selbst entledigen wir uns der positiven Qualitäten und geben den negativen Qualitäten die Oberhand. Und dann wird Stimulation nötig. Der Organismus muß ja schließlich arbeiten. Man baut ab. Während dieses Prozesses des Untergangs trifft dieser Mensch einen guten Homöopathen, der ihm ein Mittel gibt. Daraus entsteht wieder eine Wahlmöglichkeit für die Person. Wir ermöglichen ihr die Wahl. Wir geben ihr neue Möglichkeiten.

K: Kann es sein, daß eine Person, die mit *Calcarea* behandelt wurde, dann zu einem anderen Mittel wird und später plötzlich wieder zu *Calcarea*?

V: Ja. Dem Patienten wurde *Calcarea* gegeben, und dann sehen Sie irgendwann wieder *Calcarea* und dann *Corallium rubrum* und dann *Nux vomica*, was auch immer obenauf liegt.

Deshalb haben Sie Fälle, die im Alter von zwanzig eine Symptomatologie haben, die *Calcarea* anzeigt, später aber ein anderes Mittel; was nicht heißt, daß es ihm besser geht, es ist so, weil es ihm schlechter geht.

Da ist eine Schicht *Calcium carbonicum* und da ist eine Schicht *Nux vomica*. So sehe ich das.

Übrigens wollte ich heute sowieso mit Ihnen über dieses Thema sprechen, über das Wechseln von einem Mittel zum anderen. Was hat es damit auf sich?

Nehmen wir an, eine Person *ist Natrium muriaticum*, aber dann, nach ein oder zwei Jahren, geben wir *Phosphorus*. Was ist diese Person nun? *Natrium muriaticum* oder *Phosphor*? Was bedeutet das? Geht es der Person nun besser oder schlechter? Was ist besser oder schlechter? Was heißt komplementär? Wann sprechen wir von konstitutioneller Behandlung? Heißt das, nur ein Mittel zu geben?

Sie müssen auch den Fortschritt, den der Patient macht, bewerten können... Sie werden also einige Überlegungen in bezug auf das Leben dieser Patienten anstellen müssen. Wenn Sie Erfahrung haben und mehr und mehr Fälle sehen, werden Sie sich mit diesen Dingen beschäftigen müssen. Nehmen Sie an, Sie haben einen *Natrium muriaticum*-Fall. Wir wissen, aus der Materia Medica, daß wir *Natrium muriaticum* und *Phosphorus* trennen müssen. Dennoch kann es sein, daß ein typischer *Natrium muriaticum*-Fall, zu einem typischen *Phosphorus*-Fall wird.

K: Sprechen Sie über das Hinzufügen einer Schicht, oder dem Wegnehmen einer Schicht?

V: Es kann beides sein. Jedenfalls haben Sie nicht das Gefühl, daß es dieser Person jetzt besser geht. Er braucht *Phosphorus*, damit es ihm besser geht. Es geht ihm schlechter, da er wieder *Phosphor* braucht, aber auch allgemein geht es ihm schlechter.

Es ist interessant zu beobachten, wie *Natrium muriaticum* in *Lycopodium* übergeht. Ich habe das mehrmals gesehen. Was in solchen Fällen, in denen ein typischer *Natrium muriaticum*-Patient zu einem anderen Mittel, wie *Lycopodium, Phosphorus, Sepia* oder *Apis* wechselt, passiert, ist, daß dann Charakteristiken der nächsten Schicht oder des nächsten Mittels sichtbar werden, die aber nicht tief, nicht in der Tiefe des Charakters dieses Patienten, liegen. Er wird entweder physische Merkmale des nächsten Mittels zeigen oder geistige Charakteristiken oder die Essenz des Mittels auf einer oberflächlichen Ebene, nicht auf einer tiefen Ebene. Ich werde das erklären.

Sie haben einen typischen *Natrium muriaticum*-Patienten, der Ihnen nach 6 - 12 Monaten erzählt, daß er durch zu viele Gase aufgebläht ist, daß er Verdauungsprobleme hat, daß der Stuhl formlos ist und daß er jetzt nur noch auf der rechten Seite schlafen möchte. Morgens ist er ziemlich müde. Sie sehen Verdauungs- und Leberstörungen mit den Charakteristiken von *Lycopodium*. Wenn mir der Patient diese Geschichte erzählt, werde ich *Lycopodium* geben. Warum? Weil ich diese zusätzlichen Symptome habe und weiß, daß *Lycopodium Natrium muriaticum* ergänzt.

Ein anderer wird sagen, daß es ihm zwischen 16 Uhr und 20 Uhr schlechter geht. Das braucht aber nicht vorzuliegen, weil wir wissen, daß das eine Mittel in das andere übergehen kann und beide komplementär sind. Die Beschwerden, die er mir nennt, befinden sich aber nicht auf der geistigen Ebene. Sie sind meistens nur auf der physischen Ebene.

So habe ich hier also keinen typischen *Lycopodium*-Fall, wie ich es Ihnen bereits beschrieben habe, denn darunter liegt *Natrium muriaticum*, darunter *Natrium sulfuricum*, und darunter *Sulfur.* Aber in dem Moment, in dem die Probleme mit der eben genannten Symptomatik auftauchen, braucht er *Lycopodium.* Die Konstitution, die dahinter steht, ist aber nicht *Lycopodium.* Lassen Sie sich also nicht irreleiten; denken Sie nicht, daß eine Person, die in einem bestimmten Moment ein bestimmtes Mittel braucht, immer dieses Mittel benötigt - es muß nicht das Mittel dieses Patienten sein. Nein! Wir geben ihm *Lycopodium* wegen der Verschlimmerung im Verdauungssystem, aber die Person, die wirklich hinter all diesem steht, ist *Calcarea* oder *Natrium muriaticum.*

Von der Typologie her ist diese Person noch immer *Natrium muriaticum.* Doch im Augenblick geht er durch eine *Lycopodium*-Phase, und die *Natrium muriaticum*-Züge in seinem Charakter können nun verringert sein. In diesem Fall haben wir *Lycopodium* mit einem normalen geistig-emotionalen Bereich.

Das ist jedoch nicht immer so. Sie haben unter Umständen einen *Natrium muriaticum*-Patienten, der immer mehr zu *Phosphor* wird. Er fängt an, Durst zu bekommen, Eis zu essen, bekommt vermehrt Probleme mit den Bronchien, bekommt leichter Erkältungen, hat Magenverstimmungen und eine Gastritis oder sonstige Beschwerden. Sie sehen einige *Phosphorus*-Züge. Aber welche? Nicht so sehr die Angst vor dem Tod oder Angst um die Gesundheit, was die tiefere Ebenen von *Phosphorus* ausmachen, sondern Sie werden vielleicht bemerken, daß er sehr mitfühlend wird, er kann andere Menschen nicht leiden sehen. Etwas worauf er früher, als er *Natrium muriaticum* war, sehr kalt zu reagieren pflegte, berührt ihn jetzt. Früher konnte er es sehen, jetzt nicht mehr. Sie haben physische Elemente und einige Hinweise auf der emotionalen Ebene. Sie geben *Phosphorus*, und der Patient wird gesünder werden. Im Grunde ist die Person aber *Natrium muriaticum.*

Sie werden das bei *Causticum* sehen. *Causticum* ist sehr sensibel. Es ist ein Mittel, das nach Gerechtigkeit verlangt, ein Revolutionär. Wenn etwas nicht gerecht ist... dann ab mit dem Kopf! Das ist die Einstellung von *Causticum*. Okay? In welchen Zustand kommt *Causticum* dann?

K: Mitgefühl.

V: *Staphisagria*, es ergänzt *Causticum*. Wie ist das zu verstehen, was meinen wir damit? Damit ist gemeint, daß der Patient von *Causticum*-Zügen befreit wird, wenn wir *Causticum* geben, Er kommt dann in einen empfindsameren Zustand, in dem er besorgter und mitfühlender ist. Er geht in Richtung einer Pathologie und wenn es zuviel wird, kommt er in einen *Staphisagria*-Zustand. Aber es wird kein typischer *Staphisagria*-Fall sein, so wie wir *Staphisagria* bereits ausführlich besprochen haben. Eine *Causticum*-Patientin, die nicht von uns behandelt wurde, befindet sich z.B. in einer familiären Situation, wie ich sie Ihnen beschreiben werde. Sie mag ihren Ehemann, es ist eine nette Familie. Nun kommt die Mutter des Ehemannes ins Haus, um dort zu wohnen. Der Mann zeigt der Mutter eine gewisse Zuneigung, was etwas Natürliches ist. Die *Causticum*-Frau fühlt sich an die zweite Stelle gerückt. Sie ist innerlich aufgeregt, sagt aber nichts, denn *Causticum* bringt diese Dinge nicht nach außen. So behält sie alles in ihrem Inneren und mehr und mehr für sich, bis sie zu Ihnen kommt und über Schwindel oder sonst etwas klagt. Wenn Sie die Angelegenheit näher untersuchen, wird sie anfangen zu weinen und erzählen, daß die Situation zu Hause inzwischen untragbar ist. Sie wird sagen, daß sie sich unterdrückt fühlt und nicht „atmen" kann, sobald die Schwiegermutter ins Zimmer kommt. Es ist ihr unmöglich, zusammen mit ihr im selben Haus zu leben. Die Schwiegermutter will ihr überhaupt nichts und möchte sogar helfen, aber sie möchte das nicht. Durch die bloße Gegenwart der Schwiegermutter fühlt sich die Frau völlig unterdrückt. Das wirkliche Mittel liegt hier tiefer, es ist *Causticum*. Auf *Causticum* hat sich aber nun eine Schicht gelegt, verursacht durch die Situation zu Hause und die Art und Weise, wie sie mit der Angelegenheit umgeht, und die Sache sieht. Sie will nicht darüber sprechen. Sie sagt ihrem Mann kein Wort, und wozu kommt es dann? Zu Schwindel. Die Symptomatologie hat sich verändert. Anstatt sich über die Mutter zu beklagen, klagt sie nun über Schwindel.

K: Wenn man das sieht und mit *Staphisagria* behandelt, würde das *Cau-*

sticum-Bild dann klarer werden?

V: Ja, das geschah auch. Ich habe sie mit *Staphisagria* behandelt, und sobald das weg war - sie empfand alles als viel natürlicher - kam sie in das *Causticum*-Stadium. Es zeigten sich ernsthafte Nachwirkungen. All diese Dinge sind so eng miteinander verbunden. Während der *Staphisagria*-Phase zeigten sich ernste Auswirkungen ihrem Ehemann gegenüber, der sich nicht um sie kümmern würde und so weiter, und Sie entwickelte Gleichgültigkeit in bezug auf Sex. Es kam zu einer Gleichgültigkeit im sexuellen Bereich, und sie bekam keinen Orgasmus mehr. Sie hatte das Gefühl, eingeschlossen zu sein und fühlte sich verletzt. Diese Leute sagen, daß sie gerecht sein wollen, aber sie fordern auch Gerechtigkeit von anderen. Unmöglich! Wir definieren den Begriff der Gerechtigkeit für uns, was nicht bedeutet, daß wir immer recht haben müssen.

K: Ich habe Leute gesehen, die typisch *Natrium muriaticum* zu sein schienen, - wirklich richtig *Natrium muriaticum*. Ich gab *Natrium muriaticum*, und sie wurden zu so etwas wie *Phosphorus*. Es scheint so, als seien sie das vorher gewesen, als sie jünger waren. Aber sogar wenn sie sich in dem *Phosphorus*-Stadium befinden, kann ich sehen, daß sie grundsätzlich *Natrium muriaticum* sind.

V: Ja, das ist es, was ich sage. Auf der anderen Seite können Sie einen typischen *Phosphorus*-Fall sehen, der zu *Natrium muriaticum* übergeht, und dann offener ist und sich mehr ausdrückt.

K: Aber warum ist es so, daß sie noch *Natrium muriaticum* zu sein scheinen, wenn sie schon dabei sind, zu *Phosphorus* zu werden? Warum wechseln sie nicht wirklich?

V: Höchstwahrscheinlich aufgrund eingeprägter Verhaltensweisen, die sehr tief sitzen und der Person ihren Stempel aufgedrückt haben.

K: Sie meinen, etwas, das mehr ist als nur eine Angewohnheit?

V: Ja, mehr als eine Angewohnheit.

K: Meinen Sie damit, daß *Natrium muriaticum* zu *Phosphorus* oder *Lycopodium* überwechseln kann, und daß dies bedeutet, es geht in Richtung Gesundheit?

V: Es kann so sein, es kann aber auch eine neue Schicht sein. Eines von beidem.

K: Zur Situation, die D. beschrieb - das Kind war *Phosphorus* erlebte dann als Heranwachsender Enttäuschungen, hatte Liebesbeziehungen und wurde dann zu *Natrium muriaticum* - sind die *Phosphorus*-Symptome, die dann aufkommen physischer Art und nicht so tief?

V: Oh ja. Die Symptome sind physischer Art, und *Phosphor* wird der Gesundheit einen kräftigen Schub geben. Danach werden Sie einen Menschen sehen, der sich jahrelang sehr stark fühlen wird. Aber dann haben sie wieder die Wahlmöglichkeiten, über die ich gesprochen habe. Sie können dann zurückfallen auf *Phosphor*, oder zurückfallen auf *Natrium muriaticum*, indem sie sich mit dieser Schicht bedecken.

K: Es scheint, je weniger gesund eine Person ist - je weniger vital sie ist - desto drastischer wird sich der Wechsel von einem Mittel zu einem anderen vollziehen. Je instabiler *Natrium muriaticum* ist, desto eher wird es zu *Phosphor*.

V: Das ist wahr. Wenn es sich um einen einfachen und ursprünglichen Organismus handelt... wenn wir Brasilianer, Südamerikaner oder Afrikaner behandelten, die grundsätzlich gesündere Körper haben, würden wir stabilere Resultate erzielen. Da geben Sie *Phosphor*, und die Sache ist erledigt. Chronische Entzündungen und schreckliche Sachen dieser Art werden verschwinden. Aber der Mensch ist von Natur aus unzufrieden. Es gibt vielleicht fünf oder sechs Generationen, die glücklich sind, bei der zehnten hört es schon auf.

K: Wollen Sie damit andeuten, daß die Mittel nicht auf die Willenskraft wirken? Den Patienten wird die Wahl gelassen, und die Wahl geht entweder in Richtung Gesundheit oder Krankheit; die Lebenskraft ist getrennt von der für sich stehenden, auswählenden Willenskraft?

V: Unbedingt! Wir haben Energien und können sie verschieden einsetzen. Sie werden gemäß unserer Entscheidungen genutzt, gemäß unseres freien Willens. Der freie Wille ist für mich etwas Absolutes. Niemand kann den Willen beeinträchtigen. Und sollte sich jemand einmischen, würde ich es als falsche Einmischung betrachten. Es behindert die Entwicklung der anderen Person. Wenn ich jemandem sagen würden, er müsse dieses oder jenes tun und würde es ihm aufzwingen, dann nähme ich dieser Person Entwicklungsmöglichkeiten. Das entspricht jedenfalls meinem Verständnis.

K: Das beantwortet für mich die oft gestellte Frage, ob wir in das Karma eines Menschen eingreifen, wenn wir eine Schicht wegnehmen! Wenn wir den freien Willen nicht beeinflussen können, können wir das karmische Muster auch nicht wirklich beeinflussen.

V: Sehen Sie, es ist ihr Karma das zuläßt, daß sie zu uns kommen, um behandelt und geheilt zu werden. Und wenn es ihr Karma nicht zuläßt - und das ist keine Entschuldigung für Sie, schlechte Homöopathie praktizieren zu dürfen - aber wenn das Karma es nicht zuläßt, werden Sie das Mittel nie finden! Ganz egal, wie sehr Sie es auch versuchen. Sehen Sie das nicht als Entschuldigung für Ihre Fehlschläge (Gelächter). Sie müssen sich alle Mühe geben, da der Patient zu Ihnen geschickt wurde, um geheilt zu werden. Sie müssen Ihr ganzes Wissen einsetzen und dürfen nicht den Richter spielen. Ich habe Fälle von wirklich schrecklichen Menschen gesehen, die gemordet und sich kriminell verhalten haben. Sie wurden geheilt. Hätte ich sagen sollen: „Nein, ich werde Sie nicht behandeln"? Nie! Oder Placebos geben? Es steht mir nicht zu, über ihre Fehler zu urteilen. Entweder werden sie geheilt oder nicht.

Oder Sie bekommen jemanden und geben ihm das richtige Mittel, und nach drei Monaten fühlt er sich so gut, daß er Kaffee trinkt. Das Mittel wird unterbrochen, und nach einem Monat ist er wieder da. Das macht er vielleicht viermal, und das Bild ist durcheinander. Sie können dann nichts sehen, was man verschreiben könnte. Das Mittel, das gewirkt hat, hat dann keine Wirkung mehr. Und dann geht er weg von Ihnen. Danach erfahren Sie, daß er sich im Krankenhaus befindet. Dann liegt es an einer anderen Welt oder vielleicht wird die Krise im Krankenhaus ihm helfen, sich besser zu fühlen und seine Probleme zu lösen. Vielleicht kommt er schließlich sogar zu Ihnen zurück.

Ich erzähle Ihnen von meinen Erfahrungen, das habe ich mir nicht ausgedacht. Es tat mir leid zu sehen, daß jemand aufgrund seines Verhaltens im Krankenhaus landete, obwohl ich ihm hätte helfen können. Er hätte es vermeiden können. Er nahm Antibiotika und ging dann zu einem weiteren Arzt, um eine weitere Meinung zu hören.

Onassis brauchte, um zu sterben, 75 Ärzte der ganzen Welt. Wirklich, das hat mir einer seiner besten Freunde erzählt - einer meiner Patienten. Er hatte 75 Ärzte, aus Japan, aus Amerika, aus England und Gott weiß woher sonst noch. Einige sagten, daß die Gallenblase entfernt werden müsse oder die Milz, oder die Leber. Was blieb noch übrig, als zu sterben? Er litt an einer Myasthenia. Dieser Freund von ihm, ein Prominenter aus Athen, machte einen Termin für ihn, einen Monat bevor er die Grippe bekam. Aus der Grippe wurde eine Lungenentzündung, worauf er nach Paris flog, wo sie bessere Ärzte haben. Einen Monat nach seinem Termin sagte dieser Mann erneut zu ihm: „Geh zu George." Er sagte: „Ja, ich muß wohl gehen", aber er war immer sehr beschäftigt in Athen. Schließlich bestimmte er, daß ein Termin für den nächsten Monat vereinbart werden sollte. Dann las ich in der Zeitung, daß er Grippe hatte. Ich sage nicht, daß ich ihn geheilt hätte, aber Onassis hatte eine ungeheure Vitalität. Erinnern Sie sich, wie der Mann aussah? Ich arbeite gerne mit solchen Menschen. Mit so einer Physis kann man gut arbeiten. Und dennoch führte sein Karma in eine andere Richtung. Es steht uns nicht zu...

Das erinnert mich an die Zeit, vor der griechischen Revolution gegen die Türken. Es gab damals geheime Schulen, von denen die wenigsten wußten, und die niemand finanziell unterstützte. Genauso kommt mir die heutige Zeit und unsere Situation vor. Wir bereiten uns auf eine Revolution vor.

K: Weichen wir jetzt nicht zu sehr vom Thema ab? Was meinen Sie, soll mit den Informationen geschehen, die Sie uns hier geben und die aufgenommen und aufgeschrieben werden? Und welche Menschen sollten die Homöopathie kennenlernen, was möchten Sie damit erreichen?

V: Das ist eine gute Frage, da wir wohl sonst nicht darüber sprechen würden. Ich meine, daß diese Informationen, die ich Ihnen hier gebe, nur für Sie bestimmt sind, und für niemand anderen. Wenn es auch für andere bestimmt wäre, würden sie auch hier sein. Sollte diese Information wiederholt werden, wird sie an Wert und Kraft verlieren. Sehen Sie, es gibt etwas... ich gebrauche Worte, aber zusätzlich übermittle ich Ihnen etwas, das sich jenseits von Worten befindet. Ich übermittle Ihnen meine Erfahrung. Es ist etwas anderes als große Worte zu machen. Das ist eine ganz andere Sache, ein ganz anderer Effekt. Ich glaube nicht, daß die Zeit reif ist, diese Informationen weiterzugeben - es sei denn, Sie haben die Erfahrung, es zu stützen, und die Überzeugung. Sehen Sie, es ist meine Überzeugung die lehrt. Nicht, weil ich überzeugend wirken möchte, sondern weil ich diese Dinge gesehen habe und weiß, daß es so ist. Das ist es, was ich Ihnen vermitteln möchte - zusammen mit dem Wissen! Wenn Sie nur das Wissen vermitteln, werden die Menschen nur den Kopf schütteln und es für Unsinn halten. „Was ist das? Worüber spricht er?!"

Deshalb ist es besser, wenn wir eine Ebene der Homöopathie übermitteln, die grundlegend ist; das wird momentan in einem größeren Ausmaß gebraucht. Wenn ich all diese Dinge der Weltgesundheitsorganisation mitteilen würde, würden sie das Material nicht veröffentlichen, dessen bin ich mir sicher. Deshalb gebe ich ihnen nur soviel, wie der Ebene ihres Verständnisses entspricht.

K: Der Mann, der Ihr Gespräch mit Karl aufgenommen hat, bemängelte gestern die Art und Weise, wie die Homöopathie der Öffentlichkeit präsentiert wird. Er meinte, daß die Terminologie nicht zeitgemäß sei. Unsere Sprache würde niemand richtig verstehen. Die Homöopathie selbst würde seiner Meinung nach Hand und Fuß haben, aber wenn wir versuchen, sie zu erklären, würden wir Ideen ansprechen, die nicht unbedingt von anderen zu verstehen sind. Wir würden es nicht richtig übermitteln, so daß es die anderen verstehen können.

K: Die Lebenskraft oder...?

K: Genau.

V: Geben Sie ihnen Informationen, die ihrem Verständnis entsprechen.

K: Und unserem.

V: Ja.

K: Ja, das ist etwas, das ich aus eigener Erfahrung bestätigen kann. Sie bekommen keine großen Schwierigkeiten, wenn Sie nicht über etwas sprechen, das außerhalb ihrer Wissensebene liegt.

V: Außerdem ist es wichtig... wir können z.B. folgende Erfahrung machen. Wir stellen einer Gruppe von Menschen einen Fall vor, und sie verstehen es. Eine andere Gruppe wird sagen: „Ja, vielleicht." Eine dritte Gruppe wird sagen: „Das übersteigt mein Verständnis." Letztere werden behaupten, ich sei verrückt.

Das Wissen, das vermittelt werden kann, ist von der jeweiligen Verständnisebene abhängig. Wie sollen sie etwas verstehen, bevor sie die Brücke zu dieser Art von Wissen und Verständnis überschritten haben? Deshalb müssen wir Schritt für Schritt vorgehen. Erklären Sie diesen Leuten mehr die grundlegenden Dinge. Ich rate Ihnen, geben Sie ihnen nicht diese Art von Informationen. Es ist nicht die Materia medica, die für einen Anfänger wichtig ist. Es sind nicht die Fallanalysen, an denen diese Menschen Gefallen finden. Bevor man eine Sache schätzen kann, muß man das entsprechende Wissen besitzen.

Die Leute müssen skeptisch sein, und sie haben das Recht, skeptisch zu sein. Wir müssen ihnen das, worüber wir sprechen, Schritt für Schritt beweisen. Wenn wir sagen, daß uns das alles nicht kümmert und daß dies die einzige Wahrheit ist, die absolute Wahrheit, dann wäre das nicht gut.

K: Planen Sie, diese Vorträge zu veröffentlichen? Oder vielleicht in eine Materia medica einzufügen?

V: Diese Vorträge? Wenn die Zeit reif ist vielleicht. Nicht, wenn sie nicht reif ist. Ich werde daran arbeiten und sie in eine lesbare Form bringen.

K: In drei, fünf Jahren?

V: Ich weiß es nicht. Schon vor sechs oder sieben Jahren hatte ich vor, einen ersten Band zu veröffentlichen. All die griechischen Ärzte fragten mich ständig, wann das Buch erscheinen würde. Jedesmal, wenn wir uns trafen, fragten sie mich nach dem Buch. Sie drängten mich sehr. Sie meinten, daß ich Zeit verlieren würde, und baten mich, Vorträge zu halten, Vorträge zu halten, Vorträge zu halten. Ich bekam schon fast einen Nervenzusammenbruch. Sie wollten mehr und mehr Material. Wirklich, ich hatte fast einen Zusammenbruch. Ich mußte mich für einen Monat krank melden, um mich wieder zu erholen.

K: Nahmen Sie ein Mittel?

V: Ein Mittel? Ja.

Ich hatte vor, mit Ihnen über die Säuren zu sprechen - über *Acidum phosphoricum*, *Acidum muriaticum* und *Acidum picrinicum*.

Acidum phosphoricum

V: Es ist interessant, daß *Kent* von einer geistigen Schwäche spricht. Meiner Erfahrung nach handelt es sich bei *Acidum phosphoricum* primär um eine *emotionale Schwäche*. Es handelt sich in erster Linie um eine Schwächung der emotionalen Ebene, die sich nach einem heftigen Schock oder einer Reihe kleinerer Erschütterungen einstellt. Der *Acidum phosphoricum*-Zustand kann nach einem großen Schock, wie dem Verlust eines Ehepartners oder Kindes aufkommen, oder er tritt nach mehreren kleinen, nacheinander auftretenden Schocks auf. Damit Sie diese Schwäche verstehen können, sollten Sie wissen, wie sie sich entwickelt. Bei *Acidum phosphoricum* kommt es schließlich zu Gleichgültigkeit, völliger Gleichgültigkeit. Doch bevor dieses Stadium erreicht wird, sehen wir eine Reizbarkeit, die schon durch Kleinigkeiten hervorgerufen wird. Wir sehen eine starke Reizbarkeit, der gleich darauf eine Art Enttäuschung folgt.

K: Bezieht sich diese Enttäuschung auf sie selbst oder auf andere?

V: Sie fühlen sich innerlich enttäuscht. Sie fragen sich, wie es weitergehen soll, wie sie mit den Dingen fertigwerden sollen. Sie fragen sich, wie sie weiter in der Welt bestehen können und ihren Aufgaben nachkommen sollen.

K: Weil die Welt sie enttäuscht hat?

V: Nein, sie merken, daß es sich um eine Reaktion ihrerseits handelt, daß sie zu stark reagieren. Können Sie sehen, wie sich dieser Zustand entwickelt? Wenn jemand sehr reizbar ist, gibt es verschiedene Gründe dafür. Wir haben bereits über *Nux vomica* gesprochen, wie gereizt diese Menschen sind und wie sie das durch das Zerbrechen von Dingen zum Ausdruck bringen. Dahinter verbirgt sich eine bestimmte Verfassung. Es „knallt" eben, wenn sie sich behindert fühlen - das ist *Nux vomica*.

Acidum phosphoricum ist völlig anderes. Es steht eine Schwäche dahinter. Der Grundgedanke ist *Schwäche*. Es sind keine Reserven vorhanden, um einer Auseinandersetzung oder einem Zusammenstoß standhalten zu können. Sie haben keine ausreichenden Reserven, deshalb sind sie so reizbar. Sie kippen emotional durch den kleinsten Stoß um. Ein Stoß und sie liegen emotional flach. In den Anfangsstadien schützen sie sich noch durch die Reizbarkeit - die völlig unbegründet ist. Der geringste Anlaß verursacht diese Gereiztheit. Das ist die Idee dahinter. Sie sind gereizt, weil sie fühlen, daß sie emotional umfallen würden, würde man sie nur ein wenig mehr stoßen. Sie fielen dann um und wären wie tot. Das ist es auch, was schließlich passiert. Es entsteht immer mehr Druck, es gibt immer mehr Streitpunkte und schließlich geben sie mehr und mehr auf, bis sie in einen Zustand vollkommener Teilnahmslosigkeit kommen. Dann kümmert sie gar nichts mehr.

K: Sieht man auch episodisch auftretende Teilnahmslosigkeit? Ich hatte eine Patientin, die auf *Acidum phosphoricum* reagierte. Ihr Mann war gestorben. Kleinigkeiten, wie Rechnungen und ähnliches, und die täglichen Probleme mit den Kindern häuften sich. Sie räumte ein, in diesen Situationen unangebracht heftig zu reagieren. Vorher war ihr Mann ihre Stütze gewesen. Nun kam Sie aus dem Gleichgewicht und war nach einer gewissen Zeit geistig und emotional am Boden und völlig gleichgültig. Das dauerte jeweils ein oder zwei Tage, und dann kam sie da wieder heraus.

V: Genau! Die Patienten können das als „wechselnde Stimmung" beschreiben. Im Repertorium finden Sie *Acidum phosphoricum* nicht in der Rubrik „wechselhafte Stimmung". Doch das beschreibt genau den Zustand, in den sie von Zeit zu Zeit geraten. Durch Verausgabung kommt es zu dieser Gereiztheit, der ein Stadium der Gleichgültigkeit folgt, aus dem sie aber wieder herauskommen, solange sie noch nicht zu krank sind. Es kann sein, daß sie Ihnen diese Stimmungsschwankungen beschreiben. Wenn Sie dann ins Repertorium schauen, finden Sie dort (Bd. I, S. 454) *Pulsatilla, Ignatia* usw., aber *Acidum phosphoricum* wird nicht erwähnt.

Dann ist da noch ein anderes Symptom, das sich während der Zeit dieser inneren Stille... nein, nicht Stille... es ist eine innere Kälte, - die Emotionen sind kalt, sie sind nicht mehr vorhanden - in diesem Stadium denken sie an Selbstmord. Doch es liegt ihnen nichts daran, wirklich Selbstmord zu begehen, es ist ihnen egal, ob sie sterben oder nicht. Viele *Acidum phosphoricum*-Patienten werden Ihnen erzählen, daß sie in diesem Stadium Selbstmordgedanken hatten. Ich glaube, es steht nicht im Repertorium unter Selbstmorgedanken. Merken Sie es

sich trotzdem, es macht nichts, daß es nicht aufgelistet ist. Wenn sie dieses Stadium der Schwäche erreicht haben und mehr und mehr in sich gehen, anstatt nach außen, ist ihnen alles egal.
Sie finden ein großes Durcheinander in ihrem Zimmer. Es kann sein, daß sie dasitzen und zusehen wie eine Tasse herunterfällt. Sie haben nicht die Energie, diese aufzuheben. Ihre Einstellung ist: „Wofür?"
Es ist interessant *Phosphorus* und *Acidum phosphoricum* zu vergleichen. *Phosphorus* geht nach außen und *Acidum phosphoricum* zieht sich nach innen zurück. Die Person fühlt sich dann vergessen und im Stich gelassen. Jetzt - ehe sie völlig zusammenbrechen - benötigen sie, um eine Art von Gleichgewicht zu halten, die Unterstützung der Familie. Solange es keinen Druck und keine Zusammenstöße gibt, kann *Acidum phosphoricum* durchhalten.
Ein anderer Punkt ist, daß sie Ihnen vielleicht sagen, daß sie Trost mögen. Sie werden Ihnen sagen, daß es ihnen durch Zuspruch besser geht. In Wirklichkeit geht ihnen dadurch nicht besser, sondern sie können nur keine Zusammenstöße ertragen. Wenn sie sich in einer freundlichen Umgebung befinden, haben sie das Gefühl, eine Art von Gleichgewicht halten zu können und bestehen zu können.

K: Sie haben keine Energie mehr?

V: Ich habe das mehrmals gesehen. Es ist so etwas wie: „Jetzt bin ich allein." Für gewöhnlich entwickelt sich ein *Acidum phosphoricum*-Zustand *nach dem Zerbrechen einer Beziehung*. Sie haben ihren Mann, ihre Frau oder ihre Kinder verloren. Sie haben ihr „Stützsystem" verloren. Es zeigt sich dann eine Schwäche auf der emotionellen Ebene, die zu *Gleichgültigkeit* führt und zu dem Gefühl, aufgeben zu müssen, weil sie nicht mehr können. In ihrem Inneren entsteht eine Kälte. Diese innere Kälte vermittelt ihnen das Gefühl, daß niemand wirklich helfen kann. Es ist ein Zustand, der in Richtung *Aurum* geht; er ist aber nicht so metallisch wie *Aurum*, bei *Aurum* ist es fast so, als hätten sie Metall in sich. Bei *Acidum phosphoricum* ist das Element der Aggressivität nicht so ausgeprägt, wie bei *Aurum*, das zum Schluß zum Selbstmord getrieben wird. Bei *Aurum* ist die Aggressivität sehr stark.

K: Wenn Sie diese Kälte und Stille beschreiben, erinnert mich das an *Sepia*. Bei *Sepia* benutzten Sie das Wort „Neutralität".

V: *Sepia* kann richtig teilnahmslos werden, aber es werden viel leichter Emotionen geweckt, und Sie werden bei *Sepia* auch viel mehr Reizbarkeit finden. Es ist interessant, daß die Depressionen, sobald sie nachlassen, der Gereiztheit Platz machen. Sobald sich die Depression bessert, kommt eine unglaubliche Gereiztheit auf. *Sepia*-Patienten sagen, daß sie nicht mehr lieben. Es kann sein, daß sie Ihnen erzählen, daß sie eine Abneigung gegen ihren Ehemann haben, besonders was das Sexuelle betrifft. Oder das sie sagen: „Manchmal sind mir sogar meine Kinder egal!" Wenn sie aber in Gesellschaft sind, wo es Musik und Tanz gibt, dann kann sie das anregen. Obwohl sie sich in diesem Zustand befinden, werden ihre Gefühle dadurch noch angeregt. *Acidum phosphoricum* dagegen hat überhaupt kein Interesse mehr, noch irgendwo hinzugehen. Sie haben nicht mehr die Kraft dazu. *Sepia* wird gereizt und schlägt die Kinder, da kommen noch Emotionen auf. Bei *Acidum phosphoricum* werden Sie das nicht beobachten, da werden die Emotionen weniger und weniger. Sie haben immer weniger Widerstandskraft, und bald sind sie „tot". Wenn jemand sagt: „Meine Emotionen sind völlig abgestorben", dann heißt das, daß er weder haßt noch liebt. Er hat keine Angst und keine Furcht, da ist *nichts*! Es handelt sich um einen Zustand echter *Gleichgültigkeit.*

Je mehr wir uns dem *Acidum phosphoricum*-Zustand nähern, desto weniger Emotionen sind vorhanden. Wenn Sie also sehen, daß der Schwerpunkt nach einem Kummer dieses Nachlassen auf der emotionalen Ebene ist, dann ist es *Acidum phosphoricum.*

K: Ist *Aurum* nicht auch so? Man hört oft Dinge, die ähnlich sind.

V: Nun, *Acidum phosphoricum* befindet sich in einem Zustand, in dem es sich um nichts mehr kümmert. *Aurum* dagegen wird seine Arbeit weiterhin sorgfältig erledigen, sogar bis zu dem Tag, an dem sie Selbstmord begehen. Sie werden arbeiten und alles erledigen, was zu erledigen ist, und plötzlich, am nächsten Tag, begehen sie Selbstmord. Sie werden keinen Zerfall und keine Schwäche zeigen.

Im zweiten Stadium von *Acidum phosphoricum* breitet sich die Schwäche schließlich auf der geistige Ebene aus. Im dritten Stadium ist dann auch der Körper betroffen. Die geistige Schwäche von *Acidum phosphoricum* äußert sich z. B. dadurch, daß man die Patienten anspricht und fragt: „Was ist Ihr Problem?" Daraufhin sehen sie Sie an, und versuchen sich zu erinnern, doch Sie sagen dann nur: „Ich fühle mich nicht wohl." Oder sie versuchen etwas auszudrücken, sie wollen z. B. sagen: „Geben Sie mir das Buch". Sie sehen zu dem Buch und sagen: „Geben Sie mir..." aber das Wort „Buch" kommt ihnen einfach nicht in den Sinn. Sie reagieren wie jemand, der *Cocculus* bräuchte - Reaktionen auf einen Reiz zeigen sich bei *Cocculus* verspätet.

Bei *Acidum phosphoricum* sehen Sie die Schwäche und die Müdigkeit des gesamten Organismus. Im Gehirn besteht die „Empfindung", als ob man nichts wisse - als ob das Gedächtnis gänzlich verschwunden sei. Sie müssen sich anstrengen, um zu sprechen und einer Unterhaltung zu folgen. Aus diesem Grund sind sie auch nicht gerne unter vielen Menschen. Warum? Weil man in geselliger Umgebung antworten muß, und sie wissen, wieviel Mühe sie das kostet. Deshalb sind sie lieber für sich allein. Eigentlich möchten sie gar nicht für sich sein, aber sie wissen, daß sie mental den gesellschaftlichen Situationen nicht gewachsen wären.

„Eingefrorene Emotionen", ist ein anderer Ausdruck, den sie verwenden werden. „Meine Emotionen sind eingefroren."

Sie können dramatische Veränderungen sehen. Ein Mensch, der gesund war, fröhlich, voller Leben - dann bekommt er einen großen Schock. Er geht zu Bett und in dem Moment, in dem er einschläft, ist es bereits schlimmer - die Symptomatologie verschlimmert sich. In dieser Hinsicht sind sie *Lachesis* sehr ähnlich, es wird während der Nacht schlimmer. Sie werden sagen: „Die schlimmste Zeit für mich ist, wenn ich im Bett liege." Sie werden Ihnen dieses Symptom, das eine Keynote von *Lachesis* ist, nennen. Diesbezüglich können Sie die beiden Mittel verwechseln.

Acidum phosphoricum möchte aber nicht viel sprechen, sie antworten mit ja oder nein und fühlen sich körperlich, geistig und emotional müde.

B: Ich kann Ihnen ein Lied davon singen. Es hat Ähnlichkeit mit *Acidum muriaticum*. Ich erinnere mich, daß man mich eine Kleinigkeit fragte, ob ich etwas aus dem Kaufhaus wolle - nicht einmal das konnte ich überlegen. Da war einfach keine Kraft, um zu überlegen, ob ich vielleicht in einigen Stunden etwas brauchen könnte. Da war keine Zukunft und keine Vergangenheit, es gab nur den Augenblick in dem ich mich befand, in dem ich festgefahren war.

V: Das ist interessant, denn B. befand sich in einem typischen *Acidum muriaticum*-Zustand. Am Anfang dachte ich, daß es vielleicht *Acidum phosphoricum* sein könnte, auch noch während wir uns unterhielten. Als er sagte: „Ich bin so schwach, daß ich es nicht mehr schaffe", dachte ich, daß er vielleicht übertreibt. Aber dann überlegte ich: „Was ist, wenn er recht hat?" Er war so erschöpft, daß er nicht reisen konnte. Er blieb eine Nacht in New York und drei weitere Nächte in Athen, damit er schlafen konnte. Er war nicht in der Lage, in den Ort zu kommen, in dem ich arbeitete. Meine Sekretärin sollte ihn abholen. Sie mußten die Reise drei Tage verzögern, da er ununterbrochen, Tag und Nacht, schlief. Er hatte auch keinen Appetit. Dann schlief er auch die fünf Stunden im Auto und wurde auf einer Trage hereingebracht, schlafend. Als er eingeliefert wurde, sagte er zu jemandem in der Klinik „Hallo, ich werde mich nicht oft sehen lassen." Dann legte er sich hin. Er hatte die ganze Zeit über im Auto geschlafen.

B: Es gab eine Verzögerung, bis das Auto eintraf, und ich hatte eine kurze Unterhaltung mit der Sekretärin, die ungefähr 15 Minuten dauerte. Das erschöpfte mich völlig. Nach den 15 Minuten zitterte und schüttelte sich mein ganzer Körper.

V: Als ich ihn sah, war es ein Schock für mich. Als er Griechenland ein halbes Jahr zuvor verlassen hatte, hatte er mir gesagt, daß er sich bei bester Gesundheit befände und sich nie besser gefühlt habe. Dann brachten sie ihn herein, auf einer Trage. Als ich ihn sah, konnte ich es nicht glauben. Das war ein alter, 200 Jahre alter Mann. Er wurde gründlich untersucht. Noch in der gleichen Nacht beschloß ich, ihm *Acidum muriaticum* zu geben.

B. war geistig, physisch und emotional erschöpft, wobei die *physische* Erschöpfung besonders auffällig war. Er schlief und schlief und schlief, um sich zu erholen.

Bei *Acidum phosphoricum* dagegen habe ich *Schlaflosigkeit* beobachtet. Es gibt ein tiefes Gefühl der Angst, sie sind ohne Kraft, wenn Sie sich das vorstellen können. Es ist ein Gefühl, das sie wach hält. Sie schlafen drei bis vier Stunden und wachen wieder auf. Diese Angst kann auch im Unterbewußtsein sitzen. Wenn sie etwa um 23 Uhr zu Bett gegangen sind, wachen sie um 1 Uhr nachts auf und empfinden eine große Angst.

K: Wovor haben sie Angst?

V: Was normalerweise passiert... es ist ein Unglück geschehen. Sie haben etwas verloren, und das ruft schließlich eine tiefe, unterschwellige Angst hervor, die sie aufweckt. *Acidum muriaticum* würde sagen: „Was kümmert's mich? Lassen Sie mich sterben!" Da ist so etwas wie ein tiefgehendes Aufgeben und eine tiefe Müdigkeit - sie könnten 200 Jahre und länger schlafen.

B: Das ist der Ausdruck, den ich benutzen würde - ein totales „Aufgeben".

V: Ja, ein völliges Aufgeben und fast schon eine negative Einstellung gegenüber der Behandlung. Ich könnte schwören, daß B. dachte: „Ah, schließ die Tür und laß mich allein." Es ist nicht Hoffnungslosigkeit, es ist eine Müdigkeit, die so tief sitzt, daß sie kaum Hoffnung haben, daß noch etwas geschehen kann - sie sind am Ende. Sie haben beschlossen, daß es zu Ende ist.

K: Aber es ist keine aktive Verzweiflung?

V: Nein, es ist ihnen egal. Aktive Verzweiflung sehen wir bei *Arsenicum* und *Calcarea.* Hier gibt es keine Hoffnung mehr, aber es stört sie nicht einmal. Hoffnungslosigkeit beinhaltet den Wunsch, gesund zu werden. Das ist bei *Calcarea* und *Arsenicum* sehr ausgeprägt.

K: Es ist also eine totale Leere. Man kann sich nicht einmal Gedanken machen, ob es besser werden könnte oder nicht. Es ist nichts mehr in ihnen.

B: Ich erinnere mich, wie Cynthia mich fragte, ob ich etwas bräuchte. Ich saß eine unendlich lange Zeit da und sagte kein Wort, ich fühlte nichts in mir. Mir war klar, daß ich nichts sagte, aber es war mir egal, was sie deswegen von mir denken könnte. Ich brachte nichts zusammen, das ich ihr hätte sagen können.

K: Handelte es sich dabei um eine neue Schicht? Oder war es eine spirituelle Krise?

V: Sie möchten diese Art von Information?

B: Sie können gern darüber sprechen, das macht mir nichts.

V: O.k., ich werde darüber sprechen, denn es ist sehr lehrreich. Ich werde Ihnen meine Beobachtungen mitteilen; vielleicht kann Cynthia Ihnen sogar mehr über diesen Fall erzählen als ich.

B. ist von der Grundlage her ein *Natrium muriaticum*-Patient. Es gab dann einige Erkältungen und solche Sachen, die mit *Bryonia* und einigen anderen Mitteln behandelt wurden. Es ging ihm gut. Er joggte in Athen und war bei bester Laune. Er lebte fast wie ein Einsiedler, was er im Grunde nicht wirklich wollte.

B: Gott sei Dank war ich *Natrium muriaticum*, ich konnte das genießen. (Gelächter)

V: Er war also von der Grundlage her *Natrium muriaticum*, das er sich ursprünglich selbst verschrieben hatte. Er fühlte sich wohl und hatte nur kleine Erkältungen und ähnliches, was er ein paar Mal mit *Bryonia* behandelte.
Es gab dann eine Zeit, in der er zu mir kam und sagte: „Ich befinde mich nun in diesem Zustand, was ist jetzt mit mir los?" Da war er ganz und gar *Phosphorus*. Ich gab ihm *Phosphorus*, und er brauchte kein weiteres Mittel. Als er Athen verließ, sagte er mir, daß er sich in seinem ganzen Leben noch nie so wohl gefühlt hätte.

K: So war *Phosphorus* eine weitere aufgelegte Schicht?

V: Ich glaube nicht. Ich denke, es war eine Schicht darunter. Durch all die Anstrengung und Erschöpfung „antidotierte" er diesen Zustand dann. Es mag sein, daß er sich zwischendurch in einem *Natrium muriaticum*-Stadium befand, ohne es zu bemerken. Trotz der verschiedenen Mittel und deren Wirkungen behielt er den falschen Tagesablauf bei, und der *Acidum muriaticum*-Zustand konnte sich aufprägen. Es war ein Zustand, in dem er absolut negativ war, aber ohne Kraft, es war eine „was soll's" Haltung, die auch spürbar war, wenn er noch reagierte. Er las die Zeitschrift „Scientific American" und hatte Freude daran; wenn er wach war, las er einige Kurzgeschichten. Es gab eine Geschichte, die ein wenig kompliziert war, und er sagte: „Ich kann dem nicht folgen, ich verstehe die Geschichte nicht."
Es ist interessant, daß eine starke Verschlimmerung durch das Meer hervorgerufen wurde. Sein Geist war erschöpft, aber nicht gestört. Er hätte zu dieser Zeit sogar den Tod akzeptiert - alles. Es war keine Vita-

lität in seinem Geist, aber es lag keine Störung vor. Wenn man ihn drängte, konnte er eine Entscheidung treffen. Natürlich war es eine große Anstrengung für ihn, eine Entscheidung zu treffen, aber er schaffte es. Nicht der Verstand war das wahre Problem - es waren eher die Emotionen. Es ist interessant; man konnte hier an alle drei Mittel denken - *Acidum muriaticum* geht in diese Richtung (weist auf die Tafel), *Acidum phosphoricum* läuft darauf hinaus (weist auf die Tafel). *Acidum phosphoricum* beginnt hier und geht dann in diese Richtung (weist auf die Tafel). Das bedeutet, daß sie Ihnen sagen werden, wie niedergeschlagen und teilnahmslos sie sind, und dann werden sie sagen: „Mein Geist arbeitet nicht. Ich kann nicht denken." Aber gleichzeitig, können sie körperlich arbeiten und sind ganz kräftig. Es kommt aber ein Zeitpunkt, an dem auch der Körper zusammenbricht.

Acidum picrinicum geht vom Mentalen aus, es ist genau das Gegenteil. Es beginnt mental, erstreckt sich dann auf den emotionalen Bereich und dann auf die körperliche Ebene.

K: Ist *Acidum picrinicum* das Kränkste von den dreien?

V: Ja. *Acidum picrinicum* ist gestörter. Sie können geistig sehr gestört sein, es kann sich um einen Fall von Geisteskrankheit handeln. Erwarten Sie nicht, in jedem Fall dieses eindeutige Bild zu sehen. Beim Auswerten des Falles werden Sie aber sehen, wo der Schwerpunkt liegt.

B: Wenn ich jetzt zurückdenke, war es so, daß zuerst das Gemüt betroffen war. Jegliche Belastung beeinträchtigte mich emotionell. Ich habe selbst nicht gemerkt, wie es dann auf den Geist ging. Ich fühlte es mehr körperlich, es ist schwer zu differenzieren, wenn man sich in dem Zustand befindet.

V: Es war bei B. emotional/körperlich - die Belastungen wirkten sich hauptsächlich hier, im emotionalen Bereich aus. Es gab eine Frau, die ihn kritisierte und ihm sagte, daß er mit anderen Leute sehr kritisch wäre. „Ich sage Ihnen das zu Ihrem eigenen Wohle!" Sie erteilte ihm eine Lektion, wie man sich benehmen solle. Es war nicht besonders einfühlsam und es traf ihn natürlich.

Er hatte keine Kraft darauf zu reagieren, und so glaubte er innerlich, daß sie im Recht sei.

B: Mir wurde klar, daß ich mit Menschen zu kritisch gewesen war, was

mein ganzes Wesen erfaßt hatte. Ich fühlte mich so schrecklich und beherrschte mich nun, auch wenn ich unter Druck stand und gereizt wurde. So kehrte ich es nach innen und kam in einen *Aurum*-Zustand. Ich nahm während dieser Zeit *Aurum*. Der Unterschied, den ich zwischen *Aurum* und *Acidum muriaticum* erfuhr, war, daß *Aurum* Energie hat. Sie mögen tot erscheinen, so fühlte ich mich jedenfalls, aber ich hatte Energie, hatte aber all meine Aggressivität gegen mich selbst gerichtet. Ich wollte mich praktisch auf gewaltsame Weise töten. *Aurum* nahm das weg. Was dann übrig blieb, war eine Art von Leeregefühl - und dann kam der Zusammenbruch.
Das alles geschah in einem Zeitraum von ein paar Monaten. Es besteht ein entscheidender Unterschied zwischen *Aurum* und *Acidum muriaticum*.

V: *Aurum* kann ins Auto steigen und innerlich so gereizt und aggressiv sein - er sieht keinen Lichtpunkt mehr in seinem Leben - daß er auf das Gaspedal tritt und denkt, er habe jetzt die Möglichkeit, Schluß zu machen.

C: (Lebensgefährtin von B.) Ich lernte zwischen Aurum und *Acidum muriaticum* zu unterscheiden. Er verströmte tatsächlich bestimmte Gefühle. Eines Nachts wußte ich, daß ich mit dem Auto wegfahren mußte. Es umgab ihn eine derartige Destruktivität, und er würde etwas dagegen tun, weil er einfach genug hatte. Am nächsten Tag sagte er mir, daß er sonst was getan hätte, wenn ich nicht mit dem Auto weggefahren wäre. Mit *Acidum muriaticum* hätte er sich niemals etwas angetan.

V: Ich würde es als totale Negativität beschreiben.

C: Der Gedanke, daß er sich einfach auflöst. Es gab nichts mehr für Ihn, und so glaubte er genausogut sterben zu können. Das wäre für ihn eine Lösung des Problems gewesen.

V: Die Beschreibung von *Acidum muriaticum* in unseren Büchern bezieht sich auf akute Zustände.
Sie haben verschiedene Arten von Fieber, bei denen sich völlige Erschöpfung einstellt. Das geht so weit, daß sie *im Bett hinuntergleiten.* Das ist ein sehr guter Punkt. Sie können nicht am Kissen angelehnt sitzen bleiben. Sie gleiten Stück für Stück nach unten, „arbeiten" sich

mit kleinen Bewegungen nach unten. Es ist eine Art von „wegschmelzen". Ihre Einstellung ist: „Laßt mich sterben." Sie wollen keinerlei Entscheidungen treffen oder irgend etwas sagen, nichts kümmert sie mehr. Und dann ist da diese negative Einstellung. Das erste, was ich zu Cynthia sagte, war, daß sie sich keine Sorgen zu machen bräuchte, falls B. reizbar würde und vielleicht mit Gegenständen werfen würde. Am 3. Tag kam sie dann und sagte: „er hat reagiert". (Gelächter)

B: Im Rückblick ist mir jetzt alles klar...

V: Am 3. Tag sagte er: „Ich glaube, es geht mir schlechter." Er strahlte bereits etwas Energie aus. Ich nahm seinen Puls und er sagte: „Ich glaube, er liegt bei 200". (Gelächter) Ich nahm seinen Puls, er lag bei 180. Ihm war elend. Am 16. Tag ging es ihm dann gut. Wir joggten zusammen. Am 1. Tag lief er 3 Minuten, am nächsten Tag 4 Minuten und so weiter. Ich selbst blieb bei 3 Minuten (Gelächter). Dies ist ein sehr schönes Bild eines chronischen *Acidum muriaticum*-Zustandes. Er befand sich zwei Monate lang in dem Zustand.

K: War der Blutdruck während der ganzen Zeit erhöht?

B: Nur zeitweise. Wenn ich unter Druck stand, ging er sofort hoch. Er lag normalerweise um 130/80 und stieg dann an.

V: Sofort nach *Acidum muriaticum* regulierte er sich und ging runter. Als wir eines Tages Blutdruck maßen, war dieser wieder niedrig. Nach *Acidum muriaticum* hatte er zu keinem Zeitpunkt mehr erhöhten Blutdruck.

B: Der höchste Wert war einmal 120. Zuvor war der untere Wert gewöhnlich bei 70. Das ganze Frühjahr lag er dann bei 80 oder 95. Nur in akuten Krisen...

V: schoß er auf über 100.

B: Nach *Acidum muriaticum* blieb er bei etwa 70.

V: Dann kam er wieder in ein *Natrium muriaticum*-Stadium.

B: Ja, ich nahm es erst kürzlich ein.

K: Ist der Endzustand all dieser Säuren gleich?

V: Das ist eine gute Frage. Ich glaube, die Säuren neigen zu Erschöpfung - alle. Wenn wir ein Wort wählen müßten, wäre es *„Erschöpfung"* - auf allen drei Ebenen. Aber passen Sie auf, es gibt auch andere Arten von Erschöpfung. Sie müssen die Dinge in feinfühliger Weise zusammensetzen und alles in Betracht ziehen. Für mich war es eine schwere Entscheidung zwischen *Acidum phosphoricum* oder *Acidum muriaticum.* Sein Zustand hätte auch *Acidum phosphoricum* sein können. Aber er sah aus wie ein alter Mann, und war sehr bleich. Er wollte nicht sprechen. Die körperliche Ebene war sehr stark betroffen, das war ausschlaggebend. Man konnte nicht viel aus ihm herausholen, da er nicht reden wollte. Wir tauschten uns ungefähr 3 Minuten lang aus, dann gab ich ihm das Mittel.

Ich verwertete alle Informationen, die ich von meiner Sekretärin bekommen konnte.

K: Welche Potenz gebrauchten Sie?

V: Eine 30. Er war so erschöpft, und ich wußte nicht, wie er reagieren würde. Ich wollte nichts antreiben. Er war zu der Zeit tatsächlich ein alter Mann. Natürlich hätte ich ihm eine 10 M geben können, wenn ich sicher gewesen wäre, daß ich absolut richtig lag. Ich wollte abwarten, was die 30 ausrichten würde und dann, im Falle einer Reaktion, vielleicht höher gehen. Das war aber nicht nötig. Eine interessante Sache ist auch, daß er später eine Woche fastete und dadurch zurückfiel. Er fastete 7 Tage lang, um zu entgiften. aber er war zu schwach dafür. Er fühlte sich wohl, war aber nach all der Erschöpfung noch nicht in der Lage, so etwas zu machen. In einer solchen Situation kann eine Diät wirklich schaden.

C: Während der *Acidum muriaticum*-Phase dachte er niemals daran, seinen Körper zu ernähren. Er verlangte nie nach Nahrung. Er wollte ein kaltes Bier oder etwas ähnliches, aber niemals etwas zu essen.

V: Wenn überhaupt, dann wollte er nur Junk-Food, stimmts?

C: Ja, Kartoffelchips, Schokoladenriegel, Popcorn und solche Sachen.

V: Es war ihm egal. Es war eine fürchterliche Situation. Wenn ein Mann seinen Willen zum Leben verloren hat, und eine Abneigung gegen jede Art der Behandlung hat, ist das ein sehr übler Zustand. Sie müssen in einem solchen Fall sehr vorsichtig sein.

K: Gibt es frühere Stadien bei diesen Mitteln? Vielleicht sind sie erst nur ein bißchen niedergeschlagen und nicht gleich so erschöpft.

V: Das habe ich bei *Acidum picrinicum* beobachtet. Bei *Acidum muriaticum* geht es schneller. Ich habe dabei Fieberzuständen mit solch einer totalen Erschöpfung gesehen, daß es sie die größte Mühe kostet, vom Bett aufzustehen. Das chronische Stadium habe ich noch nicht gesehen, so daß ich Ihnen nicht beschreiben kann, was sich vorher abspielt.

K: Welche Charakteristiken unterscheiden *Acidum picrinicum* und *Acidum muriaticum*?

V: *Acidum picrinicum* wird sagen, daß der Geist aufgegeben hat. Sie *wollen* nicht denken, haben aber dennoch das Gefühl, daß ihr Geist ständig intensiv arbeitet. Ihr Geist ist ständig in Bewegung, ohne irgendwelche bestimmten Gedanken zu haben. Ein *Acidum picrinicum*-Patient sagte mir einmal: „Es ist, als ob mein Geist seit Urzeiten arbeitet." Es gibt auch das Gefühl, nichts assimilieren zu können. Sie versuchen einen Satz zu sagen, aber es ist schwierig für sie, ihn zusammenzubekommen. Es geht in ihnen einfach nicht mehr weiter.

Dann gibt es einen emotionalen Zustand, der qualvoll ist; sie fürchten sich und haben große Angst. Es ist eine große unbeschreibliche Furcht, daß etwas passieren wird. Und was immer Sie auch versuchen werden, um sie zu trösten, egal, was Sie ihnen erzählen, es bringt alles nichts. Höchstwahrscheinlich fürchten sie, den Verstand zu verlieren. Etwas in ihren Beschreibungen deutet in diese Richtung. Sie haben eine Art „rette mich" Haltung, und sie schauen Sie an, als ob sie von Ihnen die Rettung erwarten, und daß Sie sie vor großem Elend bewahren. Aber sie können Ihnen nicht genau sagen, was es ist, sie können es nicht beschreiben.

K: Wäre das nicht ein guter Zeitpunkt, über die drei Rubriken Müdigkeit, Schwäche und Mattigkeit zu sprechen?

V: Ich kann Ihnen gerne Information darüber geben.

K: Mattigkeit ist bei *Acidum muriaticum* nur einwertig.

V: Schwäche tritt meist auf der physischen Ebene auf. Mattigkeit bedeutet psychologische Müdigkeit, eine Schwere. Ich glaube verschiedene Prüfer und verschiedene Autoren geben den Symptomen verschiedene Namen. Die einen bezeichnen es als Schwäche, andere als Mattigkeit und wieder andere als Ermüdung. Ich glaube nicht, das sie sich stark unterscheiden. Ich möchte jetzt nicht über die anderen Säuren spreche, das könnte zu Verwirrungen führen.

Den Schwerpunkt bei *Acidum picrinicum* bildet die geistige Schwäche. Es ist eine Art „ich gebe auf" Haltung. Der Patient sagt Ihnen, daß er nicht mehr arbeiten kann. Zu Anfang klagt er nicht über emotionale oder körperliche Dinge, sie sorgen sich um ihren Geist. Deshalb ist es bei Studenten angezeigt, die unter Druck studieren und geistig ermüdet sind. Bei einem Einschnitt auf der emotionalen Ebene ist *Acidum picrinicum* nicht angezeigt. Es handelt sich um eine Überanstrengung des *Geistes.* Bei *Acidum phosphoricum* dagegen ist es die *Belastung durch Kummer.* Bei *Acidum muriaticum* ist der Auslöser *Fieber* - eine Art Typhus - oder *extreme und andauernde Überanstrengung*, was die körperlich-geistige Ebene der Person beeinträchtigt.

K: Nehmen wir an, jemand ist *Sulfur* gewesen. Er befand sich in einem *Sulfur*-Zustand und hatte physische Beschwerden. Dann versucht er seine physischen Probleme zu behandeln, was aber mehrmals fehlschlägt. Er gibt dann auf und entwickelt eine *Acidum phosphoricum*-Einstellung. Würde *Acidum phosphoricum* hier hilfreich sein, obwohl es sich vom Körper auf das Gemüt verlagert hat?

V: Oh ja. *Acidum phosphoricum* würde in solch einer Situation sicher helfen.

K: Es muß also nicht unbedingt vom Emotionalen zum Körperlichen gehen?

V: Nicht unbedingt, nein; so läuft es normalerweise ab. Bei *Acidum phosphoricum* hören Sie von Kummer. Bei *Acidum picrinicum* hören Sie von einer Überanstrengung des Geistes. Bei *Acidum muriaticum* ist es eine Überanstrengung von Körper, Geist und Gemüt. Es handelt sich um eine totale Erschöpfung der ganzen Person. Ein *Acidum muriaticum*-Zustand ist sehr ernst.

Acidum phosphoricum kann sich sowohl im körperlich als auch im emotionalen oder im geistigen Bereich zeigen. Es ist nicht immer so, daß es bei *Acidum phosphoricum* die Emotionen sein müssen - nicht immer! Wir können nicht sagen, daß es immer so ist. Es kann durchaus sein, daß ein *Acidum phosphoricum*-Patient wegen einer Erschöpfung kommt, die mehr den Geist betrifft. Doch die Keynote von *Acidum phosphoricum* ist das *Verlangen nach erfrischenden Dingen*. Das ist sehr ausgeprägt.

Es liegt z. B. eine geistige Schwäche vor, und Sie denken an *Acidum picrinicum*. Durch dieses Schlüsselsymptom kommen Sie dann aber auf *Acidum phosphoricum*.

Eine weitere Keynote ist *Haarausfall* während der Erschöpfung. Der Körper drückt die Schwäche äußerlich durch Haarausfall aus. Es können die Augenbrauen, die Wimpern oder Haare am Körper sein. Wir sprechen von *Acidum phosphoricum*.

Eine andere Charakteristik ist Diarrhoe, die sich bei der kleinsten Abweichung von den Ernährungsgewohnheiten einstellt. Sie weichen nur leicht von ihrem gewohnten Speiseplan ab und bekommen Durchfall. Sie fühlen sich aber nicht schlecht, wenn sie Durchfall haben. Eine andere Sache ist, daß *Acidum phosphoricum* mit *Bryonia* verwechselt werden kann. Wenn die Erschöpfung vorliegt, haben sie diese „lassen Sie mich alleine" Haltung, und es wird *schlechter durch Bewegung*. *Bryonia* ist aber warm, während *Acidum phosphoricum* kalt ist.

Typisch sind *Kopfschmerzen, die nach unten drücken*. Es drückt vom Scheitel nach unten. Andere auslösende Faktoren, die *Acidum phosphoricum* notwendig machen können, sind anhaltender Durchfall und ausgedehnte Blutungen - wie bei *China*. Nach *andauerndem Flüssigkeitsverlust* kommen *Acidum phosphoricum*-Zustände auf.

Gestern haben Sie *Staphisagria* und *Silicea* verwechselt. Sie werden sie nicht verwechseln, wenn Sie das Gesamtbild sehen - die erregten Emotionen, die übermäßige Reizbarkeit, die Sexualität. Wenn Sie das Bild mit *Silicea* vergleichen, werden Sie den Unterschied sehen. Bleiben Sie nicht an Ausdrücken, wie „sie sind süß" haften. Verharren Sie nicht in dieser begrenzten Denkweise. Nehmen Sie den ganzen Menschen, und Sie werden sehen, daß er vielleicht viel sexueller, erregbarer und viel leichter unterdrückbar in seinen Emotionen ist. *Staphisagria* zieht sich bei der kleinsten Herausforderung zurück. *Silicea* wird sich nicht zurückziehen.

Die Behandlung von Babys

V: Heute möchte ich Ihnen einige Hinweise für die Behandlung von Kleinkindern geben. Wenn Sie Babys behandeln müssen, werden Sie sich fragen, wonach Sie schauen sollen, besonders, wenn die Behandlung per Telefon erfolgt (Gelächter). Es gibt da ein paar Dinge, die man beachten sollte.
Wir achten auf die Stimmung des Babys, auf die psychische Verfassung - Weinen, Lachen usw. Wir schauen uns auch den Gesichtsausdruck an. Das zweite, auf das wir achten, ist die Farbe des Gesichtes - rot, blaß, Bläschenbildung, blau.

K: Sprechen Sie von akuten Zuständen?

V: Akut und chronisch. Das erste, worauf zu achten ist, sind die Gebärden. Achten Sie auch auf die Falten. Ich werde Ihnen später Beispiele geben, aber zuerst möchte ich Ihnen ein paar bestimmte Dinge sagen, die Sie beachten müssen. Verstehen Sie es als Hinweise. Das nächste ist die Struktur der Haut, dann, ob es schwitzt. Prüfen Sie die Zunge. Schauen Sie sich die Lage an, wie das Baby steht, sitzt oder liegt. Prüfen Sie die Farbe und den Geruch des Urins. Prüfen Sie die Farbe, den Geruch, die Beschaffenheit des Stuhls. Fragen Sie, wie die Reaktion auf Milch, auf Nahrung im allgemeinen ist. Ermitteln Sie, ob Speichelfluß vorliegt. Das sind die Hauptpunkte, an die Sie bei der Untersuchung denken sollten.
Zuallererst sollten Sie aber darauf achten, ob das Baby richtig angezogen ist, gut ernährt ist, wie die Nahrung beschaffen ist, die es bekommt, denn es könnten äußere Umstände für den Zustand verantwortlich sein. Wenn das Baby zu viele Sachen trägt und es ihm zu heiß wird, wird es reizbar und weint und weint. Achten Sie auch darauf, ob mechanische Gründe die Ursache für das Weinen sind.

K: Findet man den Geruch unter „Schweiß"?

V: Ja. Prüfen Sie den Schweiß und den Geruch des Babys. Ein alt aussehendes Baby könnte *Argentum nitricum, Calcarea, Natrium muriaticum* oder *Opium* benötigen.

K: Alt aussehend?

V: Ja, wie ein alter Mann oder eine alte Frau. Wenn Ihnen als erstes auffällt, daß das Baby alt aussieht, müssen Sie an diese Mittel und an *Secale cornutum* denken. Hat es ein erschrecktes Gesicht, ist es *Aconitum* oder *Stramonium*. Ein sehr schläfriges Baby kann *Cannabis indica* oder *Opium* benötigen. Es ist eher schläfrig, als daß es wirklich schläft. Man hat den Eindruck von Schläfrigkeit. Sie sollten dann an die genannten Mittel denken.

K: Bei einem schläfrigen Baby mit Fieber könnte man an *Gelsemium* oder so etwas ähnliches denken.

V: Ich meine Schläfrigkeit als allgemeine Charakteristik des Babys. Ich spreche nicht über Fieber oder darüber, daß das Baby die ganze Nacht wach gewesen ist und dann am nächsten Tag müde und schläfrig ist. Ich meine eine andere Schläfrigkeit - sie wachen niemals richtig auf oder sehen nie aufgeweckt aus.

Das Weinen kann Ihnen auch bestimmte Hinweise liefern. Es kann zum Beispiel sein, daß das Baby in dem Augenblick anfängt zu weinen, in dem es ins Bett gelegt wird. Sie müssen da unterscheiden. Bei *Borax* schreit das Baby in dem Moment, in dem die Mutter es hinlegt. Wenn das Kind solange weint, bis Sie es auf den Arm nehmen und mit ihm herumspazieren, dann ist es *Bromium* oder *Chamomilla* - das Tragen bessert.

Aus dem Weinen kann ein Kreischen werden, das während des Schlafes auftritt. Das kann *Borax, Lycopodium* oder *Zincum* sein. Wenn auf das Schreien Krämpfe folgen, kann es sein, daß Sie *Cuprum, Cicuta virosa* oder *Lycopodium* benötigen.

K: Meinen Sie Zittern oder richtige Konvulsionen?

V: Es geht so (demonstriert es). Es ist *Cuprum*, wenn es hauptsächlich in den Extremitäten ist. Wenn Sie sehen, daß das Zittern vom Sonnengeflecht ausgehend in den ganzen Körper übergeht, dann ist es *Cicuta virosa*. Wissen Sie, was ein Cri encephalique ist? Dieser Schrei wird in der Nacht ausgestoßen, besonders in Verbindung mit Muskelzuckungen, die während des Schlafs auftreten. Dann wacht das Kind plötzlich auf und gibt einen kreischenden Schrei von sich. Man denkt, daß da irgend etwas mit dem Gehirn sein muß. Es ist kein Schrei, der aus der Brust kommt, er kommt aus dem Gehirn. Es ist ein schneidender Schrei, man bekommt eine Gänsehaut. Es ist *Apis*, wenn dieser Schrei in der Nacht auftritt und von Konvulsionen begleitet wird, die nach einem warmen Bad auftraten. Welche Pathologie liegt bei einem Kind vor, das anhaltend weint?

K: Koliken.

V: Ohrenschmerzen. Und dann müssen Sie Mittel wie *Graphites, Psorinum, Mercurius* anwenden. Die Ohrenschmerzen lassen das Baby weinen, und nichts kann es beruhigen. Wenn Sie Ohrenschmerzen vermuten, müssen Sie zwischen *Mercurius, Graphites* und *Psorinum* unterscheiden.

K: Ich würde an *Chamomilla* und *Pulsatilla* denken.

V: Nein, es ist ein Schreien vor Schmerzen. Es ist kein Stöhnen. Es ist ein Kreischen, und das anhaltend. Dabei handelt es sich höchstwahrscheinlich um Ohrenschmerzen. Wenn Sie Ächzen und Stöhnen hören, sollten Sie an Mittel wie *Aconitum, Belladonna* oder *Helleborus* denken. Durch die Farbe und den Geruch des Ohres (der Absonderungen) unterscheiden sich diese Mittel. Absonderungen aus dem rechten Ohr lassen an *Mercurius jodatus flavus, Lycopodium, Silicea, Thuja* oder *Acidum nitricum* denken. Absonderungen aus dem linken Ohr weisen auf *Graphites, Psorinum* und *Mercurius jodatus ruber* hin. Mit Blut vermischte Absonderungen sind *Calcium sulfuricum, Mercurius, Psorinum* oder *Silicea.* Wenn aber reines Blut aus dem Ohr kommt, dann würden Sie natürlich an *Phosphorus* und *Crotalus horridus* denken. Erinnern Sie sich daran, daß *Crotalus horridus* sehr oft Netzhautblutungen hat. Übelriechende Absonderungen können *Mercurius, Silicea, Aurum* und *Lycopodium* anzeigen. Das sind nicht alle Mittel, mit denen Sie arbeiten mussen. Ich gebe Ihnen Hinweise, in welche Richtung Sie denken können. Wenn die Absonderung wie Fisch riecht, wäre das ersten Mittel, an das Sie denken, *Graphites;* aber auch an *Sanicula aqua* und *Tellurium.* Jegliche Art von Absonderungen die sauer riechen - Schweiß oder irgendeine Absonderung - würden uns an *Sulfur* erinnern. *Sulfur* und *Calcarea* sind die Mittel für saure Kinder, aber das Hauptmittel ist *Rheum.*

K: An einem Punkt wechselten Sie von Absonderungen der Ohren zu Absonderungen im allgemeinen.

V: Ja, als wir über blutige Absonderungen sprachen. Übelriechende Absonderungen, sind *Aurum, Lycopodium, Mercurius, Psorinum* oder *Silicea.* Wenn Sie nun ein Kleinkind haben, das hohes Fieber und eine Enteritis hat, dessen Stuhl sehr unangenehm riecht, und das Fieber wird typhoid und bringt das Kind gesundheitlich sehr runter, bedeutet dies, daß es sich um einen ernsten Zustand handelt. Wenn die Därme in Mitleidenschaft gezogen sind und sie einen Stuhl haben, der *sehr* übelriechend ist, an welche Mittel würden Sie dann denken? *Baptisia, Arsenicum, Mercurius* und *Sulfur.*

Eine andere interessante Sache, die ich bemerkt habe, betrifft die Falten. Vertikale Falten, die nicht gerade sind, zeigen Beschwerden des Gehirns und der Meningen an. Sie würden da Mittel wie *Helleborus, Stramonium, Chamomilla, Causticum* und *Lycopodium* benötigen.

Für gewöhnlich zeigen diese hier, in diesem Bereich (zeigt auf die Tafel), Gehirnsymptome an. Aber wenn die Falten auf dieser Seite des Gesichtes sind, auf den Ohren und dem Jochbein und diesen Teilen des Gesichts, gibt es Beschwerden auf der Brust, die chronisch sind und sehr tief sitzen. Wenn sie hier unten beim Kinn sind, zeigen die Falten Darmbeschwerden an.

Wenn hier eine Linie ist, sehr nah am Rand des unteren Lides, zeigt eine zweite Linie eine Prädisposition zur Hysterie an. Das sind Kinder, die leicht Wutanfälle bekommen, und Mittel wie *Natrium muriaticum* und *Ignatia* benötigen. Es sind intelligente Kinder, sehr scharfsinnig, und da ist etwas in ihrem Gesicht, etwas Trockenes. Da ist eine Trockenheit der Haut, wie bei unserem meditierenden Freund. Nein, es ist nicht Trockenheit, es ist Gespanntheit. Es ist eine typische *Natrium muriaticum*-Erscheinung. Da ist eine Art von... Ich wünschte, ich könnte Ihnen das vermitteln, aber es ist sehr schwer zu beschreiben. Da ist etwas... Sie sehen ein Gesicht, und Sie sehen, daß es ein höchst gespanntes Gesicht ist. Ein anderes wird entspannter sein, oder ein anderes wird sauer erscheinen, noch ein anderes wird schläfrig erscheinen oder ein weiteres verängstigt.

K: Ich habe mit diesen Linien Schwierigkeiten.

V: Es ist unter dem Rand des unteren Lids. (Zeichnet es auf die Tafel). Es ist eine sehr feine Linie. Sie vermittelt den Eindruck, als sei das untere Lid entzündet.

K: Ich werde versuchen, von Kindern Bilder zu machen.

V: Sehen Sie, Stan ist konstitutionell *Graphites*. Seiner Erscheinung nach, nicht aufgrund seines Verhaltens. Haben Sie gehört, wie Harvey spricht? Kann mir jemand die Charakteristik nennen?

K: Die Stimme verhallt.

V: Die letzte Silbe klingt höher, wie ein Gedanke, der nicht herauskommt - *Thuja*. Da ist eine Spur von *Thuja*, und vielleicht kommt *Thuja* nach ein bis zwei Mitteln auf. Geben Sie aber nicht allein aufgrund dieser Keynote *Thuja*.

K: Bei Kindern hat man oft so wenig Informationen, muß aber eine Entscheidung treffen, welche Potenz nehmen Sie da?

V: Die 200 ist die beste Potenz für Babys. Wenn Sie sich des Mittels sicher sind, können Sie so hoch gehen wie sie möchten. 50 M oder höher, vorausgesetzt daß Sie sich des Mittels sicher sind.

K: Was ist mit Leuten, deren Sätze mit einer Frage enden?

V: Das weiß ich nicht. Aber bei der genannten Charakteristik hat sich *Thuja* bestätigt. Es hat wunderschön gewirkt. Wenn Sie nur ein paar Symptome haben und die Art des Sprechens, dann ist das eine schöne Bestätigung.
Wenn die Haut trocken ist, ist es *Belladonna, Bryonia, Calcarea, Chamomilla, Kali carbonicum, Lycopodium, Petroleum, Sulfur, Stramonium* und *Teucrium marum verum*. Das gilt für trockene Haut. Wenn die Haut trocken und rauh ist, sind die ersten Mittel, an die Sie denken müssen, *Petroleum, Calcarea, Sepia* und *Sulfur*.

K: Ist eine Haut bei Kindern, die kleine papulöse Punkte auf dem Oberarm zeigt, charakteristisch für ein Mittel? Es sind viele kleine Papeln. Es gibt keine Verfärbung, es ist nur trocken.

V: Wie ein Hämangiom?

K: Nein, Gänsehaut, aber immer vorhanden und rauher als Gänsehaut. Ich meine wie Gänsehaut, die sich bildet wenn man friert, es bilden sich kleine Hubbel auf der Haut.

V: Ah, es ist immer vorhanden und trocken und rauh. Aber dazu fällt mir kein Mittel ein.

K: Was ist mit kleinen, weißen Knoten, die Vitiligo sehr ähnlich sind, bei Jungen von 7, 8 oder 9 Jahren?

V: Gibt es da eine Verfärbung?

K: Sie ist ganz leicht, als ob sie nach dem Waschen die Seife nicht abgewaschen hätten.

V: Meistens *Sepia*. Da gibt es weiß verfärbte Flecken bei kleinen Kindern. Wenn es seit der Geburt Hautausschläge gibt, und sie immer wieder verschiedene Hautausschläge haben, denken Sie an *Psorinum, Sulfur* und *Graphites*, als bedeutende Mittel. Eine rote Gesichtsfarbe läßt an *Belladonna, Ferrum, Chamomilla, Apis, Pulsatilla* denken. Ist das Gesicht umschrieben rot, sind die Mittel *China, Ferrum, Tuberculinum, Phosphorus* und *Sulfur*. Das kann bei akuten Fällen auftreten. Hysterische Kinder brauchen häufig *Natrium muriaticum* oder *Ignatia*.

K: Können Sie genau beschreiben, was Sie damit meinen?

V: Hysterie, jaaaa (schreit wie ein hysterisches Kind). Es sind Wutanfälle, und Sie fragen sich, was er wohl haben könnte oder was nicht in Ordnung ist oder was er wünscht - sie sind völlig außer sich. Bei Kindern, die dazu neigen, sind die ersten Mittel, an die Sie denken, *Natrium muriaticum* und *Ignatia*. Wenn es um die Lider eine Schwellung gibt, oberhalb und unterhalb, sollten Sie gleich an *Apis* denken.

K: Sieht man bei Kindern auch *Kali carbonicum*?

V: Ja. Bei Entzündungen der Lidränder brauchen Sie *Clematis, Graphites* und *Sanicula aqua*. Bei Schwellung der Meibomschen Drüsen - es sieht aus wie Gerstenkörner, ist aber eine Entzündung - werden Sie *Clematis* und *Staphisagria* benutzen. Bei Bindehautentzündungen und roten Augen, werden Sie *Apis, Argentum nitricum, Euphrasia, Rhus tox* und *Sulfur* brauchen. Wenn ein Auge sehr rot ist und aussieht wie ein blutiges Stück Fleisch, das gerade geschnitten wurde, werden Sie *Argentum nitricum* benötigen. Manchmal rechnet man Ihnen eine solche Heilung sehr hoch an, weil es so offensichtlich ist.

K: Ist das Auge auch geschwollen, ödematös?

V: Nein, es ist nicht geschwollen. Es ist glatt, aber sehr rot, als ob Sie das Fleisch geschnitten hätten und die Stelle bloßliegt.

K: Ist es der gesamte sklerale Teil des Auges?

V: Nein, es ist ein Fleck. Es ist eine Art Kapillarblutung, so sieht es aus, ich kenne den genauen pathologischen Hintergrund nicht.

K: Das ist keine Infektion, die Sie beschreiben?

V: Nein, es ist keine Infektion. Ich heilte einen Fall von Asthma, indem ich mir die Augen anschaute, der Patient war außerdem warm. Es ging ihm nicht so sehr um sein Asthma als um diese Erscheinung, die ihm zu schaffen machte, weil jeder es sehen konnte.

K: Ist es schmerzhaft?

V: Es kann schmerzhaft sein, aber nicht sehr. Das ist nicht die Charakteristik, ich spreche von einem chronischen Zustand. Er kann monatelang anhalten, oder fünf, sechs, sieben oder 15 Tage - es wird nicht absorbiert. Bei Schwellung von beiden, Ober- und Unterlid, haben wir *Apis, Calcium carbonicum, Arsenicum* und *Kalium arsenicosum*. Wenn es besonders die unteren Lider betrifft, weist das auf eine Fehlfunktion der Nieren hin. Wenn das untere und auch das obere Lid geschwollen ist, meistens ist es aber das untere, dann ist es meistens *Kalium carbonicum* und *Apis*. Sie werden auch *Phosphorus* und *Medorrhinum* und andere Patienten bekommen, ich nenne Ihnen hier nur die wichtigsten Mittel. Bei *Arsenicum* ist das untere und das obere Lid betroffen. Wenn es aber nur das obere Lid ist, sollte das erste Mittel, an das Sie denken, *Kalium carbonicum* sein. Bei Babys werden Sie das nicht sehen. Auf den Lidern ist an dieser Stelle (zeigt es) eine Schwellung, es sieht aus wie ein Sack Wasser. Wenn Sie hier kleine Wassersäcke sehen, ist es *Kali carbonicum*. Wenn die Lidränder sehr geschwollen sind, gleichmäßig geschwollen, dann ist das Hauptmittel *Euphrasia*. Schwarze Lider - sehr dunkel - bei Kindern als auch bei Erwachsenen, besonders bei jenen, die an Magenbeschwerden leiden, das ist *Arsenicum*. Es ist interessant wie sehr *Arsenicum* mit dem Tod zu tun hat. Sie werden das Todesbild sehen, die Angst vor dem Tod; eine Person, die dem Tod entgegengeht. In den letzten Momenten vor dem Tod ist oft *Arsenicum album* angezeigt, um Erleichterung zu verschaffen. Das

Gift in *Arsen* bringt Tod. Diese Idee müssen Sie im Kopf haben. Sie werden Dinge sagen, wie: „Retten Sie mich, ich werde sterben, ich sterbe. Sie verstehen nicht wie ernst es um mich steht. Andere sind mir egal, ich kann mich nicht um andere kümmern. Retten Sie mich, das ist der Tod."

K: Würden Sie in diesen letzten Augenblicken eine hohe Potenz geben?

V: Ja, eine hohe Potenz - 10 M oder 50 M. Wenn Sie danach jedoch eine Verschlimmerung sehen, müssen Sie schnell zum nächsten Mittel greifen. Sie erwarten eine Besserung und einen friedlichen Tod, und plötzlich gibt es eine Verschlimmerung - es ist noch ein Rest Lebensenergie in ihm. Suchen Sie dann schnell das nächste Mittel. Wenn das Gesicht bläulich ist, um die Lippen herum, ist es *Cina*. Wenn das Gesicht allgemein bläulich ist, speziell bei Atembeschwerden, deutet dies auf *Stramonium*, *Tabacum* und *Cuprum* hin.

K: Was ist mit dunklen Ringen unter den Augen?

V: Das ist sehr oft *Secale cornutum*. Es gibt eine Menge Mittel, die dunkel um die Augen herum sein können. *Acidum phosphoricum* kann dunkelblau unter den Augen sein. Das gleiche gilt für *Arsenicum* und *Acidum sulfuricum*.
Bei Schweiß in der Hals-Nacken-Region, besonders während des Schlafes, ist *Calcarea* das erste Mittel, das Ihnen einfallen sollte. Ich spreche nicht von Schweiß im allgemeinen, sondern von der Hals-Nacken-Region, *Sanicula aqua* hat das auch.

K: Auch am Hinterkopf oder nur am Nacken?

V: Ja. Der Hinterkopf und die Hals-Nacken-Region. Der Schweiß durchnäßt das Kissen. Sie werden auch *Lachesis* und *Acidum phosphoricum* benötigen. Manchmal kommt es vor, daß ein Baby sehr schwitzt, aber während eines Anfalls, z. B. Dyspnoe, ist das Baby wirklich trocken. Man würden eigentlich erwarten, daß die Anstrengung zu atmen das Schwitzen verstärkt, aber zu dem Zeitpunkt läßt das Schwitzen nach. Am meisten schwitzt das Baby in der anfallsfreien Zeit. Das Mittel, an das Sie bei Bronchialasthma von Babys hauptsächlich denken müssen, ist *Sambucus nigra*.

K: Während der Krise oder konstitutionell?

V: Konstitutionell. Sie schwitzen überhaupt viel. Sie laufen ein wenig und schon sind sie verschwitzt. Bei der kleinsten Anstrengung sind sie durchgeschwitzt. Doch während des Anfalls schwitzen sie nicht. Möglicherweise dauert das Schwitzen während eines Anfalls auch noch an, oder es wird weniger, aber die Eltern werden nicht sagen, daß das Baby während des Anfalls vermehrt schwitzt.

Bei *Thuja, Mercurius, China* und *Natrium muriaticum* ist der Schweiß ölig. Manchmal ist die Zunge weiß belegt, eine Färbung, als ob es auf der Zunge geschneit hätte. Sie ist völlig weiß, aber es ist kein glänzendes Weiß.

K: Da ist also kein Eis auf dem Schnee?

V: (lacht) Nein, kein Eis auf dem Schnee.

K: Meinen Sie, wie Puder?

V: Nein. Man hat den Eindruck, daß es dick ist, aber es glänzt nicht. Wie heißt das Mittel? In den Büchern steht sogar schneeweiß.

K: *Antimonium crudum.*

V: Ja, sehr gut, *Antimonium crudum.* Aber wenn die Zunge aussieht, als ob sie mit weißer Ölfarbe angestrichen wurde, dann ist es *Arsenicum.* Die Struktur der beiden Zustände ist auch sehr unterschiedlich. Wenn der untere Teil der Zunge gelb ist, ist es *Natrium phosphoricum, Mercurius, Taraxacum, Jod.* Wenn Sie eine Landkarten-Zunge sehen, sollten Sie an *Taraxacum* denken.

K: Ist das nicht ziemlich üblich?

V: Nein, es ist nicht üblich. Denken Sie an *Causticum*, wenn die Zunge an zwei Seiten weiß ist. Wenn die Zunge auf einer Seite weiß ist, denken Sie an *Rhus tox.* Die nächste Rubrik kennt jeder: „starker Speichelfluß".

K: *Mercurius!*

V: Alle Arten von Quecksilber - *Mercurius corrosivus, praecipitatus ruber, iodatus flavus*, auch *Baryta carbonica, Borax, Acidum nitricum, Natrium muriaticum.* Ich erinnere mich an die Hochschule in Calcutta, wo einer der Professoren jeden Tag in die Klinik ging. Sie müssen wissen, da kommen die Inder zu Hunderten. Er arbeitete täglich eine Stunde in der Ambulanz und hatte viel Erfahrung in diesen Dingen. Er verschrieb häufig nach Keynotes. Wir standen alle hinter ihm und versuchten, Anhaltspunkte zu bekommen. Er sagte niemals, warum er ein Mittel verordnete, niemals. Er behauptete, daß ein oder zwei Fragen zum Mittel führen würden. Natürlich konnte ich kein Hindi, geschweige denn die anderen verschiedenen Dialekte, die sie sprachen. Manchmal erzählten die Patienten etwas und manchmal nicht. Da war ein Kind, die Mutter hielt das Kind. Ich versuchte herauszufinden, was er aufgeschrieben hatte, aber er deckte es mit seiner Hand ab. Er hatte eine sehr kräftige Stimme und er fragte: „Was habe ich gegeben?" Ich schaute das Kind an und sagte: *„Mercurius"*. Überall lief Speichel runter. Es war natürlich *Mercurius* gegeben worden. Er sagte uns nichts, gar nichts! Er verschrieb dieses oder jenes Mittel, und wenn man fragte warum er es gegeben hatte, schaute er einen nur an und sagte: „Gehen Sie und studieren Sie."

Er beobachtete sehr genau, er schaute nur. Er war 82 oder 83 und war sehr zerstreut, aber er war scharfsinnig, suchte nach Anhaltspunkten. Das Krankenhaus war ein schrecklicher Ort und sehr schmutzig. Bestimmte Professoren arbeiteten auf der einen Seite und andere auf der anderen Seite. Er kam also täglich, sollte sich aber nur um seine Seite kümmern.

Typhus ist in Indien eine normale Sache, und so versuchten sie, diesen Leuten verschiedene Mittel zu geben. Es war so organisiert, daß sie sich die Ärzte mit ihren Verschreibungen nicht ins Gehege kamen. Einem der Typhus-Patienten ging es schlechter und schlechter, und er war auf dem Wege, zu sterben. Er war sehr kalt und sie verschrieben *Arsenicum* usw. Dann kam irgendwann der Punkt, an dem sie unseren Lehrer um seine Meinung baten. Er ging an das Bett des Patienten und fragte: „Wie heißt du?" Er antwortete „Sundaram", und er gab ihm *Sulfur*. Wir fragten uns, *Sulfur* soll so kalt sein? Sie gaben ihm also *Sulfur*, und siehe, am nächsten Tag war er warm und verlangte nach frischer Luft, schließlich mußten sie ihm einen Ventilator bringen.

Er hatte die ganze Zeit gewußt, welche Mittel gegeben wurden. Doch er sagte: „Oh, Sie haben nicht *Sulfur* gegeben." „Also, wie heißen Sie?" „Nehmen Sie *Sulphur*." (Gelächter) Es war wie eine Verschreibung nach Keynotes, aber er hatte natürlich große Erfahrung, und deshalb können Sie nicht sagen, daß er nicht nach Keynotes hätte verschreiben dürfen. Er kannte die Typen. Er sah sich die Leute an, er hatte 50 Jahre Erfahrung. Er ist einer der wenigen Studenten von *Kent*. Er hatte bei *Kent* studiert. Er erzählte mir interessante Sachen. Er sagte, daß *Kent* sehr reizbar war. Wenn ein Student etwas fragte, das nicht zur Theorie paßte, er die Theorie also nicht verstanden hatte, dann bestand keine Chance, daß er die Prüfung bestehen würde. *Kent* war sehr kritisch und sehr nervös. So machte er sich natürlich viele Feinde. Vielleicht hat er zu viele Arzneimittelprüfungen gemacht.

K: Praktizierte *Kent* in Montana?

V: Nein, dorthin ging er um zu sterben. Er praktizierte in Chicago, Philadelphia und St. Louis.

K: Woran starb er?

V: Ich glaube an einer Lungenentzündung.

K: Versuchte er nicht, wieder gesund zu werden?

V: Ich glaube, er hatte eine Bronchitis und seine Lebenskraft war sehr erschöpft. Er war sehr erschöpft. Ihm wurde vorgeschlagen, in die Berge von Montana zu gehen, aber er erholte sich nicht mehr. Er war 62. Als Homöopath stirbt man entweder zu früh oder zu spät.
So, die Lage ist sehr wichtig. Wenn sich ein Kind in der Knie-Ellenbogen-Lage befindet, wird es welches Mittel benötigen?

K: *Medorrhinum.*

V: Ja, sehr gut. Was noch?

K: *Calcium phosphoricum.*

V: *Kalium carbonicum.*
Sie sehen ein Kind, das weint, während es liegt. Sie helfen dem Kind hoch und es hört auf zu weinen. Das gilt besonders bei Dyspnoe. Welche Mittel?

K: *Arsenicum album.*
Ich verstehe nicht, was Sie mit dem Kind machen, es hochhalten?

V: Es liegt und Sie setzten es im Bett auf. Es geht dem Kind besser, wenn es im Bett sitzt.

K: *Calcium carbonicum, Arsenicum, Lachesis* und *Spongia.*

V: Richtig. Liegen auf dem Bauch bessert bei *Belladonna, Colocynthis, Stramonium, Medorrhinum* und *Tuberculinum.*

K: Möchte *Cina* nicht am Bauch gehalten werden?

V: Die gleichen Mittel. Wenn Sie irgendeine Art von Druck ausüben und es geht ihnen besser, müssen Sie an diese Mittel denken; Druck auf den Bauch. Natürlich ist es nicht immer das Drücken, es kann auch durch die Bauchlage sein.

K: Was ist mit *Cina*?

V: Ich gebe Ihnen die Hauptmittel. Wenn das Kleinkind mit den Armen über dem Kopf liegt, allerdings werden Sie das nicht oft sehen, ist das *Pulsatilla.* Auch hier muß die Reaktion auf Essen und Milch beachtet werden. Wenn Sie sehen, daß die Milch nach zehn Minuten erbrochen wird und dann wie Dickmilch aussieht, ist es *Aethusa.* Das Erbrochene ist wie dicke Milch; die Milch hat sich bereits verändert.

Wenn das Kind plötzlich eine Abneigung gegen Milch entwickelt, ist für gewöhnlich *Lac defloratum* das Mittel. Sie wollen dann keine Milch mehr anrühren - es ist eine plötzliche Abneigung. *Lac defloratum* bringt sie wieder dazu, Milch zu sich zu nehmen. Es kann jede Art von Milch sein - Muttermilch oder ein Produkt aus dem Laden.

Wenn der Urin grünlich ist, sind *Mercurius corrosivus* und *Camphora* indiziert. Wenn der Urin dunkelbraun ist, ist *Chelidonium majus* oder *Sepia* angezeigt. Natürlich sehen Sie dunkelbraunen Urin auch bei Infektionen der Leber, deshalb wird auch *Lycopodium* angezeigt sein. Bei dunkelgelbem Urin ist *Chelidonium majus* das Mittel. Bei Urin, der wie Fisch riecht, sind *Sanicula aqua* und *Bufo* angezeigt. Bei Urin, der nach Pferdeschweiß riecht, ist *Acidum nitricum* und *Natrium carbonicum* indiziert.

Wenn der Stuhl wie Reiswasser ist, sind die Hauptmittel *Cuprum, Camphora und Veratrum.* Natürlich gibt es noch andere Mittel, aber dies sind die häufigsten.

K: Wie sieht Reiswasser aus?

V: Weißlich und *sehr flüssig*. Es ist ein blasses Weiß.
Wenn der Stuhl das Aussehen von weißer Kreide hat, sind die Mittel, an die Sie zuerst denken sollten, *Calcarea, Sanicula, Ignatia, Podophyllum* und *Magnesium carbonicum*. Wenn der Stuhl wäßrig und grün ist, sollten Sie an *Chamomilla* und *Gratiola* denken. Ich führe gerade eine besondere Studie dieser Mittel durch, um die Charakteristiken herauszuarbeiten. Ich hoffe, daß ich es eines Tages schaffen werde.

K: Hat *Pulsatilla* nicht auch grünen Stuhl?

V: Sicher. Es gibt viele Mittel. Im Repertorium werden Sie mehr als ein oder zwei Mittel sehen, ich nenne Ihnen nur die charakteristischsten.

K: Könnten Sie etwas über Gebärden sagen?

V: Gebärden, die mit hohem Fieber verbunden sind, zeigen für gewöhnlich *Hyoscyamus* an. Sie machen Gesten, als ob sie mit jemandem spielen würden und irgendwelche Sachen machen. *Hyoscyamus* wird außerdem die Hände in Richtung Genitalien führen. *Petroleum* und *Baptisia* sind angezeigt, wenn sie am Bettzeug zupfen. *Tarantula* zeigt eher mehr Ruhelosigkeit als Gebärden, das ist eine andere Sache.

K: *Stramonium?*

V: Ja, alle diese heftigen Mittel.

K: Handelt es sich bei *Agaricus* um eher heftige Gebärden?

V: Es sind Gebärden, die durch eine Reizung des Nervensystems hervorgerufen werden.

Alumina

V: Können Sie *Alumina* einmal kurz umreißen?

K: „Spinnweben" im Gehirn und auf dem Gesicht. Geistige Beschwerden.

K: Lähmung und Schwerfälligkeit der Funktionen.

K: Allgemeine Trockenheit des Körpers und des Geistes, nichts fließt.

K: Es besteht ein Mangel an Koordination zwischen dem Geist und dem Muskelsystem, oder zwischen Geist und Gehirn.

K: Es handelt sich eher um eine motorische Lähmung als um einen sensorischen Prozeß.

V: Es gibt zwei oder drei Worte, die die Essenz von *Alumina* ausdrükken. *Verwirrung, Inkoordination* und *Lähmung.*

Es gibt verschiedene Stadien, die schließlich zur Lähmung führen. Der Anfang ist langsam, wie bei *Conium.* Der Patient merkt lange nicht, daß etwas Schlimmes auf ihn zukommt. Sie haben vielleicht ein Gefühl der Schwere in den Beinen oder eine Schwäche in den Händen. In früheren Zeiten, als es noch öfters zu Tabes dorsalis kam, sah man diese Inkoordination und den ataktischen Gang. Das Nervensystem - das Gehirn - war verwirrt. Heutzutage finden wir *Alumina* bei Leuten, die *geistig völlig verwirrt* sind. Das Gefühl der Verwirrung ist so groß, daß sie überhaupt nicht ausdrücken können, was in ihnen vorgeht. Sie können Ihnen überhaupt nicht vermitteln, was passiert. Sie sitzen da und versuchen, Ihnen zu erzählen, was nicht in Ordnung ist; sie suchen in ihrem Geist, aber da scheint solch ein Durcheinander zu herrschen, daß nichts herauskommt. Sie versuchen eine halbe Stunde lang, etwas auszudrücken, aber es ist unmöglich.

Als ich einmal solch eine Person interviewte und sie drängte und drängte, brach sie zusammen und weinte. Es ist ein völliges Unvermögen, das so weit geht, daß sie glauben, nicht zu wissen, wer sie in diesem Moment sind. „Wer bin ich?"

Das menschliche Gehirn scheint dann wie das eines Tieres zu funktionieren. Ich habe bemerkt, daß Menschen, die tief in diesem Zustand gefangen sind, sich auf ganz niedrigem Triebniveau befinden. Es ist eine *Verwirrung, die an Wahnsinn grenzt.*

Sie wissen nicht, ob sie etwas wollen oder nicht - sie können keine Entscheidungen treffen. Sie können nicht sagen: „Ich möchte dieses oder jenes." Es ist ein Geisteszustand, bei dem sie fühlen, daß etwas Schlimmes passieren wird, aber es ist keine drückende Befürchtung. Sie haben einen Verdacht, daß etwas geschehen wird, das schrecklich sein wird, und dann steht auch eine Art Besorgnis dahinter, aber sie wissen nicht, um was es geht. Manchmal werden sie auch etwas sagen, wie: „Ich glaube, ich werde verrückt." Das findet man außerdem bei *Pulsatilla, Calcium carbonicum, Cannabis indica* und anderen. Es ist auch *Alumina*, aber hier ist es ein ganz und gar anderes Gefühl. Das

Gefühl „ich werde verrückt" tritt auf, nachdem Sie mit ihnen gesprochen haben und versucht haben, ihnen zu erklären, was mit ihnen nicht stimmt. Sie schaffen es nicht und das quält sie. Sie sind da, nehmen aber nicht mehr wahr, daß sie anwesend sind. Es kommt zu Wahnvorstellungen. Sie machen die Erfahrung, *ihren Körper zu verlassen*. Sie treten aus ihrem Körper aus und sehen, wie ihr Körper daliegt. Und schließlich verstehen sie und äußern dann: „Ich werde verrückt werden." Sie drücken sich in etwa so aus. Es sind sehr kranke Menschen. Das Charakteristische ist die *totale Verwirrung* - sie können nicht ausdrücken, was in ihnen vorgeht.

K: Gibt es derartige *Alumina*-Patienten, die noch ihrem Beruf nachgehen können?

V: Ja. Wir beschreiben jetzt ein Stadium, das erst später eintritt. Sie werden diese Verwirrung und Geistesschwäche erst auf einer niedrigeren Ebene oder in geringerer Ausprägung sehen. Charakteristisch ist, wenn sie sagen: „Ich habe das Gefühl, als ob ein anderer spricht, und nicht ich. Manchmal habe ich das Gefühl, daß ich meine Identität verliere." Sie haben manchmal solche „Gedankenblitze". Die Verwirrung und die Unfähigkeit auszudrücken, was sie fühlen, besteht von Anfang an, aber in geringerer Ausprägung. Sie reden herum und versuchen Ihnen zu erklären, was los ist, aber sie bringen nicht heraus, was sich wirklich abspielt. Ihre Ausdrucksweise ist zu ungenau, zu vage. Je weiter die Pathologie fortschreitet, desto stärker wird natürlich diese Verwirrung. Eines Tages werden sie sich dann in der Klinik oder der Anstalt befinden, falls Sie ihnen nicht vorher das richtige Mittel geben.

Ich erinnere mich an so einen Fall, bei dem eine Ärztin, eine Neurologin, versuchte zu helfen. Die Patientin bekam schon über längere Zeit verschiedene Mittel. Die Patientin berichtete stets, daß es ihr besser ginge. Das war völlig verwirrend. Ich glaube, daß sie nicht verstand, was sie sagte, und das brachte die Ärztin durcheinander. Sie rief mich an und sagte mir, daß der Fall sich nicht gut entwickele, und bat mich, ihn mir anzuschauen. So ging ich, um mir die Patientin anzusehen. Ich fragte sie, was los wäre und was passiert sei. Sie stöhnte und ächzte: „Ich weiß es nicht." Ich versuchte herauszufinden, was nicht in Ordnung war. Dann fragte ich die Ärztin, ob sie immer so wäre oder ob sie Angst vor mir hätte. Die Ärztin sagte mir, daß sie immer so sei. So brauchte ich gar nicht weiter nach anderen Symptomen zu suchen und sagte, daß sie ihr *Alumina* in der 10 M geben solle. Sie gab sich ungefähr eine halbe Stunde lang alle Mühe, mir ein Symptom zu beschreiben. Sie sehen, wie extrem die Verwirrung sein kann. Wenn Sie den ataktischen Gang sehen - diese Inkoordination - wenn Sie Leute sehen, die so gehen, ist das Nervensystem angegriffen. In fortgeschrittenen Stadien werden sie dann gelähmt. Sie können dergleichen bei degenerativen Erkrankungen des Nervensystems sehen.

K: Ist das heilbar oder unheilbar?

V: Wenn es zu weit fortgeschritten ist, kann es nicht geheilt werden. Wenn Sie einen Patienten haben, der sich seit 10 Jahren in diesem Zustand befindet, bringen Sie ihn nicht mehr zurück.

K: Ist das Charakteristische an dieser Verwirrung, daß sie sich so anstrengen, nicht so wie *Acidum phosphoricum*?

V: Oh ja. Ja, sie werden sich sehr bemühen, Ihnen zu sagen, was sie im Sinn haben oder was sie empfinden, aber es ist ihnen nicht möglich. Ich glaube in den Büchern heißt es „Hoffnungslosigkeit" oder „Verzweiflung um die Genesung". Es ist aber nicht die gleiche Verzweiflung um die Genesung, die wir bei *Calcarea* oder *Arsenicum* sehen. Sie gehen von einem Arzt zum anderen und erklären, daß sie dieses oder jenes haben und daß ihnen bisher niemand helfen konnte. Und dann kommen sie in einen Zustand völliger Verzweiflung. Sie fürchten, daß niemand ihnen helfen kann. Haben wir *Alumina* bei den „verzweifelten" Mitteln nachgetragen?

K: Ja.

V: Es ist ein Stadium, in dem sie völlige Verzweiflung empfinden, weil sie sich nicht mitteilen können. Sie sehen ihre Situation und haben das Gefühl, daß ihnen niemand helfen kann.

K: Sind sie reizbar?

V: Oh ja.

K: Mit sich selbst?

V: Sie können reizbar mit sich selbst und mit anderen sein, und wenn sie gereizt sind, bekommen sie eine Art brutalen Ausdruck. Die meiste Zeit, in der sie sich in dieser Geistesverwirrung befinden, leben und existieren sie durch äußerliche Reize. Da ist jemand, der sagt: „Gehen Sie!" und sie werden gehen. Sie selbst haben nicht die Kraft - die Willenskraft. Die Charakteristiken sind die *Verwirrung* und dieses *„Wer spricht jetzt?"*. Oder sie glauben in die andere Person hineinschlüpfen zu müssen, um sprechen zu können. Sie haben eine Menge Erfahrungen mit dem, was man „sich außerhalb seines Körpers zu befinden" nennt.

K: Welche Mittel haben das noch, die Erfahrung, sich außerhalb des Körpers zu befinden?

V: *Lachesis, Lac caninum, Cannabis, Kalium bromatum, Phosphorus, Nux moschata.*

K: *Sulfur* auch?

V: Nein. Sehen Sie, diese Erfahrung, sich außerhalb des Körpers zu befinden, ist Veranlagung des Organismus und hängt davon ab, wie krank jemand ist und welche Art von Krankheit vorliegt. Es sind eher schwache Personen mit einer schwachen Symptomatologie, als heftige Konstitutionen. Schwache Vitalität, eine schwache Symptomatologie - und dann gehen sie aus ihrem Körper. Es ist, als ob die Person in zwei Welten lebte - in der nächsten Welt und in dieser. Sie wissen auch nicht, wer sie sind. Es ist sehr schwer zu beschreiben, da sie es einem niemals so beschreiben, daß man es verstehen kann. Es kann auch sein, daß sie sagen: „Ich möchte nicht darüber nachdenken, ich möchte mich nicht daran erinnern." Aber selbst, wenn sie es versuchen würden, könnten Sie es nicht. Der Geist scheint gelähmt zu sein und ist nicht in der Lage zu funktionieren. Sie versuchen, ihn zum Funktionieren zu bringen, aber es ist, als ob sie gegen eine Lähmung angehen müßten. Wenn es ihnen gelingt, diese „Lähmung" zu überwinden, kommt es mit einem Spasmus aus ihnen heraus.

K: Wie bei *Conium*?

V: Ja, aber wenn Sie diesen Zustand sehen, können Sie die Mittel nicht verwechseln. Im *Conium*-Zustand weiß man alles. Man kann zurückdenken und merken, wie die Geisteskraft nachgelassen hat, aber bei *Alumina* ist die Verwirrtheit fürchterlich. Das Auffassungsvermögen ist in diesem Stadium völlig gestört. Sie fragen sich, was passiert und ob sie ihren Verstand verlieren. Auf eine solche Weise werden sie es ausdrücken. Sie wollen etwas sagen, können aber den Gedanken nicht formulieren und fangen an zu stammeln oder es kommt nur ein langsames Stottern aus ihnen heraus.

K: Besitzen Sie wenig Selbstbewußtsein?

V: Selbstbewußtsein... sie sind nicht geordnet. Es ist ein Zustand großer Müdigkeit. Wenn man sehr, sehr müde ist, macht man bestimmte Erfahrungen nicht mehr.

K: Alles erscheint unwirklich.

V: Ja, und dann kommt noch das Element der Zeit hinzu. Eine Stunde erscheint wie ein Tag. *Die Zeit vergeht sehr langsam.*

K: Weinen sie?

V: Ja, sie weinen. Aber das ist nicht charakteristisch, charakteristisch ist die Verwirrung. Da ist eine Trägheit, die in Richtung Lähmung des Nervensystems tendiert.

Dann ist da natürlich *Trockenheit der Haut, Trockenheit der Schleimhäute* und Lähmung, besonders Lähmung der peristaltischen Bewegungen der Därme. Deshalb ist es das Mittel Nummer eins bei *Obstipation.* Es handelt sich um eine merkwürdige Verstopfung - bei weichem Stuhl besteht die völlige Unfähigkeit, den Darm zu entleeren. Normalerweise versuchen sie dann, mit ihren Händen nachzuhelfen und sie schwitzen. *Verstopfung mit weichem Stuhl* ist bei *Alumina* fast immer vorhanden. Die Anstrengung beim Versuch, den Stuhl zu entleeren ist sehr groß, doch ohne Erfolg.

K: Haben sie das Gefühl, das etwas blockiert? Sie können...

V: Ja, sie versuchen es, aber nichts passiert.

K: Können sie eine bestimmte Empfindung beschreiben?

V: Nein.

K: Ist Stuhldrang vorhanden?

V: Nein, kein Drang.

K: Gibt es für gewöhnlich eine Geschichte über den Gebrauch von Gegenständen aus Aluminium?

V: Nein.

K: Wie kommen sie in diesen Zustand?

V: Das ist eine gute Frage. Ich habe festgestellt, daß sie viel mit verschiedenen Medikamenten behandelt wurden - Antibiotika und solche Sachen. Dann kommt ein geistiges Stadium, in dem sie einen Neurologen aufsuchen, der sie mit Tabletten vollstopft. Sie werden wiederholte Bronchitis und Zystitis finden und eine Menge Antibiotika. Sie haben kein Urteilsvermögen. Wenn der Arzt sagt, sie sollen etwas einnehmen, werden sie es nehmen. Auch über zwei Monate, wenn der Arzt es ihnen verordnet.

K: Ich hatte so eine Patientin. Sie verbrachte Stunden im Badezimmer und sprach mit der Frau im Spiegel. „Warum gehen Sie nicht nach Hause?" Oder: „Was machen Sie hier?" Sie verbrachte mehrere Stunden am Tag mit dem Versuch, die Frau von dort weg zu bekommen.

V: Was für eine Frau?

K: Ihr Spiegelbild.

V: Das ist nicht dieser Zustand, das ist etwas anderes. Es muß diese völlige Verwirrung vorhanden sein, die ich vorher beschrieb. Sie sehen die Verwirrung entweder beim Gehen oder beim Sprechen.

K: Sind sie so verwirrt, daß sie, wenn man sie fragt: „Wie geht es Ihnen heute?" Oder: „Wie finden Sie das Wetter heute?", daß sie...

V: Sie werden auf eine sehr vage Art antworten. Nach einer langen Zeit sagen sie vielleicht „gut". Die Emotionen sind nicht so sehr betroffen. Es ist das Gehirn, das angegriffen ist. Selbst wenn sie schon an der Schwelle zur Geisteskrankheit stehen, werden sie Liebesbeziehungen und so etwas haben.

K: Ist es ein langsam wirkendes Mittel?

V: Langsam und tief wirkend. Sie dürfen erst nach Monaten Ergebnisse erwarten. Mit Sicherheit wird sich die Energie erhöhen und der Geist wird sich beträchtlich klären, aber lassen Sie es durchwirken.

K: Haben sie eine lange Verschlimmerung?

V: Ich habe nicht beobachtet, daß sie besonders lange Verschlimmerungen haben.

K: Es ist schwer, sich in dem Stadium eine Verschlimmerung vorzustellen.

K: Ich hatte eine Patientin, die tatsächlich darauf ansprach, aber schließlich gab sie auf, weil es so lange dauerte. Sie ging dann zu einem Allopathen.

V: Ich sammelte Erfahrungen mit einigen Fällen, bei denen es keine langen Verschlimmerungen gab. Dieser verwirrte Zustand kann auch nach Ärger aufkommen. Wenn sie sehr zornig sind, können sie in diese Verwirrung geraten. Sie können auch durch eine lange Behandlung mit Tabletten oder nach einer Hemiplegie dorthin gelangen. An der Hand bleibt ein Defekt zurück, aber die eigentliche Krankheit sitzt woanders, nämlich im Geist. Die Person zeigt dann diese Verwirrung. Ich erinnere mich an einen Fall, es handelte sich um eine Schriftstellerin, eine Dichterin. Sie saß nur da und man konnte ihr die Verzweiflung ansehen. Sie war 38 Jahre alt. Man erzählte mir, daß sie oft den Wunsch geäußert hätte, Selbstmord zu begehen, weil sie diesen Zustand nicht länger ertragen könne. Sie war nicht in der Lage, irgend etwas mit Worten, geschweige denn in einem Gedicht, auszudrücken. Sie konnte nicht ausdrücken, was vor sich ging und hatte nur wenige Symptome. Sie hatte wegen dieses Zustands und wegen ihres Schlaganfalls lange Zeit Medikamente genommen. Trotz der Pillen war sie nicht in der Lage, Ihnen etwas zu erzählen. Man fragte sie etwas, bekam aber keine Antwort. Man stellte ihr eine weitere Frage, und wieder keine Antwort. Sie versuchte es, aber sie konnte nicht.

K: Nach einem Schlaganfall haben viele Leute Probleme, wegen der Dysphasie. Sie haben Schwierigkeiten, Worte zu finden. Bei einigen Patienten merkt man, daß drinnen alles in Ordnung ist, aber sie können es nicht herausbringen. Ist das etwas anderes?

V: Ja, das ist etwas anderes. Sie sind nicht in der Lage (*Alumina*), ihre

Gefühle oder Gedanken in Worte zu fassen. Sie sind nicht in der Lage, sich auszudrücken, es herrscht eine Verwirrung in ihnen.

Wenn Sie sie fragen, ob sie verwirrt sind, werden sie nicht in der Lage sein, „ja" zu sagen. Sie werden nicht antworten, daß sie verwirrt sind. Sie wissen einfach nicht, was vorgeht.

K: Es hat also nichts mit der Sprachfertigkeit zu tun, es ist eine Verwirrung?

V: Ja. Verwirrung. Sie fragen: „Fühlen Sie sich depressiv?" Sie werden mit einem unbestimmten „ja" antworten, wobei man den Eindruck hat, daß es kein richtiges „ja" ist. „Haben Sie Angst?" Die Antwort darauf fällt ebenfalls vage aus. Sie versuchen zu überlegen, wie, warum und wann sie Angst haben, und was es bedeutet, Angst zu haben. Sie können Ihnen aber keine Antwort geben. Wenn Sie das feststellen, wissen Sie, daß es *Alumina* ist. Es ist eine Haltung des sich Aufgebens, und es ist offensichtlich, daß sie nicht kämpfen werden, um gesund zu werden. Sie werden sich von der Gesellschaft abwenden - Leute, die sehr gesellig waren, werden sich völlig zurückziehen.

K: Half das Mittel auch bei der Lähmung der Hand?

V: Sehr wenig. Es war eine alte Sache, die schon seit ungefähr fünf Jahren bestand.

K: Hatten Sie je einen Fall organischer Gehirndegeneration, die sogenannte Alzheimersche Krankheit?

V: Vorzeitige Senilität? *Alumina* könnte ein Mittel bei vorzeitiger Senilität sein, aber das Hauptmittel ist *Baryta carbonica*. Bei alten Leuten - auch wenn sie nicht vorzeitig gealtert sind - wenn sie dieses törichte, babyhafte Verhalten haben, Arteriosklerose und so weiter, geben Sie *Baryta carbonica*.

K: Man hat bei Patienten mit der Alzheimerschen Krankheit eine ungewöhnliche Menge Aluminium im Gehirngewebe gefunden.

V: Das ist sehr interessant.

K: Ich hatte solch einen Fall und wußte das Mittel nicht. Es trieb mich zur Verzweiflung, herauszufinden, was man tun könnte.

V: Sie bekommen keine Symptomatologie. Wenn z. B. die Verstopfung oder die Lähmung der Beine oder der ataktische Gang nicht vorliegen, können Sie es schwer herausfinden. Es sei denn, er erzählt Ihnen, daß *Kartoffeln verschlimmern*, was einer Verschlimmerung durch *Stärke* gleichkommt - ansonsten werden sie nicht darauf kommen. Der Patient wird mit Nachdruck erzählen, daß Kartoffeln verschlechtern. Auch Wein verschlimmert sehr.

K: Wie häufig sieht man Verschlimmerung durch Kartoffeln Ihrer Erfahrung nach?

V: Nicht sehr häufig. Es kommt leicht zu Zwölffingerdarmgeschwüren. Sie bekommen Geschwüre an den Schleimhäuten. Es sind Geschwüre, die beständig sind; sie bleiben dort. Es ist nicht die Lebenskraft vorhanden, um ein Geschwür und eine Entzündung hervorzubringen, die tödlich sind.

Gefühllosigkeit ist ein Vorbote der Schwäche in den Beinen. Diese Taubheit betrifft besonders *die Fußsohlen*. Kälte der Sohlen, sehr große Kälte, entspricht *Acidum nitricum*. Es gibt bei *Alumina* verzögerte Reaktionen - Schwindel beim Schließen der Augen, weil sie das Gleichgewicht nicht halten können. Sie können eine Schwäche der Genitalien mit Impotenz erwarten, außerdem eine Indifferenz gegenüber Sex und es kommt zu keinem Orgasmus.

Die Sicht und das Hören sind getrübt. Eine Charakteristik, die ich sehr oft gesehen habe, ist *Jucken der Haut*, wobei die Haut *trocken* wird, aber *ohne Ausschlag*. Wenn sich das *durch Hitze verschlimmert*, kann es *Alumina* sein.

Während dieser Geistesschwäche zeigt sich *der Impuls, sich oder andere zu töten*. Es liegt an der Schwäche des Geistes, daß solche Ideen aufkommen und so stark werden können, daß alle Messer außer Reichweite geschafft werden müssen.

K: Hat *Tuberculinum* auch diese Charakteristik?

V: Nicht so sehr. Nein.

K: Es kann sein, daß sie sich vorstellen, wie es klingt und sich anfühlt, wenn das Messer in sie dringt. Sie haben eine Art von krankhafter Beziehung zu Geräuschen und Gefühlen.

V: *Acidum phosphoricum* und *Tuberculinum*, nicht *Argentum*. Um fortzufahren - wir sagten, es geht ihnen *schlechter nach Kartoffeln*. Das gilt für *stärkehaltige Nahrungsmittel* allgemein, sowie auch für *Salz* und *Pfeffer*.

K: Bedeutet das, daß sich ihr geistiger Zustand dadurch verschlechtert?

V: Sie können Husten haben, nehmen dann eine Menge Salz zu sich, worauf sich die Verschlimmerung zeigt. Es kann jegliches Symptom sein, das sich verschlechtert, oder ihr Allgemeinzustand verschlimmert sich. Ein anderes Merkmal ist heftiges *Verlangen nach trockener Nahrung*. Es ist interessant, daß sie trotz der immensen Trockenheit der Schleimhäute ein Verlangen nach trockener Nahrung haben. Sie mögen trockenen Reis. *Alumina* verlangt nach Reis, der sehr stopft.

K: Aber das muß eine Verschlimmerung bewirken. Sie sagten, daß die Symptome durch stärkehaltige Nahrungsmittel schlimmer werden.

V: Ich habe einmal ein großes Verlangen nach Reis - trockenem Reis - gesehen, und *Alumina* half nicht. *Sulfur* half dem Patienten.

K: Verschwand das Verlangen danach?

V: Ein wenig. Er mochte ihn weiterhin, aber nicht mehr so sehr.

K: Man kann sich also nicht darauf verlassen?

V: Nein, Sie können sich nicht darauf verlassen. Wenn Sie die Idee im Kopf haben... Sehen Sie, ich gab diesem Patienten gab *Alumina* aufgrund von Keynotes. Es handelte sich um eine sehr kluge und schlaue Person. Auch weil das so stark war gab ich es. Dann setzte ich mich aber nochmals hin und nahm den ganzen Fall auf.

Wegen der Lähmung haben sie Schwierigkeiten beim Schlucken. Es gibt eine Ptosis der Augenlider. Es geht ihnen *abends besser. Die schlimmste Zeit für Alumina ist morgens, wenn sie aufwachen*. Das hält den ganzen Morgen über an. Am Abend, nachdem sie gegessen haben, fühlen sie sich für gewöhnlich besser. Das betrifft ihre Psyche und ihre sonstige Symptomatologie. Es geht ihnen *durch Hitze schlechter, aber besser nach kaltem Baden*. Manchmal findet man aber auch, daß sich ihr Allgemeinzustand durch Kälte verschlechtert. Wiederum kann es sein, daß der betroffene Teil, etwa die Kopfschmerzen oder die Magenbeschwerden, sich nach einem kalten Bad bessern.

K: Sollte man das im Repertorium nachtragen?

V: Ja, ich denke schon. Sehen Sie, was ich Ihnen hier sage, habe ich aus Fällen.
Das ist alles über *Alumina*. Wenn Sie sich nur ein wenig daran erinnern, werden Sie es nie verfehlen.

K: Bekommen Sie viele Leute die über eine Verschlimmerung durch Salz klagen?

V: Das Hauptmittel dafür ist *Phosphorus*. Wenn ein Patient sagt, daß er eine starke echte Verschlimmerung durch Salz erfährt, dann ist das *Phosphorus*. Ein weiteres Mittel dafür wäre *Selenium*. Und wenn ich mich richtig erinnere, gilt das auch für einige *Magnesium*-Mittel.

Fallbesprechung

Wird von einem Therapeuten vorgetragen, nachfolgend mit T. abgekürzt.

T: Die Patientin trug eine Brille mit dunklen Gläsern, als sie in mein Büro kam. Sie nahm sie nicht ab, weil sie Angst hatte, die Leute würden Sie sehen. Es ist eine sehr attraktive Frau, sie war sehr modisch gekleidet. Äußerlich erschien sie in jeder Hinsicht normal.

V: (Fragt nach ihrer Erscheinung und Kleidung.)

T: Locker gekleidet, eine Art Kleidung von der Westküste. Es war nicht adrett und korrekt wie beim *Arsenicum*-Typ. Das Kleid war unauffällig, aber sehr hübsch. Sie war sehr, sehr attraktiv.

K: Setzte Sie ihre Brille nicht ab, weil sie nicht wollte, daß irgend jemand sie erkennt?

T: Sie wollte nicht, daß jemand sie sieht. Sie fühlte sich durch die dunkle Brille geschützt, und wollte nicht, daß jemand sie bemerkt, nicht nur, weil sie in mein Büro kam. Es war nicht meinetwegen. Sie trug sie immer. Sie sah sehr gesund aus und war halbwegs offen, als ich mit ihr sprach. Ihre Hauptbeschwerde war Angst vor Menschen. Da war eine schreckliche Angst vor anderen Menschen. Sie konnte nicht einkaufen gehen, nicht ins Kino, nicht ins Restaurant. Sie fuhr immer erst eine halbe Stunde um den Block, bevor sie an der Tankstelle hielt, wo sie dem Tankwart gegenübertreten mußte. Sie vermied Dinge, wie etwa dem Tankwart zu sagen, er solle den Wagen auftanken. Fast jedes Mal, wenn sie in mein Büro kam, hatte sie Bier getrunken oder Tabletten genommen, um die Angst, mit mir zu sprechen, zu dämpfen. Diese Angst ist von einem Gefühl begleitet, daß ihr Kopf wackelt. Sie sagt, daß sie dann ganz angespannt ist und ihren Kopf nicht drehen kann. Sie meint, daß sie dadurch irgendwie unheimlich aussehen müßte und auffallen würde. Ich konnte nicht feststellen, daß der Kopf zu irgendeiner Zeit wackelte, während sie bei mir war. Aber sie hat diese Vorstellung sehr deutlich. Die Angst vor Menschen ist viermal unterstrichen.

K: Wackeln auf welche Weise?

T. Eine Art von Zittern. Aber für mich war es nicht wahrnehmbar. Sie war sehr besorgt darüber, wie die Welt sie sieht. Sie setzt alles daran, um zu vermeiden, dumm oder blöde zu erscheinen. Sie wiederholte ständig, wie demütigend es sei, daß sie ihre Ängste nicht kontrollieren könne, daß es unfair sei, daß sie mit diesen Problemen zu tun habe, und wie erniedrigend es sei. Sie hat eine besondere Furcht vor Bienen (zweimal unterstrichen). Es gibt keine Vorgeschichte von Bienenstichen, sie ist nicht besonders allergisch gegen sie oder ähnliches.

Ihr Zustand bedrückt sie sehr. Sie liegt im Bett und weint darüber, wie schrecklich ihre Lage ist, und daß sie nicht in Ordnung ist. Sie hat jeden Tag das Gefühl, aufstehen und hinausgehen zu müssen, um ihre Ängste zu bekämpfen. Sie seufzte viel während des Interviews. Sie ist überpünktlich (dreimal unterstrichen). Sie reagiert sehr empfindlich auf Kritik (zweimal). Zu dem Interview kam sie immer 15 Minuten zu früh, und wartete draußen.

K: Was war das, was Sie direkt nach „überpünktlich" sagten?

T: Sie reagiert sehr empfindlich auf Kritik. Sie wünscht Gesellschaft, aber ihre Ängste verhindern das. Sexuell hat sie keine Probleme. Das scheint der Bereich in ihrem Leben zu sein, der normal ist. Sie hat Probleme, Partner zu finden, aber eine bestehende Beziehung ist problemlos für sie. Im allgemeinen geht es ihr morgens schlechter. Sie erwacht mit dem Gefühl, daß ihr Kopf zittert, und ihre Ängste sind morgens, gleich nachdem sie aufwacht, schlimmer. Sie empfindet innerlich eine Menge Zorn (unterstrichen), besonders gegenüber ihrem

Freund, der sie ihrer Empfindung nach unfair behandelt. Wenn sie genug von ihm hat, zeigt sie das aber niemals. Sie drückte während des Interviews ständig ihre fürchterliche Enttäuschung aus. Einmal brach Sie zusammen und fing an zu weinen. Sie war sehr frustriert. Durch Lärm geht es ihr schlechter.

K: Weint sie vor Enttäuschung?

T: Ja. Es geht ihr schlechter durch Lärm (zweimal unterstrichen). Sie ist nicht anspruchsvoll. Sie hat keine Probleme, Entscheidungen zu treffen. Sie hat ein Verlangen nach Brot (einmal unterstrichen) und Salz (einmal unterstrichen). Sie haßt schleimige Eier (zweimal unterstrichen). Sie hat eine starke Abneigung gegen Gemüse, Fisch und Meeresfrüchte. Ihre Körpertemperatur ist eiskalt (dreimal unterstrichen). Sie mag keine Sonne (nicht unterstrichen). Wenn sie zu Bett geht, ist sie zuerst schlaflos. Sie liegt da und macht sich Gedanken über ihr Leben, das so verrückt ist. Dann schläft sie sehr tief, wacht aber unerfrischt auf. Ihr linker Eierstock schmerzt. Sie bricht das Verhältnis zu ihrem Freund dauernd ab, wird aber so erregt, daß sie ihn wieder anruft, weil sie wieder mit ihm zusammenkommen möchte. Das war ständig so, die ganzen letzten Jahre über passierte es nach diesem Muster. Sie brechen die Beziehung auf ihr Drängen hin ab und kommen auf ihr Drängen hin wieder zusammen. Sie empfindet ihren Körper als einen großen Knoten, da sie so angespannt ist.

Ich gab ihr *Ignatia 200*, und *Lycopodium* 10 M. *Ignatia* in der 200. Ich habe ihr auch *Natrium carbonicum* gegeben. Es hat sich praktisch über vier bis fünf Monate nichts getan.

V: Wir werden versuchen, das zu analysieren. Sie werden sehen, warum es ein schwieriger Fall ist, aber dann werden Sie auf das Mittel kommen.

V: Beim Erwachen geht es ihr schlechter?

T: Die Depression und die Angst wegen ihres verrückten Lebens sind schlimmer, wenn sie aufwacht. Die Ängste kommen auf, wann immer sie Leute sieht. Ihr Appetit ist sehr groß. Großer Appetit (zweimal unterstrichen).

V: Können Sie sie beschreiben? Ist sie dick oder...?

T: Sie ist groß, sehr gut proportioniert, mit einem sehr weich aussehenden Körper, der schlank ist, aber auf keinen Fall knochig. Sie hat braune Haare und trägt die ganze Zeit eine Sonnenbrille, deshalb kenne ich die Farbe ihrer Augen nicht genau. Während eines Gesprächs nahm sie sie ab, aber die meiste Zeit über hat sie sie auf. Ihre Haut ist sehr klar und sieht sehr gesund aus.

K: Woher wissen Sie, daß sie überpünktlich ist?

K: Sie sagte, daß sie sich Gedanken um die Zeit macht, und meine Beobachtung hat gezeigt, daß sie immer schon zeitig da ist und draußen vor meiner Tür wartet.

K: Wie lange hatte sie das Problem schon?

T: Die Sache fing mit ihrer Menarche an, im Alter von 12 oder 13 Jahren. Während der Highschool-Zeit wurde es sehr schlimm. Sie verließ die Highschool, und ging auf eine Art Privatschule. Ihr Vater ist Abgeordneter oder Senator oder so etwas. Zuhause macht Sie Arbeiten für den Wahlkampf ihres Vaters. Manchmal arbeitet sie nachts als Pförtnerin. Sie ist eine sehr intelligente Frau, und sehr scharfsinnig. Sie hat die beiden Bücher von George gekauft und sie gründlich gelesen.

V: So, wer ist bereit, eine Analyse zu machen?

T: Sie kommt immer wieder; das erste Mal kam sie vor ungefähr fünf Monaten zu mir. Ich hatte ihr drei Mittel gegeben, sie kommt immer wieder zurück, sie ist verzweifelt. Sie hat das Gefühl, als sei dies ihre letzte Hoffnung. Früher nahm sie Valium oder so etwas, bis sie anfing, mich aufzusuchen, dann hörte sie damit auf, fing aber an, viel zu trinken.

V: Zu trinken?

T: Ja, Alkohol, ohne Frage.

K: Trinkt sie, um ihre Ängste zu verringern?

T: Ja, um ihre Ängste zu verringern.

K: Ich kann mit der Analyse beginnen. Ich befaßte mich vor kurzem mit dem Fall und gab auf (Gelächter). Ich kam zu keiner befriedigenden Lösung. Meine Gedanken gingen in eine bestimmte Richtung. Erstens die Überlegung, was diese Angst vor Menschen wirklich bedeutet. Hat sie Angst, daß die Leute sie verletzen werden oder daß sie sie zurückweisen oder was? Ich habe das nicht ganz durchschauen können. Eine Sache, die Laren (der Therapeut) immer wieder erwähnte, ist, daß sie abends beim Zubettgehen und morgens beim Erwachen Angst hat, sie sei auf dem besten Wege verrückt zu werden, oder daß ihr Leben verrückt sei. Ich kombinierte das mit dem Tragen der Sonnenbrille und dem Sich-dahinter-verstecken und dachte, daß die Angst vor Menschen nicht das wesentliche Symptom ist. Die Angst, verrückt zu werden, entspricht viel eher der Essenz des Falles. Aber dann wußte ich nicht weiter. Ich dachte, daß...

V: Furcht, verrückt zu werden - Sie meinen *Calcarea.*

K: Richtig. Aber ich sah nichts weiteres. Sie hat kein Verlangen nach Süßigkeiten und eine Abneigung gegen schleimige Eier. Ich wußte tatsächlich nicht weiter.

T: Ich versuchte, die Furcht vor Menschen näher zu ergründen, um herauszufinden, wovor sie Angst hat. Sie wich aber jedesmal aus, wenn ich wirklich nachbohrte. Ich konnte nie herausfinden, was es war, wovor sie Angst hat.

K: Würden Sie sagen, daß sie ein großes sexuelles Interesse hat?

T: Ich weiß es nicht. Ich glaube schon, aber ich weiß es nicht mit Gewißheit. Sie hat vielleicht zwei- bis dreimal in der Woche Verkehr.

K: Was ich auch sonderbar finde, ist die Angst vor Bienen. Sie hat nur wenige Ängste und sie hat diese ganz spezielle Angst vor Bienen, obwohl sie noch nie gestochen worden ist oder so etwas.

K: Eine andere Sache, die mir in diesem Fall ungewöhnlich erscheint, ist die Tatsache, daß sie trotz der Angst vor Menschen eine Beziehung hat. Das erscheint mir sehr sonderbar. Sie hat Schwierigkeiten, Leute zu treffen und Partner zu finden, aber sie hat einen Freund und Sex ist großartig. Ihr sexuelles Verlangen muß sehr stark sein, daß ihre Angst dadurch zeitweilig in den Hintergrund gedrängt wird.

V: Sie erzählen, daß sie eine gut aussehende Frau ist, die mit einer Sonnenbrille hereinkommt. Warum? Entweder, sie will ein Geheimnis um sich machen, oder sie will nicht, daß die anderen die Falten sehen, die sie hat. Sie ist zu eitel. Sie ist 26 Jahre alt, und es ist interessant, daß sie sagt, daß sie Angst vor Menschen hat und dennoch - wie Sie schon sagten - gute sexuelle Beziehungen hat. Diese gutaussehende Frau, mit der Sonnenbrille und dem Geheimnisvollen um sich... können Sie sich in die Psyche dieser Frau hineindenken? Ich kann mir vorstellen, daß es sich um den Geist einer Verführerin handelt. Es ist eine sehr interessante Tatsache, daß *Platina*-Frauen mit einer dunklen Brille kommen. Sie sehen für gewöhnlich gut aus, außergewöhnlich gut. Ein Hauch von Geheimnis umgibt sie. Ihre Haltung ist zu romantisch. In ihrer Vorstellung machen sie sich zu großen Heldinnen und Kleopatras. Die Phantasie Kleopatra zu sein, das ist *Platina*. Interessanterweise steckt etwas hinter dem Tragen der dunklen Brillen, nämlich ein Mangel an Selbstbewußtsein. Sie sollten das einmal näher untersuchen und werden einen echten Mangel an Selbstbewußtsein finden.

Es ist in diesem Fall interessant, daß *Platina* zu den Hauptmitteln gehört, die bei der Repertorisierung durchlaufen, wenn wir Furcht vor Menschen, die Überpünktlichkeit, leicht beleidigt sein und Seufzen nachschlagen. Sie finden bei diesen Frauen oft Beschwerden, die von Ovarialzysten herrühren. Sie möchten durch diese selbstbewußte Art der Aufmachung auf eine bestimmte Weise wirken. Es muß keine teure Kleidung sein, aber sie sind auf eine Weise gekleidet, die Eindruck macht. Deshalb war Laren (der Therapeut) auch so beeindruckt von ihr. Sie beabsichtigen, Eindruck zu hinterlassen und es gelingt ihnen auch. Sie haben eine beeindruckende Erscheinung. Sie möchten so etwas wie intellektuell sein und sich von der Allgemeinheit abheben. Für gewöhnlich mögen sie keine Kinder. Sie wollen keine Kinder. Ich glaube, daß diese Angst vor Menschen von einer Art von „Verführung" herrührt. Wenn eine Frau z.B. in jungen Jahren vergewaltigt wurde, kommt so etwas auf. Ich glaube, daß hier ein Vorfall von Vergewaltigung die Ursache für die Furcht, mit Leuten in Kontakt zu kommen, sein könnte. Wenn der Kontakt aufgrund des starken sexuellen Verlangens aber erst zustandegekommen ist, ist die Furcht weg. Warum? Weil das sexuelle Verlangen stärker ist als die Furcht.

K: Glauben Sie, daß sie tatsächlich zwei- oder dreimal in der Woche Sex hat?

T: Das weiß ich wirklich nicht.

K: Ich stelle mir vor, daß *Platina* die ganze Zeit über einen sehr starken Sexualtrieb hat.

V: Vergessen Sie nicht, daß sie jetzt emotional sehr krank ist. Sie ist auch geistig krank. Bei dieser Krankheit... Interessant ist auch, daß man sie mit *Ignatia* verwechseln kann, weil sie oft in einem geschlossenen Raum bleiben wollen. Sie werden Fenster und Türen schließen und selbst bei dem kleinsten bißchen Wind werden sie alles verriegeln. Sie wollen in einem dunklen Raum bleiben. Sie betrachten sich dann im Spiegel. Bei hellem Licht würden sie Mäkel und Falten sehen, schwaches Licht läßt sie besser aussehen. Bei dämmerigen Licht können sie nicht richtig sehen. Dieselbe Idee steckt hinter dem Tragen der Brille, sie wollen nicht, daß die anderen ihre Unvollkommenheit sehen.

K: Diese Sache mit der Vergewaltigung, haben Sie das bei vielen *Platin*-Fällen gefunden?

V: Es kann so sein, weil *Platina* sehr früh einen starken Sexualtrieb hat. Wahrscheinlich befand sie sich in einer Situationen, in der dies deutlich wurde, und irgendwelche Männer nutzten die Situation aus.

K: ... aber Sie fanden diese Geschichte bei vielen *Platina*-Fällen? Haben Sie tatsächlich Fälle von Vergewaltigung gehabt?

V: Ich sage das hier im Zusammenhang mit ihrer Symptomatologie. Es würde dazu passen. Ich glaube, daß das ein *Platina*-Fall ist, allerdings werden die Ängste nicht sofort verschwinden. Die Ängste werden weniger werden, doch je mehr Kontakte sie schließt, desto mehr wird sie sehen, daß ihr nichts geschieht und um so eher wird sie dann auf andere zugehen. Innerhalb eines Jahres wird sie gesellig werden.

K: Können die Ängste von *Platina* auch damit zu tun haben, daß sie sich ihrer Neigung zur Verführung bewußt sind und deshalb Angst haben, mit Leuten in Kontakt zu treten, weil sie diese Situation herbeiführen könnten?

V: Sicher.

K: *Platina* ist außerdem sehr kritisch mit anderen und vermutet daher, daß andere genauso kritisch mit ihr sind.

V: Aber da ist ein Gefühl von Stolz. „Hier bin ich, und ich bin sehr schön."

T: Das hört sich genauso an wie sie.

V: Das liegt förmlich in der Luft (Gelächter). Sie müssen eine hohe Potenz geben, eine 10 M dürfte eine gute Potenz sein.

K: Da wir von gut gekleideten Frauen sprechen...

V: Nein, es ist nicht nur die Kleidung; Sie müssen das im Zusammenhang sehen.

K: Wäre „gut gekleidet" eine völlig andere Sache?

V: Das kann auch Arsen sein. Sie ziehen sich sehr korrekt an. Wenn Sie solch eine Frau sehen, finden Sie nichts zum Anfassen. Sie sind absolut perfekt. Jede Strähne sitzt an der richtigen Stelle. Und dann polieren und wischen sie immer hinter dem Besuch her. Aber *Platina* ist von einem „Hauch" umgeben. Ich hätte Ihnen gerne etwas über dicke Lippen entlockt.

T: Sie hat dicke Lippen.

V: Fleischig.

T: Ich hätte an *Pulsatilla* gedacht. Sie war rundlich und sah sehr sinnlich aus.

V: Es ist interessant, daß sich bei seiner Beschreibung immer wieder *Pulsatilla* zeigte. Aber sie hat das Aussehen von *Platina. Arsenicum* oder *Natrium muriaticum* hätte er (der Therapeut) anders beschrieben, der Zusammenhang wäre auch ganz anders. Es ist ein Fall, für den Sie eine ganze Menge Erfahrung brauchen. Ich hätte den Fall in den ersten Jahren meiner Praxis nicht erkannt.

K: Wie sieht die *Phosphorus*-Frau aus?

V: (lacht) Es gibt nichts besonderes, bei *Phosphorus*- Frauen.

K: Ich dachte, sie hätten eine ganz besondere Erscheinung.

V: Modisch, aber sehr lässig. Sie sind nicht übertrieben gekleidet.

Calcium carbonicum

V: Mit Sicherheit kann man sagen, daß sich Calcium carbonicum von Kindheit an, von der Geburt bis zum Moment des Todes zeigt. Sie werden *Calcium carbonicum* in allen Phasen finden.
Ich habe festgestellt, daß interessanterweise viele Babys - vielleicht 40% - *Calcium carbonicum* sind. Es scheint das primäre Ungleichgewicht des menschlichen Organismus zu sein. Doch dann kommen Schichten hinzu, und deshalb sehen wir *Calcium carbonicum* später nicht mehr bei jeder zweiten Verschreibung. Dieser hohe Anteil an *Calcium carbonicum* geht durch Veränderung, durch die Entwicklung eines mehr und mehr krankhaften Zustandes verloren. Deshalb entspricht ein großer Prozentsatz dieser Menschen später nicht mehr diesem Mittel. Es bilden sich Schichten hinzu. Wenn wir auf eine alte Schicht stoßen, die noch *Calcarea* benötigt, können wir sagen, daß wir einen guten Fall an der Hand haben. Ein alter Mensch, der *Calcium carbonicum* benötigt, hat also eine sehr gute Konstitution.

K: Ist es nicht auch möglich, daß eine Person als Baby *Calcium carbonicum* braucht, sich dann weitere Schichten entwickeln und eine dieser Schichten wieder *Calcarea* ist?

V: Sie sagen das gleiche, aber ich würde es nicht „Schichten entwickeln" nennen. Die Störung ist die gleiche geblieben, nur in einer intensivierten Form.

K: Kann es nicht sein, daß jemand im Laufe der Behandlung *Calcarea*, dann *Lycopodium*, dann *Natrium muriaticum* und dann wieder *Calcarea* benötigt?

V: Was Sie hier beschreiben, ist ein Organismus, dem ein schwerwiegender miasmatischer Zustand zugrunde liegt. Nach dem psorischen Miasma wird das sykotische sichtbar. Unter *Calcarea* liegt ein weiteres Mittel, und vielleicht sogar noch ein drittes.

K: Kann sich nach dem dritten Mittel dann nochmals *Calcarea* zeigen?

V: Natürlich. Es geht vor- und rückwärts, abhängig davon, wie die Menschen mit sich selbst umgehen - was sie mit sich machen. Sie können wieder zu *Calcarea* werden. Ich weiß nicht, ob man sagen kann, daß sich *Calcarea* als Schicht auflegt. Ich glaube, daß *Calcium carbonicum* ein solch grundlegendes Mittel ist, daß es nicht als Schicht hinzugefügt werden kann. Es sei denn, die Person war vollkommen gesund, als sie geboren wurde. Dann kommt es zu einer Infektion - vielleicht eine Harnwegsinfektion - man gibt Antibiotika und schließlich entwickelt sich ein *Calcarea*-Zustand. Aber selbst dann ist es nicht hinzugefügt worden. Die Möglichkeit von *Calcium carbonicum* war schon immer gegeben und jetzt, da die Konstitution durch falsche Medikamente usw. geschwächt ist, kommt *Calcarea* auf. Wir können aber nicht sagen, daß es als Schicht hinzugefügt wurde.

K: Wenn man also sieht, daß jemand *Calcarea* ist, kann man dann erwarten, daß er es wieder benötigen wird, nachdem weitere Schichten im Laufe der Behandlung abgetragen wurden?

V: Höchstwahrscheinlich ja. Wenn Sie einen älteren Patienten haben, der *Calcarea* braucht, wird er sehr wahrscheinlich als nächstes... Sagen wir, Sie bekommen ihn im Alter von 70 und im Alter von 72 hat er eine Bronchitis. Dann wird er höchstwahrscheinlich wieder *Calcium carbonicum* benötigen oder ein akutes Mittel, das nicht so tief geht. Er mag ein akutes Mittel benötigen, *Belladonna* oder *Rhus tox*. Aber dann kann wieder *Calcarea* nötig sein. Sie geben z. B. *Belladonna* während der akuten Phase, aber danach fühlt er sich noch nicht ganz wohl - dann geben Sie zur Ergänzung wieder *Calcium carbonicum*. Wenn Sie einem zehn- oder zwölfjahrigen Patienten *Calcium carbonicum* verschreiben, und es ist das richtige Mittel und zeigt Reaktionen, dann werden Sie sehen, daß dieser Mensch jahrelang ohne ein tiefgehendes Mittel auskommen wird. Lediglich während der akuten Phasen wird er akute Mittel wie *Aconitum, Belladonna, Rhus tox, Bryonia* usw. benötigen. Sie werden nicht auf *Calcarea* zurückgreifen müssen, es sei denn, er überanstrengt sich sehr.

Bryonia ist feindlich gegenüber *Calcarea*. Warum nenne ich dann *Bryonia* nach *Calcarea*? Die Komplementärmittel sind meist *Belladonna* und *Rhus tox*. Wenn *Calcium carbonicum* chronisch gewirkt hat und es kommt zu einem Rückfall, der *Bryonia* zu sein scheint, dann geben Sie es nicht. Wahrscheinlich werden Sie den Fall dadurch verderben.

K: Sagen Sie das bitte nochmal. Wenn Sie mit *Calcarea* beginnen...

V: Sie behandeln einen *Calcarea*-Patienten wegen eines chronischen Zustandes. Dann gibt es irgendwann einen Rückfall. Der Patient scheint nun nicht mehr *Calcarea*, sondern *Bryonia* zu benötigen, weil der Durst größer ist, weil er nicht mehr so kalt ist und weil der Mund sehr trocken ist. Sie meinen, daß es jetzt *Bryonia* ist. Doch geben Sie es nicht, denn dadurch würden Sie wahrscheinlich einen vollständigen Rückfall hervorrufen oder den Fall sehr stören. Wenn Sie aber einen *Calcarea*-Patienten haben, der nach einem Jahr eine schwere Erkältung, eine Bronchitis oder eine Grippe bekommt, eine akute Krankheit, die die Charakteristik von *Bryonia* aufweist, dann können Sie es verschreiben. Sehen Sie den Unterschied?

K: Aber Sie würden es dann in einer tieferen Potenz verschreiben?

V: Ja, für gewöhnlich verschreiben Sie bei starken Konstitutionen eine Potenz, die der Intensität der Symptomatologie entspricht. Glauben Sie nicht, daß Sie sich bei einer starken Konstitution keine Gedanken mehr über die Höhe der Potenz machen müssen. Sie geben auch bei einer starken Konstitution nicht jedesmal eine CM. Nein! Gehen Sie sparsam mit den Energien um. Wenn die Symptomatologie sehr stark und bedrohlich ist, etwa eine Lungenentzündung, dann würde ich von der 50 M aufwärts gehen. Wenn es sich nur um eine gewöhnliche Erkältung handelt, würde ich eine 30er geben. Bei stärkeren Konstitutionen steht die Höhe der Potenz in direktem Verhältnis zur Intensität der Symptome. Damit haben Sie einen weiteren Anhaltspunkt für die Höhe der Potenz. Bei einer normalen Erkältung, einer leichten Diarrhoe oder Zystitis oder solchen Dinge, die nicht bedrohlich sind, brauchen Sie nicht sehr hoch zu gehen.

K: Ich habe gehört, daß Sie bei chronischen Fällen manchmal raten mit einer 50 M zu beginnen. Aber für gewöhnlich sagen Sie uns, wir sollen unsere Munition nicht vergeuden und nicht so hoch gehen. In welchen Situationen gehen Sie in chronischen Fällen schon am Anfang so hoch?

V: Vor allem muß der Patient eine starke Konstitution haben. Bei dem Fall, den Bill uns gestern schilderte, handelt es sich um eine sehr schwache Konstitution. Da würde ich höchstens auf eine 30 oder eine 200 gehen. Wenn die gleiche Symptomatologie bei einer starken Konstitution vorläge und ich mir des Mittels absolut sicher wäre, könnte ich viel höher gehen - bis auf die 50 M.

K: Aber Sie machen das selten?

V: Sie sehen das an den Fällen, die ich Ihnen gegeben habe. Wir sind meist tatsächlich nicht höher gegangen als bis zur 10 M. Woran Sie erkennen können, daß ich in all diesen Fällen noch einige Zweifel hatte (Gelächter). Wenn Sie aber sehen, daß ich eine 50 M gegeben habe, - ich würde keine CM geben, denn ich habe einen *Ichthyosis*-Fall erlebt, bei dem ich bis zur MM und höher gehen mußte. Ich hatte mit einer 200er *Phosphorus* angefangen, weil ich mir nicht sicher war. Es wirkte und ich ging auf die M. Es wirkte und ich ging auf die 10 M. Ich ging auf die 50 M, auf die CM und dann auf die MM. Ich ging hoch bis auf die 4 oder 5 MM. Das Bild war zu dem Zeitpunkt ganz klar geworden und die Beschwerden verschwanden gänzlich. Ich behandelte diese Patientin vier Jahre lang, von 1968 - 1972. Die Patientin ging 1976 - während meines Urlaubs - zum Zahnarzt, der einen Knochensplitter übersah, der zu einem außergewöhnlich großen Abszeß führte, mit einer Entzündung, hohem Fieber und starken Schmerzen. Sie bekam eine Serie Antibiotika, und dann wurde operiert. Der Splitter wurde entfernt und es kam erneut zu einer Entzündung, wieder wurden Antibiotika gegeben. Sie bekam einen Monat lang Antibiotika, aber es gab keinen Rückfall. Das passierte vier Jahre nachdem die 5_MM gegeben wurde.

K: Sind Sie davon ausgegangen, daß diese Patientin eine schwache Konstitution hat?

V: Ich betrachte sie als Patientin mit einer starken Konstitution. Ich hätte eine höhere Potenz gegeben, wenn ich mir des Mittels von Anfang an sicher gewesen wäre. Sie hatte aber keine typische Keynote-Symptomatologie, die es bestätigt hätte. Ich nahm an, es sei *Phosphorus* und gab eine 200, um zu sehen, was passieren würde. Ich möchte noch etwas wichtiges über Potenzierung sagen, das sie sich gut merken sollten. Wenn Sie einen ernsten Fall behandeln, beispielsweise eine multiple Sklerose, und Sie haben mit der 30 angefangen, die auch gut gewirkt hat, dann *springen Sie nicht* auf die M, um die Angelegenheit zu beschleunigen. Sie fangen mit der 30 an und wiederholen diese. Dann können Sie auf die 200 gehen, die sie auch wiederholen sollten. Dann gehen Sie auf die M und fahren so fort. Sie werden sich dann oft fragen, warum Sie nicht von Anfang an die M gegeben haben, aber wenn Sie einmal mit der 30 angefangen haben, können Sie die M vorerst vergessen. Sie können den Fall dadurch verderben, weil die Möglichkeit besteht, daß der Patient sie nicht braucht. Sie könnten denken, daß es sich um einen Rückfall handelt, obwohl es keiner ist.

Angenommen, der Patient braucht jetzt *Arsenicum*, vorher gaben Sie *Phosphorus*. Jetzt, bei der zweiten Gabe, brauchte er *Arsenicum*. Wenn Sie nun die M (*Phosphorus*) verschreiben, bei einem Patienten, der sehr empfänglich für *Phosphorus* ist, oder war - er entfernt sich bereits von *Phosphorus*, behält aber dennoch eine gewisse Empfänglichkeit für das Mittel - dann verderben Sie den Fall. Machen Sie keine Sprünge, überspringen Sie nichts, besonders dann nicht, wenn es sich um ernste chronische Fälle handelt.

K: Sie wiederholen die gleiche Potenz? Wenn Sie eine 30 gegeben haben, geben Sie wieder die 30?

V: Das ist das beste. Geben Sie es nochmal, bei der dritten Gabe gehen Sie höher.

K: Ich glaube, daß *Hahnemann* in einigen seiner Schriften vorschlägt, nur leicht hochzugehen.

V: Das wäre sogar noch besser; auf die 31, dann auf die 32 und so weiter.

K: Gilt das auch für akute Fälle?

V: Ja, aber sicher! Sie können in akuten Fällen die 30, 40, 50, 60 verschreiben - ganz klar.

K: Ich denke wir sollten jetzt über LM Potenzen sprechen.

V: Damit habe ich keine Erfahrung, deshalb kann ich dazu nichts sagen. Es ist schwierig, von einem Muster auf ein anderes zu schließen. Wir arbeiten mit sehr feinen Energien. Ich möchte echte Verschlimmerungen und Besserungen sehen, keine imaginären. Die Leute kommen oft und sagen, daß es ihnen besser geht, dabei sprechen sie aber oft über nebensächliche Dinge, an denen ich nicht interessiert bin. Wenn ich nur eine geringe Besserung sehe, weiß ich, daß mein Mittel nicht wirklich gewirkt hat. Ich möchte eine Verschlimmerung sehen. Vielleicht sehe ich nicht gleich beim ersten oder beim zweiten Mittel eine Verschlimmerung und doch mag das Mittel auf eine bestimmte Weise wirken. Doch dann, beim dritten Mittel, zeigt sich ein Hautausschlag, es stellt sich eine Leukorrhoe ein, die Nebenhöhlen leeren sich usw. Ich mag es nicht, wenn ich in ernsten Fällen keine Verschlimmerung sehe, wenn die Patienten sich nur „besser" fühlen, nachdem sie das Mittel genommen haben.

Ich sprach kürzlich mit jemandem der in bestimmten Kreisen als Kapazität gilt. Er stritt die Bedeutung von Verschlimmerungen ab. Er mißt dem keine Bedeutung bei. Er behauptete, *Kent* hätte nie von Verschlimmerungen gesprochen. Ich sah keinen Sinn mit ihm weiter zu diskutieren. Vielleicht wirken die LM Potenzen eher oberflächlich, sanft und beruhigend, als heilend. Denn wenn...

K: Sie sprachen letztens über die *Valeriana*-Tinktur. Ich bin mir nicht sicher, aber ich denke...

V: Sehen Sie, wir dürfen nicht vergessen, daß *Hahnemann* experimentierte. Eine CM Potenz war für *Hahnemann* so etwas wie ein Placebo. Die C 60 war die höchste Potenz, die zu seiner Zeit gegeben wurde. Er experimentierte mit niedrigen Potenzen, mit der 3., 7., 12. Potenz. Wenn Sie dann unsere alte Literatur nehmen und sich Meister wie *Dunham*, *Royal, Skinner, Fanner* usw. anschauen... all die großen Meister haben die 50 M, CM, 5 MM, 10 MM, 20 MM, 55 MM verwandt, sie benutzten alle sehr hohe Potenzen. Es gab eine Zeit in der Homöopathie, in der sehr hohe Potenzen verwendet wurden. Die damals erworbenen Erfahrungen haben wir genannten Persönlichkeiten zu verdanken. Ich neige dazu, diesen Verfassern mehr zu glauben, als den anderen, die nur kritisieren und nichts außer negativer Kritik von sich geben. Auch glaube ich den Leuten eher, die über ihre Fälle berichten. Deshalb versuche ich auch so präzise wie möglich zu sein, weil ich niemanden sehe, der das gemacht hat. „Sie nahmen das Arzneimittel und wurden gesund." Was ist gemeint mit „wurden gesund"? Und was blieb übrig? Das wird nirgendwo in unserer Literatur aufgezeigt und dafür kritisiert man uns auch. Wenn die WHO mich nach dem prozentualen Erfolg meiner Fälle fragt, muß ich selbstverständlich auch alle Fehlschläge nennen. Wir sind keine Supermänner. Es gibt ganz klar einen Anteil an mißlungenen Fällen. Vergessen Sie nicht, daß ich niemals behauptet habe, perfekt zu sein. Die Homöopathie kann eine Menge, aber wir könnten noch viel mehr tun, das ist eine Tatsache.

K: Heißt das, daß wir uns immer unzulänglich fühlen sollen?

V: Ja. Ich bin der Typ, der, wenn er etwas wissen will, es auch richtig wissen möchte. Sie wissen, wie sehr ich daran gearbeitet habe. Man kann die ganze Tiefe der Homöopathie nicht ergründen. Es gibt hier eine unendliche Tiefe, aber das ist auch das Schöne an der Homöopathie. Sie werden sich nie langweilen, es wird nie zur Routine werden. Auch nicht bei *Calcarea, Pulsatilla, Sulfur.* Sie werden mehr und mehr von der Symptomatologie entdecken, Dinge, die noch nicht in den Büchern stehen.

Um auf *Calcarea* zurückzukommen, lassen Sie uns bei den Babys beginnen. Was sind die Hauptsymptome, die das Baby zeigt? Es stöhnt und seufzt. Es kann sein, daß das Baby ein oder zwei Monate lang in Ordnung war und dann geimpft wurde. Dann fängt das Baby an zu wimmern und zu stöhnen. Das erste, was Sie bemerken, ist, daß das Kopfkissen *naß* wird - ob das Wetter nun heiß oder kalt ist, spielt dabei keine Rolle. Das Kissen ist naß, und das Baby ist unruhig - es stöhnt und *stößt die Bettdecke weg.* Es ist beinahe ein bewußtes Wegstoßen der Zudecke. Das Kind *schwitzt* und der Schweiß *riecht sauer.* Der Stuhl ist auch sehr sauer. Sie werden das Stöhnen und Wimmern bemerken und das etwas nicht in Ordnung ist, aber ansonsten ist nichts Bestimmtes auszumachen. Das *Schwitzen* ist sehr auffällig und das Bettzeug wird naß. Außerdem wird die *Milch erbrochen* - richtiges Erbrechen, kein Spucken. Mit Sicherheit stellt sich Anorexie ein. Sie haben keinen Appetit mehr. Die Milchaufnahme ist nicht mehr wie vorher.

Die *Fontanellen sind ganz weich,* wie bei *Calcium phosphoricum.* Ein weiteres bestätigendes Symptom sind harte geschwollene *Drüsen im Hals-Nackenbereich.* Sie sind *geschwollen und hart* - irgendwo im Halsbereich. Nicht so sehr die Submaxillardrüsen oder die Parotis, sondern die Hals-Nackendrüsen.

Und natürlich wirken die Babys unterernährt, denn *Calcium carbonicum* hat eine Menge mit der Absorption der Nahrung zu tun. Diese Absorption findet nicht statt. Sie haben *aufgeblähte Bäuche,* wie wir es von den „Biafra-Kindern" kennen. Wenn das Kind heranwächst und erst in einem bestimmten Alter, vielleicht mit sieben, acht, neun oder zehn zu *Calcarea* wird, welche Symptomatologie werden Sie bei diesem Kind dann finden?

K: Eigensinn?

V: Ja, das ist das eine.

K: Sie philosophieren über Gott.

K: Häufige Erkältungen, sie sind übergewichtig.

V: Sehr gut!

K: Sie sind ängstlich.

V: Nicht ängstlich. Sie finden wieder dieses Stöhnen, Winseln und Wimmern, aber in diesem Alter wird die Symptomatologie primär körperlich sein. Sie *schwitzen leicht - im Nackenbereich und am Hinterkopf*, besonders im Bett, wobei die *Füße kalt, schweißig und klamm* sind. Es gibt ein deutliches *Verlangen nach weichgekochten Eiern*. Die Betonung liegt bei weich, denn wenn sie ein Verlangen nach harten Eiern haben, ist es wahrscheinlich nicht *Calcium carbonicum*. Wenn Kinder ein Verlangen nach hartgekochten Eiern haben, ist es häufig nicht *Calcarea*. Vielleicht eins von zehn, die anderen neun werden aber andere Mittel brauchen - wie z. B. *Pulsatilla*. Es gibt viele Mittel, die ein Verlangen nach Eiern haben, aber weiche Eier sprechen für *Calcarea*. Warum? Ich denke, daß bestimmte Bestandteile der Eier in größeren Mengen erhalten bleiben, wenn man sie weniger lange kocht. *Calcarea* benötigt eine Menge Calcium, das durch geringes Kochen höchstwahrscheinlich erhalten bleibt. Die Kinder bestehen also auf weichgekochten Eiern. Ich weiß nicht, ob Sie das auch beobachtet haben.

K: Nun, die meisten Kinder bekommen Spiegeleier oder Rührei, keine weichen Eier - weil es so schmiert.

V: Ich habe Kinder gesehen, die Eier aus Legebatterien von Eiern freilaufender Hühner unterscheiden konnten. Ohne theoretisches Vorwissen zu haben, bemerkten sie einen Unterschied und bevorzugten die natürlichen Eier. Die Eier aus Massentierhaltungen sind voller Chemikalien und Gott weiß was sonst noch!

K: Was ist mit Spiegeleiern?

V: Das kann ich nicht sagen. Vielleicht hängt das von der Qualität der Eier ab.

K: Erwachsene essen vielleicht deshalb öfter weiche Eier als Kinder, weil die Eltern sie den Kindern vorenthalten, wegen der Schmiererei.

V: Auf jeden Fall ist das ein Haupterkennungsmerkmal für *Calcium carbonicum* - *weiche* Eier.

K: Gilt das auch für weiche Spiegeleier?

V: Vielleicht.
Diese Kinder neigen zu Schwäche und sie werden *schnell müde.* In einer Gruppe spielender Kinder sind sie die ersten, die sich irgendwo hinsetzen und sich ausruhen. Sie sind schnell außer Atem und *schon nach geringer Anstrengung* werden sie rot und *schwitzen.* Der Blutkreislauf ist bei *Calcium carbonicum* nicht optimal. Deshalb können Sie bei fortgeschrittener Pathologie folgendes beobachten: Wenn Sie das Kind während der Nacht aufwecken, wird es starkes Herzklopfen haben. Sehr starkes Herzklopfen! Darum kommen sie später - als Erwachsene - auch so schnell außer Atem. *Dyspnoe* beim Steigen ist ein wichtiges Symptom von *Calcium carbonicum.*
Calcarea ist ein *kaltes Mittel*, es verschlechtert sich durch Kälte. Das ist eine Tatsache. Bei jüngeren Kindern aber, die drei, vier, fünf oder sechs Jahre alt sind, kann es sein, daß Hitze besonders in der Nacht verschlimmert und sie decken sich auf, wie *Sulfur* oder *Pulsatilla.* Bei Erwachsenen finden Sie später große Kälte. Sie können nicht ohne Socken ins Bett gehen. Während der Nacht wird ihnen aber so warm, daß sie die Socken ausziehen müssen. Doch das reicht oftmals noch nicht aus und sie strecken die Füße sogar aus dem Bett, um sie zu kühlen. Das ist ein weiteres beständiges Symptom bei Erwachsenen. Sie *gehen mit Socken ins Bett* und ziehen sie während der Nacht aus.

K: Haben Sie je gesehen, daß *Calcarea* bei Erwachsenen warm ist?

V: Richtig warm? Nein. Ich habe einen *Calcarea*-Fall mit normaler Temperatur gesehen. Bei diesen Patienten liegen die Schwierigkeiten im mentalen Bereich, die physischen Symptome fehlen dann. Etwas anderes, das man hört, ist, daß man *Calcarea* nicht geben soll, wenn keine Furcht vorhanden ist. Das ist falsch! Die Angst erscheint später, sie muß aber nicht notwendigerweise vorhanden sein. Sie können bei Erwachsenen verschiedene Arten von Beschwerden und Krankheiten finden, bei der keine Furcht vorhanden ist, und dennoch müssen Sie *Calcarea* geben.

Bei Kindern gibt es eine Zeit - ungefähr von 7 bis 14 - in der sich eine eigenartige *religiöse Gesinnung* zeigt. Sie erkundigen sich nach Gott und nach Engeln und danach, wie das nächste Leben aussieht. Sie möchten darüber Bescheid wissen. Sie erklären es ihnen und es entwickelt sich eine gewisse religiöse Haltung. Das ist sehr ausgeprägt. Hatten Sie nicht den Eindruck, daß das Mädchen, über das Bill gestern sprach, ein wenig in diese Richtung tendiert?

K: Sie war Mormonin. Das sind ganz strenge Fundamentalisten, ihr ganzes Leben wird gesteuert.

V: Und sie dürfen fünf oder sechs Ehefrauen haben?

K: Das ist für ihre Kirche in Ordnung, aber nicht vor dem Gesetz.

V: Das ist seltsam, oder gute Religion - für sie, nicht für mich (Gelächter). *Natrium muriaticum* würde sagen, daß eine Frau genug ist. *Sepia* wird sagen, daß sogar eine zu viel ist. Natürlich hat *Platina* nichts gegen mehrere Partner einzuwenden (Gelächter).

Es gibt ein Alter - zwischen 12 und 17 Monaten - in dem es eine Störung im Calcium-Gleichgewicht gibt. Es zeigt sich eine Schwäche beim Gehen und Stehen. Später finden Sie eine *verzögerte Zahnung.*

K: Sind Schwierigkeiten beim Zahnen typisch?

V: Nein. Die Schmerzen während der Zahnung werden meist durch *Chamomilla, Kreosotum* und *Cina* abgedeckt.

K: Sind diese Kinder weniger intelligent oder langsam in der Schule?

V: Nein, nicht unbedingt. Sie müssen schon sehr krank sein, bevor sie die Kraft verlieren, die sie brauchen, um sich zu konzentrieren oder geistig arbeiten zu können. Sie sind tatsächlich eher strebsam. Sie werden viel arbeiten und sich schließlich überarbeiten. Das ist eine der Ursachen für den *Calcarea*-Zustand. Vorher sind sie aber sehr klug und arbeiten ausgezeichnet. Sie sind ausdauernd und ordentlich, sind gut in der Schule und liegen über dem Durchschnitt. Aber wenn sie es übertreiben und ihr Ehrgeiz zu stark wird und Wettbewerb aufkommt, können sie sich übernehmen. Dann kommt irgendwann der Zeitpunkt, an dem sie zusammenbrechen und sich nicht mehr konzentrieren können. Sie werden dann ruhelos und wollen nicht mehr zur Schule.

K: Wie oft sieht man magere oder normalgewichtige *Calcarea*-Patienten?

V: Bei Kindern nicht sehr oft. Magere *Calcarea*-Kinder sieht man nicht oft, vielleicht manchmal. Magere Erwachsene habe ich sehr häufig gesehen. Sehr magere - nur Haut und Knochen. Die Haut ist von eigenartiger Struktur, sie hat vertikale und horizontale Linien, die tief und fein sind. Es sind *kleine Quadrate, die das ganze Gesicht überziehen.* Wenn sie das sehen, ist es sehr wahrscheinlich ein *Calcarea*-Fall. Die Haut ist überhaupt nicht zart, sie ist dick und rauh und ist von diesen Linien zerfurcht. Die Linien sind tief und nicht oberflächlich. Ich spreche von sehr mageren Erwachsenen.

K: Haben die Kinder zwischen 7 und 14 Knochenschmerzen, Wachstumsschmerzen?

V: Das kann sein, aber es ist nicht charakteristisch. Das ist eher *Calcium phosphoricum.* Was Sie deutlich finden werden, ist *Schweiß mit Kälte.* Das ist bei Heranwachsenden. Sie schwitzen und die Füße sind klamm. Sie haben ein Verlangen nach weichgekochten Eiern und sind auffallend schlaff. Sie sind eher ernst. Sie erkundigen sich nach Dingen, die in den religiösen Bereich gehören. Wenn Sie ihnen diese Dinge erklären, neigen sie dazu, ernsthaft religiös zu werden. Es kann sein, daß ein Dreizehn- oder Vierzehnjähriger die Ernsthaftigkeit eines Achtzehnjährigen aufweist. Sie erklären dem Kind, daß es einen Gott gibt und so weiter, und das Kind geht ganz und gar darauf ein. Es ist fast so, als ob es dadurch hypnotisiert sei. Sobald sie erwachsen werden, verliert sich das.

K: Handelt es sich um eine dogmatische Angelegenheit?

V: Sie sind sehr ernst, fast fanatisch. Sobald sie durch dieses Alter hindurch sind, haben sie keine religiösen Neigungen mehr.

K: Kann man sie in diesem Punkt mit einigen der nachgiebigen Mittel verwechseln?

V: Ja, mit *Silicea, Phosphorus, Pulsatilla. Pulsatilla* wird oft mit *Calcarea* verwechselt. Sie sind sich sehr ähnlich, aber *Pulsatilla ist weicher, es weint leicht* - verlangt aber auch nach weichen Eiern. *Pulsatilla* sollte hier nachgetragen werden. *Pulsatilla* mag sehr häufig weichgekochte Eier. Außerdem haben sie die gleiche äußerliche Erscheinung wie *Calcarea.* Aber *Calcarea-Kinder sind übertrieben selbstsicher* - bis zu dem Ausmaß, daß man sie als halsstarrig bezeichnen kann. Es sind starke Persönlichkeiten. Sie lassen nicht locker, bevor sie nicht bekommen haben, was sie wollen. Man sieht bei *Calcium carbonicum* diese Schlaffheit und könnte daraus folgern, daß sie schwach sind. Legen Sie sich da nicht fest, denn sie sind nicht immer schwach. Sie sind meist sexuell sehr vital. *Calcarea* könnte jeden Tag zwei- oder dreimal Geschlechtsverkehr haben. Sie sind *schlaff und fett, aber dabei vital und agil,* das überrascht. Sie kennen die Fernsehserie „*Cannon*", der Detektiv. Das ist *Calcarea.* Er sieht nicht gesund aus, er ist fett, aber agil. Er hat die typische *Calcium carbonicum*-Erscheinung, und er ist clever. Er denkt fortwährend. Er ist nicht sehr schnell, aber systematisch.

K: Haben Kinder in diesem Alter viel Angst?

V: Ja, die können sie entwickeln. Sie mögen die Dunkelheit nicht. Es geht ihnen im Dunkeln schlechter und *sie fürchten die Dunkelheit.* Bei Kindern zwischen 14 bis 16 gibt es die Charakteristik, daß sie *Heißhunger auf Süßigkeiten* entwickeln, besonders auf Zucker. Warum dieses Verlangen besteht, kann ich Ihnen nicht sagen.

K: Ihnen ist kalt und sie benötigen Energie.

K: Muß das unbedingt weißer Zucker sein?

V: Ich glaube, es kann jede Art von Süßigkeit sein, die Zucker in sehr konzentrierter Form enthält, wie Bonbons und solche Dinge. Es ist interessant, daß sie kein so starkes Verlangen nach Schokolade haben. Ich meine, ich hätte bei *Phosphorus* ein Verlangen nach Schokolade festgestellt. Bei *Lyssinum* habe ich es noch nicht gesehen, obwohl *Kent* es nennt. Ich konnte das nie bestätigen. Bei *Phosphorus* liegt es vielleicht um die 60%.

Im Pubertätsalter - mit 14, 15, 16, fangen sie an, *Angst vor höhergelege-*

nen Orten und *Schwindel* zu entwickeln. Dies kann so stark sein, daß sie davon träumen und sogar Alpträume haben. Da wir gerade von Alpträumen sprechen, *Calcarea*-Kinder haben *oft Alpträume und wachen schreiend auf* - dann schlafen sie wieder.

Es gibt ein Symptom, das ich in akuten Fällen noch nicht gesehen habe, aber im Delirium sprechen sie angeblich über Mäuse und Ratten, die sie dann sehen. Das kann ich so nicht bestätigen, aber ich habe gesehen, daß *Calcarea* sich davor ekelt, und *sehr große Angst vor Mäusen* hat.

K: Auch vor Spinnen?

V: Vor Spinnen? Ja.

K: Und Ratten?

V: Ja.

K: Ich kenne eine Frau, die sich noch nicht einmal ein Bild von einer Ratte anschauen kann.

V: Ich habe es in einer Art Delirium gesehen, das *Calcarea* benötigte. Sie haben dann leichtes Fieber - etwa 38 °C, besonders, nachdem *sie sich verausgabt haben.* Etwa, nachdem sie schwer gearbeitet haben und dann 8 oder 10 Stunden mit dem Auto unterwegs waren. Wenn sie dann ankommen, haben sie Fieber und eine Art von Delirium. Sobald sie die Augen schließen, sehen sie Gesichter und haben alle möglichen visuellen Phantasien, die sie ängstigen. Sie öffnen ihre Augen, sind aber sehr müde. Sie versuchen erneut zu schlafen, aber wieder sehen sie Gesichter und haben Visionen. Ich habe gesehen, wie *Calcium carbonicum* diesen Zustand innerhalb einiger Stunden beseitigt.

Anstrengung ist der Schwachpunkt bei Calcarea. Sobald ein Erwachsener mehr und mehr ins Leben geht, eine Familie gründet und Verpflichtungen eingeht, wächst auch die Belastung. Wenn sie sich zu sehr verausgaben, brechen sie zusammen. Aber bevor sie zusammenbrechen, haben sie große Ängste. Sie bekommen *Angst um die Zukunft.* Je größer die Verantwortungen des Lebens, des Ehelebens, die Verantwortung für den Partner, desto größer wird die Angst um die Zukunft. Sie glauben, daß irgend etwas Schlimmes mit ihrer Gesundheit passieren wird. Diese Symptome stellen sich *durch Überanstren-*

gung ein. Wenn sich dieser Zustand weiterentwickelt, kommen sie in ein Stadium, in dem ihre Geisteskräfte nachlassen und sie Schwierigkeiten haben, etwas zu begreifen. Sie ermüden schnell und die Angst nimmt zu. Dann kommt der Tag, an dem sie morgens aufstehen und nicht mehr zur Arbeit wollen. Sie empfinden eine Abneigung gegen ihre Arbeit. Sie spüren, daß es das Beste für sie wäre, sich zu erholen, die Arbeit für eine Weile aufzugeben - doch sie machen weiter.

Wenn in diesem Stadium der Angst und der Furcht, daß etwas Schlimmes passieren könnte, eine zusätzliche Überbeanspruchung auf sie zukommt - Kummer, eine akute Krankheit, die mit Antibiotika oder mit starken Medikamenten behandelt wird - können sie in einen neuen Zustand geraten, der noch viel schlimmer ist. Sie beginnen dann wirkliche *Furcht vor Krebs* zu bekommen, furchtbare *Angst um die Gesundheit* oder *Angst vor Geisteskrankheit.* Wenn die Angst vor Geisteskrankheit auftritt, wird die Angst vor Krebs geringer werden. Sie sagen, daß sie diese Angst haben, wobei es sich eigentlich um *die Angst* handelt, den gesunden Menschenverstand zu verlieren. Sie fürchten, daß andere ihre Unsicherheit bemerken. Sie glauben, daß andere sie durchschauen, wenn sie sie ansehen, und das macht ihnen Angst.

Sie fangen dann an, von einem Arzt zum anderen, von einem Spezialisten zum anderen zu gehen - Verzweiflung macht sich breit. Sie erreichen dann schließlich ein Stadium, in dem sie überzeugt sind, wirklich geisteskrank zu werden oder wirklich Krebs zu haben, und daß ihnen niemand mehr helfen kann. Was sie ausdrücken, wird in den Büchern *„Verzweiflung um die Gesundheit"* genannt.

Wenn Sie zu Ihnen kommen, werden sie das beim ersten Treffen aber noch nicht erwähnen und deshalb kommen Sie vielleicht auch nicht auf *Calcium carbonicum.* Sie spüren, daß sie eine letzte Chance haben, und warten ab, um zu sehen, was Sie tun können. Die *Angst um die Gesundheit* ist schrecklich. Vielleicht verschreiben Sie *Acidum nitricum.* Es wird oft mit *Calcarea* verwechselt. Das Verlangen nach Salz und Süßigkeiten und die Angst um die Gesundheit findet man bei beiden Mitteln. Das Verlangen nach Süßigkeiten ist hier meist stärker als das Verlangen nach Salz, aber beides ist sehr stark. Sie können diese Mittel also verwechseln - die Symptomatologie bleibt dann bestehen (wenn Nit-ac. fälschlicherweise gegeben wird), und dann kommen Sie auf *Calcium carbonicum*.

Beim zweiten Gespräch werden sie ihre Verzweiflung zum Ausdruck bringen. Sie werden sagen, daß es keine Hoffnung mehr für sie gibt und daß sie nicht geheilt werden können. Sie *wissen* das! Und es ist *eine furchtbare Angst vor dem Tode* vorhanden.

Vor diesem Stadium - in dem sie noch Angst vor der Zukunft und Angst vor der Dunkelheit haben - haben sie auch Angst vor Gewitter. Bevor sich die Angst vor Krebs und Geisteskrankheit einstellt, leidet der Patient auch schon sehr. Sein Hauptaugenmerk liegt bereits bei der Frage: „Wie werde ich nur gesund?"

Die Furcht vor dem Tode und die Sorge um die Gesundheit sind gewaltig! Wir sprechen nicht von kleinen Ängsten, es handelt sich hier um Ängste, die das Leben der Person beherrschen. Vor dieser Phase gibt es bei *Calcarea* auch noch die Angst vor Infektion - eine Angst vor Mikroben und vor Ansteckung. Ihr Geist ist schwerfällig und sie haben Schwierigkeiten, sich zu konzentrieren. Sie sind langsam im Handeln und im Reagieren. Die emotionale Ebene ist aufgrund dieser Ängste sehr gestört. Sie können Angst vor jeder Art von Krankheit haben, vor Herzkrankheiten, Leberkrankheiten, vor Darmkrankheiten. Sie neigen aber hauptsächlich dazu, *Angst vor Krebs* zu entwickeln, besonders jetzt, wo Krebs so verbreitet ist.

K: Haben sie auch Angst, aus dem Haus zu gehen?

V: Wenn diese Angst sehr stark ist, ist es *Vaccininum*. Aber *Calcarea* kann das auch haben. Es ist eine Furcht vor dem Weggehen. Ich habe das auch sehr stark bei *Natrium muriaticum* gesehen.

K: Ich hatte zwei Patienten mit Agoraphobie, die beide in der gleichen Woche zu mir kamen. Ich hatte vorher nie davon gehört. Es handelte sich um noch frühe Stadien. Ihnen wurde sehr geholfen, einmal durch *Aurum* und dem anderen durch *Lycopodium*. Sehr geholfen! Ich meine, sie reisen jetzt.

V: *Lycopodium* hat das auch. Ja.

K: Ich habe einem solchen Patienten gerade *Natrium muriaticum* gegeben. Es wird interessant sein zu sehen, was passiert.

V: Bei *Aurum* habe ich das noch nicht gesehen, aber bei *Lycopodium* und auch bei *Ignatia*.

Aber hier handelt es sich um eine tiefgehende Störungen. Ängste vor der Dunkelheit, vor Infektionen usw., beherrschen das Leben des Patienten nicht. Aber später geht es in ein anderes Stadium über.

In den ersten Jahren werden sie noch schwitzen, und die Symptome verschlimmern sich bei Kälte *und* bei nassem Wetter. Je mehr der Zustand fortschreitet, desto mehr verschlimmert *kaltes und feuchtes Wetter.* In diesem Stadium haben sie auch Angst vor hochgelegenen Plätzen. Sie finden einige Symptome, die geistig-emotional sind, und auch physische Symptome.

Wenn sie aber in ein anderes Stadium der Angst kommen, in dem die Ängste ihr Leben beherrschen, Todesangst, Angst vor Krebs, Angst vor Herzkrankheiten, Angst, daß sie etwas Ernstes haben und die Angst vor Geisteskrankheit, dann werden die physischen Symptome und die früheren Angstzustände abnehmen oder sogar gänzlich verschwinden.

K: Würde das Verlangen nach bestimmten Nahrungsmitteln dann auch verschwinden?

V: Ja, das wird nicht mehr so stark sein. Das typische Verlangen nach Eiern wird dann nicht mehr vorhanden sein.

K: In diesem Stadium sieht es aus wie *Arsenicum*.

V: Ja, sehr.

Der Unterschied liegt in der körperlichen Erscheinung. Arsen neigt eher dazu, schlank zu sein, außerdem fangen sie beim Arzt an zu betteln. „Helfen Sie mir, helfen Sie mir." *Arsenicum album* hat auch die Angst, nach draußen zu gehen. Warum? Weil sie sich in ihren Häusern sicher fühlen, und deshalb gehen sie von sich aus nicht raus. Sie müssen schon jemanden bei sich haben.

K: Wie unterscheidet Sie *Phosphorus* von *Calcarea*?

V: Wenn sie sich in dem Stadium befinden, in dem sie Angst vor Gewitter und vor der Dunkelheit haben, wird *Phosphorus* sehr viel offener sein, und die Betonung wird auf den Ängsten liegen. Sie haben schreckliche Angst und werden sagen, daß sie bei Gewitter unter den Tisch kriechen. *Calcarea* wird sich niemals so äußern. Auch bei *Phosphorus* finden Sie in frühen Stadien die Sorge um die Gesundheit - bevor sich echte Ängste zeigen. Sie kommen aus sich heraus und knüpfen leicht Kontakte. *Phosphorus* ist ein dünner *Calcarea*, mit hervorgehobenen Ängsten und mit einem großen Verlangen nach kaltem Wasser. Sie schwitzen auch weniger, sind sehr lebendig und reagieren eher.

K: Es gibt eine eigentümliche Angst, die ich bei mehreren Patienten gesehen habe und mit der ich nichts anzufangen weiß. Es ist eine Angst, nachts vor einem Fenster zu stehen. Es ist nicht nur, daß sie von jemandem beobachtet werden könnten, sondern sie können die Rollos nicht offen haben, wenn es dunkel ist. Haben Sie das mal beobachtet?

V: Nein, aber Sie haben hier viele Verbrechen, Einbrüche und so. Es werden Leute erschossen und all diese Geschichten. Das führt zu Angst - sie leben in solch einer Umgebung. Die Leute fürchten, daß jemand auf sie schießen könnte oder sie verletzen könnte. Das wäre eine Erklärung, aber ich bin mir nicht sicher.

K: Eine andere Sache ist, daß man weiß, daß man gesehen werden kann, während man selbst nicht rausschauen kann. Man befindet sich in einer verwundbaren Situation.

V: Sehen Sie, verlassen Sie sich nicht auf eine solche Symptomatologie. Es kann sein, daß das mit dem Mittel verschwindet, aber verlassen Sie sich nicht auf solche Ausführungen. Sie müssen zwei oder drei Punkte finden, auf die Sie sich verlassen können und auf denen Sie den Fall aufbauen können, dann passen Sie den Rest diesen Punkten an. Sie machen das schon sehr gut. Sie haben noch nicht die jahrelange Erfahrung, von der ich ausgehen kann, machen es aber schon sehr gut.

K: Wie ist das mit dem Verlangen nach unverdaulichen Dingen?

V: Man sieht das bei Kindern, die zwei oder drei Jahre alt sind - sie stekken alles in den Mund.

K: Kleine Wattebällchen und dergleichen. Sie essen das. Eine Menge Kinder stecken Sachen in den Mund, aber *Calcarea*-Kinder essen das tatsächlich auf.

V: Ich hatte eine *Tarantula*-Patientin, die Sand aß.

K: Bei *Calcarea* haben Sie das noch nicht gesehen?

V: Nein.

K: Ich hatte eine Patientin, die kleine Seifenstückchen mit sich herumtrug und kleine Seifensplitter aß.

K: Wie dynamisch und aktiv sind *Calcarea*-Menschen, wenn sie sich in der gesunden Phase befinden?

V: Sie arbeiten hart und sind sehr vital. Sie arbeiten schwer und treiben sich an, deshalb kommt es auch irgendwann dazu, daß sie zusammenbrechen.

K: Warum tun sie das? Gibt es irgendeinen pathologischen Grund, warum sie sich so sehr antreiben?

V: Das ist gesellschaftlich bedingt.

K: Es ist keine Reaktion auf die Notwendigkeit, Verantwortung zu übernehmen? Sie sehen etwas, das getan werden muß und tun es, aus einem überstarken Verantwortungsgefühl heraus?

V: Es gibt in unserer Gesellschaft bestimmte Krankheiten, die wir in den sogenannten Ostblockstaaten nicht finden. Die Krankheiten sind dort von anderer Art. Die Gesellschaft und die Umgebung, in der die Menschen dort arbeiten, ist ganz anders als bei uns. Die Verantwortungen sind bei uns, bedingt durch unsere Erziehung und unsere Umgebung, viel größer, als dort drüben. Dort beeinträchtigt die Trägheit die Leber und das Verdauungssystem. Bei uns ist mehr das Herz betroffen. Ängste treiben uns an. Es betrifft hier mehr das Herz und das Gehirn.
Im Osten sind es mehr die niederen Organe, die betroffen sind. Ich glaube nicht,... es sei denn, sie gehören zu einer Art von Clan, zu einer politischen Partei und tragen deshalb Verantwortung, dann können sie sicher auch die gleichen Krankheiten entwickeln wie wir hier. Aber der größte Teil der Bevölkerung arbeitet, tut seine Pflicht und hat nicht die Ängste, die wir hier haben. Sie leiden nicht an den gleichen Krankheiten wie wir, da sie anders leben. Sie führen ein ruhiges Leben, sind ausgeglichener. Alkoholismus kann sich entwickeln, weil Alkoholismus aus Langeweile entsteht. Diese Menschen haben eine ganz andere Erscheinung als wir, sie wirken eher bodenständig, und ihre Vorstellungen erscheinen uns naiv. Sie betrachten die Dinge nicht aus zehn verschiedenen Blickwinkeln gleichzeitig, so wie wir. Das bringt

natürlich Krankheiten mit sich.

Bei uns wird sich *Calcarea* so zeigen, wie ich es eben beschrieben habe, aber bei jenen Menschen wird es sich mehr auf der physischen Ebene zeigen. Sie werden physische Symptome haben, ohne unsere Ängste. Die Angst vor Dunkelheit und die Furcht vor Gewitter wird es dort auch geben, aber nicht die Ängste, die unser Leben bestimmen.

Ich habe oft gesehen, daß jemand trotz arthritischer Schmerzen, Rükkenschmerzen, Ischiasbeschwerden, und trotz zeitweisen Erkrankungen durch Kälte und Nässe über lange Zeit ein Gleichgewicht aufrecht erhalten konnte. Aber dann kommt irgendwann der Zeitpunkt, an dem sie geistig zusammenbrechen und diese Beschwerden verschwinden. Die Ängste treten in Erscheinung und all die körperlichen Symptome, die Rückenschmerzen und die arthritischen Schmerzen verschwinden.

K: Wir gebrauchen den Ausdruck „workaholics". Sie arbeiten und arbeiten und können einfach nicht aufhören.

V: Wenn es so pathologisch ist, daß sie die ganze Zeit über arbeiten müssen, dürfte das eher *Aurum* als *Calcarea* sein. *Calcarea*-Menschen sind ziemlich ausgeglichen und müssen sich schon sehr verausgaben, bevor sie wirklich so sehr aus dem Gleichgewicht kommen, daß sie in dieses geistige Stadium geraten.

Ich habe noch nicht gesehen, daß man Geisteskrankheiten mit *Calcarea* geheilt hat. Das heißt aber nicht, daß es nicht möglich ist. Solche Patienten kommen zu uns, nachdem sie aus dem akuten Stadium heraus sind und aus dem Krankenhaus entlassen wurden. Sie kommen nicht während des akuten Stadiums. Ich habe noch nicht gesehen, daß *Calcarea* bei Patienten hilft, die aus einer psychiatrischen Anstalt kommen. In dieser Phase gibt es nicht so viele *Calcarea*-Patienten. Aber die Angst vor Geisteskrankheit ist riesig. Dabei handelt es sich um einen ernsten Zustand. Sie sind kaum in der Lage zu handeln und sehnen sich richtig nach der Klinik. Sie würden tatsächlich gern in ein Krankenhaus gehen, weil sie dort Ruhe hätten, keine Verantwortung tragen müßten und nichts zu tun bräuchten. Sie erreichen ein Stadium, in dem die kleinste Verantwortung wie eine übergroße Verantwortung auf ihnen lastet. Es mag sich um eine Kleinigkeit handeln, aber sie haben Angst davor. In unseren Büchern steht, daß Situationen unüberwindbar erscheinen, sie werden nicht damit fertig.

K: Die Patienten benutzen oft das Wort „überwältigend".

V: Ja.

K: Wie sieht das aus, wenn sie sich überwältigt fühlen, wenn der Geist zusammenbricht?

V: Während sie vorher 12 Stunden lang arbeiten konnten, können sie nun nur noch ein bis zwei Stunden arbeiten und selbst dann sind Sie nicht richtig bei der Sache. Ihr Geist schweift ab, zu allen möglichen Dingen. Ihr Geist wird schwach und sie können sich nicht konzentrieren. Sie können ihren Geist nicht mehr auf einen Punkt ausrichten. Wenn sie etwas lesen, schweift der Geist ab - zu dem, was sie gestern erlebt haben oder morgen tun wollen. Sie können die Aufmerksamkeit nicht sammeln. Das ist ein *Calcarea*-Zustand, der eintritt, nachdem sie sich überanstrengt haben.
Während der Phase der tiefen Angst und während der Phase des Zusammenbruchs stellt sich *Schlaflosigkeit* ein. Sie schlafen vielleicht vier Stunden, aber dann wachen sie auf, ungefähr um drei Uhr, und können nicht wieder einschlafen.
Eine andere Charakteristik, die bei 35 - 40jährigen Patienten, von Anfang an auftreten kann, sind Krämpfe an verschiedenen Stellen der unteren Extremitäten, besonders in den Waden, nachts, wenn sie liegen.

K: Das Aufwachen um drei Uhr steht nicht im Repertorium.

V: Sie können es nachtragen. *Schlaflosigkeit nach 3* Uhr. Seien Sie aber vorsichtig mit dem, was Sie nachtragen!

K: Wenn sie sich in dem Stadium befinden, in dem ihnen alles zu viel ist, wie reagieren sie dann emotionell? Sind da viele Gefühle oder sind sie eher lethargisch?

V: Sie sind sehr schnell gereizt. Sie vertragen nur wenig Belastung und ermüden sehr schnell. Sie merken, daß sie sich auf einen Zustand der Erschöpfung zubewegen, und neigen dazu, sich bei den Menschen ihrer Umgebung zu beklagen. Sie werden klagen.

K: Was ist der Unterschied zwischen einem frühen *Aurum*- und einem frühen *Calcarea*-Zustand, bevor er weit fortgeschritten ist?

V: Bei *Aurum* finden wir *Depressionen.* Bei jedem von uns zeigen sich von Zeit zu Zeit Anwandlungen von Depressionen, die bei *Aurum* jedoch heftig sind. Die Gefühle sind bei *Aurum* abgestorben und völlig gestört. Der Intellekt aber kann weiterhin effektiv arbeiten - bis sie aus dem Fenster springen, dann hat sie die Krankheit überwältigt.

Calcarea ist übrigens ein Mittel, daß das Gefühl haben kann, den Körper zu verlassen, wenn es müde ist. In den Büchern steht, so glaube ich, ein „Gefühl von Schweben". Es gibt Menschen, bei denen es spontan zu diesen Erfahrungen kommt. Ich selbst habe das noch nicht gesehen, aber ich erwähne es, weil *Calcarea* tatsächlich dazu neigt und es heilbar ist.

Natürlich kann *Calcarea* bei *Beschwerden des Skelettsystems,* des *Muskelsystems* und des *Lymphsystems* anzeigt sein. Wenn das Lymphsystem und das Skelettsystem gleichzeitig betroffen sind, ist das ein Hinweis auf *Calcium carbonicum.* Es kann aber jedes System betroffen sein - das Nervensystem, das Zentralnervensystem.

Es gibt einen Zustand, bei dem die Aura im Sonnengeflecht beginnt und es unmittelbar danach zu Konvulsionen kommt. Die Empfindung breitet sich vom Sonnengeflecht ausgehend aus und dann treten die Konvulsionen auf. *Indigo* hat das auch. Ich glaube, *Indigo* steht auch im Repertorium. Das trifft auch auf *Lycopodium* zu.

K: *Calcarea* ist zweiwertig.

K: Auf Seite 441 (Bd. III) heißt es „epileptische Aura, die vom Magen zum Kopf steigt" - da steht *Calcarea.*

V: Vom Magen zum Kopf auch?

K: Ja.

V: Gut. Ich habe das auch bei *Lycopodium* gesehen.

K: Ich hatte einen Patienten mit dieser Aura und gab *Lycopodium.* Kurz danach traten Konvulsionen auf, aber dann nicht mehr.

V: Sie können *Lycopodium* besonders dann geben, wenn Sie spüren, daß da etwas ist, das von hier hochkommt (demonstriert es) und Besitz von der Person ergreift. Ich habe das besonders bei einem Kind gesehen, das es als etwas „Böses" beschrieb, das in seinem Magen wäre und dann aufstieg und ihn überkam. Das war *Lycopodium*, aber *Calcarea* hat es auch und *Indigo* hat es von hier nach unten. Wenn der Patient sagt, daß es mehr im Unterleib ist, ist es *Indigo*. Sie sehen, wie vorsichtig Sie sein müssen.

K: Was ist der Unterschied zwischen epileptisch und epileptiform?

V: Konvulsionen, die nicht typisch sind... sie fallen nicht hin, oder verlieren das Bewußtsein, aber das ganze sieht epileptisch aus. Wir sollten solche Fälle hauptsächlich im Krankenhaus behandeln. Wenn Sie in den Heimen für geistig Behinderte arbeiten wollen, müssen Sie Erfahrung haben. Physisch zeigt es sich am Kopf.
Sie können Ausschläge hinter den Ohren haben und das Ohr hat einen Riß. Da ist ein Riß im unteren Teil des Ohrläppchens und sie haben *Hautausschläge hinter den Ohren*.

K: Wo ist der Riß? Ah, am hinteren unteren Teil des Ohrläppchens.

K: Eine Falte oder ein Riß?

V: Es ist eine Unterbrechung, eine Spalte. Sie sehen das meistens bei Kindern.
Es ist eins der Hauptmittel, ein anderes Mittel ist *Graphites*.

K: Näßt es?

V: Es näßt nicht nur, die Absonderung ist sogar klebrig - wie Honig. Die Kopfschmerzen von *Calcium carbonicum* treten typischerweise nach Verausgabung auf. Sie *bessern sich durch Hinlegen* und dadurch, daß sie sich still verhalten; *normalerweise bessert Liegen auf der linken Seite. Calcarea* liegt sowieso gern auf der linken Seite.
An hochgelegen Plätzen stellt sich Schwindel ein. Sie haben Angst, Treppen hinunterzugehen, besonders wenn sie offen sind. Offene Treppen verursachen große Angst beim Herabsteigen. Schwindel tritt auch auf, wenn sie sich plötzlich drehen - etwa wenn sie jemand anspricht. Sie drehen plötzlich ihren Kopf und das ruft heftigen Schwindel hervor.

K: Sie fühlen sich sogar schlechter, wenn sie nur jemanden sehen, der sich an einem hohen Ort befindet.

V: Das ist wahr. Sie können es nicht sehen, daß jemand auf einer Klippe steht, das beunruhigt und ängstigt sie.

K: Wie ist es mit dem Gedächtnis?

V: Das Gedächtnis wird tatsächlich schlechter. Sie werden vergeßlich und auch geistesabwesend. Ich kann mich diesbezüglich an keine Keynote erinnern. Ich nenne Ihnen meist Keynotes. Eine Keynote, die Augen betreffend, ist Tränenfluß im Wind. Ich meine, es ist mehr links als rechts. Calcarea ist ein eher rechtsseitiges Mittel, mit Ausnahme der Nackenmuskulatur - und bei Brustbeschwerden, die auf der linken Seite auftreten. Die Ischiasbeschwerden treten auch eher auf der linken Seite auf, aber andere Symptome bevorzugen meistens die rechte Seite.

K: Der vordere Hals?

V: Hier - der Rand des Trapezmuskels.

Eine andere Sache, den Magen betreffend, ist, daß sie ein Leeregefühl empfinden und aus diesem Leeregefühl heraus essen. Es gibt bei *Calcarea* eine nervöse Art zu essen, sie öffnen den Kühlschrank, um irgend etwas zu essen, obwohl sie keinen richtigen Appetit haben. Sie wissen nicht, was sie eigentlich wollen, aber da ist dieses Leeregefühl. Wir kennen das von *Sulfur* und auch von *Phosphorus.* Bei *Sepia* ist es zu bestimmten Stunden. Bei diesen Arzneimitteln gibt es bestimmte Zeiten, aber *Calcarea* hat das fortwährend. Das kann auch noch während eines Angststadiums vorhanden sein. Für gewöhnlich handelt es sich dabei um Menschen, die nicht den ganzen Tag beschäftigt sind. Sie sind zu Hause, machen ein wenig Hausarbeit, haben nicht viel zu tun - sie befinden sich in einem Zustand von Dumpfheit. „Warum ich so esse, das weiß ich nicht." Aber sie machen so weiter, und sie werden fett. *Fettleibigkeit und Schlaffheit* gehören zu den Hauptcharakteristiken von Calcium. Die Muskeln werden schlaff.

Alle Schmerzen bessern sich durch Wärme. Viele der Schmerzen verschlimmern sich durch Liegen im Bett - wie bei *Rhus tox.* Eine der größten Schwachstellen von *Calcarea* ist die Lendenregion. Sie fühlen sich dort sehr schwach, empfinden dort eine eigenartige Schwäche. Diese Schwäche erlaubt ihnen nicht, eine längere Zeit gerade zu sitzen, sie brechen dann zusammen. Die Muskulatur hier scheint zu lokker, zu lose zu sein, sie stützt nicht richtig. Sie sinken zusammen (führt es vor).

K: Ist der Tränenfluß im Wind ein bestätigendes Symptom?

V: Ja. Steht es nicht im Repertorium? Wenn es windig ist, stellt sich bei fast jedem Tränenfluß ein.

K: „Im Wind" - das sind *Euphrasia* und *Pulsatilla.*

V: *Tränenfluß des rechten Auges*, innen oder außen. An der frischen Luft stellt sich leicht Tränenfluß ein. Das *rechte* Auge ist hier die Eigentümlichkeit. Mit Wind meinte ich eigentlich frische Luft. Ich glaube es gibt dafür eine Rubrik.
Die Hände sind schlaff und weich. Der Schweiß ist hier auch feuchtkalt. Die *Nägel sind sehr brüchig.*

K: Ist der Händedruck von *Calcarea* charakteristisch?

V: Er ist *schlaff* - etwa wie die Hand einer Frau, nicht kraftvoll.

K: Wie ein nasser Fisch?

K: Es ist widerlich, *Calcarea*-Hände zu schütteln.

V: Das ist typisch. Es ist ein Gefühl von Kälte, Schlaffheit und von Schweiß.

K: Man möchte am liebsten loslassen.

K: Ich fragte Sie gestern nach dem Mittel für Alfred Hitchcock, und Sie sagten *Calcarea.*

V: Er hat ein *Calcium carbonicum*-Gesicht. Es ist rund, fleischig und fett.

K: Sind die Füße naß?

V: Nicht die Menge des Schwitzens ist charakteristisch, sondern die Art. Es ist ein leichtes Schwitzen, feuchtkalt und klamm. Es ist klebrig, aber nicht sehr feucht. Feucht wäre eher *Silicea*, *Acidum nitricum*, *Graphites* oder *Lycopodium.*

K: Gibt es bezüglich der Gelenkschmerzen Besonderheiten?

V: Die Schmerzen von *Calcarea* treten oft in den Gelenken auf. Es kann sich um alle Arten arthritischer und rheumatischer Zustände handeln.

Es ist charakteristisch, daß eine *Verschlimmerung durch Feuchtigkeit und Kälte* eintritt. Ich würde sagen, *als erstes durch Feuchtigkeit. Trokkene Hitze bessert.* Kälte verschlimmert bei *Calcium Carbonicum* sehr. Sie können kein kaltes Bad nehmen. Merken Sie sich, daß ein kaltes Bad bei *Rhus tox* unter Umständen so sehr verschlimmert, daß es das Mittel antidotiert. Wenn Sie einem Patienten *Rhus tox* verschreiben und er nimmt ein kaltes Bad, dürfen Sie sich nicht wundern, wenn das Mittel antidotiert wird. Es tritt dabei eine Verschlimmerung auf, und deshalb glauben die Leute, daß es gut sei, ein kaltes Bad zu nehmen. Sie versuchen es auszuhalten, obwohl es unangenehm ist. Sagen Sie Ihren *Rhus tox*-Patienten, daß sie sich nicht so oft waschen sollen, und schon gar nicht mit kaltem Wasser.

K: Ich hatte einen solchen Fall. Die Patientin bekam *Rhus tox.* Die Hauptbeschwerde war ein trockener, schuppiger Hautausschlag am ganzen Körper. Sie duschte zwei- manchmal dreimal am Tag. In ihrem Fall waren es heiße Duschbäder - und sie machte einfach keine Fortschritte. Ich wartete 9 - 12 Monate auf eine Reaktion, bis mir schließlich klar wurde, daß das Problem das übermäßige Baden war. Sie war schon ganz wild auf ein anderes Mittel, aber ich sagte ihr, daß ich ihr kein anderes Mittel geben würde. Dafür beschränkte ich das Duschen auf zweimal pro Woche. Ich glaube, ich sagte zuerst einmal, doch dann erlaubte ich es zweimal pro Woche. Danach ging es ihr definitiv besser.

V: Es ist interessant zu sehen, wie die Dinge zusammenwirken.

K: Ist es richtig, daß *Natrium muriaticum* kalte Bäder mag?

V: Das bessert bei ihnen, sie mögen es. *Argentum nitricum* bessert sich auch dadurch.

K: Wie ist es mit sehr heißen Bädern?

V: Das mögen sie, ja. Es ist genau das Gegenteil von *Apis. Apis* wird durch heiße Bäder antidotiert, *Rhus tox* durch kalte Bäder. *Apis* fühlt sich in einer Sauna sehr schlecht. Wenn sie drei- oder fünfmal in der Sauna waren, stellt sich ein Rückfall ein.

K: Auch dann, wenn es ihnen nichts auszumachen scheint?

V: Nein, nicht wenn es ihnen nichts ausmacht. Ich hatte eine *Apis*-Patientin, die ein heißes radioaktives Bad in Griechenland aufsuchte. Ich wurde Zeuge eines vollständigen Rückfalls. Ich gab ihr *Apis*, und im darauffolgenden Jahr ging sie wieder in das Bad; sie hatte Freunde besucht, und es hatte sich so ergeben. Wieder gab es einen Rückfall. Dann ging sie natürlich nicht mehr. Ich weiß nicht, ob es die Hitze oder die Bestrahlung war. Ich meinte, daß es die Strahlung war - denn die Strahlung in diesen Bädern ist wirklich stark.

K: Warum nimmt man denn diese Strahlenbäder?

V: Man fand heraus, daß sie bei arthritischen Zuständen helfen. Als ich 17 war ging ich auch in solche Bäder. Die Schmerzen sind unerträglich und man befindet sich in einer Lage, in der man glaubt etwas tun zu müssen. Die Mediziner sagen, daß sie nichts machen können, und so greift man nach solchen Möglichkeiten. Das Meer und das feuchte Wetter hatten meinen Zustand jedoch so sehr verschlimmert, daß ich mit mehr Schmerzen zurückkam, als ich je hatte.

K: Hat *Calcarea* etwas mit Allergien zu tun?

V: Oh, ja sicher. *Calcarea* kann vielerlei Allergien haben - durch verschiedene Dinge, die sich in der Atmosphäre oder in der Nahrung befinden. Ich kann aber nicht sagen, ob es nun diese oder jene Art von Nahrung ist. Sie mögen Speisen wie Spaghetti, alle Arten von Nudeln, - *stärkehaltige Nahrung*, Makkaroni, hauptsächlich Nudeln.

K: Es gibt eine gesonderte Rubrik „Stärke". Heißt das rohe Stärke?

V: Das ist mehr oder weniger dasselbe.

K: Wie ist es mit Bohnen?

V: Ja, Bohnen auch. *Calcarea* hat für gewöhnlich eine *Abneigung gegen Fett*. Manchmal haben sie auch eine Abneigung gegen schleimige Nahrung - wie *Natrium muriaticum*.

K: Aber weiche Eier mögen sie.

V: Sie lieben weiche Eier, aber das Eiweiß darf nicht mehr roh sein.

K: Sie mögen sie also nicht roh?

V: Nicht immer, aber manchmal.

Fallbeispiel

Es handelt sich um einen 65 Jahre alten Patienten. Er wiegt 92 kg, ist aber von kleiner Statur. Er ist Elektriker.
Er kommt wegen starker Kopfschmerzen.
Der Kopfschmerz ist hauptsächlich über den Augen und erstreckt sich zu den Schläfen. Auf der linken Seite ist es etwas schlimmer.
Durch Rauchen verschlimmert sich sein Kopfschmerz. Er hat deswegen mit dem Rauchen aufgehört.
Er nimmt täglich drei starke Schmerzmittel (seit Jahren), um dem Kopfschmerz damit vorzubeugen. Ohne die Schmerzmittel würden die Kopfschmerzen ihn unerträglich belästigen.
Hitze verschlimmert, kalte Anwendungen bessern den Kopfschmerz (zweimal unterstrichen).
Ihm ist oft zu heiß (zweimal unterstrichen). Er schwitzt oft (einmal unterstrichen).
Es handelt sich um einen empfindsamen Patienten, der leicht zu Tränen gerührt ist und dann weint. Manchmal ist er reizbar. Er hat keine Ängste. Er schläft gut, schnarcht, knirscht mit den Zähnen. Er streckt die Füße nachts aus dem Bett, da sie zu warm sind. Er wacht morgens erfrischt auf. Wenn er sich bückt und nach unten sieht, wird ihm schwindlig. Er hat viel Durst auf kaltes Wasser (zweimal unterstrichen). Er hat ein Verlangen nach Salz (nicht unterstrichen).
Oft leidet er an Sodbrennen.
Seine Füße jucken oft.
An Vorerkrankungen hatte er vor langer Zeit eine Malaria.

V: Wer möchte diesen Fall analysieren?

K: Es gibt hier nicht viele Anhaltspunkte, und es ist nur wenig unterstrichen. Ich habe versucht herauszufinden, welche Informationen brauchbar sind und ob sichere Hinweise vorliegen. Der Kopfschmerz ist über den Augen. Es heißt, daß sich sein Zustand durch Rauchen verschlimmert, aber es ist nicht unterstrichen. Bedenkt man jedoch, daß er deswegen aufgehört hat zu rauchen, dann muß es wichtig sein. Ich habe das verwendet. Dann ist der Durst zweimal unterstrichen, Anwendungen mit kaltem Wasser ist auch zweimal unterstrichen. Das waren die einzigen Unterstreichungen in dem Fall, und so nahm ich „Durst auf kaltes Wasser". Die Kopfschmerzen scheinen von kongestiver Art zu sein - diese Mittel habe ich mir dann angeschaut, und die Linksseitigkeit dabei berücksichtigt.

V: Er verwendet drei starke Schmerzmittel. Er hat seine Lebensfreude völlig verloren. Es geht ihm durch kalte Anwendungen besser und schlechter durch Rauchen. Die Kopfschmerzen waren so schlimm, daß er aufhören mußte zu rauchen. Das ist ein wichtiges Symptom, weil er bereit war, diese Angewohnheit aufzugeben, da es seinen Zustand stark verschlimmerte. Wenn er sich bückt und nach unten sieht, stellt sich Schwindel ein. Er hat keine Ängste. Er ist reizbar. Er schläft gut, schnarcht, wacht erfrischt auf. Er hat warme Füße, die er aufdeckt. Er knirscht mit den Zähnen. Außerdem wurde vor drei Jahren Bruits auf der linken Seite und eine Kolitis festgestellt. Möchte noch jemand seine Überlegungen äußern?...

Sie gingen also davon aus, daß die Kopfschmerzen von kongestiver Natur seien. In dem Fall würden Sie eine sehr starke Verschlimmerung durch Hitze erwarten, besonders durch die Sonne. Solchen Patienten geht es immer durch Sonne und Hitze schlechter. Wer möchte noch etwas beitragen?

K: Wenn ich Ihnen meine Begründung genannt habe, werden Sie mir wahrscheinlich *Cannabis indica* verschreiben (Gelächter). Ich brauchte dazu viel Phantasie. Ich schaute mir sein Gewicht an, er wiegt 92 kg und ist wie viele Griechen nicht besonders groß. Es handelt sich also um einen ziemlich kleinen und schwergewichtigen Mann. Wir haben kaum Anhaltspunkte auf der emotionalen Ebene, es sind überwiegend physische Symptome. Er ist 65 und war sein Leben lang ziemlich gesund. Er ist kein gebildeter Mann. Er ist Arbeiter, Elektriker. Für mich paßt das alles zusammen. Er ist ziemlich schwer und mit den Kopfschmerzen fühlt er sich noch schwerer. Ich kann mir diesen schwergewichtigen Mann gut vorstellen. Ich betrachte den Fall, und das einzige, das nicht in dieses Bild paßt, ist, daß er leicht weint. Das fiel mir auf, daß dieser Elektriker leicht weint, dieser schwergewichtige Mann. So kam ich auf *Graphites*.

V: Das ist ein guter Punkt, aber es ist nicht das Mittel. Wer möchte weitermachen?

K: Ich hatte das Gefühl, es könne sich um eine *Phosphorus*-Schicht handeln. Da es ihm durch Rauchen schlechter geht, dachte ich anfänglich auch an *Natrium arsenicosum*.

V: Welche Schmerzen repertorisierten Sie, welche Symptome nehmen Sie?

K: Schlimmer durch Tabak, der Schmerz über den Augen, der sich zu den Schläfen erstreckt. Das sind sechs Mittel.

V: Einen Moment bitte. Kopfschmerzen über den Augen, die sich zu den Schläfen erstrecken. *Natrium arsenicosum*, ja, das sehe ich (Bd. I, S. 300).

K: Dann hat er ein Verlangen nach kaltem Wasser, aber das spricht gegen *Natrium arsenicosum*. Doch aus meiner Sicht ist das das Hauptmittel. Ich denke, daß später noch eine andere Schicht, eine *Phosphorus*-Schicht folgen könnte.

V: Sie übersehen ein Symptom, nämlich, daß er sehr warm ist (zweimal unterstrichen).

K: Ja, mein zweites Mittel wäre *Borax*. *Borax* hat genau diese Art von Schmerz.

K: Da gibt es viele Mittel, bei Stirnkopfschmerz über den Augen.

V: Was haben Sie gesagt, Allen?

K: Ich versuche gerade, die Rubrik zu finden.

V: Es gibt eine Rubrik „erstreckt sich zu den Schläfen", mit sechs Mitteln. Noch jemand?

K: Ich verwendete nur drei Rubriken. Das unterstrichene Verlangen nach kaltem Wasser, die unterstrichene Verschlimmerung durch Hitze und Verschlimmerung durch Rauchen. Ich kam auf *Argentum nitricum*.

V: Heißt es nicht, „schlimmer durch Tabak"? Auf jeden Fall ist ein Punkt, daß es ihm durch Tabak schlechter geht, der andere, daß er ein fetter Typ ist und der dritte Punkt ist... *Argentum nitricum* ist nicht das Mittel. Noch jemand?

K: Ich wählte *China*. Der Durst auf Kaltes und die Tatsache, daß er Malaria gehabt hat, deuten auf *China*. Um ehrlich zu sein, ich weiß nicht, wie ich auf dieses Mittel gekommen bin. Ich weiß es nicht mehr.

V: Es gibt hier einen sehr wichtigen Punkt. Er nimmt täglich schmerzlindernde Mittel, um seine Schmerzen gering zu halten. Wie lautet die Charakteristik des Schmerzes, wenn er seit Jahren jeden Tag Schmerzmittel nehmen muß, um den Schmerz gering zu halten!?

K: Ständige Kopfschmerzen.

V: Ja, es ist ein *anhaltender* Kopfschmerz. Wenn sich eine Verschlimmerung der Schmerzen zeigt, muß er sofort wieder Schmerzmittel einnehmen. Wenn er sie rechtzeitig einnimmt, hat er zwei oder drei Stunden lang Ruhe. Dadurch verhindert er, daß die Kopfschmerzen überhaupt erst aufkommen. Die Kopfschmerzen sind sehr stark, er ist dick, es ist ein anhaltender Schmerz. Schauen Sie ins Repertorium, Sie werden...

K: *Ferrum!*

V: Aber ihm ist heiß! Sie haben die Korpulenz und die Verschlimmerung durch Tabak. Sie müssen dies jetzt zusammensetzen. Er nimmt drei Schmerzmittel, um den Schmerzen vorzubeugen. Das bedeutet, daß es anhaltende Schmerzen sind. Schauen Sie im Repertorium nach, anhaltender Kopfschmerz, Seite 240. Er ist außerdem fettleibig. *Ferrum* ist eines der Hauptmittel, aber er ist warm. *Ferrum metallicum* tendiert zur kalten Seite und verschlimmert sich durch Tabak. *Ferrum metallicum* ist es nicht, aber *Ferrum iodatum*.

K: Wie sind Sie auf *Ferrum iodatum* gekommen?

V: Ihm ist heiß. Das *Ferrum iodatum*-Element macht einen kalten Patienten warm. Natürlich weiß ich noch etwas, das Sie nicht wissen. *Jod* hat Fettleibigkeit. Ihnen ist warm, sie schwitzen.

K: Das ist mein zweites Mittel, David hat das auch.

V: Wie haben Sie ihre Analyse gemacht?

K: Zuerst kam ich auf *Graphites* und David auf *Glonoin*, und dann auf *Ferrum iodatum*. Wir überlegten, daß die Verschlimmerung durch Tabak wichtig sei. Ferrum ist außerdem dick und schwer. Wir haben uns

Ferrum lange Zeit angesehen, dann *Ferrum iodatum*. Wir hielten es aber für ein zu seltenes Mittel, um es auszuwählen.

K: Sollten wir dieses Mittel unter Fettleibigkeit nachtragen?

V: Ja, sicher. Fettleibig und warm. Diese fettleibigen Mittel halten ihr Gewicht, egal, was immer Sie auch unternehmen. Es scheint ein Problem der Schilddrüse zu sein. Diese Kombination von *Ferrum* und *Iodum* bringt eine Art Fehlfunktion der Schilddrüse hervor, die zu Fettleibigkeit mit der Neigung warm zu sein führt. Normalerweise sind diese fettleibigen Mittel kalt, wie *Graphites*, *Calcarea* usw.

K: Es sieht fast aus wie ein warmer *Calcarea*. Wirken sie so?

V: Ja, das kann bei *Ferrum iodatum* so sein. Das Verlangen nach Eiscreme ist zweimal unterstrichen, Durst auf kaltes Wasser ist dreimal unterstrichen. Ich habe das nicht angegeben, um Sie nicht völlig von der Spur abzubringen. Das Verlangen nach Salz ist nicht unterstrichen. Sie schwitzen auch, ich weiß aber nicht, ob dieser Patient viel schwitzt.

K: Es ist einmal unterstrichen.

V: Und er streckt die warmen Füße aus dem Bett. Sie sehen, wieviel Sie durch diesen Fall über *Ferrum iodatum* lernen können. Er knirscht auch mit den Zähnen.

K: Sollen wir *Ferrum iodatum* unter „entblößt seine Füße" nachtragen?

V: Ich kann mich nicht daran erinnern, es auch bei anderen Patienten gesehen zu haben. Ein weiteres *Ferrum*-Element ist der Schwindel beim Bücken. Was Sie hier nicht finden werden, ist die Essenz von *Phosphorus*. Was meine ich mit Essenz von Phosphorus? Er hat keine Ängste, nichts, das an *Phosphorus* erinnert. Sicher, das Nahrungsverlangen und der Durst lassen an *Phosphorus* denken.

K: Aber da ist auch keine Essenz, die zu *Ferrum iodatum* führt.

V: Aber es gibt einige Dinge, die eher zu *Ferrum* als zu irgendeinem anderen Mittel führen. Es gibt hier einige Punkte, die Sie zusammenfügen müssen, die nicht gleich erkennbar sind.

Er macht sich keine Gedanken über seine Fettleibigkeit. Er sorgt sich um seine anhaltenden Kopfschmerzen. Der Schwindel beim Bücken, die Fettleibigkeit und der Kopfschmerz führen direkt zu *Ferrum*.

Wer die Materia medica kennt, kommt auf *Ferrum*. Unser Patient ist aber warm - *Ferrum iodatum* gehört zu den Mitteln, die fettleibig und warm sind. Nun, was machen wir mit dem Verlangen nach Eiscreme und kaltem Wasser? Ich weiß es auch noch nicht. Ich denke, wir können es irgendwann im Repertorium nachtragen. Jetzt wäre es ein wenig voreilig. Wir brauchen weitere Fälle, um zu sehen, was übereinstimmt, um diese Punkte zu bestätigen.

Ein weiteres Element ist, daß *Ferrum* kaum Symptome auf der geistig-emotionalen Ebene aufweist.

K: Kann man es denn so machen, daß man die einzelnen Elemente jeweils für sich auswertet?

V: Dieser Patient läßt mich an *Ferrum* denken, aber ich weiß, daß es ein Mittel ist, daß sich durch Kälte verschlimmert - ihm ist aber warm.

K: Würden Sie das auch mit *Calcium phosphoricum* und *Calcium silicata* so machen?

V: Ja. Manchmal finden wir *Natrium*- und *Sulfur*-Elemente. Dann geben wir *Natrium sulfuricum*. Hier war es *Ferrum iodatum*, eine 200.

Er kam nach sieben Monaten wieder. Es hatte anfänglich eine Verschlimmerung der Kopfschmerzen gegeben, die drei Tage dauerte. Er hat in dieser Zeit viele Schmerztabletten genommen. Er konnte die Verschlimmerung ohne die Schmerzmittel tatsächlich nicht aushalten. Danach waren die Kopfschmerzen gänzlich weg. Sein Sodbrennen war weniger geworden. Ich glaube, das Sodbrennen kam durch die Medikamente, die er nahm. Das Jucken an den Füßen war weg. Die Füße sind noch warm, aber er braucht sie nicht mehr aus dem Bett zu halten.

Er sagte, daß es ihm psychisch viel besser ginge. Auch wenn hier kaum Symptome vorlagen, so fühlt er doch einen Unterschied.

Ab dem 18. November, ungefähr zehn Tage nach Einnahme des Mittels, hatte er wochenlang heftige Schmerzen in der Brust. Er wurde ins Krankenhaus gebracht. Es war sehr heftig. Sein EKG war absolut normal. Man gab ihm dort einige Tranquillizer. Er kam dann am 3. Mai wieder und berichtete, daß er seit drei Wochen wieder Kopfschmerzen habe. Er nahm wieder Schmerzmittel und trank auch wieder Kaffee.

K: Wie lange trank er bereits Kaffee?

V: Ich weiß es nicht. Das wird hier nicht gesagt. Was würden Sie tun? Wir haben jetzt die Situation, daß er verschiedene Schmerzmittel genommen hat und Kaffee trinkt. Er gibt an, daß die Kopfschmerzen immer noch 70% besser sind als vor dem ersten Treffen. Was machen wir?

K: Den Kaffee absetzen und warten.

V: Der Arzt gab ihm Placebo und gab ihm eine Dosis *Ferrum iodatum* 200 mit. Er wurde angewiesen die Schmerzmittel abzusetzen und mit dem Kaffee aufzuhören. Wenn die Kopfschmerzen schlimmer würden, solle er das Arzneimittel einnehmen. Er kam dann am 5. Januar 1978 wieder. Er kam nach acht Monaten und sagte, daß er bis auf die letzten 15 Tage völlig gesund gewesen sei. Der Arzt fragte ihn, ob er das Arzneimittel eingenommen hätte. Er sagte, daß er es nicht genommen habe und zeigte es vor. Das ist interessant. Er hörte mit dem Kaffee auf und der Organismus brachte sich eigenständig wieder ins Gleichgewicht. Er sagte jetzt, daß er seit 15 Tagen wieder Kopfschmerzen hat, die morgens um 10 oder 11 Uhr auftreten, und dann wieder um ungefähr 5 Uhr nachmittags. Es ähnelt nicht den alten Kopfschmerzen. Er empfindet ein Stechen in den Schläfen und über den Augenbrauen. Es wird besser, wenn er diese Bereiche mit seinen Händen bedeckt. Er ist immer noch warm. Er schwitzt, hauptsächlich im Gesicht und am Hals. Diesmal ist das nicht unterstrichen, aber dieser Arzt unterstreicht auch nicht so schnell. Er hat einen guten Appetit und verlangt jetzt salzige Speisen (einmal unterstrichen), Milch und Eiscreme (einmal unterstrichen). Der Durst auf kaltes Wasser ist groß. Er weint wieder leicht. Er wünscht Gesellschaft (einmal unterstrichen). Er sagt, daß vor 20 Tagen mit einer Zahnbehandlung begonnen worden ist. Ist das nicht interessant? So, was werden wir jetzt machen? Er sagte, daß er immer noch in Behandlung ist, daß es aber bald erledigt wäre.

K: Warten!

K: Sind es dieselben Kopfschmerzen wie früher?

V: Nein, es ist eine andere Art von Kopfschmerz.

K: *Phosphorus.*

V: Höchstwahrscheinlich kommt jetzt *Phosphorus.* Sollen wir es schon geben oder noch warten?

K: Warten, bis die Zahnbehandlung beendet ist.

V: Ich sagte ihm, er solle in zehn Tagen wiederkommen, aber er wollte das nicht, er wurde ziemlich aggressiv. Das ist ein praktisches Problem, dem Sie ins Auge schauen müssen. Sie sollten sich überlegen, was man tun kann. Natürlich finden Sie das witzig, weil Sie das Problem ja nicht haben. Sie denken zu oberflächlich. In diesem Fall bedarf es mehr Logik. Was geschieht mit diesem Patienten? Ehe Sie etwas verschreiben, was immer es auch sei, müssen Sie sich über den Sachverhalt im Klaren sein.

K: Grundsätzlich ist er ziemlich gesund, da es trotz der Zahnbehandlung keinen vollständigen Rückfall gab. Außerdem ist er ziemlich vernünftig, da er das mitgegebene Arzneimittel viele Monate nicht unnötigerweise einnahm. Er hielt sich an die Anweisung. Man könnte ihm auch das neue Mittel wieder mitgeben. Sie könnten ihm erklären, daß er nach der Zahnbehandlung eine Woche warten soll und das Mittel nur einnehmen soll, falls die Kopfschmerzen nicht von selbst verschwinden.

K: Die Kopfschmerzen könnten ausschließlich von der Zahnbehandlung kommen.

V: Das ist sicher. Er sagte, daß seine Kopfschmerzen wiederkehrten, nachdem die Zahnbehandlung angefangen hatte. Wir können es daher als direkte Folge betrachten. Er zeigte nach nur einer Dosis *Ferrum iodatum* zwei Jahre lang keine Symptome mehr. Ich muß Ihnen die Vorgehensweise unserer Klinik erläutern. Wir zielen darauf ab, daß die Patienten nicht zurückkehren. Sehen Sie, es kostet zusätzliche Zeit, wenn Sie den Patienten immer wieder kommen lassen. Andere Patienten warten darauf, kommen zu können, und es dauert zwei bis drei Wochen bis man bei uns einen Termin erhält. Wenn man von einem bestimmten Arzt behandelt werden will, muß man vielleicht sogar vier Wochen warten. Wie soll man einen Termin nennen, wenn man für den nächsten Monat ausgebucht ist? Allein aus diesen praktischen Erwägungen heraus sollte nun eine Entscheidung getroffen werden.

Nun, es besteht die Möglichkeit eines Rückfalls, er ist seit 20 Tagen in Zahnbehandlung. Höchstwahrscheinlich ist es ein Rückfall oder es zeigt sich ein anderes Mittel. Okay. Sie verschreiben entweder dasselbe Mittel oder *Phosphorus*. Aber warum *Phosphorus*? Weil der Durst zunahm. Die Zeit der Verschlimmerung läßt eher an *Natrium muriaticum* denken, aber seine geistigen Symptome und das Nahrungsverlangen sprechen für *Phosphorus*. Wollen Sie es geben? Sind Sie sicher?

K: *Phosphorus* folgt gut auf *Iodum* und auch auf *Ferrum*.

V: Ich möchte, daß Sie nachdenken. Wenn Sie nicht gründlich darüber nachdenken, werde ich Ihnen das Mittel nicht nennen. Nein, kein Gewebesalz. Es handelt sich hier um einen Fall, bei dem das Arzneimittel eine fast zweijährige Besserung, sowohl im körperlichen, als auch im psychischen Bereich, bewirkt hat. Das Mittel hat wunderbar gewirkt. Die Tabletten die er bekomme hat, haben ihn zurückgeworfen. Sie könnten dem Patienten sagen, daß er das Ende der Zahnbehandlung abwarten soll und kein Mittel während dieser Zeit einnehmen darf. Oder Sie können Ihm Placebos mitgeben.

In diesem Fall haben wir ihm das gleiche Mittel mitgegeben und ihm gesagt, daß er es nehmen soll, falls die Kopfschmerzen nach der Zahnbehandlung andauern. Warum wir uns dafür entschieden haben? Auch wenn der Kopfschmerz sich verändert hat, er spezifischer als vorher ist, dürfen wir nicht vergessen, daß *Ferrum iodatum* sehr tief gewirkt hat. Durch die Zahnbehandlung und den Kaffee wurde das Mittel unterbrochen. Wenn das erste Mittel, das Sie gegeben haben, so gut gewirkt hat, sollten Sie es erneut mit einer Gabe desselben Mittels versuchen. Es war wunderbar gelaufen. Gehen Sie nicht von diesem Arzneimittel ab, es sei denn, Sie haben *sehr* gute Gründe dafür. Hier liegen keine guten Gründe vor. Es ist trotz allem kein richtiger *Phosphorus*-Fall, und auch kein richtiger *Natrium muriaticum*-Fall. Deshalb gaben wir erneut *Ferrum iodatum*, eine 200. Er nahm es und es ging ihm gut.

K: Nahm er es während der Zahnbehandlung oder danach?

V: Das ist hier nicht angegeben, aber sicherlich erst nachdem die Behandlung abgeschlossen war. Jetzt kommt er genau ein Jahr später, 1979.

K: Hat sich sein Körpergewicht verändert, hat er abgenommen?

V: Das wird hier nicht gesagt. Er hatte im Oktober, das war zehn Monate später, einen Autounfall. Er wurde angefahren und man brachte ihn ins Krankenhaus. Er erlitt einen Beinbruch und mußte deshalb über zwei Monate in der Klinik bleiben. Während dieser Zeit bekam er eine Menge Medikamente. Seine Konstitution widerstand dem lange Zeit. Dann, am 19. Januar 79, kam er wieder. Die Kopfschmerzen sind schlimmer um die Mittagszeit, besser durch kaltes Wasser. Er hatte ein Schweregefühl im Kopf. Er war noch immer empfindlich und irgendwie mitfühlend. Er hatte noch immer warme Füße, streckte sie aber nicht mehr aus dem Bett. Er hat Durst und trinkt dann vier bis fünf Gläser kaltes Wasser. Und, wie lautet die Verschreibung?

K: Das sind wunderbare Fälle, weil man das Mittel so deutlich sieht.

V: Ja, es ist sehr gutes Material, das wir aber nur erhalten, wenn wir richtige Homöopathie betreiben. Sie können sich vorstellen, was passiert wäre, wenn wir *Phosphorus* oder *Natrium muriaticum* gegeben hätten, oder dieses und dann jenes. Dabei geht das Bild verloren. Es ist ein sehr schöner konstitutioneller Fall. Sie kannten *Ferrum iodatum* noch nicht, haben aber nun begonnen, es kennenzulernen. Wenn Sie das nächste Mal auf einen solchen Kopfschmerz stoßen, wird Ihnen *Ferrum* in den Sinn kommen, und Sie werden nachfragen und nachschlagen. Das ist als ob man die Materia medica studieren würde. Ich glaube nicht, daß *Phosphorus* hier irgend etwas bewirkt hätte.

Fallbesprechung

Fall eines Therapeuten, nachfolgend mit T. abgekürzt

K: Es handelt sich um eine Patientin mit Depressionen, sie ist 33 Jahre alt.
Ich verschrieb ihr *Staphisagria*, worauf es ihr gut ging. Die Depressionen legten sich und nach 10 Monaten kam sie mit neuen Symptomen. Es handelte sich um Depressionen suizidalen Charakters. Sie erzählte,

daß es erst nur gelegentlich auftrat, dann aber alle zwei Wochen, und jeweils mehrere Stunden lang anhielt. Die Depressionen werden durch Unsicherheit und Ängste ausgelöst, Gefühle, die sich stets um ihre neue Beziehung drehen. Sie sagt, daß es die beste Beziehung sei, die sie seit langem habe, sie würde ihr viel bringen. Sie sagt auch, daß sie manchmal das Gefühl habe, die Welt sei voller Leiden, was Depressionen bei ihr hervorrufen würde. Wenn sie auf jemanden wütend ist und dem nicht Ausdruck verleiht, wird sie ebenfalls sehr depressiv und hat dann den Wunsch, sich zu verstümmeln. Genauso äußerten sich auch die früheren Depressionen - durch diese Impulse, sich zu verstümmeln.

V: Wie?

T: Mit einem Messer. Sie wollte sich dann die Handgelenke, das Gesicht oder den Hals zerschneiden. Das trat damals nach unterdrücktem Zorn auf. Dieses alte Symptom ist jetzt viel schwächer als vorher, ist aber noch immer da. Sie sagt, daß sie ihren Zorn jetzt nicht mehr so zurückhalten würde wie früher. Ihre Hauptbeschwerde ist jetzt ein Mangel an Klarheit. Beim Erwachen ist es ihr, als würde sie etwas Trübes oder Undurchsichtiges sehen, und sie hat Schwierigkeiten, sich zu konzentrieren. Sie sagt, daß sie morgens ganz benommen ist, wenn sie aufwacht. Sie sei so benommen, daß sie kaum reden kann. Sie betonte das, es ist dreimal unterstrichen. Sie ist morgens extrem benommen und gereizt, wenn sie aufwacht. Ihr Körper schmerzt morgens (dreimal unterstrichen). Es ist überall, und sie beschreibt es als einen Schmerz, der fast bis in die Knochen geht; fast, aber nicht ganz. Sie sagt, daß sie morgens stöhnt und ächzt. Es ist besser, wenn sie sich hinlegt, aber das ist nicht unterstrichen.

K: Ist der Schmerz unterstrichen?

T: Ja, dreimal. Durch heißes Baden wird es besser (einmal unterstrichen). Sie sagt, daß die Schmerzen um 12 Uhr mittags weg sind. Auch die geistigen Symptome bessern sich ab Mittag und die Benommenheit ist dann ebenfalls besser, obwohl sie sich immer noch ein wenig müde fühlt. Gegen 22 Uhr verspürt sie überhaupt keine Beschwerden mehr und wird dann richtig wach. Geistig ist sie dann ganz klar, wird aber während dieser Zeitspanne zunehmend ruheloser. Die Ruhelosigkeit nimmt bis ungefähr 3 Uhr morgens immer mehr zu, bis sie völlig erschöpft ist und einschläft. Die Ruhelosigkeit ist dreimal unterstrichen. Sie sagt, daß die Ruhelosigkeit sie häufig aus dem Bett treibt. Das ist dreimal unterstrichen. Sie verspürt den Zwang, aufzustehen, um Hausarbeiten zu erledigen oder ins Badezimmer zu gehen, oder sie sortiert Rechnungen oder ähnliches. Sie sagt, daß es richtig zwanghaft sei, es ist dreimal unterstrichen. Dieser Zwang ist besonders zur Nachtzeit gegenwärtig. Sie hetzt von einer Tätigkeit zur nächsten und bringt nichts richtig zu Ende, da es sie schon zur nächsten Sache hinzieht.

Eine gewisse Zeit, verspürte sie immer kurz nachdem sie das Haus verlassen hatte, den Drang, wieder zurückzugehen. Sie mußte sich dann vergewissern, ob sie die Tür auch abgeschlossen hatte. Sie sagt, daß das während der letzten paar Monate besser gewesen wäre.

Sie ist empfänglich für Musik (zweimal unterstrichen). Sie sagt, daß langsame Musik ihre Energie vermindere, weshalb sie absichtlich schnelle Musik höre, um Energie aufzunehmen. Sie setzt Musik ein, wenn sie nur wenig Energie hat, um sich aufzuladen - schnelle Musik würde helfen. Sie behauptet ungeduldig zu sein (einmal unterstrichen). Sie ist heiß; Hitze macht sie ganz verrückt und noch ruheloser.

Sie ist durstig (zweimal unterstrichen). Sie verlangt nach eiskalten Getränken. Sie hat ein Verlangen nach Süßigkeiten (einmal unterstrichen), Eiscreme (zweimal unterstrichen), Schokolade (zweimal unterstrichen), gewürzten Speisen (zweimal unterstrichen) und salziger Nahrung (zweimal unterstrichen). Sie hat Kopfschmerzen über der Stirn (einmal unterstrichen), die durch Licht verschlimmert werden (zweimal unterstrichen).

Sie hat eine Blasenentzündung (zweimal unterstrichen), die nach dem Geschlechtsverkehr schlimmer ist (zweimal unterstrichen).

Sie hat Hämorrhoiden (zweimal unterstrichen).

Ihre einzige Furcht ist, entstellt zu werden (einmal unterstrichen), etwa durch einen Unfall oder durch eine Geschwulst.

V: Hat sie hat jetzt eine gute Beziehung?

T: Sie sagt, daß es die beste Beziehung seit 18 Jahren sei. Ich würde sie nicht gut nennen, aber es ist die beste, die sie seit langer Zeit hat. Aus ihren Erzählungen kann man schließen, daß er sie benutzt, aber sie gestattet das.

V: Möchte jemand den Fall analysieren?

K: Zu den Depressionen gesellte sich dieser Mangel an Klarheit. Es scheint sich vom Gemüt zum Geist zu verlagern.

V: Ich würde versuchen herauszufinden, ob ihr *Staphisagria* oder die Beziehung geholfen hat.

T: Zu der Beziehung kam es erst acht Monate nach der Besserung. Sie hatte den Punkt erreicht, daß sie nie aus dem Haus ging. Sie war selbstmordgefährdet und so weit, daß sie sich umgebracht hätte - vor *Staphisagria.* Ich hätte ihr damals nicht so schnell *Staphisagria* geben sollen, doch ich deutete die Absicht, sich mit einem Messer töten zu wollen, als einen starken Hinweis auf dieses Mittel.

V: Geistig geht es ihr nachts besser, aber sie ist dann ruhelos und zwanghaft. Mir kommt hier ein Mittel in den Sinn...

K: Da steckt eine Menge von *Aluminium* drin, obwohl ich denke, daß Aluminium nicht so ruhelos wäre. Allerdings würde „schlechter tagsüber" und „mehr Klarheit nachts" passen.

V: Die Ruhelosigkeit ist sehr stark.

T: Ich vergaß zu erwähnen, daß sie *Arsen* bekommen hat, was ihr aber nicht half.

K: Vor oder nach *Staphisagria?*

T: Eine lange Zeit danach. Es half überhaupt nicht.

V: Lassen Sie uns den Fall beenden. Da ist nicht viel, das ich zu sagen habe. Es handelt sich hier um einen *Arsen*-Fall, um *Arsenicum iodatum.*

Natürlich müssen Sie hier die enorme Ruhelosigkeit von *Iodum* erkennen, damit Ihnen die Sache klar wird. Es ist interessant - sie ist ruhelos bis zur Erschöpfung. Ich habe das mal bei einem Kind gesehen, und nichts half - ich gab alles mögliche. Es konnte einfach nicht ruhig bleiben, es stellte das ganze Haus auf den Kopf. Das ist ein Mittel, über das wir noch nicht so viel wissen; ich wollte es irgendwie bestätigen, konnte aber nicht viel finden. Es ist ein Arzneimittel, das für Psoriasis spezifisch ist. Ich habe diese Erfahrung jedoch nie machen können.

Kent nennt *Arsenicum iodatum* als Arzneimittel für Psoriasis.

T: Dieses Bild blieb unverändert, ungefähr sechs Monate lang.

V: Es ist ein *Arsenicum iodatum*-Fall. *Kent* gibt uns hier kein so klares Bild.

K: Ich habe eine Frage, die den *Arsen*-Anteil betrifft. Ich sehe hier keine *Arsen*-Ängste, nur die Ruhelosigkeit. Wie soll man da unterscheiden?

V: Es handelt sich mit Bestimmtheit um eine suizidale Depression. Sogar jetzt, wo sie eine gute Beziehung hat, denkt sie noch an Selbstmord und daran, sich mit dem Messer zu verstümmeln. *Arsenicum* hat viel davon. Sie braucht die anderen Ängste nicht zu haben, denn wenn sich *Arsenicum* erst einmal in diese Art von Depression befindet, treten die Ängste in den Hintergrund. Die Patienten, die all die Angstzustände zeigen, wie Angst vor dem Tod und Angst um die Gesundheit, befinden sich in einem besseren Zustand, als unsere Patientin hier, die eine suizidale Depression hat. Erinnern Sie sich, wie stark das suizidale Element bei *Arsen* ist? Sie begehen wirklich Selbstmord, die *Arsenicum*-Patienten. Wenn sie sich erst einmal in dieser Depression befinden, haben sie einen starken Drang, Selbstmord zu begehen. Wir haben hier also die Depression und das Verlangen, sich umzubringen. Da ist diese besondere Art, sich töten zu wollen, die Ruhelosigkeit und die Reizbarkeit. Es ist morgens schlimmer, und sie sind durstig. Sie sind zwanghaft. T. beschrieb diese ungeheure Ruhelosigkeit. Sie sollten *Arsenicum iodatum* geben.

Über Geisteskrankheit - Stan Mayerson

V: Ich möchte eine kurze Einleitung geben. In einigen Fällen von Geisteskrankheit werden wir, während einer Krise, mit der Einweisung ins Krankenhaus konfrontiert sein. In diesem Zusammenhang wird es sehr interessant sein, die Erfahrungen von Stan zu hören. Wir hatten neulich einen Fall, und haben ein Mittel verschrieben. Jemand sagte, daß George sich des Mittels sehr sicher wäre, und dennoch habe ich bemerkt, daß sie mit Stan darüber gesprochen haben, der nicht ganz überzeugt war, und sich fragte, was passieren würde. Ich möchte etwas klarstellen. Ich war mir überhaupt nicht sicher, wie der Fall ausgehen würde.

In Griechenland läßt der Generalstaatsanwalt solche Experimente nicht zu. Sollte in einem solchen Fall etwas passieren, wird der verantwortliche Arzt, egal ob er ein Psychotherapeut ist oder nicht, Schwierigkeiten bekommen. Wenn dem Patienten etwas zustößt, oder wenn der Patient stirbt, dann wird der Therapeut große Probleme bekommen, da er den Patienten nicht ins Krankenhaus eingewiesen hat. Man genehmigt uns in derartigen Fällen höchstens zwei Tage, dann muß eine Einweisung ins Krankenhaus erfolgen. Daher ist meine Erfahrung in diesen Fällen sehr begrenzt.

Ich habe mich in der Tat ein- oder zweimal in der Situation wiedergefunden, daß ich während akuter psychotischer Krisen verschreiben mußte. Aber hier ist eine weitere Meinung zu diesem Thema.

Stan sagt, daß er persönlich schon zwei- bis dreihundert derartige Fälle miterlebt hat. Seine Erfahrung ist sehr wichtig. Er hat von Unterstützung gesprochen, die der Patient braucht, und es scheint, daß sie gestärkt aus einer solchen Krise hervorgehen.

S: (Stan Mayerson) Vorausgesetzt, die Bedingungen für das Follow-up stimmen.

V: Das ist sehr interessant für uns Homöopathen, da wir glauben, das ein Symptom, das Mittel oder der Weg des Organismus ist, wodurch er versucht sich zu regenerieren. Wir lassen also die Symptome in Ruhe, und der Patient wird sich erholen. Es wäre interessant, zu verstehen, um welche Art von Menschen es sich handelt, mit denen Stan arbeitete. Wir machen uns also nicht zu große Sorgen, jemanden zehn oder fünfzehn Tage in seinem Zustand zu belassen, wir finden in dieser Zeit die Verschreibung, und eine Krise, die sonst dreißig Tage dauern würde, dauert dann vielleicht nur noch fünfzehn Tage - durch homöopathische Verschreibung. Ich bitte Stan jetzt, uns eine kurze Zusammenfassung zu geben, über die Arbeitsbedingungen, und über die Art von Menschen, die er durch solche Krisen führt.

S: Ich werde ihnen etwas über den allgemeinen Hintergrund des Milieus erzählen. Die meisten Psychiater und Psychologen, die mit psychotischen Menschen arbeiten, erfassen nur einen kleinen Teil des gesamten Bildes. Sie kommen auf etwas, das man fast als ein regloses Bild beschreiben kann. Sie beginnen, sie machen die Aufnahme, erstellen die Diagnose und es scheint, als wäre die Zeit stehen geblieben, wenn sie die Symptomatologie, die Funktionalität und die Art und Weise, wie der Patient erzählt, in Betracht ziehen. Das sehen die meisten Psychiater zuerst. Dann ziehen sie sich zurück und verfassen ihre Anweisungen. Selbstverständlich möchten sie die Symptome loswerden, selbstverständlich fordern sie die Person auf, zu erzählen, selbstverständlich möchten sie, daß die Person auf sich selbst achtet. All das möchten sie so schnell wie möglich - das ist die unausgesprochene Grundregel, nach der alle Psychosen behandelt werden. Wir haben sogenannte psychotrope (Anm. d. Übers. Medikamente, die die Stimmung des Patienten beeinflussen) und die den Patienten in gewisser Weise in eine biochemische Zwangsjacke pressen. Bis zu einem gewissen Grad können wir eine Decke auf die Symptomatologie legen. Manchmal gelingt es uns sogar, daß der Patient auf eine konditionierte Weise erzählt - eine Art und Weise, die wir erwünschen und die wir dem Patienten antrainieren.

Patienten begreifen sehr schnell, wie sie ihre Krankheit bekennen und eingestehen sollen, und lernen von Ärzten und deren Anweisungen abhängig zu werden. Sobald wir keine Symptome mehr erlauben, müssen wir auch sagen: „He, ich kann Ihnen sagen, was gut für Sie ist." Und wir erzählen ihnen: „Das müssen sie machen, um aus dieser Situation herauszukommen." Normalerweise sieht die Person in der ersten Zeit viel besser aus. Sie geben ihnen die Medikamente, und die Symptome scheinen sich zu bessern, und sie scheinen darauf anzusprechen. Das sind „gute Patienten".

Was jedoch passiert, ist, daß statistisch gesehen, 98% der Personen sich der Situation entziehen, sie nehmen die verordneten Medikamente nicht. „Kein Phenotiazin ist die allgemeine Haltung." Das ist die Droge, die niemand nimmt. Man kann sie nicht mal weitergeben. Es gibt einen innere Weisheit bei diesen 98%, die dieses Medikament nicht anrühren. Sie lehnen es ab.

Laut einer Studie, genannt das Agnews Projekt, können Menschen, die mit Medikamenten behandelt werden, und mit denen man therapeutisch arbeitet, das Leben meistern, vorausgesetzt, die Vorgeschichte des Patienten ist einigermaßen in Ordnung. Das gilt auch für den Fall, daß sie schon mehrmals im Krankenhaus behandelt wurden, unter der Voraussetzung, daß es ihnen bis zur ersten Einweisung ziemlich gut ging. Ich spreche jetzt nicht von der Schizophrenie bei Kindern (engl.

Childhood Schizoprenia). Ich spreche von den Menschen, die im Alter von 13 bis 16 problemlos ihr Leben meistern, und dann einen Zusammenbruch haben. Wenn Sie diese Patienten früh genug in Behandlung bekommen, können Sie folgendes beobachten: Wenn Sie Ihnen Medikamente verschreiben und Sie der Krankenhausroutine, d. h. einer Schnelltherapie unterziehen, dann werden diejenigen, die nicht medikamentös behandelt wurden, zu diesem Zeitpunkt lange nicht so gut aussehen, wie die Patienten, die Medikamente bekommen haben. Aber dann würde etwas wirklich Bemerkenswertes geschehen. Nach drei bis fünf Jahren sehen diese Patienten zunehmend schlechter aus, bis es zu dem Punkt kommt, an dem genau das Gegenteil eintritt. Laut unserer Studie werden 80% wieder ins Krankenhaus zurückgehen und werden dann zu den chronischen Fällen gerechnet werden. Nach der Agnews Studie verfolgte ich diese Fälle weiter durch das Contra Costa Programm. Und ich stellte fest, daß diejenigen, die anfänglich wirklich gut aussehen, nach einer gewissen Zeit degeneriert erscheinen.

Was wir aber nie sehen, ist wie die Entwicklung über viele Jahre verläuft.

Was ich Ihnen vermitteln möchte, ist, daß ich in den letzten zehn bis zwölf Jahren, die besten Erfahrungen mit den Patienten gemacht habe, die bereits einen prämorbiden (Anm. d. Übers.: engl. . pre-morbid = Zustand vor Manifestation einer Krankheit, vor dem eigentlichen Krankheitsausbruch auftretend) Hintergrund bezüglich der Funktionalität haben.

B. ist ein ausgezeichnetes Beispiel für einen prämorbiden Zustand. Sie hat ihre Aufgaben bisher gut bewältigt, und die genetische Vorgeschichte ist stabil. Die Mutter war wahrscheinlich sehr depressiv und suizidal veranlagt. Im großen und ganzen hat B. jedoch eine gute Vorgeschichte. Sie ist ein gutes Beispiel für diesen Prozeß. Während ihres ersten Zusammenbruchs was sie im Krankenhaus. Fünf Tage später kam sie raus und spielte verrückt. Sie riß sich zusammen und erhielt Medikamente. Sie war ein bißchen schwach auf den Beinen, sah aber nicht schlecht aus. Wenn man vergleicht, wie sie nach ihrer Entlassung aus dem Krankenhaus aussah, würde man sicherlich sagen, daß Sie nach fünf Tagen Krankenhaus besser aussah, als dann nach zwei Wochen. Doch wenn Sie die Sache über längere Zeit verfolgen, werden Sie weitere Veränderungen feststellen. Im Mai war sie im Krankenhaus. Es bestand daher der Bedarf, Dinge zu verarbeiten, die damals nicht zugelassen wurden. Ich denke, daß diese Vorgehensweise eher mit dem übereinstimmt, was sie meinen, wenn Sie davon sprechen einen Prozeß seinen Verlauf nehmen zu lassen.

Hier geschieht es jedoch innerhalb einer Struktur. Es ist wirklich eine feste Struktur. Es sieht vielleicht nicht so aus, aber es ist eine Sache, bei der man sich hinsetzt und sagt: „Okay, nun lassen Sie sich gehen." Es handelt sich um eine Krise, und keinesfalls um einen degenerativen Prozeß. Sie ist an einem Punkt angekommen, wo sie ihr Leben, unbewußt oder bewußt, nicht mehr auf die gewohnte Weise meistern kann. Die Welt ist nicht mehr genauso berechenbar wie früher. Es klappt nicht mehr so wie früher.

Ich glaube Selbstmord war eine wirkliche Gefahr. Ich denke die Möglichkeiten waren Depression, Selbstmordtendenzen, den es gab einen Fall von Selbstmord in der Familie, und ich glaube, daß Wahnsinn eine Alternative war. Diese Alternative schützt, oder hindert sie auf eine bestimmte Weise am Selbstmord. Es ist eine Option, die die Möglichkeit des Selbstmordes ausschließt. Dieser Fall ist fast schon zu einfach. Bei einer solchen Vorgeschichte, kann man fast voraussagen, was sie tut, und was sie tun wird. Sie ist reif. Sie ist einfach. Ich kann sie beobachten, und sie ist jemand der den klassischen Prozeß durchlaufen wird, ich kann nahezu den Tag voraussagen, an dem sie sich stabilisieren wird, wann sie dies oder jenes erzählen wird, und wann sie hin und her wechseln wird.

Sie kam in die akute Phase und sie ging soweit wie sie wollte. Während der akuten Phase verarbeitet Sie gewissen Themen, wie z. B.: „Wer bin ich im Verhältnis zu Mami und Papi, und als Frau in dieser Welt, und als eigenständige Person?" Die Vertreter der jungschen Richtung nennen es den Prozeß der Individualisierung. Ich finde, das ist ein guter Ausdruck. Es ist ein „Schlüsselbegriff". - „Wie grenze ich mich selbst aus?"

Aber selbst während dieser Phase der Individualisierung, kann sie nicht leugnen, daß etwas von ihr wie Mami und Papi ist. B. ist im ersten Stadium der akuten Phase. Sie bringt es nach außen, sie verarbeitet. Es scheint ein manischer Zustand zu sein, ist es aber nicht. Wenn Sie einen echten manischen Patienten betrachten, werden sie feststellen, daß diese Personen nicht projizieren, sich nicht identifizieren, und daß kein Zusammenhang erkennbar ist. Das ist sehr hart für Sie, aber sie projizieren nicht so gut.

Bei B. sehen wir, daß es Verbindungen gibt, daß sie beim Thema bleibt. Sie ist nicht wirklich manisch, und doch würde sie unter den üblichen Umständen oft als manisch diagnostiziert werden. Sie sieht manisch aus, es ist aber lediglich die erste Phase. Würden wir sie nun ständig mit Medikamenten behandeln, und diesen Prozeß dadurch immer unterbrechen, könnten wir schon bald das Auftreten paronoider Elemente beobachten. Und dann könnte man sie als paranoid-schizophren oder als wirklich manischdepressiv einstufen. Sie würde wiederholt versuchen, den Prozeß der Verarbeitung wieder aufzunehmen, und man würde ihr sagen: „Nein, nein, das ist zu extrem" und sie daran hindern. Dann werden Sie diese ständigen Wechsel sehen, die sie bei vielen manisch Depressiven beobachten können. Sie verbleiben nicht in einem Zustand. Das ist der entscheidende Unterschied. Man gab ihr also Lithium. Interessanterweise habe ich, im großen und ganzen, schon viele Fälle gesehen, die durch Lithium aus ihrem Zustand herauskamen.

Zu einem gewissen Zeitpunkt gaben wir auch Placebo, und auch diese Patienten kamen heraus. Sie lernen mit dem Prozeß umzugehen und sie lernen wie man aus dem Zustand rauskommt. Auf Lithium zeigt sich tatsächlich eine Reaktion, aber ich glaube, daß man in einigen Jahren schließlich zu der Erkenntnis gelangen wird, daß es sich um eine weitere toxische Substanz handelt. Niemand wird mit mir darin übereinstimmen.

K: In dieser Gruppe schon.

V: Stan, diese Gruppe hier, glaubt genau an das, worüber Sie gerade sprechen. Wenn wir jemanden mit Medikamenten behandeln, degenerieren wir die Selbstheilungskräfte dieser Person. Aus diesem Grund haben wir uns hier zusammengefunden. Wir geben ein Mittel, daß stimuliert und den Zustand für eine gewisse Zeit verschlimmert, so daß die Person den Prozeß schneller durchmacht. Das ist der Grundgedanke. Es verstärkt eine Krise ein Zeit lang, und dann sehen wir Wiederherstellung der Gesundheit. Das ist *genau das gleiche*, das Sie machen, wenn Sie den Prozeß in Zusammenarbeit mit Ihrer Gruppe unterstützen.

S: Genau! Lassen Sie mich die Parallelen verdeutlichen. Sie würden es homöopathisch behandeln. Ich habe ein sogenanntes „Behandlungssystem". Vielleicht gefällt Ihnen das Wort Behandlung nicht, aber es sind keine Spielchen, die ich mache, es gibt ein Programm. Wenn ich mit jemanden arbeite, ist es nicht nur so, daß ich mich zurückhalte, auf eine bestimmte Weise kratzte ich an der Oberfläche, damit die Patienten noch tiefer gehen. Ich will keine Symptome kurieren. Es stört mich nicht, wenn im Laufe der Entwicklung die Symptome noch stärker werden. Man sollte sie sogar *ganz* extrem werden lassen. Wenn Sie die Sitzungen richtig durchführen, und wenn Sie einen jemanden haben, der als Ersatz für Mami und Papi fungiert, oder um wen auch immer es sich gerade handelt, dann werden sich die Symptome für einen kurzen Zeitraum verschlimmern. Dann können Sie sich zurückziehen, und der Patient wird noch mehr Dinge in den Prozeß integrieren. Meine Einwirkung auf den Fall besteht also darin, eine Verschlimmerung oder Verstärkung der Symptome herbeizuführen.

V: Was wir tun, ist, daß wir Hunderte von Patienten durch solch eine Krise gehen lassen und wir können nicht genau sagen, was passieren wird. Ich habe nie gesehen, daß jemand ungestört diesen Prozeß durchlaufen konnte, so wie es für ihn nötig gewesen wäre. Was wir daher wirklich gerne wissen möchten, ist, welche Art von Patienten sind auf diese Weise zu handhaben, wie weit kann man gehen, und wie weit kann man mit welchen Patienten gehen. Darüber würden wir gerne etwas wissen.

S: Gut, lassen Sie mich eine Beschreibung geben.

V: Sie sagten vorher z. B., daß ein manisch depressiver Patient überhaupt keine Beziehung oder Verbindung herstellt. Wenn Sie nun einen solchen Fall haben, würden Sie dann die gleiche Vorgehensweise verfolgen?

S: Sechs Wochen ist die Zeitspanne, die ich einem Patienten einräume. Was ich im Prinzip tue, ist, daß ich mir die Vorgeschichte der Person anschaue, und vorausgesetzt, es liegt kein Fall von Neurochirurgie oder Schock vor - das sind die zwei schlimmsten lähmenden Verfahren, deren Auswirkungen meiner Meinung nach, nicht wieder rückgängig gemacht werden können...

K: Sprechen Sie von Elektrokrampftherapie?

S: Ja. Wenn Sie Elektroschocks bekommen haben, und das während eines bestimmten Lebensabschnittes, und das ist hier eigentlich der wichtigste Punkt... Es gibt Entwicklungskrisen im Leben, in denen man besonders offen ist... Wenn eine Person zu gewissen Zeiten ihrer Entwicklung sehr viele Elektroschocks bekommt, wird sie sich nie mehr davon erholen. Jeder der zu einem kritischen Zeitpunkt fünfzehn oder zwanzig Elektroschocks bekommt, wird danach nie mehr ganz zurückfinden.
Ich versuchte bereits mit etwa einem Dutzend solcher Personen zu arbeiten. Es ist fast, als wäre eine Sperre vorhanden und dann brechen sie aus. Ich weiß nicht, was dabei vor sich geht. Sie erleiden irgendeinen größeren Schaden, wenn sie in kritischen Lebensabschnitten Elektrokramptherapie erhalten.
Ich hatte mal eine siebzehnjährige Studentin. Sie brachten Sie zu mir, ein Jahr nachdem sie einen Zusammenbruch erlitten hatte. Sie war damals schwanger gewesen. Man nahm eine Abtreibung vor, und behandelte sie mit Elektroschocks. Ein Jahr später war es ihr möglich, mit minimalen Aufgaben und maximaler Aufsicht ein einigermaßen normales Leben zu führen. Genau das wurde von ihr erwartet, und mehr passierte auch nicht. Weiter kam sie nicht. Ich arbeitete fast ein Jahr lang mit ihr, aber ihr Zustand besserte sich nicht mehr. Es war als wäre sie permanent eingeschlossen.
Mit Ausnahme solcher Situationen, wenn ich jemanden habe...

K: Glauben Sie, daß wenn Sie sie früher bekommen hätten...

S: Oh, Sie wäre ganz einfach gewesen. Jemand der 17 Jahre lang problemlos funktioniert hat und dann einen Zusammenbruch hat, solche Patienten würde ich zu 95% durchbringen, und würde im Anschluß daran ein Jahr lang das „follow-up" und die Familienarbeit durchführen. Danach würden wir Sie nie mehr wiedersehen.

Sepia

V: Ich möchte versuchen, Ihnen zu vermitteln, wie Sie die Arzneimittel in der Materia medica studieren sollten, und was man sich merken sollte. Aufgrund Ihrer Vorgehensweise in einigen Fällen habe ich bemerkt, daß bestimmte Aspekte von *Sepia* immer noch nicht ganz klar sind. Wir haben vielleicht noch nicht alles besprochen und werden wohl auch nicht alles ansprechen können, aber dennoch...

Ich möchte über einen Aspekt von *Sepia* sprechen, der die Anfangsstadien betrifft - der die Entwicklung eines jungen Mädchens oder eines kleinen Jungen betrifft. Bei diesen noch jungen Menschen werden Sie das *Sepia*-Bild, das wir bisher kennengelernt haben, nicht sehen. *Sie werden genau das Gegenteil sehen.*

Sie werden sehen, daß es sich um *übererregte, nervöse*, dünne und blasse Kinder handelt. Geräusche stören sie sehr. Streitereien machen ihnen mehr zu schaffen, als man aufgrund ihres Alters erwarten würde. Es handelt sich um kleine Mädchen, die fast wie *Phosphorus* aussehen. Sie sind sehr aktiv und man findet für gewöhnlich eine Neigung zum Tanzen; sie sind tatsächlich tänzerisch begabt. Es scheint, als würde das Tanzen ihre starke Erregbarkeit zum Ausdruck bringen, und sie ruhiger und ausgeglichener machen. Sie neigen dazu, sich von anderen Kindern abzusondern, für sich zu sein und das zu genießen. Sie brauchen nicht unbedingt Gesellschaft, sind aber auch nicht so gerne allein. Sie sind in dieser Hinsicht wie *Lycopodium.* Sie mögen Menschen um sich, solange kein persönlicher Kontakt aufkommt und solange sie nicht direkt angesprochen werden. Es gibt Menschen, die sagen, daß sie sich in der Gruppe wohlfühlen, solange es zu keiner Konfrontation auf der persönlichen Ebene kommt. Sie fühlen sich als Einzelgänger.

K: Ist es so wie bei *Lycopodium*, das allein im Zimmer sein möchte, aber jemand muß im Nebenraum sein?

V: Ja, aber aus einem anderen Grund. *Lycopodium* ist ängstlich, sie haben irgendeine Furcht. Beiden Mitteln gemeinsam ist die Furcht vor Geistern.

Wenn wir *Sepia* weiter untersuchen, werden wir feststellen, daß es *sehr empfindsam* ist. Sie sind leicht verletzt, wenn irgend etwas schiefgeht. Sie sind dermaßen erregbar, daß sie Angst vor Geistern und anderen Dingen bekommen können. Die Kinder sagen dann: „Ich gehe nicht allein in dieses Zimmer, weil ich fühle, daß da etwas ist.” Sie können es mit den Worten „Geister”, „Seelen” oder wie auch immer ausdrükken.

Das gleiche Symptom findet sich später bei Erwachsenen, besonders bei Menschen, mit einer schwachen Vitalität. Sie kommen in einen Zustand, in dem der Geist sehr träge ist. In den Büchern heißt es dumpf und dumm, aber das paßt nicht so ganz. Es handelt sich um einen Zustand, in dem der Geist nicht in der Lage ist, schnell zu arbeiten. Zur gleichen Zeit ist aber diese Empfindsamkeit vorhanden, und sie entwickeln sich schließlich zu einer Art Medium.

Wissen Sie, wie Medien gucken? Ihre Augen schauen in die Ferne - diesen Blick haben sie. Es gibt diesen Hauch von Spiritualität bei *Sepia*. Wenn sie sich, ausgehend von diesem erregten Zustand, immer mehr in Richtung *Sepia* entwickeln - sehen sie, wenn jemand geistig sehr ruhig ist, denn der Geist arbeitet bei *Sepia* langsam - sie sehen irgendwie ausgebrannt aus. In diesem Zustand sind sie sehr einfühlsam. Sie begreifen die Gefühle und Gedanken anderer und werden durch diese berührt. Wenn wir diesen Gedanken weiter verfolgen, kommen wir schließlich zur Idee des Begriffs „Medium". Ein Medium, das versteht, wie andere denken und fühlen, das ihre Art, zu denken und zu fühlen, versteht.

Das geschieht nicht, weil sie etwa ein besonderes Talent dafür hätten, sondern weil sie aufgrund der Empfindsamkeit ihres Organismus in diesen Zustand geraten sind. Es ist aber keine Stumpfheit oder Dummheit, sondern etwas anderes.

Schon aufgrund ihrer physischen Erscheinung hat man den Eindruck, daß es sich um empfindsame Menschen handelt. Sie sind normalerweise nicht stämmig oder dick, sondern sie sind *mager* und vermitteln den Eindruck von Zerbrechlichkeit. Ausdrücke wie stumpf, dumm und dergleichen, stehen also für ganz andere Mittel.

Man muß die verschiedenen *Sepia*-Phasen kennen. Zuerst finden wir die Phase, in der Erregbarkeit vorhanden ist. Sie haben eine Menge sexueller Energie und sexuelles Verlangen. Sie sind aber nicht promiskuitiv, sondern sie brauchen eine tiefe Beziehung, um überhaupt eine Beziehung eingehen zu können. Sie sehen einen Mann oder eine Frau, vielleicht 21 oder 22 Jahre alt, und der Patient ist erregbar, möchte Sex, aber eine Beziehung, die nicht alltäglich ist, eine Beziehung, in der man nicht verletzt werden kann. Sie verstehen diese oberflächlichen Beziehungen nicht, wie sie *Lycopodium* hat.

Sie sehen, einerseits ähnelt es *Lycopodium*, was die Furcht vor Geistern, Gespenstern und ähnlichem betrifft, aber in dieser Hinsicht unterscheidet es sich völlig von *Lycopodium*.
Im Repertorium heißt es „besser durch Alleinsein", das gilt auch für ihre Schmerzen und Kopfschmerzen, aber in erster Linie betrifft es die geistige und psychische Ebene. Sie haben ihren geistigen und emotionalen Frieden, wenn sie allein sind. Warum?
Es sind empfindsame Menschen, und all die Einflüsse, die von anderen Menschen ausgehen, ermüden sie, besonders, wenn es sich um Dinge handelt, die sie persönlich betreffen. Die Erregbarkeit, die zu Anfang besteht, wird dann schließlich schwinden, und es stellt sich ein Zustand ein, der genau das Gegenteil davon ist.
Das Element der Liebe ist bei *Sepia* sehr verfeinert. Und das ist ein sehr wichtiger Punkt, da *Sepia* hauptsächlich auf das Hormonsystem wirkt, das eng mit dem Sexuellen verwoben ist. Sie brauchen also eine Beziehung, die tief und harmonisch ist. Warum sie das erstreben? Weil sie nicht die Energie, die Kraft, die emotionelle Stärke haben, um auf einer oberflächlichen Ebene zu kommunizieren. Menschen, die oberflächliche Beziehungen eingehen, müssen schon ziemlich unempfindlich sein - zumindest bis zu einem bestimmten Ausmaß - um dabei keine Verletzungen davonzutragen.
Sepia hat also sehr viel Liebe, wobei es sich um eine sehr verfeinerte Liebe handelt. Es kann eine sehr starke Zuneigung entwickeln, stärker als andere Mittel. Das ist nun die Idee von *Sepia*, soweit es jüngere Jahrgänge betrifft, wobei es sich auch um einen Mann oder eine Frau von 40 handeln kann, die Kind geblieben sind - sie haben sich diese Einstellung bzw. Gesinnung erhalten können. Wir sprechen jetzt nicht über das juristische Alter, wir sprechen über einen Zustand, bei dem die Gefühle und das Erleben „jung" geblieben sind. Und natürlich handelt es sich bei diesem Gemütszustand um ein sehr viel gesünderes Stadium als bei dem späteren, in das sie nach Zusammenstößen geraten. Nun, was kann für den *Sepia*-Zustand verantwortlich sein?

K: Werden sie von den Anforderungen überwältigt?

V: Ja, aber es beginnt auf der physischen Ebene - etwa durch einen Abort.

K: Abort? Hormonelles Ungleichgewicht?

V: Ja. Was geschieht bei einem Abort? Das hormonelle Gleichgewicht wird abrupt durcheinandergebracht, und der Organismus findet nicht in seinen Rhythmus zurück. Deshalb haben die Frauen auch plötzlich kein sexuelles Verlangen mehr, es kann sich sogar gänzlich ins Gegenteil kehren, daß sie also eine Abneigung gegen Sex entwickeln. Sie möchten nichts mehr damit zu tun haben. Sie werden oft feststellen, daß die Frauen dann fast flachbrüstig werden. Das kann innerhalb von 24 Stunden geschehen. Oder es zeigt sich innerhalb von drei bis vier Tagen eine so tiefgehende hormonelle Veränderung, daß die Frau aller Energie beraubt ist, plötzlich reizbar wird und niemanden mehr sehen möchte. Sie möchte nur noch allein sein und hat auch keinen Appetit. Sie ist angewidert, alles ist verkehrt gelaufen.

Bei welchem anderen Zustand ist *Sepia* ebenfalls von großer Bedeutung?

K: Während der Schwangerschaft.

V: *Während der Schwangerschaft.* Sie finden Übelkeit, Abneigung gegen Sex und ein Gefühl der Isolation, das sich während der Schwangerschaft einstellt, da das Hormonsystem auch hier nicht in der Lage ist, sich entsprechend zu regulieren. Wir finden hier die gleichen, oder ähnliche Vorgänge. Die Übelkeit, besonders morgens, parallel mit einer Abneigung gegen Sex. Eine weitere Keynote ist Leukorrhoe. Leukorrhoe während der Schwangerschaft zusammen mit Übelkeit am Morgen und Abneigung gegen jeglichen sexuellen Kontakt ist ausschließlich *Sepia.*

Soweit der physische Bereich. Auf der emotionalen Ebene sehen wir Kummer durch emotionale Probleme. *Sepia* geht Beziehungen ein, weil es die Gesellschaft mehr oder weniger von ihnen fordert. Sie wollen eigentlich allein bleiben, und finden, daß eine Beziehung nicht gut für sie sei. Sie widerstehen dem Druck eine Weile, Druck, der von der Gesellschaft und der Familie ausgeht, die sich wundern, daß sie keinen festen Partner haben. Doch schließlich gehen sie eine Beziehung ein, fühlen aber nichts dabei. Eine Frau kann Verkehr haben, ohne etwas zu fühlen.

Die junge *Sepia*-Patientin erzählt Ihnen: „Ich habe nie etwas beim Geschlechtsverkehr empfunden." Warum? Weil sie von der Gesellschaft und den Umständen in eine Beziehung gedrängt wurde, die nicht ihren Vorstellungen entspricht. Ich meine damit, daß sie den falschen Partner hat. Man hat sie bedrängt, und so ist ihr sexueller Appetit, ihr Verlangen verlorengegangen.

Diese Erfahrungen bewirkt ein Trauma, das die *Sepia*-Patientin nicht überwinden kann, es wird zu einem Thema, das weiterhin im Hintergrund wirkt. Auf diese Weise kann sich der *Sepia*-Zustand entwickeln. Es kommt zu einer Schwäche auf der emotionalen Ebene, besonders, was Gefühle wie Zuneigung und Liebe betrifft.

Dieser Gefühlsbereich ist schwach und sehr anfällig für Störungen, die dann zu einer Stase, zu einem Stillstand führen. Es ist eine Trägheit der Zuneigung, es gibt keine Kraft hinter den Gefühlen. Die Patientin sagt dann: „Ich liebe meine Kinder nicht mehr."

Zu diesem Zeitpunkt ist auch die Reizbarkeit sehr stark. Wenn Sie die Reizbarkeit näher untersuchen, werden Sie feststellen, daß dahinter ein Mangel im Gefühlsbereich steht, es fehlt die Wärme. Durch diese Wärme fühlen wir uns mit anderen Menschen verbunden. Bei *Sepia* fehlt diese Wärme, deshalb fühlen sie sich isoliert, nicht mit anderen verbunden. Deshalb ist die Welt, in der sie leben, für sie auch eine fremde Welt.

Wenn jemand versucht, irgendwie mit Ihnen in Kontakt zu treten, kommt Reizbarkeit auf. *Sepia* wird dann *sehr gereizt*.

Sie werden eine derartige Geschichte hören: „Ich habe meinen Mann immer geliebt, er ist sehr nett. All die Jahre haben wir in Liebe und Harmonie gelebt, aber seit der Fehlgeburt empfinde ich nichts mehr für ihn."

Es betrifft nicht nur das Sexuelle, auch die Zuneigung fehlt. Die Kinder sind ihr nun auch zu laut. Sie kann sich dann nicht mehr zurückhalten. Die Reizbarkeit ist so stark, daß sie sich nicht mehr beherrschen kann. Sie sagt den Kindern, sie sollen endlich still sein, und es platzt aus ihr heraus - sie schlägt ihre Kinder.

Sepia und *Nux vomica* bekommen Wutanfälle und schlagen dann ihre Kinder. Wenn Sie sie fragen, ob sie ihre Kinder am liebsten aus dem Fenster werfen würden, so antworten sie: „Genau so ist es!" Man hört das sehr häufig. Manchmal sagen sie das auch von selbst. Sie können dies dann als starke Bestätigung betrachten. Das ist ein Zustand, bei dem die Gefühle verlorengegangen sind. Die Zuneigung ist gleich Null.

Wir kommen nun zur geistigen Ebene. Erinnern Sie sich, wodurch ein *Sepia*-Zustand auf der geistigen Ebene hervorgerufen werden kann?

Ich kenne viele *Sepia*-Menschen, die von einer spirituellen Gruppe zur nächsten wechselten. Sie haben alle möglichen spirituellen Praktiken ausprobiert. Das Ergebnis ist dann, daß sie ihre Emotionen irgendwann verdrängt haben. Normalerweise heißt es bei den Gurus, daß Loslösung eine wichtige Sache sei, Loslösung und Sublimierung. *Sepia* findet das sehr schön und bringt das auch leicht fertig. Es fällt ihnen leicht, ihre Emotionen und Gefühle zu vergeistigen bzw. abzutöten, da bereits eine grundlegende Schwäche auf der emotionalen Ebene vorhanden ist. Die gleiche Schwäche liegt auf der körperlichen Ebene vor, was den Sexualtrieb betrifft. Hier ist keine wirkliche Kraft, keine animalische Sexualkraft vorhanden. Sie haben „verfeinerte" Vorstellungen, was Sex betrifft. Es ist nicht der instinkhafte Trieb vorhanden, der eine Person normalerweise antreibt.

K: Welche Auslöser kann es neben einem Abort sonst noch geben? Spielen Kontrazeptiva eine Rolle?

V: Ja, und auch wenn das Stillen plötzlich unterbrochen wird, etwa, wenn das Kind stirbt. Wir haben bereits über *Gelsemium* gesprochen. Wenn Sie zurückdenken, werden Sie feststellen, daß ich dort einen ähnlichen Zustand beschreibe.

Wir machen verschiedene Erfahrungen im Laufe des Lebens. Wenn es sich um positive Erfahrungen handelt, kann sich eine neue Mittelschicht zeigen. Bei negativen Erfahrungen kann es zu einer destruktiven Einstellung kommen. Wir können aber negative Erfahrungen nicht durch Verabreichung von Medikamenten verhindern, seien es nun homöopathische oder andere Arzneimittel.

Sie dürfen auch nicht erwarten, daß Sie das Wesen eines Menschen verändern können, und müssen außerdem beachten, daß jeder Mensch einzigartig ist. Und auch wenn Sie es wollen, Sie können nicht jeden retten. Außerdem hat jedes Element seine Funktion. Sie haben z. B. eine Vase, sie fällt hin und zerbricht in viele Teile. Ein jedes dieser Teile ist nötig, um die Vase wieder ganz zu machen. Wenn wir hier in der Gruppe arbeiten, in der Familie, als Nation - jeder hat seine spezielle Funktion, die absolut einzigartig ist. Sie können auch nicht sagen, daß ich, der Lehrer, etwa besser sei als Sie, als die Schüler.

Vergessen Sie das! Ich bin nicht großartig und habe das auch oft genug betont. Ich empfinde mich nicht so, und viele von Ihnen empfinden ebenso. Man könnte natürlich sagen, daß der eine Dinge tun kann, die der andere nicht zustande bringt, aber letztlich spielt jeder eine Rolle innerhalb der Ganzheit. Jeder hat also seine ihm eigene Persönlichkeit. Diese Aussagen: „Der ist so verschlossen, und der andere ist so offen..." Er muß offen sein, weil er so geschaffen wurde. Ein anderer wiederum würde, wenn er so offen wäre, nicht 12 Stunden am Tag mit seinen Studien verbringen. Er würde statt dessen mit einer Frau ausgehen oder ähnliches tun, würde vielleicht seine Energien verschwenden. Ich denke, daß wir - als Heiler, die wir sein möchten - tun sollten, was wir bereits tun, und nicht mehr oder weniger.

Lassen Sie uns mit *Sepia* weitermachen und mit der spirituellen Einstellung dieser Menschen, die von einem Guru zum anderen rennen. Der Guru spricht von Loslösung, von Sublimierung, und der *Sepia*-Patient wird dazu neigen, weitaus mehr in diese Richtung zu arbeiten als angebracht ist. Das führt schließlich zu einer Verwirrung des Geistes und dazu, daß sie sich nicht mehr konzentrieren oder geistig tätig sein können. Sie werden stumpfsinnig.

Gleichzeitig steigert sich ihr Wahrnehmungsvermögen, was sich aber auf einer anderen Ebene abspielt, auf der Ebene der Intuition. Deshalb heißt es, daß *Sepia* wirklich verletzend sein kann, wenn es das beabsichtigt. Und um eine Bewegung auf der emotionalen Ebene hervorzubringen, verletzen sie genau die Menschen, die sie am meisten lieben. Sie spüren intuitiv, wo die empfindlichste Stelle ist, und werden diese genau im richtigen Moment treffen. Obwohl sie geistig abgestumpft sind und nicht klar denken können, verstehen sie genau, was um sie herum geschieht, besonders dann, wenn es sich um nahestehende Menschen handelt. Sie spüren Empfindungen auf. Deshalb steht in den Büchern „boshaft".

K: Aufgrund welcher Beschwerden kommen diese Patienten in die Praxis? Kommen Sie, weil ihr Geist nicht klar ist?

V: Sie klagen über Konzentrationsschwierigkeiten und ihr schlechtes Gedächtnis. Sie werden bemerken, daß der Patient eine Art spirituelle Haltung zeigt. Wenn die Augen hell sind und leuchten, finden Sie einen klaren Geist. Wenn sie sich dann aber mehr und mehr zurückziehen, werden Sie mehr und mehr das Bild eines Geistes sehen, der nicht mehr funktioniert. In diese Kategorie gehört der *Sepia*-Geist. Es sind empfindsame Menschen. Besonders die Frauen, die jahrelang spirituelle Praktiken ausgeübt haben, bekommen dann diesen Blick. Ihre Symptomatologie ist dürftig.

K: Meinen Sie, die Menschen wirken spirituell?

V: Nein. Es geht nicht darum, ob jemand nun spirituell ist. Es handelt sich um Menschen, die irgendwelche Praktiken ausgeübt und sich dadurch unterdrückt haben.

K: Es ist dieser „weit-weg-Blick".

V: Ja, ätherisch, spirituell, weit weg. Sie sind nicht hier. *Sepia* ist zurückgezogen, abgesondert. Das liegt an der einsetzenden Herabsetzung der Abläufe auf der geistigen und emotionalen Ebene. Dieser Prozeß geht so weit, daß sie sich emotional auf einen neutralen Punkt zubewegen. Sie empfinden Gleichgültigkeit, und dann entwickelt es sich in Richtung eines Negativzustandes. Die jungen Menschen neigen dann zu Selbstmord; Erwachsene denken auch an Selbstmord. Die gleiche Idee finden wir auf der physischen Ebene, als *Prolaps innerer Organe*, ob es sich nun um den Magen, die Nieren oder den Genitalbereich handelt, es ist ein *schmerzhafter Prolaps.*

K: Ich würde gern noch etwas mehr über diesen spirituellen Blick hören.

V: Diese spirituell angehauchten Menschen befinden sich normalerweise in einem Zustand von Neutralität, der nah bei den echten spirituellen Zuständen liegt. Dieser echte spirituelle Zustand ist weder negativ noch positiv. Die Yogis nennen ihn „Leere des Geistes". Leere des Geistes kann zu Samadhi (Anm. des Übers., Begriff aus dem Hinduismus. Zustand tiefer Konzentration der zur einem völligen Aufgehen in der höchsten Wirklichkeit führt) führen, aber eine Leere des Geistes, die nicht mit Reife und körperlicher Gesundheit gepaart ist, kann auch destruktiv wirken. In dem einen Fall erlangt die Person die Ganzheit, im anderen Fall zerbricht sie in Stücke. Es ist die Verantwortung der spirituellen Führer, zu wissen, was sie tun. Sie müssen wissen, wie man mit *Sepia*, *Natrium muriaticum* oder *Phosphorus* umgehen muß. Wenn Sie mit *Phosphor* über Loslösung sprechen, werden sie das im begrenzten Rahmen befolgen. Bei einem *Sepia*-Patienten sollte man die Betonung auf das Gefühl der Liebe setzen, sie müssen erst lernen, Verbindungen einzugehen, bevor es um „Loslösung" geht. Das sind meine Ansichten, und ich sage nicht, daß sie richtig sein müssen, aber das entspricht meinem Verständnis von diesen Dingen. Niemand ist vollkommen, deshalb sind wir auch hier, um überall da zu helfen, wo wir können.

K: Was müßte man *Natrium muriaticum* sagen?

V: Was *Sepia* und *Natrium muriaticum* brauchen, sind Kontakt und Ausdruck. Und zwar, weil sie verschlossen sind und von einem Zustand in den nächsten geraten - die Zustände wechseln. Das Alleinsein oder das Verlangen allein zu sein von *Sepia* und die Abneigung gegen Gesellschaft von *Natrium muriaticum* sind, bis auf einen kleinen Unterschied, sehr ähnlich. *Sepia* möchte allein zu Hause bleiben und fühlt sich dadurch besser. *Natrium muriaticum* möchte keine Gesellschaft, muß aber nicht unbedingt im Hause bleiben. Sie sind ungesellig. Ohne diese Menschen hätten wir allerdings keine Wissenschaftler, Dichter usw.

K: Sind sie asozial oder unsozial?

V: Eigentlich unsozial, denn Sie gehen nicht aktiv gegen die Gesellschaft vor, wollen die Gesellschaft nicht zerstören. *Causticum* möchte die Gesellschaft zerstören.

Wir können Prolapse als Zustand beschreiben, der charakteristisch für *Sepia* ist.

Ein anderes Merkmal ist die Besserung durch Anstrengung. Es scheint, als würde die Stase, die im Körper herrscht, dadurch beeinflußt, und als würde der *Sepia*-Patient dadurch mehr Leben empfinden.

Sepia betrachtet das Leben als verloren, als nicht vorhanden. Sie können sagen: „Es ist mir egal, ob ich sterbe." Es können all diese Zustände auftreten, und in diesem benebelten und abgestumpften Geisteszustand haben sie das Gefühl, sie könnten geisteskrank werden. In diesem Stadium haben sie auch Angst vor Geistern in verkörperter Form.

Eine Leukorrhoe bringt der Sepia-Patientin große Erleichterung. Sie können eine starke Leukorrhoe haben, die weiß, gelb oder gelblichweiß ist. Sie ist dick und reichlich. *Sepia* heilt diese Leukorrhoe.

Wenn Sie einen Fall mit Magenbeschwerden, Nierenbeschwerden oder was auch immer haben, und nach der *Sepia*-Gabe tritt eine Leukorrhoe auf, dann geben Sie auf keinen Fall eine zweite Gabe, um die Leukorrhoe zu beseitigen! Wenn eine Patientin wegen dieser Beschwerde zu Ihnen kommt, können Sie natürlich *Sepia* geben. Aber wenn eine Leukorrhoe anstelle anderer Symptome auftritt, und Erleichterung bringt, dann geben Sie der Patientin, die ein weiteres Mittel verlangt, nicht nach. Es kann eine sehr starke Leukorrhoe sein, die ein bis sechs Monate oder sogar ein Jahr dauern kann. Sie geben also *kein* Mittel, es sei denn, es liegt ein klares neues Bild vor. Dieses Stadium kann lang dauern und kann deshalb ein wenig problematisch sein, weil die Patientin vielleicht zum Gynäkologen will, wo sie Flagyl oder irgend etwas anderes bekommen würde. Das würde den Fall natürlich zerstören. Der Ehemann bekommt gewöhnlich auch Beschwerden, wenn die Frau Leukorrhoe hat, auch wenn es sich nur um Trichomonaden handelt.

Sepia hat bestimmte Symptome, die man mit *Lachesis* verwechseln kann. *Sie haben einen Kloß in der Kehle* und können *nicht auf der linken Seite schlafen, weil sie dann Herzklopfen bekommen.* Der Patient schläft wieder ein und die Beschwerden treten erneut auf. Sobald sie morgens erwachen, sind alle Beschwerden spürbar. Sie sind *Lachesis* sehr ähnlich. Doch wo *Lachesis* plethorisch und vital ist, ist *Sepia* gesetzt und ruhig. Bei *Lachesis* haben wir Schwatzhaftigkeit und bei *Sepia* Schweigsamkeit. Sie werden sehr wenig sprechen und Ihre Fragen nur mit „ja" oder „nein" beantworten. Es sind stille, verschlossene Menschen und sie sind unberechenbar.

Bevor sie den Zustand erreichen, in dem sie wirklich stumpf und träge sind, springen sie von einem Zustand in den anderen. Einmal sind sie nett und lieb und wollen sich unterhalten, dann wiederum sind sie verschlossen. Sie wollen sich dann nicht unterhalten, ziehen sich zurück und wollen allein sein. Sie möchten dann keine Gesellschaft. Abhängig von der Tiefe ihrer negativen Erfahrungen, werden sie sich schließlich völlig zurückziehen.

K: Sie ziehen sich zurück und bleiben dann auch in der Zurückgezogenheit?

V: Ja. Sie bleiben in der Zurückgezogenheit. Wenn sich jemand sehr lange in einem solchen *Sepia*-Zustand befunden hat, kann sich die Philosophie entwickeln, daß es besser sei, allein zu bleiben. Es kann aber sein, daß sie diese Einstellung mit den sonstigen Lebensumständen verflechten und irgendwann wieder beginnen auszugehen, daß sie vielleicht sogar sagen, es würde wieder Leben aufkommen und daß sie das Leben genießen - so wie vor 10 Jahren. Aber es handelt sich hierbei um einen pathologischen Zustand. Ich meine damit, daß dies nicht dem wirklichen Charakter dieses Menschen entspricht.

Sie haben Warzen, besonders im Genitalbereich. *Sepia* ist eines der besten Mittel für *Vitiligo.*

K: Heilt es oder wirkt es nur bremsend?

V: Es beseitigt die Veränderungen - allerdings nicht immer. Wenn die Veränderungen seit 5 oder 10 Jahren bestehen und sehr ausgedehnt sind, sollten Sie nicht davon ausgehen, daß sie rückgängig zu machen sind. Wenn es aber gerade anfängt und nur kleine weiße Flecken vorhanden sind, vielleicht seit einem Jahr - dann können Sie erwarten, daß die Veränderungen durch das Arzneimittel verschwinden werden.

K: Ich habe in einem Buch gelesen, daß *Sepia* sich davor fürchtet, allein zu sein.

V: Das habe ich bei Sepia noch nicht beobachtet. Es gibt den besagten Zustand, in dem sie Menschen um sich haben möchten, da sie eine gewisse Furcht vor Geistern haben. Wenn diese Furcht aufkommt, möchten sie Menschen um sich haben, aber keine direkte Gesellschaft. Sie möchten sich nicht mit jemandem unterhalten oder so. In dieser Hinsicht ähnelt es *Lycopodium.*

K: Wie war das eigentlich mit den Waschfrauen im 19. Jahrhundert, die erschöpft waren und dann zornig auf ihre Kinder wurden?

V: Das ist ein guter Punkt. Wer erwähnt das - *Kent*? Die Frauen standen beim Waschen nach vorne gebeugt und mußten mit den Armen drükken. Dadurch wurde Druck auf bestimmte innere Organe ausgeübt. Durch diese Haltung wird die Tendenz zu Prolapsen bei *Sepia* noch verstärkt. Sie fühlen sich dann erschöpft und haben Schmerzen. Es kommt zum *Uterusprolaps*, und manchmal stellt sich ein dumpfer

Schmerz ein und das Gefühl, als wollten die Eingeweide herausfallen. *Es ist ein Schweregefühl, verbunden mit Schmerzen, als ob alles nach unten ziehen würde.* Deshalb sitzt *Sepia* auch so gerne mit *gekreuzten Beinen.* Sie haben das *Gefühl eines Klumpens im Rektum* oder im Bereich des Perineums, was sich ebenfalls durch diese Position und durch das Zusammenpressen der Beine bessert.

Wir finden außerdem die Neigung, Urin zu verlieren. Sie müssen schnell gehen, besonders Frauen, da sie sonst Urin verlieren würden. Wenn das nicht möglich ist, weil sie sich gerade unterhalten, während sie den Harndrang verspüren, dann müssen sie mit ihrer Aufmerksamkeit ständig beim Schließmuskel bleiben, um keinen Urin zu verlieren. Beim Husten, Lachen oder Niesen neigen sie ebenfalls zu *unwillkürlichem Urinabgang.* Jemand hatte mir einen solchen Fall gezeigt. Wie war das?

K: Eine Frau mit ständigem Harntröpfeln. Sie hatte drückende Schmerzen beim Bücken.

V: *Sepia verschlimmert sich am Meer.* Okay? Es gehört zu den Hauptmitteln. Die anderen sind *Tuberculinum, Natrium muriaticum, Magnesium muriaticum* usw. *Ihr Zustand verschlimmert sich vor und während den Menses* und während *der Schwangerschaft.*

Bei Kälte geht es ihnen schlechter. Ich muß Ihnen noch Hinweise für die Ausschläge geben, über Psoriasis.

Es gehört zu den wichtigsten Mitteln für *Lupus erythematodes.*

Ich habe es als zarte Verfärbung der Haut, oberhalb der Nase gesehen. Es ist eine schwache Verfärbung der Haut. Sie können jedoch mit Bestimmtheit sagen, daß es sich um eine andere Hautfarbe handelt. Ich habe es erst einmal bei einem Mann gesehen.

K: Sieht man es häufig bei Frauen?

V: Nein.

K: Es steht in jedem Buch, aber niemand hat ihn je gesehen (Anm. d. Übers., den gelben Nasensattel).

V: Ich habe ihn erst einmal bei einem Mann gesehen, er war nur ganz leicht vorhanden.

K: Hat *Sepia* Schmerzen, die von der Vagina und vom Rektum aus gerade nach oben ausstrahlen?

V: Nein, das ist meist *Ignatia*.

K: Haben sie beobachtet, daß ein *Sepia*-Zustand durch Kontrazeptiva aufkam?

V: Nein, das habe ich noch nicht gesehen. Durch Abort - ja, ich erwähnte bereits unterbrochene Schwangerschaften.

K: Sie sagten, daß es zu einer Störung käme, wenn das Kind stirbt und die Milch versiegt.

V: Hat noch jemand notiert, das es durch Kontrazeptiva ausgelöst werden kann?

K: David stellte die Frage bezüglich der Pille, aber vielleicht haben sie die Frage nicht verstanden.

V: Nein, ich war mit meinen Gedanken woanders. Ich habe diese Veränderungen noch nicht durch Kontrazeptiva gesehen.

K: Ich habe von Frauen gehört, die sehr aggressiv sind - etwa aus der Frauenbewegung - die Männer übertreffen wollen und solche Sachen. Ist das auch *Sepia*?

V: Diese Art Frauen können *Sepia* sein, allerdings nicht direkt dieser maskuline Typ. Sie sind dünn und flach, nicht maskulin. Es handelt sich um nervöse Energien, da sie keine sexuellen Erfahrungen haben. So eine *Sepia*-Frau kann 30 Jahre lang Verkehr haben und nicht einen Orgasmus erfahren haben - nicht einen.
Es gibt noch eine andere Sache, die einen *Sepia*-Zustand hervorrufen kann - wenn jemand Drogen genommen hat. Allopathische Drogen, homöopathische Mittel - meistens betrifft es aber allopathische Arzneien. Solche Medikamente und auch Freizeitdrogen können einen geistigen Zustand herbeiführen, der mehr oder weniger *Sepia* entspricht. Laut unseren Büchern kann auch nach Antibiotika oder sonstigen medikamentösen Behandlungen *Sepia* angezeigt sein.
Geben Sie aber nicht einfach *Sepia*, weil der Fall durcheinander ist und der Patient eine Menge Arzneimittel bekommen hat. Es müssen schon bestimmte Merkmale vorhanden sein. Es muß Schwäche vorhanden sein, es fehlt an Lebenskraft, der Patient hat nicht die Energie,

auszugehen, es sind keine Empfindungen vorhanden, der Geist arbeitet nur langsam, *es herrscht völlige Stase.* Bei einem solchen Bild dürfen Sie *Sepia* geben, aber sonst nicht.

Die Essenz, die ich Ihnen beschrieb, muß sichtbar sein. Es ist dieser spirituelle, dieser euphemistische Blick, der durch viele Drogen hervorgerufen wird. Sie geben *Sepia*, und es zeigt sich eine Wirkung.

Der Patient schläft nun besser, und es geht in dieser oder jener Hinsicht ebenfalls ein bißchen besser. Seien Sie dann nicht voreilig und verschreiben Sie nicht zu schnell ein weiteres Mittel. Sie müssen in einem solchen Fall etwa sechs Monate lang abwarten, selbst wenn Sie in der Zwischenzeit ein Placebo geben müssen. Geben Sie kein anderes Mittel obendrauf, denn diese Patienten sind schwach, deshalb sind sie ja auch in diesen Zustand geraten. Jedes weitere Arzneimittel könnte den Fall wieder durcheinanderbringen.

Es heißt, daß *Sepia* auch durcheinandergebrachte Malaria-Fälle klärt, aber wie Sie wissen, sehen wir solche Fälle heutzutage nicht mehr. Ich habe aber bei Drogenabhängigen und in Fällen von Drogenmißbrauch gesehen, daß sich ein *Sepia*-Bild eingestellt hat. *Sepia* wird dann sehr helfen. Wonach hat *Sepia* Verlangen?

K: Süßes, Saures, Bitteres.

V: Wie heißt das Arzneimittel, das ein sehr starkes Verlangen nach Kaffee hat?

Es beginnt mit „A" - *Angustura.* Sie sollten sich das merken, da Sie mitunter Patienten bekommen können, die sich in einem katastrophalen Zustand befinden und bei denen kein Arzneimittel etwas ausrichtet, da sie weiterhin ihren Kaffee trinken - *Angustura.*

K: Wird das Verlangen dadurch beseitigt?

V: Ja - und es wird die Person heilen. Es ist ein Mittel, das bei rheumatoider Arthritis angezeigt ist und wenn die Nackenregion und die Gelenke betroffen sind. Es ruft eine Reizbarkeit hervor, die der von *Nux vomica* ähnelt, und eine Art Stumpfheit, die mit *Cimicifuga* vergleichbar ist.

K: Sie mögen Essig.

V: Sehr gut. Ja, sie mögen gerne *Essig.* Säuren, wie Essig oder Zitronen, sollten aber von *Sepia* ferngehalten werden. Diese Information ist sehr wichtig. Wenn wir einem Patienten *Sepia* geben, weisen wir ihn darauf hin, daß er keinen Essig, keine Zitronen oder andere saure Dinge zu sich nehmen darf, da das Mittel dadurch antidotiert werden könnte.

K: Haben Sie das schon mal beobachtet?

V: Ich kann mich nicht mehr erinnern, da ich die Patienten bereits seit langem darauf hinweise, Säuren zu vermeiden.

K: Ich habe das niemals angeordnet, habe aber oft bemerkt, daß sie nach Einnahme des Mittels damit aufhören. Sie verlieren ganz einfach das Verlangen danach.

V: Ich bin da lieber vorsichtig, es wäre zu dumm, wenn das richtige Mittel wirkungslos bliebe, nur weil sie nicht auf Essig verzichten.

K: Welche anderen Mittel haben ein Verlangen nach Essig?

K: *Hepar sulfuris calcareum.*

V: Nach Zitronen?

K: *Arsen, Benzinum.*

V: Ja. *Benzinum.*

K: *Mercurius* und *Sabadilla.*

K: *Natrium muriaticum* und *Belladonna*?

V: Bei *Belladonna* finden wir das Verlangen nicht nur nach Zitronen, sondern auch nach Saft (Limonade). Das ist bei akuten Fällen sehr ausgeprägt. Sie konnen dadurch gegebenenfalls zwischen *Belladonna* und *Bryonia* unterscheiden.

K: Gibt es noch weitere Mittel, bei denen der Patient auf bestimmte Dinge verzichten soll?

V: Bei *Sulfur* soll der Patient keine Kamille und bei *Natrium muriaticum* kein Menthol, keine Pfefferminze zu sich nehmen.

K: Würden Sie raten, daß der *Acidum oxalicum*-Patient keine Erdbeeren essen darf?

V: Nein. *Kent* schreibt, daß einige seiner Patienten sehr allergisch auf Oxalsäure reagierten.

K: Würden Sie bei *Pulsatilla* Fett vermeiden?

V: Ja. Warum? Weil sich darauf Reaktionen zeigen werden. *Pulsatilla*-Patienten, die Fett vertragen, bekommen nach Einnahme des Mittels oft Durchfall, wenn sie Fett essen.

K: Aber nicht weil es antidotieren könnte?

V: Diese Reaktion kann antidotierend wirken, wenn die Diarrhoe vier oder fünf Tage anhält.

K: Wie ist es mit *Argentum nitricum* und Süßigkeiten?

V: Kaffee sollte auf jeden Fall vermieden werden, das ist wichtig! Sie können nicht immer an alle Dinge denken, und vieles werden Sie nicht vermeiden können und deshalb sollten Sie sich diese Dinge gut merken. Dieses Wissen wird sehr nützlich sein, wenn Sie ein Mittel geben und feststellen, daß es durch einen bestimmten Einfluß unterbrochen wird. Bei *Rhus tox* kann z. B. ein kaltes Bad zu einem Rückfall führen, oder ein zweimaliges Baden an einem Tag kann unter Umständen bewirken, daß das Mittel nicht mehr wirkt. Sie müssen all diese Dinge im Kopf haben.

K: Kann man ein Mittel durch Dinge antidotieren, gegen die man besonders allergisch ist?

V: Ja, ich glaube schon.

K: Etwa Austern, bei *Lycopodium*?

V: Ich habe starke Reaktionen durch Austern beobachten können. Wenn Sie hören, daß ein Patient wiederholt Vergiftungen durch Austern hatte, handelt es sich sehr wahrscheinlich um einen *Lycopodium*-Fall.

Über das Studium der Mittelbilder

Boericke's Materia medica

Abies nigra

V: Sie sollten sie alle vorliegen haben, damit wir darüber sprechen können und gemeinsam schauen können, was man sich bei einem Mittelbild merken sollte, was wichtig ist. Ich möchte gar nicht so viel dazu sagen, erzählen Sie mir etwas über *Abies nigra*. Sie haben es gelesen. Wer nennt uns die Symptomatologie, das, was wir uns merken sollten? Nein, gehen wir es anders an. „Ein kräftiges und lang wirkendes Mittel, bei verschiedenen Krankheitsformen." Sagt Ihnen das etwas?

K: Nein.

V: Dann vergessen Sie es wieder. „Die meisten Symptome sind mit gastrischen Störungen verbunden. Bei dyspeptischen Beschwerden älterer Menschen mit funktionellen Herzsymptomen; auch nach Tee oder Tabak. Verstopfung und Schmerz am Anus. Heiß bei geröteten Wangen. Niedergeschlagen und benommen während des Tages. Wach in der Nacht, kann nicht einschlafen." Erstmal so weit. Ist etwas davon von besonderer Wichtigkeit? Da steht: „Heiße gerötete Wangen." Ist das etwas Normales?

K: Ja, ist normal.

V: Niedergeschlagen.

K: Auch nichts Außergewöhnliches.

V: Benommen während des Tages und wach in der Nacht?

K: Schon hilfreicher.

V: Ist hilfreicher. Womit müssen Sie das nun verbinden?

K: Mit den Magenbeschwerden.

V: Nein, bei „wach in der Nacht" denken Sie an *Medorrhinum*. Sie haben nachts mehr Energie, um zu lesen und zu studieren. Nehmen Sie das Repertorium zur Hilfe, wenn Sie nicht wissen, wie Sie weitermachen sollen. Schauen Sie nach, welche Mittel *Kent* unter „besser nachts aufführt. Finden wir *Abies nigra* unter „besser in der Nacht?" Unter „besser abends" stehen *Alumina, Aurum, Chelidonium majus, Lycopodium, Medorrhinum, Sepia.*

Es wäre schön gewesen, wenn unser Mittel in dieser Rubrik gestanden wäre. Aber bitte nicht nachtragen! Es sind nur einige Mittel, man hätte es sich also gut merken können. Es steht hier nicht im Repertorium, also ist dieses Symptom durch niemanden bestätigt worden, auch nicht durch unsere Erfahrungen. Vergessen Sie es also. Bei „wach in der Nacht", brauchen Sie nicht an *Abies nigra* zu denken und Sie müssen Ihr Gedächtnis nicht mit dieser Information zu belasten.

„Schmerz im Magen, der immer nach dem Essen auftritt. Die Empfindung eines Klumpens, der schmerzt - als ob sich ein hartgekochtes Ei im oberen Magenmund festgesetzt hätte. Dauernde, unangenehme Einschnürung über der Magengrube, als ob alles zusammengeknotet sei. Völliger Appetitmangel morgens, aber großes Nahrungsverlangen mittags und nachts. Übelriechender Atem. Schmerzhafte Empfindung in der Brust, als ob sich dort etwas festgesetzt hätte und abgehustet werden müßte. Die Lungen fühlen sich zusammengedrückt an."

Ist der völlige Appetitmangel am Morgen wichtig?

K: Nein.

V: Großes Nahrungsverlangen mittags und nachts. Wichtig?

K: Nein, aber interessant.

V: „Appetit in der Nacht" - wer hat das? „Übelriechender Atem". Ist das interessant?

K: Nein.

V: „Aufstoßen". Interessant?

K: Nein.

V: Was sollte man sich bis hierher überhaupt merken?

K: Magenstörungen und das hartgekochte Ei.

V: Merken Sie sich nur „etwas den Magen betreffend", und „ein Klumpen wie ein hartgekochtes Ei". Wenn man Sie fragen würde, wie die Empfindung bei *Abies nigra* aussieht, würden Sie sich wahrscheinlich nicht daran erinnern. Wenn aber ein Patient zu Ihnen kommt, der sich in diesem Zustand befindet, wird er genau diese Empfindung äußern, und Sie werden sofort wissen, daß es *Abies nigra* ist.

Wenn Sie lernen, welche *wenigen* Punkte man sich merken soll, haben Sie viel gewonnen.

Sie merken sich also diese Empfindung und die Magenbeschwerden, bei *Abies nigra*. Sie werden es meistens *bei älteren Patienten mit Magenbeschwerden* und dieser Empfindung *„wie ein hartgekochtes Ei"* benötigen. Das ist alles, was Sie sich merken müssen - *alte Menschen, Magenbeschwerden*. Es handelt sich bei *Abies nigra* meist um eine Funktionsstörung des Herzens.

Dann heißt es: „Schmerzhafte Empfindung in der Brust, als ob sich dort etwas festgesetzt hätte und abgehustet werden müsse. Die Lungen fühlen sich zusammengedrückt an. Die Lungen können nicht voll ausgedehnt werden. Der Zustand verschlimmert sich durch Husten. Gefühl von Würgen in der Kehle. Dyspnoe, schlimmer beim Hinlegen, scharfer schneidender Schmerz im Herzen. Die Herztätigkeit ist schwer und langsam. Tachykardie, Bradykardie."

Mein Eindruck von *Abies nigra* umfaßt, „alte Menschen, Empfindung eines Klumpens und Herzbeschwerden oder Funktionsstörungen des Herzens". Das ist alles.

Sie können rheumatische Rückenschmerzen haben und sie sind des Nachts ruhelos und haben Hunger. Sie haben schlechte Träume. Erinnern Sie sich an unseren *Arsenicum iodatum*-Fall? Hier steht „wach und ruhelos in der Nacht". Es könnte also auch *Abies nigra* sein. Warum ist es ein *Abies nigra*-Fall, oder weshalb ist es keiner? So sollten Sie denken. War es gestern ein *Abies nigra*-Fall oder nicht? Warum nicht? Da war ein sehr eigentümliches Symptom - wach und ruhelos in der Nacht. Das ist genau das, was die Patientin sagte.

K: Der Rest des Falles paßt nicht.

V: Was ist der Rest des Falles?

K: Nun es handelt sich um keine alte Person. Sie hat nicht diese eigenartigen Empfindungen in der Brust oder im Magen. Ich glaube, sie hatte auch keinen Hunger.

K: In unserem Fall hatte die Patientin Angst mit Ruhelosigkeit und eine

Neigung zu Selbstmord.

V: Und was indiziert dieses Mittel hier? Wenn das Mädchen Magenbeschwerden bei dieser Ruhelosigkeit gehabt hätte und der Magen der Ausgangspunkt ihrer Symptomatik gewesen wäre, nicht die Neigung zu Selbstmord, dann hätten wir *Abies nigra* geben müssen. Wenn nicht diese *Arsen*-Depression vorhanden gewesen wäre, sondern das Wachsein und die Ruhelosigkeit, die Angst und Schmerzen im Magen - auch wenn der Schmerz nicht ganz zu *Abies* passen würde - hätten wir einen *Abies*-Fall gehabt.

Die Kombination von Magen, Herz und älteren Patienten ist unser Hinweis für einen möglichen Abies nigra-Fall. Normalerweise handelt es sich dabei um vorübergehende Störungen des Alters - vorübergehend - nichts Tiefes, Konstitutionelles. Es handelt sich normalerweise um eine Magenkrise bei einer Gastritis, die schon länger besteht. Wenn dann die genannten Eigentümlichkeiten vorliegen, verwenden wir *Abies*. Das ist alles, was wir uns merken müssen. Merken Sie sich das „Ei im Magen". Das wird ausreichen, um das Mittel verschreiben zu können. Fragen Sie den Patienten, für was er den Klumpen im Magen hält, und Sie werden genau das zu hören bekommen.

Wir müssen aussondern und sollten uns lediglich die wichtigen Eigenheiten merken. Wenn Sie sich mit zu vielen Informationen auseinandersetzen müssen, sind Sie nicht mehr in der Lage, die wichtigen Punkte zu unterscheiden. Wenn wir lesen. „Hitze und Röte, Benommenheit, ist wach", das kann jedes Arzneimittel sein. Wir brauchen bestimmte Schattierungen, um unterscheiden zu können.

Gut, gehen wir zum nächsten Mittel.

ABROTANUM

„Ein sehr nützliches Arzneimittel bei Marasmus, besonders Marasmus der unteren Extremitäten, Metastasierung. Rheumatismus folgt einer unterdrückten Diarrhoe. Auswirkungen unterdrückter Zustände, besonders bei Gicht. Tuberkulöse Peritonitis, exsudative Pleuritis und andere exsudative Prozesse. Nach Brustoperationen auf Grund von Hydrothorax und Empyem bleibt eine unangenehme Empfindung zurück. Verschlimmerung der Hämorrhoiden, wenn sich der Rheumatismus bessert. Große Schwäche nach Influenza." So weit erstmal.

K: Metastasierung, Marasmus der unteren Extremitäten.

V: Marasmus der unteren Extremitäten und Metastasierung. Die Idee des Wechsels von einem Ort zum anderen. Sonst nichts! Merken Sie sich das. Die Neigung zu Tuberkulose habe ich noch nie beobachtet.

Da steht weiter: „Große Schwäche nach Grippe", das hat *Kalium phosphoricum* auch. Es gibt andere Arzneimittel, die hier noch besser wirken, und an die wir uns erinnern sollten, wie z. B. *Gelsemium, Stannum* oder *China.*

Ich habe dafür bisher weder *Kalium phosphoricum* noch *Abrotanum* verwendet. Das heißt natürlich nicht, daß ich unbedingt immer das richtige Mittel gegeben habe. Vielleicht haben einige Patienten in gewissen Stadien dieses Mittel gebraucht, und ich bin nicht darauf gekommen. Das ist aber jetzt nicht wichtig.

Marasmus der unteren Extremitäten und Metastasierung, das sollten Sie sich merken - nur diese beiden Begriffe.

„Sie sind verschlossen, reizbar, ängstlich und deprimiert" - unbrauchbar.

„Das Gesicht ist runzelig, kalt, trocken, blaß, da sind blaue Ringe um die trübe blickenden Augen. Kalte Nase bei Abmagerung, Angiom des Gesichts." Ich bezweifle, das *Abrotanum* etwas bei einem Angiom ausrichtet. Wenn Sie wollen, können Sie es sich natürlich merken. „Schleimiger Geschmack", wollen Sie sich das merken?

K: Nein.

V: *Abmagerung bei gutem Appetit,* das ist das Hauptthema dieses Arzneimittels. „Schmerz im Magen, Verdauungsbeschwerden", nein, das merken wir uns nicht. „Schneidender, nagender Schmerz" - auch nicht. „Die Empfindung, als ob der Magen in Wasser schwimmen würde."

K: Ich kann mir nicht vorstellen, wie sich das anfühlen soll.

V: Ich habe das auch noch nicht gehabt. Ich erinnere mich aber an einen Fall, es war in der Schweiz, den ich erfolgreich behandelte. Die Patientin war schon bei mehreren Homöopathen gewesen und hatte bereits etwa zehn Mittel bekommen. Es hatte aber alles nichts gebracht. Sie hatte das Symptom „Ich habe die Empfindung, als wäre Wasser in meinem Abdomen". Mir fiel aufgrund dieser Beschreibung das Mittel ein.

Versuchen Sie, so wenig wie möglich direkt zu fragen. Lassen Sie den Patienten seinen Zustand beschreiben. Es ist schön, wenn man den Fall zu Papier gebracht hat und einem dann plötzlich das Mittel einfällt. Man schaut dann nach, bestätigt die Sache und es paßt - nicht gänzlich, aber in gewisser Hinsicht.

K: Haben Sie die Patientin mit *Abrotanum* geheilt?

V: Nein. Hier steht „das Gefühl, als ob der Magen in Wasser schwämme". Das ist etwas anderes. Es war eine Empfindung, als ob sich ein Beutel oder ein Sack im Abdomen befindet, der mit Wasser gefüllt ist. Was ist, wenn es sich im Bauch so anfühlt, als würde sich ein Kind dort befinden?

K: *Thuja.*

V: *Crocus* und *Oleum animale.* „Verdauungsbeschwerden mit Erbrechen großer Mengen klebrigzäher Flüssigkeit." Möchten Sie sich das merken?

K: Nein.

V: „Das Abdomen ist empfindlich. Harte Klumpen im Bauch. Das Abdomen ist aufgetrieben." Es gibt andere Mittel, bei denen das stärker ist. Verwenden Sie also nicht *Abrotanum* dafür. Was die Auftreibung des Abdomens betrifft, so finden wir dafür im Repertorium über hundert Arzneimittel aufgeführt. Sie werden sich gerade dieses eine bestimmt nicht merken, selbst wenn es fettgedruckt ist. Wer wird sich daran schon erinnern? Ich? Nein, niemand. Es ist ein recht gewöhnliches Symptom, deswegen brauchen Sie es sich nicht zu merken. Warum? Weil wir uns die Symptome, die leicht im Repertorium zu finden sind, nicht zu merken brauchen. Ich bin an der Idee interessiert, die hinter dem Mittel steht.

Wie lautet die Idee von *Abies*? *Magen in Verbindung mit dem* Herzen. Wenn ich Magenschmerzen, einen „Klumpen" und Krämpfe habe, und zur gleichen Zeit irgendwelche Herzbeschwerden vorliegen, dann untersuche ich das näher. Ich werde diese Kombination aber nicht im Repertorium finden; das „hartgekochte Ei" werde ich auch nicht finden. Sie können nur durch die Aussage der Person darauf kommen.

K: Findet man diese eigentümlichen Symptome in anderen Repertorien?

V: Ich habe die Repertorien mit den „als ob Symptomen" ausprobiert. Nach meiner Erfahrung funktioniert das nicht. Ich habe z. B. das gleiche Symptom gefunden, das im Repertorium stand - exakt das gleiche Symptom, habe das Symptom also nicht verdreht oder so. Die Mittel zeigten aber nie eine Wirkung. Aus diesem Grunde habe ich es gelassen. Dann könnte man auch eine Materia medica schreiben, die nur hundert Seiten hat und siebenhundert Mittel enthält, und die man dann auswendig lernt. Das wäre nicht gut. Man muß sich die Mittelbilder schon durchlesen, damit etwas von der Idee des Mittels hängenbleibt. Wenn wir ein bißchen weiter sind, werden wir schließlich erkennen, was wirklich wichtig ist. Machen wir weiter.

„Abdomen hart, mit Klumpen, Abdomen aufgetrieben. Abwechselnd Diarrhoe und Obstipation. Hämorrhoiden, häufiger Stuhldrang. Blutige Stühle, besser, wenn die rheumatischen Schmerzen abnehmen." Das vermittelt uns einen Eindruck davon, was Metastasierung bedeutet. „Nässen des Umbilicus bei Babys die eine Nabelentzündung haben", ist eine Keynote. Es wird geradezu „magisch" wirken. Das gilt für die meisten Fälle, aber nicht für alle.

K: Bei Neugeborenen?

V: Bei Neugeborenen, bei zwei-, drei-, sechsmonatigen oder ein Jahr alten Kindern, wenn eine Nabelentzündung vorliegt und *der Nabel Feuchtigkeit absondert*, eine Flüssigkeit absondert. Normalerweise handelt es sich dabei um eine Entzündung.

K: Unter „Entzündung des Nabels" steht *Kalium nitricum* (Bd. II, S. 537).

K: Unter „Nabel, Absonderung" steht *Abrotanum*, zweiwertig.

V: Und welche Mittel noch?

K: *Calcium, Calcium phosphoricum, Kalium carbonicum, Lycopodium, Natrium muriaticum, Nux moschata* und *Stannum.*

V: „Rohes Gefühl", wollen Sie sich das merken?

K: Nein.

V: „Trockener Husten nach Diarrhoe." Das entspricht der Idee. Es ist ungewöhnlich, aber es kann bei Patienten wiederholt und immer nach dem gleichen Muster auftreten. Wenn eine Diarrhoe mit Atemnot oder Asthma alterniert, denken Sie an *Abrotanum*. Es hat einen starken Schmerz quer durch die Brust, der besonders in der Herzgegend sehr heftig ist. Wollen Sie sich das merken?

K: Ja.

V: „Nacken und Rücken sind so schwach, daß der Kopf nicht hochgehalten werden kann."

K: Nein.

V: Sagen Sie nicht nein. Es ist ein sehr nützliches Arzneimittel bei Marasmus. Schlecht genährte Kinder oder Babys sind schwach und können den Kopf nicht richtig hochhalten. Man kann sich das gut vorstellen, besonders auch, was die unteren Extremitäten betrifft. Es wird hier vielleicht nicht so ganz deutlich. Bei Marasmus haben die Muskeln große Schwierigkeiten, den Körper aufrecht zu halten. Also - *Marasmus, Metastasierung* und *„kann den Kopf nicht hochhalten"*.

„Schmerz in der Lumbalregion, zieht den Samenstrang entlang." Das ist eigentümlich, könnte aber im Repertorium stehen.

„Schmerz im Kreuzbein, mit Hämorrhoiden."

Sie sollten nun versuchen herauszufinden, was wirklich charakteristisch an diesem Arzneimittel ist. Ich weiß nicht, ob Sie verstehen, was ich meine. Was charakterisiert dieses Mittel?

Es kann sein, daß es nicht ein, sondern zwei oder eine Kombination von drei Symptomen ist. Wir versuchen, ein Bild anhand von drei Linien zu zeichnen. Wir brauchen unser Gedächtnis nicht mit Dingen zu belasten, die wir sowieso im Repertorium finden. Wir benötigen *Abrotanum* bei marastischen Patienten, die abgemagert sind, die gut essen und trotzdem abnehmen. Bei Kleinkindern finden wir das Hängenlassen des Kopfes. Außerdem haben wir das Element der Metastasierung. Die Diarrhoe verschwindet, und es kommen Gelenkentzündungen auf. Die Diarrhoe hat aufgehört, und der Patient fängt an zu husten.

K: Das ist mit Metastasierung gemeint?

V: Das ist bei *Abrotanum* mit Metastasierung gemeint.

K: Ist das immer gemeint, wenn von Metastasierung die Rede ist?

V: Nein. Die Idee der Metastasierung lautet - von einer Stelle zu einer anderen wechseln. Bei Krebs verstehen wir unter Metastasierung etwas anderes. Bei Metastasierung bei Krebs geben wir nicht *Abrotanum*. Bei *Abrotanum* ist gemeint, daß etwas an einer Stelle verschwindet und dafür etwas anderes, an einer anderen Stelle, aufkommt. Bei Krebs ist das ja nicht so. Es gibt viele Therapeuten, die *Abrotanum* bei Krebs verwenden. Was kann *Abrotanum* bei Krebs ausrichten? Nichts.

K: Wenn Mumps von der Parotis auf die Hoden schlägt - wäre das ein Beispiel?

V: Ja. Es gibt auch Metastasierung von der physischen zur mentalen Ebene. Wenn etwa Ängste, Reizbarkeit oder Depressionen aufkommen, nachdem das Ischiassyndrom verschwand. Oder es kommen nach einer Interkostalneuralgie Selbstmordgedanken auf. Das wäre auch eine Form der Metastasierung.
Bei *Abrotanum* handelt es sich aber meistens um die körperliche Ebene. Wenn ein Wechsel von der körperlichen auf die geistige Ebene stattfindet, handelt es sich meist um andere Arzneimittel. Soweit ich mich erinnern kann, sind das *Platin* und *Cimicifuga*.

K: Sie wecken unsere Neugier, was *Cimicifuga* betrifft.

V: Lassen Sie uns wiederholen. Was war mit *Abies nigra*?

K: Ältere Patienten mit Verdauungsbeschwerden, Magenbeschwerden, verbunden mit Herzproblemen und der Empfindung eines Klumpens - „wie ein gekochtes Ei“ - im Bereich des Magens.

V: Gut. Das ist alles, was Sie sich merken müssen.

K: Im Repertorium steht *Abrotanum* nicht unter „Schmerzen in der Lumbalregion, die sich in die Samenstränge erstrecken”. Würden Sie das Symptom in diesem Fall dann werten?

K: Würden Sie im Zweifelsfall dazu neigen, *Kents* Aussagen als Maßstab zu nehmen, wenn Unklarheiten in bezug auf ein Arzneimittel oder ein Symptom auftreten?

V: Ja. Ich neige dazu, *Kent* mehr Glauben zu schenken als anderen Autoren. *Kent* ist die Basis unseres Wissens. *Hughes?* Unbrauchbar, können Sie vergessen! Schlagen Sie das Buch gar nicht erst auf, verbrennen Sie es. Da steht überhaupt nichts Brauchbares drin, das bringt Sie nur durcheinander.

K: Das „British Homeopathic Journal" versucht, *Hughes* wieder aufleben zu lassen.

V: Nehmen Sie vier oder fünf verschiedene Ausgaben der Materia Medica und nehmen Sie *Hughes*. Lesen Sie sich die Mittel durch - jedes - und Sie werden sehen, daß Sie immer irgendwelche Übereinstimmungen finden werden, aber bei *Hughes* ist das Material entstellt. Er kommt nicht zum Kern der Sache. Er stand ein wenig außerhalb der Homöopathie, er verdrehte die Dinge. Wenn Sie damit studieren müßten, würden Sie verrückt werden.

V: Wir kommen nun zu *Absinthium*.

Absinthium

„Das perfekte Bild eines epileptiformen Anfalls wird durch diese Droge hervorgerufen. Nervöses Zittern geht dem Anfall voraus. Plötzlicher und starker Schwindel. Delirium mit Halluzinationen und Bewußtseinsverlust. Nervöse Erregung und Schlaflosigkeit. Zerebellare Reizung. Hysterische Spasmen und Spasmen bei Kleinkindern fallen in den Bereich dieses Mittels. Vergiftung durch Pilze. Zittern, Nervosität, Aufregung und Schlaflosigkeit bei Kindern. Halluzinationen, erschreckende Visionen. Kleptomanie. Gedächtnisverlust und Vergeßlichkeit in bezug auf kürzlich Geschehenes. Will mit niemandem etwas zu tun haben. Brutalität. Schwindel mit der Neigung, nach hinten zu fallen. Allgemeine Verwirrung. Spasmodisches Zucken des Gesichts. Dumpfer Kopfschmerz. Übelkeit und Erbrechen, dahinsiechen. Starkes Verlangen, ständig zu urinieren."

Wir gehen zum Anfang zurück und entscheiden, was wichtig sein könnte. Es ist ein konvulsives Mittel - epileptiform. Merken Sie sich nur *„epileptiform, Zittern, Spasmen, Hysterie"*.

All die anderen Sachen, wie „Schwindel, mit der Neigung nach hinten zu fallen" brauchen Sie sich nicht zu merken, denn da stehen 35 Mittel im Repertorium. Sie brauchen sich das nicht zu merken. Vielleicht noch die Kleptomanie. Ich weiß nicht, ob *Kent* das erwähnt.

K: Doch, da stehen etwa 12 Mittel (Bd. I, S. 65).

V: Was sind nun die Charakteristiken? Konvulsionen, Hysterie - aber was ist das Charakteristische? *Zittern!* Das ist der Zustand, der den anderen vorausgeht. Wenn sich das Zittern zu Spasmen hysterischer Art entwickelt oder wenn dem Halluzinationen folgen, ist es *Absinthium.* Das ist alles, was Sie sich merken müssen - sonst nichts.

K: Die Kleptomanie nicht?

V: Nein.

K: Und die Pilze?

V: Nichts weiter, nur das, was ich Ihnen genannt habe. Die Übelkeit, der Brechreiz, die Reizbarkeit, die Abdominalbeschwerden - nein! Was sollten wir uns bei *Absinthium* also merken? *Konvulsionen und Zittern.* Wenn Sie genug Vorstellungskraft haben, können Sie sich gut das Zittern, gefolgt von Spasmen vorstellen.
Und es hat geistige Elemente, wie etwa Halluzinationen. Das macht dieses Bild vorstellbar. Der Patient wird nicht erzählen: „Mein Kiefer ist fixiert", und sie werden das Mittel auch nicht finden, wenn Sie dort nachschlagen. Wichtig ist die Essenz - *Konvulsionen, Zittern, Spasmen, Hysterie und Halluzinationen.* Wenn Sie diese Symptome finden, ist alles klar. Sie werden es vielleicht nie in Ihrem Leben geben müssen, aber wenn diese Symptome einmal vorliegen sollten, werden Sie es brauchen, und dann müssen Sie es natürlich geben.

K: Wir finden hier quasi eine Erläuterung zu Pilzvergiftung, am Ende des ersten Absatzes.

V: Ja. Es ist wahrscheinlich als Antidot bei Pilzvergiftungen gegeben worden. Absinthium wurde wahrscheinlich als pflanzliches Mittel bei Vergiftungen durch Pilze gegeben. Aber es müssen die genannten Erscheinungen vorliegen - dieses Zittern, die Konvulsionen und Spasmen.
Wir kommen nun zum nächsten Mittel.

Acalypha Indica

V: „Husten, schlimmer morgens und nachts. Heiserkeit und starke Schmerzen in der Brust. Brennen in den Eingeweiden. Hervorsprudelnde Diarrhoe." Beim Lesen dieses Mittels denkt man an eine schwere *Sepia*-Krise. Geben Sie es aber nicht bei Tuberkulose. Eine schwere *Sepia*-Krise kann fatal sein, und ich rate Ihnen, dann keine anti-tuberkuläre Essenz zu geben. Denken Sie an die Verantwortung, die Sie tragen.

„Trockener, hackender Husten mit blutigem Auswurf. Harter Husten mit blutigem Auswurf" - was ist das? Das ist zu allgemein.

„Arterielle Blutung" - das ist auch nichts Besonderes. Sicher, es kommt natürlich immer darauf an, wie schwer die Blutung ist. Ich habe Patienten behandelt, bei denen die Hämoptysis innerhalb von Sekunden nach Einnahme des Mittels aufhörte. Verwenden Sie dieses Arzneimittel - doch wenn die Blutung nicht innerhalb von 15 Minuten aufhört, muß der Patient ins Krankenhaus. Patienten bekamen *Tuberculinum*, worauf die Blutung unmittelbar aufhörte. Wenn aber eine große Arterie verletzt ist, wird das mit Homöopathie nicht zu stoppen sein. Dann könnten Sie sich natürlich Schwierigkeiten einhandeln.

„Trockener, harter Husten, gefolgt von Hämoptysis." Es ist morgens und in der Nacht schlimmer. Dieses Mittel hat bis jetzt noch keine Charakteristik gezeigt. Es gibt nichts, was wir als Anhaltspunkt nehmen können, nichts, das wir uns merken sollten. Also vergessen Sie es. Das ist meine Denkweise.

Acetanilidum

„Herabgesetzte Herztätigkeit, Atmung und Blutdruck herabgesetzt, herabgesetzte Körpertemperatur, Zyanose und Kollaps. Erhöhte Empfindlichkeit gegen Kälte. Zerstört die roten Blutkörperchen. Gefühl von Vergrößerung, Ohnmacht. Moralische Verderbtheit. Sehnervenscheibe blaß. Eingeengtes Sehfeld und Schrumpfung der Netzhautgefäße. Mydriasis. Ödeme der Füße und Knöchel. Herz schwach, unregelmäßig. Livide Schleimhäute."

V: *Acetanilidum* ist ein Arzneimittel, an das man sich erinnern sollte. Was würden Sie sich merken? Sie müssen dieses Arzneimittel kennen!

Wir haben eine herabgesetzte Herztätigkeit, herabgesetzte Atmung und Blutdruck, eine gesenkte Temperatur. Das ist ein Zustand, der dem Tod nahe ist. Sie haben hier diese Kälte, die herabgesetzte Körpertemperatur, den herabgesetzten Blutdruck, die Atmung - *alles ist herabgesetzt.*

K: Wie bei einem *Carbo vegetabilis*-Zustand?

V: Es handelt sich um einen solchen Zustand, aber er ist *viel ernster*, geht viel tiefer. Es ist ein Zustand, den ich einmal mit dem vergleichen möchte, was wir über *Sepia* gehört haben. *Sepia* neigt zu niedrigem Blutdruck und hat einen schwachen Puls. Alles ist herabgesetzt, vermindert - bei *Acetanilidum* haben wir von der Idee her das gleiche. Merken Sie sich, herabgesetzter Blutdruck, herabgesetzte Atmung, herabgesetzte Herztätigkeit und eine herabgesetzte Temperatur. Die Temperatur ist nicht normal. Denken Sie an dieses Mittel, wenn Sie einen ernsten Fall haben, bei dem der Patient *dem Tode nahe* ist. Ich habe es ein- oder zweimal verwendet und es hat gewirkt.

K: Wie unterscheidet es sich von *Carbo vegetabilis*?

V: Sie geben *Carbo vegetabilis*, aber es wirkt nicht.

Acidum aceticum

K: Ich glaube, es wird gar nicht mehr verwendet, es ist inzwischen verboten.

V: „Heftiger Schmerz im Magen mit sehr viel kaltem Schweiß." Lassen Sie uns versuchen, die Essenz dieses Arzneimittels zu finden, d. h. das Eigentümliche an diesem Mittel. Der heftige Schmerz im Magen ruft Schwitzen hervor. Würden Sie sagen, daß das eigentümlich ist? Wir haben Anämie, Schwäche und Schwitzen. Woran würden Sie denken, wenn Ihnen ein Patient erzählt, daß er anämisch ist, erschöpft ist und schwitzt? An *Ferrum metallicum*. Das eignet sich also nicht für eine Kennzeichnung von *Acidum aceticum*.

V: Würde bitte jemand im *Kent* nachschlagen.

K: Im *Kent* steht, daß *Acidum aceticum* ein Antidot zu Chloroform sei.

V: Soviel ich weiß, ist *Phosphorus* das Antidot zu Chloroform.

K: Brennender Magenschmerz, der sich durch kalte Getränke verschlechtert - ist das nicht eigentümlich?

V: (Liest im *Kent*) „... ein Mittel für die üblen Nachwirkungen von Chloroform. Hämorrhoidalblutung. Geistige Verwirrung, kennt die eigenen Kinder nicht mehr. Vergißt kurz zurückliegende Ereignisse; fürchtet ständig, es könne etwas geschehen. Schwache und anämische Menschen, Kopfschmerzen, Nasenbluten, Angstanfälle. Verdrießlich, jammert viel."

Sie sehen, wie schwierig es ist, die Charakteristik herauszufinden. Das Mittel ist praktisch unbrauchbar. Ich habe es noch nie gebraucht. Warum? Weil nicht wirklich klar ist, in welcher Situation es zu verwenden ist. Die Möglichkeit, daß es heilt, ist natürlich nicht ausgeschlossen. Da es sich um eine Säure handelt, hat es mit Schwäche zu tun - das kann man sich gut merken. Die Anämie kann man sich auch merken.

Wenn Sie einen Fall haben, dann liegt eine Symptomatologie vor, auf die man aufbauen kann und das Mittel geben kann, aber aus unseren Büchern ist der Kern dieses Mittels nicht ersichtlich. Die Essenz dieses Arzneimittels geht nicht aus den Büchern hervor. Es ist sinnlos, sich dieses Mittel zu merken. Es gibt ein Symptom im Repertorium - „Schlafen auf dem Rücken unmöglich" (Bd. I, S. 379). Dieser Hinweis könnte nützlich sein. Da es das einzige Mittel ist, das dieses Symptom hat, könnte es etwas mit der Essenz des Mittels zu tun haben. Wenn Sie so etwas sehen, daß nur ein Mittel... ich habe es allerdings ausprobiert, und es hat nicht gewirkt.

K: Ist der brennende Magenschmerz, der sich durch kalte Getränke verschlechtert, ungewöhnlich genug, um ihn sich zu merken?

V: Nein. Was steht da im Repertorium?

K: Es gibt keine passende Rubrik.

V: Für mich stellt *Acidum aceticum* noch ein Fragezeichen dar. Das einzige, woran ich mich erinnere, ist diese Sache mit dem Liegen auf dem Rücken - es steht da als einziges Mittel.

Auch *Sulfur* fühlt sich durch Liegen auf dem Rücken entweder bewußt oder unbewußt schlechter und bekommt Alpträume, aus denen diese Patienten erschreckt erwachen. Das ist etwas, das wir vorher bei der Charakteristik von *Sulphur* noch nicht erwähnt hatten.

Bemerkungen zu Arnica, Cactus, Gelsemium

V: Erinnern Sie sich an unser Treffen im letzten Jahr, an den Mann, der von einem Unfall erzählte und der anschließend Arnica bekam? Das war interessant. Der Patient sagte, daß das Mittel sehr gut wirken würde. Nach zwei Tagen aber bekam er einen heftigen zusammenschnürenden Schmerz in der Brust - *Arnica* wirkte nicht mehr. Er ließ sich akupunktieren, was dann auch eine Besserung brachte. Welches Arzneimittel hätte er bekommen müssen? Das erste Mittel war *Arnica* - wegen der Quetschung - der Schmerz verschwand. Dann entwickelte sich diese Zusammenschnürung, die sehr heftig war, so daß er zu Schmerzmitteln greifen mußte. *Arnika* war nun natürlich nicht mehr das Mittel, doch *Cactus* bewirkt in einem solchen Fall wahre Wunder; er hätte *Cactus* gebraucht.
Al hat mir eine interessante Beschreibung eines *Gelsemium*-Falles gezeigt. Der Patient hatte Symptome das Brustfell betreffend und ein innerliches Zittern. Das Zittern ging rauf und runter und rundum.

K: *Gelsemium* steht nicht unter „innerlichem Zittern" (Bd. I, S. 485).

V: Ja, das ist interessant. Als ich über *Gelsemium* sprach, beschrieb ich Ihnen, wie es sich vor einer Gerichtsverhandlung etc. äußert. Da ist ein innerliches Zittern und Stuhldrang. Habe ich Ihnen diesen Eindruck nicht vermittelt?

K: Doch.

V: Es ist nicht notwendigerweise, daß sie äußerlich zittern. obwohl man es manchmal schon fühlen kann, wenn man ihre Hand nimmt. Es ist ein innerliches Zittern.

Argentum nitricum

V: Es gibt nicht viel dazu zu sagen. Es geht ihnen *durch Hitze schlechter;* sie haben ein *Verlangen nach Salz und Süßigkeiten.*
Es stimmt, Sie können immer dann, wenn Sie diese Kombination vorfinden, und alle drei Symptome stark ausgeprägt sind, *Argentum nitricum* verordnen.

K: Was ist mit *Sulfur*?

V: Da ist es nicht so stark wie bei *Argentum nitricum*. Besonders das Verlangen nach Salz werden Sie bei *Sulfur* nicht so häufig sehen. Sie werden es finden, aber nicht so stark. Was die Süßigkeiten betrifft, so ist es bei *Argentum nitricum* speziell ein Verlangen nach *Zucker* - nach allem, was Zucker in konzentrierter Form enthält.
Sie mögen einen *stark* salzigen Geschmack und einen *stark* süßen Geschmack. Selbstverständlich fällt schwerer Diabetes unter dieses Medikament; Sie können es *bei Diabetes* verschreiben.
Lassen Sie uns aber nun ein wenig tiefer in dieses Arzneimittel vordringen. Als allererstes werden Sie bemerken, daß *Argentum nitricum*-Patienten sehr offen und direkt sind und alles aussprechen werden.

K: Extrovertierte Menschen?

V: Ja, *extrovertiert* - genau. Sie sind extrovertiert und besitzen normalerweise große Vitalität und lebhafte Emotionen.

K: Meinen Sie hochgradig zornig oder hochgradig glücklich?

V: Beides, all das. Hinter allem steht ein hohes Maß an Energie, und diese Menschen besitzen eine große emotionale Kraft. Sie kann dermaßen stark sein, daß sie sich in Form von Impulsivität ausdrückt. Sie sind diejenigen, die schreien und Krach machen. Sie bringen ihre Emotionen sehr deutlich nach außen. Die Ehefrau läßt etwas fallen, und sie schreien gleich los. Wir finden extreme Gefühlsregungen. In erster Linie unwillkürliche und impulsive Emotionen. Sie sind unbekümmert, gehen die Dinge lässig an und besitzen einen starken Sexualtrieb. Alles läuft bestens bei Ihnen.

K: Gibt es unter den Griechen viele *Argentum nitricum*-Menschen?

V: Ich habe meine Unterlagen durchgesehen, konnte aber keinen Fall finden. Wir verschreiben *Argentum nitricum* aber ziemlich häufig. Ich erzählte Ihnen bereits, daß in Griechenland die am häufigsten verordneten Mittel *Sulfur, Calcarea, Medorrhinum* und *Lycopodium* sind. In England dürfte es *Natrium muriaticum* sein, denke ich.
Es handelt sich also um impulsive Menschen. Was die Gefühlsebene betrifft, so scheinen sie recht gesund zu sein. Die Beschwerden liegen hauptsächlich auf der geistigen Ebene und auch im peripheren Ner-

vensystem. Wenn ein Zustand der Inkoordination auftritt, ähnlich dem von *Alumina,* wird der Patient zuerst wahrnehmen, daß das Erinnerungsvermögen nachläßt. Das Gedächtnis wird schwächer, und es kommt schließlich zu einem außergewöhnlichen Zustand, in dem der Geist schwach wird, und dadurch ein leichtes Opfer für alle möglichen Ideen wird. Diese Ideen ergreifen Besitz von dem Patienten und bestimmen seine Handlungsweise. Er kann sich nicht davon befreien.

K: Der Wille ist also betroffen?

V: Nicht der Wille, die Kraft, die Geisteskraft. Man findet *Argentum nitricum* häufig bei Schauspielern, Rednern, Unterhaltern, bei Menschen, die in der Öffentlichkeit wirken und eine Menge an Energie aufzubringen haben. Es können auch Prediger und Evangelisten sein. Das sind Opfer von *Argentum nitricum*, und warum?

Weil sie sich, aufgrund ihrer anhaltenden geistigen Erregbarkeit, geistig überanstrengen, was zu einer geistigen Schwäche führt. Es kommt auch zu einer Schwäche der Stimme. Es handelt sich um Redner, sie sprechen viel. Ihre Stimme verliert an Klang - das metallische Element geht verloren - und sie werden heiser.

Ich habe es oft Opernsängern verordnet. Sie treten häufig auf und beanspruchen ihre Stimme sehr. Es handelt sich nicht um den Typus, der populäre Songs singt, bei solchen Sängern habe ich es noch nicht gesehen. Sie beanspruchen ihre Stimme auch nicht so stark. Aber Opernsänger beanspruchen ihre Stimme stark, und man muß früher oder später mit einem Zusammenbruch der Stimme rechnen. Es kommt zu einer Heiserkeit und einem plötzlichen Verlust der Stimme. *Argentum nitricum* ist in einem solchen Fall sehr hilfreich. Die Besserung stellt sich innerhalb einiger Stunden ein, etwa über Nacht. Sie werden Ihnen sehr dankbar sein, wenn Sie das Arzneimittel finden, und es ihnen ermöglichen, am nächsten Tag aufzutreten. Es kann sein, das sie ihre Stimme unmittelbar vor der Uraufführung verlieren.

Aufgrund der übermäßigen Erregbarkeit, bricht auch ihr Geist zusammen. Es nimmt dann diesen eigentümlichen Lauf; die Person wird absonderlich und versucht, Ihnen irgendwie diese Absonderlichkeiten zu erklären. Sie wissen, daß das, was sie tun, nicht normal ist, verspüren aber den Drang, dem nachzugeben und „es" zu tun. Wenn sie einem solchen Impuls nachgegeben haben und von jemanden dabei beobachtet wurden, werden sie die verschiedensten Begründungen dafür finden, die aber keineswegs logisch sein werden. Ich gebe Ihnen ein Beispiel.

Jemand sitzt da und liest, kann sich aber nicht konzentrieren und hört deshalb auf zu lesen. Er hat nun eine eigentümliche Idee. Etwa, „was passiert wohl, wenn ich einen Draht nehme und ihn in die Steckdose stecke?"

Das Seltsame daran ist eigentlich nicht diese Idee an sich, sondern wie sich diese Idee heranbildet und anwächst. Das Lesen rückt mehr und mehr in den Hintergrund, und er folgt mehr und mehr dieser Idee. Er steht auf und sucht einen Draht. Wenn Sie ihn nun dabei „ertappen", wird er irgendeine Entschuldigung bzw. Erklärung finden und Ihnen z.B. erzählen, daß er nur nachsehen wollte, wie der Draht wohl aussehen mag, und ob er der Elektrofirma gehört.

Sie werden merkwürdige, ganz und gar törichte Erklärungen für das, was sie gerade tun, abgeben. Ihr Geist scheint nicht in der Lage zu sein, dies kontrollieren zu können.

Der Patient geht durch die Straßen und hat das Gefühl, daß er sich beeilen muß. Er geht schneller und schneller, da er meint, daß sonst etwas Schlimmes geschehen könnte. Er wird noch schneller und schneller gehen.

Am häufigsten hört man folgende Geschichte. Sie gehen einkaufen und schauen, ob sie die Straße überqueren können. Es kommt kein Auto, also gehen sie über die Fahrbahn. Wenn sie die andere Straßenseite erreicht haben, fährt ein Auto vorbei. Ihr Geist schweift nun zurück, und sie stellen sich vor, das Auto hätte sie erfaßt, weil sie zu zögernd über die Straße gegangen seien. Der Patient stellt sich vor, er habe die Straße nicht schnell genug überquert und sei deshalb überfahren worden und liegt nun ohne Beine oder Arme auf der Fahrbahn.

Diese eigenartigen Ideen ergreifen Besitz vom Geist dieser Menschen, wobei die Vorstellungen so lebendig sind, daß es für sie Realität zu sein scheint. Sie merken dann zwar, daß sie Unsinn denken, aber die Sache wiederholt sich trotzdem genauso wie vorher. Diese Menschen leiden unter diesen Vorstellungen, denn natürlich gibt es viele Autos bei uns. Das ist eine Eigentümlichkeit von *Argentum nitricum.*

In einem anderen Fall wurde es so beschrieben: Stellen Sie sich eine gepflasterte Straße vor. Der *Argentum nitricum*-Mensch wird diese Straße entlang gehen, indem er einem bestimmten Muster folgt, also nur über bestimmte Pflastersteine geht, die er auswählt. Das Merkwürdige ist nun, daß er das Gefühl hat, es wird etwas Schlimmes passieren - eine Katastrophe - wenn er es nicht so macht.

Ein anderes Beispiel: Jemand geht Tag für Tag den gleichen Weg zum Büro. Plötzlich kommt ihm der Gedanke, daß er nicht um die nächste Hausecke biegen sollte, da sonst etwas Furchtbares passieren würde. Diese Idee ist dermaßen ausgeprägt, daß er diese Hausecke meidet und einen großen Umweg in Kauf nimmt.

K: Haben die meisten *Argentum nitricum*-Menschen diese eigenartigen Vorstellungen, oder handelt es sich bereits um ein fortgeschrittenes Stadium?

V: Es handelt sich um Patienten, die auf der emotionalen und mentalen Ebene erkrankt sind.

K: Sind *Argentum nitricum*-Patienten immer auf der geistig-emotionalen Ebene erkrankt?

V: Nicht alle, aber diejenigen, bei denen Sie diese eigenartigen Vorstellungen finden. Sie müssen die Idee begreifen, die hinter diesen Erscheinungen steht - *die Schwäche des Geistes*, der sich durch eine Idee überschatten läßt. Der Patient macht eine dumme Sache, weiß es auch, kann es aber nicht verhindern.

Eine andere Sache, die sie sehr oft erzählen, betrifft das Herunterschauen von hohen Orten. Sie schauen herunter und stellen sich vor, wie sie daliegen, nachdem sie heruntergesprungen sind, blutbespritzt und zerschmettert. Sie können deswegen nicht an dem Ort stehenbleiben, sie müssen weggehen von dieser Stelle. Sie wissen, daß es große Probleme geben könnte, wenn sie stehenbleiben und weiterhin nach unten schauen. Es gibt also eine *Furcht an hochgelegenen Orten* und *Schwindel an hochgelegenen Orten.*

Eine weitere Eigentümlichkeit von *Argentum nitricum* ist, daß es ihnen unmöglich ist, eine schmale Brücke, unter der Wasser fließt, zu überqueren. Wenn Sie *Argentum nitricum* erleben wollen, dann bringen Sie die Person zu einer schmalen Holzbrücke, schmal und sehr hoch. Sie werden sagen, daß sie nicht hinübergehen werden. Jeder kann manchmal so etwas äußern, aber *Argentum nitricum* wird sehr nervös werden. Sie können es einfach nicht. Es ist ihnen unmöglich, hinüberzugehen.

K: Was ist mit normalen Brücken?

V: Sie werden sich nicht wohl dabei fühlen, und wenn sie in der Mitte der Brücke anhalten und nach unten blicken, überkommt sie ein eigenartiges Gefühl. *Argentum nitricum* wird also nicht anhalten und nach unten sehen.

K: Ich habe eine Patientin, von der man mir erzählte, wie sie auf einer Landstraße an einer Felsenwand vorbeikam. Die gegenüberliegende Seite war abschüssig, fiel zu einem See hin ab. Sie wich auffällig weit auf die andere Staßenseite aus.

V: Ganz genau! Das ist ein weiteres Beispiel. Wenn Sie beim Autofahren an einer Klippe vorbeikommen, überfällt sie ein eigentümliches Gefühl. Sie haben das Gefühl, sie würden abstürzen. Sie müssen die Seite wechseln.

K: Sie war so ängstlich, daß sich hinter ihr bereits eine lange Schlange bildete.

V: Ein Symptom, das wiederholt in unseren Büchern beschrieben wird, ist die Angst, zu fallen, wenn *hohe Mauern oder hohe Gebäude* in unmittelbarer Nähe sind. Ich habe das noch nicht gesehen, obwohl ich eine solche Aussage einmal einem Patienten entlockte, bei dem die Symptomatologie nicht klar war. Es handelt sich um eine Art von ausgedehnter Furcht vor hohen Gebäuden. Sie werden sagen, daß sie nicht wissen, warum es so ist, daß sie sich aber nicht sicher fühlen. Sie werden nicht sagen, daß sie sich fürchten, weil das Gebäude auf sie stürzen könnte.

Das ist also der *Argentum nitricum*-Zustand, wenn es sich bis in die geistige Ebene erstreckt. Es werden sich aber nicht alle *Argentum nitricum*-Patienten in einem solchen Zustand befinden. Ein geistiges bzw. emotionales Element, das Sie auch finden, wenn der Schwerpunkt auf der physischen Ebene liegt, ist das *Verlangen nach Gesellschaft*. Sie haben keine Furcht, allein zu sein, aber sie brauchen jemanden in der Nähe, dem sie ihre reichen Empfindungen und Gefühle mitteilen können. Es sind die geborenen Redner und Schauspieler, diese *Argentum nitricum*-Menschen.

Es ist stets dieses Verlangen nach Gesellschaft vorhanden und sehr wahrscheinlich die Eigenart, daß sich vor einem Auftritt, *aufgrund der Erwartungsspannung, Stuhldrang, Diarrhoe oder Harndrang einstellt.* Sie haben einen Vortrag zu halten, stehen vor einem Auftritt und müssen immer erst zur Toilette, bevor sie die Bühne betreten können. *Argentum nitricum* ist also ein Arzneimittel, das bei *Lampenfieber* angezeigt sein kann.

K: Wie ist das bei einem Soldaten, der ins Gefecht muß? Ist es da nicht normal, Stuhldrang zu haben?

V: Nein.

K: Auch wenn er weiß, daß er dabei sterben kann? Es wäre nicht normal?

V: Es gibt hier einen psychologischen Unterschied. Beim Militär unterliegen sie einer Gruppendynamik, die Individualität verliert sich. Man sieht solche Reaktionen normalerweise nicht vor einem Gefecht. Wenn dem so wäre, müßte es oft beobachtet worden sein. *Lycopodium* kann eine solche Reaktion zeigen, *Gelsemium* auch.

K: Vor dem Gefecht?

V: Während des Gefechts und vorher, falls Zeit dafür vorhanden ist. Die Feigheit, die sie überkommt, ist immens.

Erinnern Sie sich an den *Lycopodium*-Fall, den ich Ihnen gab? Der Patient war bereits mit verschiedenen Arzneimitteln behandelt worden. Dann kam er, und wollte ausschließlich mit mir sprechen, da er der Therapeutin nicht alles über sein Sexualleben erzählt hatte. Er war impotent und das wollte er mir noch erzählen. Als er mir von seiner Impotenz berichtete, dachte ich sofort an *Lycopodium*. Ich fragte ihn, ob er sich für tapfer oder für feige halten würde. Er antwortete, daß er mir aus seiner Militärzeit berichten wolle, denn er hätte eine Tapferkeitsmedaille bekommen.

Er war während des Krieges in der griechischen Armee. Sie waren von Kommunisten angegriffen und aufgebracht worden. Da war eine Felswand und sie konnten nicht weiter, sie waren gefangen. Er war der einzige, der weiter zurückgewichen war und der aus dieser Lage entkommen war. Dafür hat er dann eine Auszeichnung bekommen. Er war von kleiner Statur, und er hatte seine Waffe und sein Bündel auf dem Rücken geschnallt gehabt. Er sagte mir: „Sehen Sie, wie es um meine Tapferkeit steht?"

Er hatte eine Kolitis. Das, und die Impotenz war seine Hauptbeschwerde, In Verbindung mit dieser Geschichte war das ein echter *Lycopodium*-Fall.

Argentum nitricum ist anders. Sie können tapfer sein, doch in dem Moment, in dem sie sich erregen, zeigen sich die genannten Auswirkungen. Es ist aber nicht, weil sie vor etwas Angst haben.

Auf der physischen Ebene finden wir Kopfschmerzen durch fortgesetzte geistige Anstrengung. Kalte Anwendungen bringen dabei Linderung. *Kaltes Baden oder kalte Anwendungen,* entweder lokal oder allgemein, *bessern bei Argentum nitricum, Hitze verschlechtert.* Es geht nicht nur um heiße Haut, die kann bei *Argentum nitricum* auch etwas kühler sein.

Es gibt noch ein anderes Arzneimittel, auf das dies ebenfalls zutrifft - *Secale.* Bei *Secale* ist es noch sehr viel ausgeprägter. Die *Verschlimmerung durch Hitze* ist bei *Secale* mindestens doppelt so groß. Es ist sehr, sehr ausgeprägt, aber dennoch sind sie sehr kalt, wenn Sie sie anfassen. Sie werden Ihnen sagen, daß sie brennen. Bei *Argentum nitricum* finden wir etwa maximal 50% dieser Intensität. Sicher, beide Mittel verschlechtern sich sehr durch Hitze, beide sind dreiwertig, aber bei *Secale* ist es viel stärker. Der Unterschied zwischen der subjektiv empfundenen Hitze und der Hauttemperatur ist bei Secale sehr groß. Bei *Argentum nitricum* dagegen finden Sie das nicht immer. Die Hauttemperatur ist oft normal oder sogar warm.

Wir finden bei diesem Arzneimittel eine eigentümliche *Konjunktivitis.* Es befindet sich ein richtig *roter Fleck* auf der Bindehaut, der schmerzhaft, aber auch schmerzlos sein kann.

Dieses Mittel ruft Geschwürbildung hervor, auch chronische Ulzerationen. Das Charakteristische ist hier der *splitterartige Schmerz,* den man auch bei *Acidum nitricum* und *Hepar sulfuris* findet.

Argentum nitricum-Patienten haben *Verlangen nach Süßigkeiten* und *Zucker, nach kalten Getränken und Eis, nach Eiscreme, nach würzigem Käse.* Sie können bei *Argentum nitricum* ein großes Verlangen nach Eiscreme finden, es kann dreimal unterstrichen sein. Sie werden dann immer gleich an *Phosphorus* denken, da sie außerdem offen und extrovertiert sind, und sich so verhalten, wie man es von *Phosphorus* kennt - und dann das dreiwertige Verlangen nach Eiscreme.

Bei *Phosphorus* können Sie dieses starke Verlangen nach Eiscreme finden, aber das Verlangen nach Süßigkeiten kann fehlen. Bei *Argentum nitricum* dagegen ist ein starkes Verlangen nach Eiscreme *wegen der Süße* der Eiscreme vorhanden. Es ist nicht nur wegen der Kälte. *Phosphorus*-Patienten mögen Eiscreme, weil ihnen die Kälte, in Verbindung mit der Süße, zusagt.

K: Sollte *Phosphorus* unter „Verlangen nach Eis" nachgetragen werden?

V: Es ist nicht so sehr Eis, sondern vielmehr kalte Getränke, und da steht es bereits dreiwertig.

K: Welche Arzneimittel gehören sonst noch zu den extrovertierten?

V: *Lycopodium* ist extrovertiert. In gewisser Weise ist auch *Nux vomica* extrovertiert, genauso wie *Sulfur, Phosphorus* und *Argentum nitricum,* außerdem *Lachesis,* ein bestimmter *Medorrhinum*-Typ und *Tarantula. Platin* ist nicht extrovertiert.

K: Würden Sie einmal definieren, was Sie unter „extrovertiert" verstehen?

V: Es fällt ihnen leicht, sich zu äußern, wenn auch aus verschiedenen Gründen. Sie haben ein *Bedürfnis, sich auszudrücken.* Sie sind nicht gehemmt, nicht befangen. Es ist ein starkes Bedürfnis nach Ausdruck vorhanden, dem sie nachgeben müssen. Wir sprechen selbstverständlich über Tendenzen. Wir alle sind extrovertiert, in dem Sinne, daß wir uns in Gemeinschaften zusammenfinden.

Bei *Argentum nitricum* sehen wir etwas Pathologisches. Es handelt sich um ein unmittelbares Nach-außen-bringen, ohne zu denken. Der Geist scheint nicht in der Lage zu sein, die Gefühle zu regulieren, die sich daher *impulsiv* ausdrücken. Das ist der höchste Grad an Extroversion. Sie sind impulsiv. Man könnte z. B. meinen, daß *Hyoscyamus* extrovertiert ist, aber das trifft nicht zu.

K: *Causticum?*

V: Nein. *Causticum* ist introvertiert. Es unterscheidet sich letztlich sehr von *Phosphorus*, wenn man sie einmal vergleicht. *Causticum* ist introvertiert. *Phosphorus* dagegen ist aufnahmebereit, es versteht, worum es bei einer Unterhaltung geht. *Argentum nitricum* kümmert sich nicht so sehr darum, was andere sagen, sie sind damit beschäftigt, was sie selbst sagen werden. Sie sind auch vom Körperbau her völlig verschieden. Phosphor ist schlank und zart. Argentum ist rötlich, groß und klobig. Bei *Argentum nitricum* handelt es sich *nicht* um zurückgezogene, stille und zaghafte Menschen. Die Furcht zu versagen kommt erst mit der Müdigkeit des Geistes. Es handelt sich um Geschäftsleute usw., die viel mit ihrem Geist arbeiten müssen und die sich geistig überanstrengen. Dann zerbricht ihr Geist und wird müde. Sie haben dann das Gefühl, daß sie versagen werden.

Es gibt noch einen anderen Aspekt, über den wir noch nicht gesprochen haben - *die Klaustrophobie*. Sie betreten dann keinen Fahrstuhl, sondern gehen lieber zehn Stockwerke zu Fuß, so stark ist es. Gleichzeitig ist eine Angst vorhanden, und sie bekommen sogar Herzklopfen. Das stellt sich meistens auch ein, wenn sie auf der *rechten* Seite liegen, was an sich schon sehr interessant ist. Sie haben Herzklopfen, es pumpt und pulsiert schon bei kleinen Anstrengungen. Es kommt dann auch eine Furcht, eine Art Beklemmung, um die Gesundheit auf. Deshalb können Sie auch kein Krankenhaus besuchen.

Es gibt Leute, die kein Krankenhaus betreten, weil sie glauben, die Tür würde sich nicht mehr öffnen lassen, wenn sie hinaus möchten. Sie glauben, daß sie dann gefangen wären, da sich die Tür nicht mehr öffnen lassen würde. Sie werden dann panisch - das ist verbunden mit einer Angst um die Gesundheit. Sie „sehen" dann die kranken Menschen vor sich und all die Krankheiten. Sie befinden sich nicht gern in der Umgebung von zu vielen Menschen, da die Klaustrophobie sich dann bemerkbar macht. Sie werden sich im Kino oder im Theater in die unmittelbare Nähe des Ausgangs setzen. Sie stellen sich vor, wie sie sich inmitten der Menschenmenge befinden, nachdem ein Feuer ausgebrochen ist. Sie haben Angst vor dem Ersticken. Sie setzen sich so, daß sie im Notfall sofort den Raum verlassen können. Sie empfinden es als noch schlimmer, in einer Menschenschlange, die z. B. das Kino verläßt, gefangen zu sein. Sie warten, bis die anderen den Saal verlassen haben, und gehen erst dann hinaus. Genauso wie Bewegungsfreiheit auf der physischen Ebene, so suchen sie auch im emotionalen Bereich ihren Freiraum.

K: Würden Sie die Schwierigkeiten, die *Gelsemium, Lycopodium* und *Argentum nitricum* beim Erwarten von Ereignissen haben, einmal differenzieren?

V: *Gelsemium* ist richtig ängstlich und *zittert innerlich*, das ist sehr ausgeprägt. Sie fragen sich, was wohl geschehen wird und welches Ereignis sie erwartet. Sie zittern innerlich und äußerlich, und sie bekommen *Diarrhoe oder haben häufigen Harndrang.*
Bei *Argentum nitricum* handelt es sich um eine Erregung, es ist nicht so sehr Angst. Es liegt an der *Erregung*, mit etwas zusammenzutreffen, das neu ist. Deshalb heißt es „Diarrhoe vor dem Theaterbesuch". Es ist die Erwartung von etwas Angenehmem, das diese Erregung hervorruft. Das ist der Zeitpunkt, zu dem *Argentum nitricum* häufig Diarrhoe hat.
Bei *Lycopodium* findet man nicht unbedingt eine Diarrhoe oder Lampenfieber. Hier handelt es sich meist um emotionale Beschwerden. Sie fühlen sich absolut unfähig, etwas vor einem Publikum zu präsentieren. Es fehlt ihnen das notwendige Zutrauen.

K: Wie reagieren diese Mittel, wenn sie einem Problem gegenüberstehen?

V: *Argentum nitricum* hat da keine Probleme. *Gelsemium* wird sehr leiden - innerlich leiden. *Lycopodium* wird in den ersten fünf bis zehn Minuten zu leiden haben, aber dann ist das weg. Wenn sie merken, daß sie der Aufgabe gewachsen sind, verschwindet die Angst.

K: *Acidum phosphoricum* steht ebenfalls in der Rubrik „Diarrhoe durch Erregung" (Bd. III, S. 606).

V: Ja. Bei *Acidum phosphoricum* habe ich das auch schon beobachtet, aber nur dann, wenn eine Kolitis vorlag. Die Hauptbeschwerde war dann die Kolitis. Es besteht bereits eine Reizung des Kolons; und die Aufregung und Angst wirken auf diesen Schwachpunkt im Körper. Wenn der Schwachpunkt woanders liegt, etwa im Magen, dann wird die Angst auf den Magen einwirken; *Acidum phosphoricum* wirkt auf das Kolon.

K: Wie ist das mit dem Erwarten von Ereignissen bei *Acidum phosphoricum*? Wie kann es bei dieser Schwäche und Stille zu einer Reaktion kommen, was geschieht da?

V: Man findet dieses Symptom nicht bei *Acidum phosphoricum*-Patienten, die sich bereits im Stadium völliger Teilnahmslosigkeit befinden. Es handelt sich dann bereits um einen fortgeschrittenen Zustand. Die Kolitis wird dann nicht mehr zugegen sein. Sie werden bei *Argentum nitricum* die genannten Symptome nur solange antreffen, wie das zwanghafte Stadium noch nicht erreicht ist. Danach liegt die Krankheit bereits tiefer. Das Nervensystem gerät dann in Unordnung und es kann zu Schwäche, Lähmungen und zu Ataxie kommen. Diese Zustände sind auch mit Schmerzen verbunden. *Argentum nitricum ist auch bei multipler Sklerose angezeigt.*

K: Sie sagten, daß Schmerzen oder Schwäche bei der Lähmung auftreten?

V: *Lähmung mit Schwäche und auch mit Schmerzen.*
Wir sagten, daß *Argentum nitricum* ein reges sexuelles Verlangen hat. Es kann aber zu einem Zustand kommen, in dem die Erektion nachläßt, sobald sie mit dem Koitus beginnen wollen. Warum? Können Sie sich vorstellen, was in diesen Menschen vorgeht? Sie sind sehr stark erregt und innerlich beteiligt, und in diesem Moment kommt ihnen irgendeine merkwürdige Idee in den Kopf, die ihnen jegliche sexuelle Energie nimmt.

K: Haben diese Ideen einen Bezug zu irgendetwas, oder sind sie mehr oder weniger zufällig? Löst z. B. der Geschlechtsakt die Idee erst aus?

V: Es kann damit zu tun haben, aber meist hat es nichts mit der Person zu tun, mit der sie gerade zusammen sind.

K: Diese Ideen können jederzeit auftreten, und sie verlieren dann ihre Energie?

V: Das ist eine Charakteristik des Arzneimittels, über das wir hier sprechen. Wenn Sie einen solchen Patienten haben, dann lassen Sie sich von ihm erklären, was in ihm vorgeht. Er wird Ihnen dann von den verschiedenen Ideen berichten.

K: Hat *Argentum nitricum* vorzeitige Ejakulationen?

K: Gibt es irgendwelche Merkwürdigkeiten in bezug auf das Verhältnis zu anderen Menschen?

V: Es sind gute Gesellschafter. Sie sind spaßig, extravertiert, machen eine Menge Lärm und sind geradeheraus.

K: Sind sie gern in der Familie?

V: Ja, das kann durchaus so sein. Sie mögen es, jeden Abend auszugehen und Freunde zu treffen. Das werden sie nie leid.

K: Aber sie sagten, daß sie Raum brauchen.

V: Sie brauchen Raum, ja. Sie brauchen jemanden, mit dem sie reden können, der sie versteht, der mit ihnen mitfühlen kann. Das verschafft ihnen genug Raum. Wenn *Argentum nitricum* es mit Menschen zu tun hat, die nicht aufnahmefähig sind, die kühl sind, empfindet es Platzangst - das liegt an der emotionalen Mauer, die sie dann spüren. Wenn sie verheiratet sind, werden sie außereheliche Beziehungen haben. Beim ersten und zweiten Mal kann es zu vorzeitigen Ejakulationen kommen - aufgrund der starken Erregbarkeit. Schließlich werden sie den Geschlechtsakt aber gut vollziehen können. Doch später kann es eine Zeit geben, wo die Erektionen in dem Moment nachlassen, in dem sie mit dem Geschlechtsakt beginnen wollen. Ich habe Ihnen genug Information gegeben.
In den Büchern steht, daß *Argentum nitricum* normalerweise dazu verwendet wird, Warzen zu kauterisieren. *Kent* sagt, daß *Natrium muriaticum* meist als Antidot hierfür in Frage kommt.

Platin

V: *Platin* ist ein Arzneimittel, das Sie öfter brauchen werden als Sie denken. Ich werde versuchen, Ihnen zu beschreiben, wie sich *Platin* entwickelt.
Bereits in jungen Jahren kommt es bei *Platin* zu *Störungen des Hormonsystems*, was sich durch ein ungeheuer starkes sexuelles Verlangen ausdrückt. Es ist so stark, daß man bereits sieben-, acht- oder neunjährige kleine Mädchen finden kann, die masturbieren. Sie können das auch bei Jungen in dem Alter finden. Zudem finden wir bei *Platin,* bei diesen Kindern, einen eigenartigen komplexen emotionalen Zustand, ein romantisches Element. Sie sind nicht erdverbunden. Sie haben

eine lebhafte Phantasie und stellen sich Beziehungen mit bestimmten Personen vor. Sie verlieben sich in jemanden und stellen sich vor, mit diesem Partner zusammenzusein. Wenn sie älter werden...

K: Handelt es sich um sexuelle Phantasien?

V: Sie sind *romantisch* und es läuft auf sexuelle Phantasien hinaus, die sie zu einem sexuellen Ausdruck irgendeiner Art treiben. Nachdem sie das zwölfte, dreizehnte oder vierzehnte Lebensjahr vollendet haben, ein sehr junges Alter, haben sie den Drang, eine wirkliche Beziehung einzugehen.

Sie besitzen eine Art von Energiefeld oder Magnetismus, auch der sehr verfeinerte und kultivierte Typus. Sie werden diese Aura von Sinnlichkeit spüren. Sie sind schon in jungen Jahren sehr verführerisch. Ihrer Natur gemäß kommt es schon in sehr jungen Jahren zu sexuellen Beziehungen.

Vergegenwärtigen Sie sich diese lebhafte Vorstellungskraft, diesen romantischen Typus, mit der starken sexuellen Energie - ob sie wohl Befriedigung erlangen werden? Kann dieses junge Mädchen durch den Partner befriedigt werden? Sie ist noch unreif, sie stellt sich alles Mögliche vor und besitzt diese starke sexuelle Energie. Tatsächlich ist es so, daß die erste Erfahrung, die sie machen, sie leicht enttäuscht. *Platin* wird Ihnen oft erzählen, daß sie sexuelle Beziehungen haben, aber sie werden es nicht als sexuelle Beziehung bezeichnen. Sie werden sagen, daß sie „verführt" wurden. Das scheint aber keine Wirkung zu hinterlassen.

Bei *Sepia* wird eine Verführung eine lebenslange sexuelle Unfähigkeit hinterlassen - es ist dann vorbei. Bei *Natrium muriaticum* ist es das gleiche. Bei *Causticum* und *Graphites* ist es das gleiche und bei *Calcarea* ist es ebenfalls so. Bei *Platin* scheint es den sexuellen Bereich nicht zu beeinträchtigen.

Von hier an, von dem Punkt an, an dem das junge Mädchen oder der Junge ihre Erfahrungen machen, werden sie unzufrieden mit ihren Partnern sein. Der Partner kann diesen Phantasien nicht gerecht werden, das ist unmöglich. Es ist diese Phantasie, gepaart mit Idealismus, und nun das Zusammentreffen mit der Realität, wodurch es diesen Kindern nun sehr viel schlechter geht. Normalerweise kommt es zu einer abrupten Trennung. Der *Platin*-Typus wird aber zu immer neuen

Beziehungen getrieben, da sein Sexualtrieb so stark ist. Es gibt einen Punkt, an dem es in zwei verschiedene Richtungen gehen kann. Der eine Typ wird starke Abscheu gegenüber sich selbst empfinden, und seine Beziehungen sind für ihn emotional schmerzhaft. Sie wissen, daß der Sexualtrieb so stark, furchtbar stark ist, und es kommt zu einem inneren Kampf, es ist eine Qual für sie. Wenn es dem Intellekt gelingt, die Leidenschaft zu zügeln, wird aus dieser Ausdehnung, die auf der sexuellen Ebene lag, eine Ausdehnung des Ego. Das Ego dehnt sich aus. Es handelt sich um eine Transformation der Energie, und was sich vorher durch Sex ausdrückte, drückt sich nun als Größenwahn aus.

Sie werden ganz zu Anfang keine wirklich Schizophrenen darunter finden, die etwa behaupten „ich bin Napoleon", aber Sie werden den unterschwelligen Gedanken finden - „ich muß der Erste sein". Es handelt sich um eine Art „Glaube", der nicht logisch begründbar ist. Es ist lediglich in ihrer Vorstellung so. Sie strengen sich aber nicht genug an, um es wahr zu machen. Sie sind krank wegen dieses Bedürfnisses, der Erste sein zu müssen, sie können nicht Zweiter sein. Sie können es nicht haben, wenn jemand klüger oder schöner oder was auch immer ist.

Dies kann bei einer Frau z. B. in ihrer Erscheinung zum Ausdruck kommen. Sie finden sich schön. Es ist der Typus, den L. uns letztens beschrieb. Da ist eine Aura um diese Frauen - „ich bin schön, und ich zweifle nicht an meiner Schönheit". Es ist eine Aura, die die Aufmerksamkeit der Männer anzieht.

Wenn diese Energie unterbrochen wird, werden sie enthaltsamer, haben keinen richtigen Sex mehr - das wäre der zweite Typus. Sie haben dann normalerweise mit irgendwelchen spirituellen Gruppen zu tun oder finden in der herkömmlichen Religion eine Ausdrucksmöglichkeit.

Und es entwickelt sich eine Art von Hochmut, wo sie dann diese Geschichten erzählen, daß sie aus einer besonderen Familie stammen und solche Sachen. Sie werden etwas finden, von dem sie erzählen können, und sie werden es jedem erzählen.

Doch natürlich laufen die Dinge nicht so, wie sie es wollen, und sie werden noch mehr Kummer und Sorgen haben. Das geht so weit, daß eine vollständige Schizophrenie entsteht - zwischen dem, was sie sind, und dem, was sie zu sein meinen. Sie haben die Vorstellung, jemand Großes zu sein oder von königlicher Abstammung und daß die anderen Menschen von niedrigerer Herkunft seien.

Die gleiche Idee drückt sich auch physisch aus, sie haben den Eindruck, groß zu sein, oder Objekte erscheinen weiter weg und besonders klein. Es kommt zu einer Art Dumpfheit des Geistes, besonders, wenn sie Kummer wegen einer zerbrochenen Beziehung haben. Sie denken dann die ganze Zeit an ihren Kummer. Dann geraten Sie in einen Geisteszustand, der sich wie folgt äußern kann: „Es scheint, als ob ich mich auf einem Hügel befände und von dort, nach unten, auf den Verkehr blicken würde." Es ist, als würden sie von einem hohen Ort hinunterschauen, und die Autos erscheinen sehr klein.

K: Als ob sie höher stünden, die Befehlsgewalt hätten?

V: Nein, sie sehen Objekte weiter weg und klein. Die wahre Dimension der Dinge ist entstellt. Alles in der Umgebung wird kleiner. Das ist die Idee von Hochmut und ungerechtfertigtem Stolz. Es ist ein Stolz, der durch nichts gerechtfertigt ist, durch keinerlei Talent oder sonst etwas. Aber auch die wirklich begabten Leute haben eine unangebracht hohe Vorstellung von sich. Andere schmeicheln ihnen, und sie kommen in diesen Zustand, in dem sie sich überschätzen.

Äußerlich kann man es an der Art, wie sie sich kleiden, erkennen. Sie achten sehr darauf, wie sie sich kleiden, da die Meinung anderer ihnen sehr wichtig ist. Sie brauchen Schmeicheleien. Sie sehen das bei Löwe-Menschen (astrologisch), sie tendieren in diese Richtung. Sie mögen es, wenn man ihnen schmeichelt, wenn sie die „Nummer Eins" sind und all das.

Der andere Typus kann entweder in einen Zustand gelangen, in dem das Ego aufgebläht ist, sie also sehr egoistisch sind, oder es kann an einem bestimmten Punkt die Moral völlig zerbrechen. Das heißt, daß die romantischen Gefühle und der Idealismus, den sie vorher hatten, zerbricht. Es bleiben nur diese Eskapaden. Sie fühlen sich zurückgewiesen und sagen dann: „Leben ist Sex." Und sie geben sich dem mit vollem Elan hin und wechseln von einer Beziehung zur anderen.

Was dann weiter passiert, ist, daß sie des normalen, natürlichen Sex müde werden und es zu Perversionen kommt. Wenn Sie vermuten, daß sexuelle Perversionen vorliegen, und ein starkes sexuelles Verlangen feststellen, dann denken Sie an *Platin.*

Normalerweise werden Sie eine zusammengebrochen Moral sehen, trotz der Anstrengungen, die sie in jüngeren Jahren aufbrachten, um alles unter Kontrolle zu halten. Es kommt die Zeit, wo sie von diesem Zustand überwältigt werden.

Es sind vitale Menschen, sie können drei- bis viermal täglich Geschlechtsverkehr haben. Sie besitzen eine enorme Vitalität! Es sind Menschen, die zu vielem fähig sind. So kann es sein, daß eine Frau „gewöhnlich" wird oder daß sie zu einer Hure wird. Es kann soweit gehen, muß aber nicht sein, besonders, wenn es sich um eine Frau aus einer höhergestellten Schicht handelt. Sie sind verfeinert, und es herrschen große Verwicklungen, was ihre Beziehungen betrifft. Sie sind lebhaft und leidenschaftlich beteiligt. Dahinter steht immer die Furcht, daß der andere Teil „die Oberhand gewinnen könnte", wie sie es nennen, und sie eines Tages verlassen könnte. So wird das ganze zu einem Kampf.

Was Sie sehen werden, ist eine Frau, die etwa so gekleidet ist, wie wir es beschrieben hatten. Sie tragen dunkle Brillen, es umgibt sie ein Hauch von Sexualität. Sie wird sagen, daß sie Malerin ist, und sie hat das Flair einer Künstlerin, einer Künstlerin, die allerdings hinter den Kulissen tätig ist. Da ist ein leichter „Schleier", und Sie haben Schwierigkeiten, dahinter zu sehen; die Person ist von einem Geheimnis umgeben.

Wenn sie diese Wirkung auf den anderen aufrechterhalten können, was sie mögen, nehmen sie eventuell sogar die Brille ab. Aber sie mögen es normalerweise nicht, gesehen zu werden, da sie wissen, was sich in ihrem Inneren abspielt und sie möchten nicht, daß andere dies erkennen.

Sie kommen und *seufzen.* Sie kommen normalerweise zur Behandlung, da sie eine *Angst um die Gesundheit* haben. Sie fürchten sich vor Herzkrankheiten, es gibt suizidale Neigungen, Depressionen. Sie werden Ihnen erzählen, wie sehr sie es mögen, sich in einem geschlossenen Raum mit zugezogenen Vorhängen aufzuhalten. Ich hatte eine *Platin*-Patientin, die vor keinem Fenster den Vorhang aufzog. Sie seufzen, sind verfeinert und leiden unter Depressionen. Sie mögen es dunkel und mögen es, allein zu Hause zu sein. Sie werden an *Ignatia* denken. Dann bohren Sie tiefer. Sie werden feststellen, daß *Ignatia* nichts ausrichtet. Sie mögen sagen, daß es ihnen ein wenig besser geht oder so etwas, aber das Mittel wirkt nicht. So graben Sie weiter und schließlich werden sie Sie ins Vertrauen ziehen. Sie müssen die Sache dann aber durchschauen. Entweder, Sie finden das Mittel dann sofort, oder sie werden Sie verlassen. Sollte es nötig sein, daß Sie erst dreimal mit ihnen sprechen, dann sollten Sie sehr sanft und verständig sein, so daß sie sich wohl fühlen. Sie werden Sie dann in Ihr Vertrauen ziehen und anfangen, Ihnen von ihren sexuellen Aktivitäten zu erzählen. Wenn Sie dann *Platin* gegeben haben, werden sie Sie fragen, was mit ihnen geschehen sei.

Was die Ängste betrifft, so haben sie oft Furcht vor einem Schlaganfall. Sie haben wirklich eine solche Vorstellungskraft, daß sie fühlen, ihr Mund würde sich zur rechten Seite verziehen. Die Ängste sind fürchterlich.

Wenn Sie dann *Platin* gegeben haben, geht es ihnen besser, aber sie werden Sie fragen, was mit ihnen geschehen sei. „Ich war vorher sexuell normal, aber Sie haben bewirkt, daß ich nun anomal bin!" Aber was ist normal? Was ist anomal? Sie werden sagen: „Ich habe nicht öfter als einmal in der Woche Lust auf Sex." Für eine 35jährige Frau ist das natürlich, mehr oder weniger normal. Es kommt ganz darauf an, sicher, aber es ist mehr oder weniger so. Sie hatten früher ein- bis zweimal täglich ein *starkes* Verlangen, einen starken Drang. Das war für sie vollkommen normal. Es kommt jetzt der Zeitpunkt, wo dieser Drang das erste Mal völlig abnimmt; und sie werden sich sorgen und sich fragen, was mit ihnen geschehen ist.

Wie ich bereits sagte, wenn Sie hören, daß die Frau in eine Beziehung verwickelt ist und erzählt, daß sie den Partner als erste verlassen möchte, weil sie weiß, daß es eines Tages zu einem Bruch der Beziehung kommen wird... Sie weiß, daß eines Tages Schluß sein wird, und will sichergehen, dem vorzugreifen, sie möchte diejenige sein, die ihn verläßt. Sie gehen aus, sind in Gesellschaft, und der Mann scheint mit einer anderen Frau zu flirten, jedenfalls erscheint es der *Platin*-Frau so. Sie wird dann sehr zornig, wird es aber zu diesem Zeitpunkt nicht äußern. Wenn Sie dann wieder zu Hause sind, wird sie einen Grund finden, um mit ihm streiten zu können. Während sie streiten, wird *Platin* beschließen, daß es das letzte Mal war und daß sie genug hat. Sie verläßt ihn, geht nach Hause. Nach zwei oder drei Tagen wird der

Sexualtrieb so furchtbar stark, daß sie nicht schlafen kann. Sie wartet auf seinen Telefonanruf. Wenn der Mann die *Platin*-Frau gut genug kennt, kann er tun was er will. Er braucht nur zwei Tage zu warten, anzurufen, und kann dann wieder zu ihr kommen. So geht das Ringen weiter und weiter. Es ist eine Sache, die sich jede Woche oder jeden Monat ereignen wird. Sie hat die Vorstellung, sich trennen zu müssen, bevor sie ihre Integrität verliert. Sie hat dann Kummer, der aussieht wie der von *Ignatia*.

K: Sollen wir *Platin* unter Eifersucht nachtragen?

V: Ja, da ist diese Art der Eifersucht, die sie sich nicht eingesteht. Sie wird aber sagen, daß sie ihn verlassen muß, weil sie weiß, daß er sie eines Tages verlassen wird. Sie wird absichtlich einen Streit beginnen. Sie ist zu stolz, um ihm zu sagen, er habe einer anderen Frau nachgeschaut. Die Eifersucht ist nicht sichtbar. Sie wird nicht zugeben, daß er mit einer anderen Frau geflirtet hat. Es ist keine klar umrissene Eifersucht. Sie kommt aufgrund der sexuellen Bindung auf, sie braucht Sicherheit, was den Sex betrifft. Sie braucht jemanden, auf den sie sich verlassen kann und der ihre sexuellen Perversionen und Exzesse aushält. Deshalb kann eine Frau von 20 eine Beziehung zu einem 50jährigen Mann eingehen oder umgekehrt; ein junger Mann kann sich bei einer älteren Frau sicher fühlen.

K: Sie meinen einen jungen *Platin*-Mann?

V: Eine junge *Platin*-Frau geht eine Beziehung mit einem 50jährigen Mann ein, weil sie dann loslassen kann. Ein Mann von 50 hat eine Menge Erfahrung, und sie wird sich sicher fühlen, da er älter ist und sie deswegen nicht so leicht verlassen wird. Sie kann sich an diesen Mann binden, mit deinem Gefühl von Sicherheit. Ein junger Mann mit einem starken Sexualtrieb, der ein junges Mädchen erschrecken würde, wird bei einer älteren Frau mehr Sicherheit empfinden, da er sich der Beziehung sicher sein kann.

K: Wie oft sieht man echte *Platin*-Persönlichkeiten?

V: Das ist eine gute Frage. Nicht so häufig. Das Verhältnis liegt bei 8 zu 2. Von zehn Patienten sind acht Frauen und zwei Männer. Männliche *Platins* sind schwer zu erkennen, da Männer alle möglichen Arten von

Sex haben können und das für gut befinden, ohne daß irgendein Problem dabei entsteht. Sie müssen also genau nachforschen, um zu sehen, ob eine echte Pathologie vorliegt. Ein Mann wird diesbezüglich sehr viel schwieriger sein, da Männer im allgemeinen nicht über ihr Sexualleben sprechen wollen, egal, ob mit einem Arzt oder einer Ärztin. Eine Frau wird das Sexuelle eher darlegen als ein Mann, jedenfalls ist das in Griechenland so.

K: Welche anderen Arzneimittel zeigen dieses Bild, mit so vielen Menschen Beziehungen zu haben?

V: *Phosphorus, Argentum nitricum, Lycopodium, Lachesis, Sulfur, Staphisagria, Origanum majorana*; diese Information wird Ihnen aber nicht weiterhelfen.

K: Wie unterscheiden sie bei Kindern *Platin* von *Origanum*?

V: Der Unterschied ist, daß der *Platin*-Zustand mit sieben, acht oder neun aufkommt, wogegen die Masturbation bei *Origanum* mit vier, fünf oder sechs Jahren beginnt; es ist unbewußt. Sie machen das nicht bewußt. Es ist aber eindeutig der Vorgang der Masturbation, viele Male täglich, im Alter von vier, fünf oder sechs Jahren. Es liegt am Alter. Ich habe *Origanum* schon bei Dreijährigen gesehen. Wenn die Phantasie anfängt, ungefähr mit sieben, würde ich zu *Platin* gehen.

K: Woher wissen Sie, daß die beginnende Phantasie eine Rolle spielt?

V: Wenn ich einen solchen Fall hätte und ich keine zusätzlichen Informationen von dem Kind bekommen könnte, würde ich *Origanum* geben. Wenn man mir sagen würde, daß es anfing, nachdem das Kind neun Jahre alt war, würde ich zu *Platin* gehen. Sie werden dann *Platin*-Elemente sehen. Sie haben diesen Trieb und werden diesen Stolz und Hochmut zeigen und das „ich bin der Beste". Es ist interessant, daß *Platin*-Fälle wie *Staphisagria* aussehen. Es sind süße und nette Menschen. Sie werden nicht bemerken, daß dahinter eine wirklich energische Person steckt, denn sie wirken süß und irgendwie abgehoben. Wenn sie dann über Sex sprechen, können Sie sie mit *Staphisagria* verwechseln. Sie können viel über Masturbation erzählen und über sexuelle Phantasien. Um hier unterscheiden zu können, müssen Sie tiefer gehen, um den Charakter zu erkennen. Sie müssen herausfinden, was in der Person vorgeht, wie sie sich in der Gruppe oder in Gesellschaft verhalten. Bei *Staphisagria* werden Sie eine Art der Unterwerfung finden, bei *Platin* das Element der Führerschaft und die Idee, Erster zu sein.

Ein Merkmal, das ich häufig, aber nicht immer gesehen habe, sind dicke, wohlgeformte Lippen. Es ist das Organ, das am meisten über die Sinnlichkeit eines Menschen aussagt. Sie werden das nicht an den Augen oder dem Gesicht oder wo auch immer sehen können, schauen Sie auf die Lippen, dort sehen Sie, wie es um die Sinnlichkeit steht. Es ist oft sehr ausgeprägt. Der Bereich um die Lippen ist oft betroffen, es kommt insbesondere zu einer Art von *Taubheit.* Ich weiß nicht warum, aber es gibt da ein eigenartiges Kribbeln und eine Taubheit, was sich um die Lippen herum konzentriert.

K: Ist das analog zu dem wollüstigen Jucken der Genitalien?

V: Nein. Es ist ein störendes Element, nicht etwas, das Vergnügen bereitet.

K: Kommt das vorübergehend auf, oder ist es ziemlich konstant?

V: Es ist ein chronischer Zustand und wird nicht ständig vorhanden sein, sondern nur von Zeit zu Zeit. Es kann sein, daß sie es nur einige Male hatten. Wenn es sich um einen chronischen Zustand handelt, werden sie sagen: „Ja, das habe ich, aber nicht länger als zwei Nächte und nur während bestimmter Zeiten." Es ist eine Empfindlichkeit, die bei bestimmten Emotionen aufkommt. Sie werden auch finden, daß sie sexuell sehr leicht erregbar sind. Da ist ein Jucken an den Genitalien, das sehr wollüstig sein kann.

K: Wenn die Genitalien überempfindlich sind und schmerzhaft... ist es bei dem hochmütigen Typus so?

V: Wenn der Hochmut mehr und mehr zunimmt, nimmt die Sexualität mehr und mehr ab. Wenn es sich um eine Person handelt, die vollständig abgedreht ist, dann ist die Sexualität auch fort. In Ihrem Geiste sind sie dann zu Gott oder Napoleon geworden. Sie werden einen Austausch zwischen der sexuellen Energie und dem hochmütigen Stolz sehen, der unglaublich groß ist.

K: Ist das gemeint, wenn in den Büchern steht „physische und geistige

Symptome alternieren"?

V: Nein. Sie bekommen Depressionen und werden suizidal. Das kann sich z. B. nach der Unterdrückung eines Ischiassyndroms entwickeln; oder sie hatten Kopfschmerzen, die durch Medikamente unterdrückt wurden. Es kommt dann zu einer schweren Depression und Furcht vor einem Schlaganfall.
Eine andere Sache, die Sie bei *Platin* finden werden, ist, daß sie nicht so ohne weiteres über ihre Sexualität reden werden. Sie werden Ihnen nicht leichtfertig alle Informationen über ihr Sexualleben geben.

K: Auch wenn sie schon amoralisch geworden sind?

V: Ja, für sie ist es keine Unmoral. Es ist eine normale Sache für sie, bei der sie sich wohl fühlen. Sie können homosexuell werden; es kann zu allen Arten von Perversionen kommen. Welche sexuellen Perversionen man sich auch vorstellen mag, *Platin* wird sie entdecken. So entstehen sexuelle Perversionen, durch einen sehr starken Sexualtrieb. Sie kommen auf immer mehr... Sie wollen ihre Integrität wahren, sie haben diese „Aura". Sie suchen oft nach einem Mann, und mit dieser „Aura" wickeln sie ihn dann ein. Er ist ihr Opfer. Sie trägt diese dunkle Brille, und sie ist wie ein Geheimnis. Doch schließlich kommt es zu einer vollständigen Fixierung auf sexuelle Beziehungen. Da die sexuelle Sphäre so sehr betroffen ist, sind auch die Sexualorgane in Mitleidenschaft gezogen, besonders bei Frauen. Sie finden dann Zysten und die Ovarien sind sehr betroffen.

K: Werden Sie auch zornig?

V: Nein, Zorn ist nicht charakteristisch für *Platin*. Sie lassen nicht so schnell Ärger aufkommen. Sie investieren so viel Energie ins Sexuelle, daß sie keine Energie oder Zeit oder Interesse haben, zornig zu sein. Sie sind nicht wie der *Nux vomica*-Typ, der reizbar ist. Ich nenne Ihnen die Hauptpunkte, die hervorstechenden Merkmale von *Platin*. Es kommt oft zu Begegnungen, die nur eine Nacht dauern, das romantische Element ist hier beteiligt. Wenn es sich bei einer Gesellschaft ergibt, daß es mit jemandem zu einer sexuellen Beziehung kommt und sie in der gleichen Nacht zusammen sind, dann werden sie am nächsten Morgen mit dieser Person telefonieren und erzählen, wie schön es war.

Fälle von Kursteilnehmern

(Der Anfang fehlt) Es handelt sich um den Fall eines Kindes, das nach einer Impfung Abdominal-Symptome entwickelte. Sein Abdomen blähte sich sehr stark auf, und es sind Geräusche im Abdomen, „wie Wasser, das aus einem Loch sprudelt".

T: Es ist eine Auftreibung des Abdomens bei einem Kind, das an Neurofibromen leidet.

V: Und sie schwitzt. Verlangt nach Süßigkeiten und Brot. Sie hat eine Abneigung gegen Wasser bzw. gegen Flüssigkeiten, Milch mag sie, ja.

T: Die Abneigung gegen Wasser rührt daher, daß ihr Magen sich dadurch ausdehnt. Es ist eher eine Verschlechterung als eine Abneigung.

K: Wie äußert sie sich in bezug auf Eier?

T: Da ist nichts.

V: Bei einem Kind, das solch ein Abdomen hat, werden wir in 99% der Fälle ein Verlangen nach Eiern, nach weichgekochten Eiern finden.

K: Ich habe die Erfahrung gemacht, daß man das Verlangen nach Eiern nicht so häufig sieht.

V: Bei *Calcarea,* bei Kindern?

K: Ich habe das nicht so oft gesehen.

V: Vielleicht sind die Eier nicht gut, irgendwie chemisch, das mögen sie nicht.

K: Das stimmt. Es ist ziemlich schwierig, normale organische Eier zu bekommen.

V: Vielleicht ist das der Grund, warum die Kinder hier sie nicht mögen. In Griechenland ist das sehr häufig.

K: Wie ist es mit *Mercurius*? Sie haben ein solches Abdomen und sie schwitzen, haben ein Verlangen nach Milch und ähnliche Abneigungen.

V: Wir brauchen ein Arzneimittel, das tympanitisch ist und nicht flatulent. Richtig? Es gibt hier bei dem Kind eine Charakteristik, die *Mer-*

curius hat. Kann sich jemand daran erinnern, was ich über *Mercurius* in bezug auf Kinder sagte? Könnte man dieses Kind altklug nennen? Ich weiß tatsächlich nicht, ob es das Symptom ist. Unter altklug versteht man ein Kind von fünf oder sieben, das sich wie ein Erwachsener benimmt. Sie flirten... ist sie so?

T: Nein, sie ist eher schüchtern. Sie ist ernst.

V: Sie ist ernst für ihr Alter und macht keine Show, wenn andere da sind?

T: Nein.

K: Wie ist es mit *Silicea*?

V: Wir hatten das bereits besprochen und beschlossen, daß es eine Möglichkeit sein könnte. Ich möchte gern weitere Vorschläge hören.

K: Was ist mit *Thuja*?

V: Warum?

K: Einmal wegen der Vorstellungskraft und dann wegen der Flatulenz und der Auftreibung.

V: Wir können *Thuja* nicht aufgrund der Impfung in Betracht ziehen, es war keine Pockenimpfung.

K: Ich frage mich, ob es *China* sein könnte, obwohl keine Blutung vorliegt. Ich weiß nicht, ob man da einen Bezug zur Impfung herstellen kann...

V: *China* ist eine ganz gute Idee.

K: Was ist mit *Jatropha*?

K: Das klingt sehr gut. (Er liest in der Materia Medica.) Hatte sie irgendwelche akuten Zustände, nach der Impfung?

T: Nein.

K: *Lycopodium*?

V: Ja, *Lycopodium*, sicher. Interessant ist hier, daß es heißt: „Laut gurgelnde Geräusche im Abdomen, wie Wasser, das aus einem Loch sprudelt." Das ist genau das, was das Kind sagte.

K: Aber es kommt nichts heraus, keine Diarrhoe oder so?

V: Das ist das Mittel, sie fanden es schneller als ich *(Jatropha).* Sie sollten eine 200 geben. Sie brauchen aber auch noch einige andere Möglichkeiten, falls es nicht wirkt.

K: Es gibt eine Rubrik „Auftreibung des Abdomens bei Kindern".

V: Das ist nicht so ausschlaggebend, in diesem Fall. Die Leber funktioniert gut.

K: Die Tatsache, daß die Antibiotika das stoppten, weist auf eine Gärung hin. Durch die Antibiotika wurden die Bakterien abgetötet, die diese Gärung hervorrufen. Das weist auf einen Gärungsprozeß hin.

K: Liegt *Silicea* nah dran, George?

V: Ich glaube schon, ja. *Silicea* liegt nah dran und wohl auch *China.* Ich würde diese beiden Mittel gern differenzieren. Wie ist der Appetit?

T: Gut.

V: Noch irgendwelche Ideen?

K: Sie ist zu gescheit für *Baryta carbonica*?

V: Ja. Wir haben tatsächlich keinen Anhaltspunkt für *Baryta carbonica,* bis auf die Flatulenz.

K: Ihre Haut ist so charakteristisch, daß es schwerfällt, nicht an *Silicea* zu denken. Da ist ihre Ernsthaftigkeit und alles andere...

V: Es ist interessant, daß *Kent Jatropha* nicht in der Rubrik „Auftreibung, tympanitisch" (Bd. III, S. 528) aufführt.

K: Es steht nicht unter „gurgeln" (Bd. III, S. 532).

K: Es steht unter „Rumpeln" (Bd. III, S. 530).

K: Bei „Gurgeln nach dem Stuhlgang" (Bd. III, S. 533) steht es dreiwertig.

V: Nach dem Stuhlgang, ja. Geben Sie ihr eine 200. Für den Fall, daß es nicht wirkt, haben Sie noch die Möglichkeit von *China* oder *Causticum.* Die Auftreibung ist sehr stark.

T: Gut, ich werde Ihnen bei unserem Treffen im Februar darüber berichten.

V: Gut gemacht. Sie ersparten uns viel Sucharbeit.

Fallbesprechung

Es handelt sich um eine 27jährige Frau, die wegen Kopfschmerzen zu mir kam. Sie ist eine sehr loyale und genaue Person. Der Kopfschmerz begann, als sie 20 Jahre alt war. Sie kann sich aber nicht daran erinnern, wie es anfing. Es nahm allmählich zu und nun hat sie alle vier bis acht Tage Kopfschmerzen. Es wechselt zwischen der linken und rechten Seite. Sie sagt, daß es hinter den Augen beginnt. Wenn es auf der linken Seite beginnt, dann ist es hinter dem linken Auge. Es konzentriert sich sehr stark direkt hinter dem Auge und erstreckt sich dann zur Mitte des Kopfes, runter zur Nase und zum Ohr. Der Schmerz ist hämmernd (zweimal unterstrichen). Es ist am Nachmittag, zwischen 17 und 18 Uhr schlimmer, abends zwischen 23 und 24 Uhr ist es besser. Kalte Anwendungen bessern und Hinlegen bessert. Feuchte Hitze verschlechtert, Wetterwechsel und Licht ebenfalls. Geräusche haben keinen Einfluß auf den Kopfschmerz. Durch Alkohol bekommt sie immer Migräne. Sie hat ein Verlangen nach kalten Sachen (nicht unterstrichen). Sie verlangt außerdem nach Süßigkeiten, Eiscreme, Schokolade, Butter (nicht unterstrichen). Sie verlangt nach Früchten und Gemüse (zweimal unterstrichen). Sie hat eine Abneigung gegen Fisch (zweimal unterstrichen) und sie ist allergisch gegen Kartoffeln. Sie hat eine Abneigung gegen Erbsen (nicht unterstrichen). Sie ist ein wenig durstig und bevorzugt Wärme. Sie hat eine Abscheu vor Katzen (zweimal unterstrichen). Was Hunde betrifft, so ist es da etwas besser. Sie erschien gespannt und besorgt. Sie trifft sich nicht so ohne weiteres mit anderen Menschen und ist sehr leicht verletzt (dreimal unterstrichen), zeigt das aber nicht. Sie liest gerne (dreimal unterstrichen) und hört gerne klassische Musik. Sie ist kein sehr offener Mensch.

K: Ist das unterstrichen?

T: Nein.

K: Haben Sie ihr etwas verschrieben?

T: Ich gab ihr *Natrium muriaticum*, was überhaupt keine Wirkung zeigte. Als ich es ihr gab, sagte sie: „Warum sagen Sie mir nicht, was Sie mir da geben? Ich verstehe das nicht."

V: Sie wollte wissen, was für ein Medikament Sie ihr gaben?

T: Ja.

V: Die Zeit des Kopfschmerzes ist immer gleich?

T: Ich bin nicht sicher. Ich habe das nicht unterstrichen.

K: Hatte sie je eine Kopfverletzung?

T: Nein, hatte sie nicht.

V: Ist jemand zu einem Schluß gekommen?

K: Ich würde ihr *Lac caninum* geben, da ich kein anderes Mittel sehe, das diesen Seitenwechsel so stark hat wie dieses Mittel.

V: Sehr gut. Sehr gut! Das erste Arzneimittel, das wir hier versuchen sollten, ist *Lac caninum*. Wenn Sie suchen und repertorisieren, werden Sie auf kein Mittel kommen. Wir haben hier eine starke Keynote von *Lac caninum*. Wir haben keine Symptome, die dagegen sprechen, obwohl die Abneigungen und das Verlangen nicht zu *Lac caninum* passen. Dann müßte Verlangen nach Salz und Pfeffer, nach scharfen Sachen vorhanden sein. Die Abscheu vor Katzen und die Furcht vor Hunden spricht für *Tuberculinum*. Besser durch kalte Anwendungen, das ist *Aloe*. Bei Wetterwechsel geht es ihr schlechter. Hitze bedrückt sie?

K: (War nicht zu verstehen).

V: Sie mag also Gemüse, Schokolade, Eiscreme und Butter. Wenn Sie die Modalitäten nehmen, die Besserung bringen und das, was sie mag bzw. nicht mag, dann kommen Sie auf *Magnesium carbonicum*. Doch sollten wir hier zuerst *Lac caninum* probieren.

T: Was glauben Sie, wie nah lag *Natrium muriaticum* hier?

V: Wie nah? Abgesehen von der Abneigung gegen Fisch, haben wir keine weiteren Charakteristiken von *Natrium muriaticum*, „leicht verletzt" ist eine große Rubrik. Es ist kein Keynote-Symptom. Es gibt viele Arzneimittel in dieser breiten Rubrik, die vor *Natrium muriaticum* dran wären.

K: Den wechselnden Kopfschmerz im Auge behaltend, schaute ich ins Repertorium, und hier gibt es eine Rubrik „abwechselnd von einer zur anderen Seite" (Bd. I, S. 284), und darunter, „hört auf der einen Seite auf, wird heftiger auf der anderen Seite". Da finden wir *Natrium muriaticum* zweiwertig. Es trifft auf *Natrium muriaticum* und *Lac caninum* zu. Außerdem handelt es sich um eine sehr empfindsame Person, die ihre Gefühle verbirgt und sehr verschlossen ist. Auf dieser Grundlage hätte ich wahrscheinlich auch *Natrium muriaticum* gegeben.

V: Sie haben aber hier diese Charakteristik. Wenn Sie *Lac caninum* lesen und sich die Essenz anschauen - es geht von der einen Seite zur anderen, dann wieder zurück, dann wieder zur anderen Seite. Das ist etwas, das diese Sache vollständig charakterisiert. Sie können eine Zyste auf der rechten Seite haben, die wieder verschwindet. Dann, nach sechs Monaten, haben Sie eine Zyste auf der linken Seite, die auch wieder verschwindet. Nach weiteren sechs Monaten haben sie dann wieder eine Zyste auf der rechten Seite. *Sich abwechselnde Seiten bedeuten ein „Muß" für Lac caninum.* Sie sehen, *Lac caninum* ist das einzige Arzneimittel, das hier dreiwertig ist. *Nux vomica* ist noch zweiwertig. Ich dachte an *Iris*, aber sie hat keine bestätigenden Symptome. *Lac caninum* wäre also das erste Mittel. Es sollte eine 200 sein.

Ein zweites Mittel wäre *Causticum*, falls *Lac caninum* nicht wirkt.

Causticum hat sehr viel Aufblähung.

Fallbesprechung

(Wird von zwei Therapeuten, nachfolgend mit T. abgekürzt, gemeinsam vorgetragen

T: Es handelt sich um eine 27jährige Frau mit folgenden Hauptbeschwerden (alle dreimal unterstrichen): Depressionen, Weinen - sie weint jeden Tag, wobei es sich manchmal auch um ein hysterisches Weinen handelt. Traurigkeit und Zorn. Sie wird fast jeden Tag therapiert, wobei sie weint und schreit. Sie fühlt manchmal, daß sie kurz davor steht, ein oder zwei Tage durchgehend zu schreien.

K: Um welche Art von Therapie handelt es sich?

T: Um verschiedene Arten der Therapie. Psychotherapie, autogenes Training, Biofeedback - sie ist von einer Therapie zur anderen gegangen, ohne das Weinen loszuwerden. Sie hat Freßanfälle (dreimal unterstrichen) - unkontrolliertes Essen. Sie hat das seit ihrem 17. Lebensjahr, als sie von zu Hause fort mußte, auf das College. Sie wurde im ersten College-Jahr appetitlos. Ihr Gewicht ging damals von 54 kg auf 79 kg und dann nahm sie wieder fast 30 kg ab. Das Gewicht hielt sie dann über 2 1/2 Jahre. In letzter Zeit lag ihr Gewicht zwischen 56 und 75 kg.

V: Wie groß ist sie?

T: 1,67 m. Sie wiegt jetzt 72 kg. Sie kann in 1 1/2 Wochen bis zu 9 kg zunehmen.

V: Und die Depression bleibt, egal, ob sie dünn oder dick ist?

T: Die ganze Zeit über, sie ist immer vorhanden. Es gibt Zeiten, wo sie nicht jeden Tag weint, aber sie empfindet die Depression die ganze Zeit über.

V: Zeigt sie eine Neigung zu Selbstmord?

T: In der Vergangenheit.

V: Hat sie es versucht?

T: Nein.

T: Sie ist seit ihrem 17. Lebensjahr depressiv, seit sie aufs College kam. Sie war sehr unglücklich, von zu Hause weg zu müssen. Sie wollte nicht erwachsen werden, so beschrieb sie es. Sie wollte Kind bleiben. Zur Zeit hat sie keine engere Beziehung und ist einsam (zweimal unterstrichen). Sie möchte heiraten und Kinder haben (zweimal unterstrichen). Das ist ein Thema, das immer wieder aufkommt. Sie ist mit 5 Jahren sexuell belästigt worden, als sie von der Schule nach Hause ging. Sie kommt ständig auf dieses Ereignis zurück. Als Jugendliche begann sie zu stehlen, zu lügen, zu betrügen. Sie nahm zu der Zeit Drogen, Marihuana.

V: Warum stahl sie, wegen Geld?

T: Aus Rebellion.

T: Sie stammt aus einer gebildeten und wohlhabenden Familie, es sind Wissenschaftler. Sie wechselt zwischen Promiskuität und Zölibat. Sie sucht sich Leute für eine gewisse Zeit und läßt sie dann wieder gehen.

V: Ein netter Fall (Gelächter).

T: Ihr Energie-Level ist immer ziemlich hoch, aber manchmal möchte sie das nicht in Sex umsetzen. Sie verspürt oft Sehnsucht, zu Hause, bei den Eltern zu sein, obwohl sie nicht mit ihnen auskommt. Sie fühlt sich dann einsam. Sie hätte gerne Kinder. Das sollte dreimal unterstrichen sein. Sie wünscht sich verzweifelt zu heiraten. Der Wunsch danach ist sehr, sehr stark.

V: Warum heiratet sie nicht?

T: Es hat sich nicht ergeben.

V: Sieht sie gut aus?

T: Durchschnittlich. Sie ist nicht unattraktiv, sie ist nicht häßlich. Sie nimmt ihre Religion sehr ernst, aber sie gibt ihr keinen Trost. Sie betet viel, was ihr aber keine Tröstung bringt. Sie hat Akne, die kommt und geht. Sie ist ungeduldig (zweimal unterstrichen). Sie ist verzweifelt, wegen ihrer Genesung. Sie macht sich Sorgen, wenn sie Verstopfung hat. Sie hat Angst um die Gesundheit, was meist etwas mit der Verstopfung zu tun hat. Ich sollte noch hinzufügen, daß sie ursprünglich wegen eines Schmerzes im rechten oberen Quadranten zu mir kam, ungefähr hier, wo sich die Leber befindet. Das war vor fast genau zwei Jahren. Das war ihre Hauptbeschwerde. Es waren Röntgenaufnahmen und verschiedene andere allopathische Untersuchungen gemacht worden, die alle negativ ausfielen. Der Schmerz kann extrem stark sein und sieht aus wie *Chelidonium* - er strahlt zum Schulterblatt aus. Sie hat dieses und jenes Mittel bekommen.

K: Half es?

T: Alles half ein wenig, alles - einschließlich Placebos - half bis zu einem gewissen Grad. Der Schmerz kommt und geht.

V: Er kommt und geht?

T: Er kommt und geht. Wir sollten uns aber darüber keine Gedanken machen, da es ein ganz und gar emotionales Problem ist; es ist nur eben so, daß sie diesen Schmerz hat.

V: Sie glauben nicht, daß es sich um einen echten Schmerz handelt?

K: Er ist insofern echt, als sie ihn fühlt, aber die Sache ist zu emotional. Wenn es ihr psychisch besser geht, hat sie weniger Schmerzen. Es gibt Phasen, in denen beides besser oder schlechter ist. Sie hat ein Verlangen nach Zucker (dreimal unterstrichen), nach zuckerhaltiger Nahrung (dreimal unterstrichen) und nach Salz (zweimal unterstrichen).

V: Verlangt sie nach Zucker oder nach Süßigkeiten?

T: Alles was Zucker enthält.

V: Und sie haben *Calcium carbonicum* gegeben?

T: Sie sieht so aus. Sie ist blaßweiß. Sie hat einen süßsauren Geruch - das ist sehr bezeichnend. Ich muß noch auf einen Punkt zurückkommen, wenn sie sich in der Therapie befindet und Reaktionen bezüglich Vergangenheit zeigt, gerät sie in einen Zustand, in dem sie ständig wiederholt: „Ich möchte nach Hause." Das ist Woche für Woche, Monat für Monat so. Sie kann nie davon loslassen.

V: Sagt sie das, wenn Sie bei Ihnen ist?

T: Nein, während der Psychotherapie. Sie erzählt uns das, was dort geschieht. Sie erzählte, daß sie den ganzen Tag über sehr aktiv ist. Sie hält sich durch verschiedene Aktivitäten, fast bis Mitternacht, beschäftigt. Das hat sich etwas verändert, seit sie *Tarantula* bekam. Man konnte sie normalerweise nirgendwo finden, da sie ständig unterwegs war. Sie konnte höchstens 45 Minuten lang stillsitzen, dann mußte sie wieder irgend etwas tun.

V: War sie richtig mit etwas beschäftigt oder war sie nur in Bewegung?

T: Beschäftigt. Von einem Kurs zum anderen, Gymnastikübungen machen, Botengänge erledigen, sie mußte sich bewegen.

V: Welches Arzneimittel hat das? Sie möchte die ganze Zeit über tätig sein.

K: *Acidum sulfuricum, Medorrhinum, Aurum.*

V: Da ist der ungeheure Drang, ständig etwas tun zu müssen. *Aurum* haben Sie noch nicht gegeben?

T: Ich gab *Aurum* in der 6, ganz zu Anfang, als ich noch neu war und nicht den Mut hatte, eine hohe Potenz zu geben. Sie hat sich als gerissen bezeichnet. Seit ihrer Kindheit glaubt sie, daß andere Leute hinter ihrem Rücken über sie reden würden. Sie bezeichnet sich als gerissen.

T: Wir sollten noch erwähnen, daß wir im Januar dieses Jahres ihr Bild plötzlich als *Tarantula*-Bild erkannten. Es paßte vollständig. Sie bekam eine 10 M, und es zeigt sich eine große Besserung, die etwa einen Monat oder so anhielt, aber dann hörte die Wirkung auf. Sie ist Volkstänzerin, sie ist die Nummer eins in ganz Mexiko. Sie gibt die ganze Zeit über Unterricht.

V: Obwohl sie so dick ist?

T: Sie ist sehr agil, wie *Calcarea*. Bevor wir ihr *Tarantula* gaben, hatte sie einen Job, an der Highschool oder im Kindergarten. Sie hörte den ganzen Tag über diese Musik, auch wenn sie nicht tanzte. Der Direktor hatte schon angeordnet, sie solle das unterlassen, da sie alle dadurch stören würde, aber Sie braucht diese Musik und hat ein Verlangen danach. Das war zu der Zeit, als sie häufig Affären hatte und Männer aufgabelte. Sie war ständig in Bewegung. Sie befand sich wirklich in einem echten *Tarantula*-Zustand, und das Mittel half ihr sehr. Es nahm aber nicht die Depressionen. Es war wohl so etwas wie eine Schicht. Sie ist zornig und hat Depressionen.

V: Ist das Verlangen, etwas tun zu müssen, noch vorhanden?

T: Nicht mehr so sehr.

V: Und sie bezeichnet sich selbst als gerissen.

T: Besonders, was Männer betrifft.

K: Ist sie auf sich selbst oder auf andere zornig?

T: Sie ist besonders auf ihre Eltern zornig, die gewöhnliche Menschen sind.

T: Sie gibt sich sehr dramatisch, wenn sie in die Praxis kommt, sie präsentiert sich sozusagen selbst. Sie ist dann sehr stark und eifrig, um mir zu helfen, oder sie befindet sich in einem „was soll's-Zustand".

T: Ich möchte Ihnen eine Idee davon vermitteln, was sie ißt, wenn sie ißt. Das ist jetzt während einer Sitzung: Ein Brot, drei Becher Joghurt, ein Stück Butter, eine Dose Thunfisch, vier Teelöffel Mayonnaise, ein Dutzend Schokoladenkekse, einen ganzen Kopf Blumenkohl, eine Schüssel Pudding, 1 1/2 Pfund Eiscreme. Und das nach drei normalen Mahlzeiten, die sie während des Tages schon zu sich genommen hat.

K: Das ist zwanghaft.

K: Welche Mittel haben Sie ihr gegeben?

T: Ich habe ihr eine Menge Mittel gegeben.

K: Ist das alles zu dem Fall?

K: Gaben Sie ihr *Staphisagria*?

T: Ja.

V: Welche Mittel gaben Sie ihr?

T: *Chelidonium* und *Aurum* in einer niedrigen Potenz, dann *Staphisagria* C 30, *Sepia* C 30, *Natrium muriaticum* C 200, *Ignatia* M, *Cimicifuga* C 6, dann nochmal *Ignatia* M, *Calcarea* C 30, nochmal *Staphisagria* C 200, *Hyoscyamus* M, *Pulsatilla* M, *Lycopodium* und kürzlich *Aconitum napellus*, nach einem Autounfall, bei dem sie sich sehr erschreckt hat. Sie meistert ihr Leben recht gut. Sie ist inzwischen wohlbekannt und viele Menschen besuchen ihre Kurse. Sie wird geachtet und sie verdient ganz gut.

K: Worum bittet sie, wenn sie betet?

T: Sie betet jeden Tag. Sie hatte verschiedene Gurus und Lehrer, deshalb sind es verschiedene Praktiken. Das Thema ihrer Gebete ist etwa „warum bin ich so" und „was stimmt mit mir nicht?" „Warum ist das Leben so hart zu mir?" Sie fragt sich, warum es nicht besser wird. Oder sie sagt sich: „Es geht mir jeden Tag besser und besser. Ich bin ein guter Mensch." Das wiederholt sie hunderte Male. Sie macht Tai Chi, Biofeedback, Psychotherapie - sie möchte, daß es ihr besser geht.

K: Gibt es irgendwelche Perversionen?

T: Nein.

K: Essen (Gelächter).

K: Hat sie wirklich einen so großen Appetit oder ist das zwanghaft?

T: Es ist richtiger Hunger. Es ist ein Gefühl der Leere, das durch nichts ausgefüllt wird.

K: Hat sie dicke Lippen?

T: Nein.

K: Vielleicht sollten wir zu *Aurum* zurückgehen und eine hohe Potenz geben.

T: Diese Unersättlichkeit ist vorhanden, seit sie als Jugendliche anfing zu stehlen und dergleichen zu tun. Sie beschreibt es als eine Leere, die sich aber nicht durch Essen bessert.

K: Diese Phase der Anorexie, im College - hat sie sich das selbst auferlegt?

T: Sie beschreibt es so, daß sie sehr unglücklich und depressiv war und aufhörte zu essen.

K: Gehört sie zu den Patienten, die oft anrufen und Angst um die Gesundheit zeigen?

T: Nicht so sehr. Aber sie ruft an, ist hysterisch und schreit: „Sie müssen mir helfen!" Das ist meist, wenn der Schmerz wieder auftritt. Die Schmerzen sind manchmal sehr heftig und dann ruft sie an.

V: Welche Charakteristiken weist der Schmerz auf?

T: Zu Beginn fühlt es sich an, „als würde eine Blase in ihr stecken", die sich geradewegs zum unteren Winkel des Schulterblattes bewegen würde. Ich muß dazu sagen, daß ich dem Schmerz seit kurzem keine Beachtung mehr schenke.

T: Als ich das letzte Mal mit ihr sprach, erstreckte es sich auch zum Nacken hoch. Manchmal erstreckt sich die Empfindung zur rechten Brustwarze und zum Nacken. Das ist der Grund, warum sie sich vor Krebs fürchtet, wegen dieser Schmerzen, die sie hat. Manchmal kommt sie rein, lacht hysterisch und weint dann; dann lacht sie wieder und weint erneut.

T: Sie kann uninteressiert oder launisch sein, schmollen, oder sie ist hochmütig. Sie sucht oft Streit mit den Leuten, mit denen sie arbeitet. Sie legt sich mit vielen der anderen Tänzer an.

K: Meint sie, daß sie ziemlich gut ist?

T: Das weiß ich nicht.

K: Gibt es Zeiten am Tag, an denen sie sich besser oder schlechter fühlt?

T: Nein.

K: Ich verstehe nicht, warum sie zwischen Promiskuität und Zölibat hin und her wechselt.

T: Sie beschließt dann, „daß es nicht gut sei". Es wechselt. Es ist eine Art Zwang, obwohl sie behauptet, nicht allzuviel dabei zu empfinden. Oder sie bedauert es hinterher und sagt sich dann, „ich muß damit aufhören".

K: Streckt sie nachts die Füße aus dem Bett?

K: Kann sie boshaft oder destruktiv sein?

T: Sie kann sehr barsch sein und etwas werfen, aber danach kümmert sie die Sache nicht mehr besonders.

K: Sie verletzt nicht absichtlich andere Leute oder zerstört absichtlich Sachen?

T: Nein.

K: Ist sie gern mit anderen Menschen zusammen?

T: Sie hat niemanden, mit dem sie eine engere Beziehung hätte. Sie ist nicht in der Lage, eine Beziehung aufrecht zu erhalten.

K: Ist sie aggressiv? Mag sie Gesellschaft oder bestimmte Leute nicht?

T: Eine Zeit lang konnte sie sich nicht lange an einem Ort aufhalten. Sogar wenn sie essen war, mußte sie aufstehen und weggehen. Sie konnte auch kein Gespräch führen, denn sie mußte aufstehen und sich bewegen. Sie wurde sehr ruhelos.

K: Es gibt hier einen Nachtrag, „Anorexie bei hysterischen Mädchen".

K: Ja. *Arsen* und *China*, je dreiwertig, *Pulsatilla* einwertig, *Sulfur* zweiwertig.

V: Was sind die Hauptpunkte, unter denen sie leidet? Die Depression, der Zorn und die Freßanfälle. Ich bringe das nicht unter einen Hut.

K: Was macht sie mit ihrem Zorn?

T: Sie schreit ihn hinaus und tanzt. Sie schreit, wenn sie allein ist. Sie bekam *Calcarea* nur in der 30.

K: Bewirkte *Ignatia* irgend etwas?

T: Nicht wirklich.

K: Wie lange hatte sie Anorexie?

T: Es begann mit 17 und sie ist jetzt 27.

K: Hat sie noch Anorexie?

K: Eigentlich hat sie seit einigen Jahren nur noch diese Freßanfälle, keine Anorexie an sich.

K: Das wollte ich wissen, und das Stehlen paßt auch zum Bild, aber das begann viel früher, bevor sie zum Collage ging.

V: Also, was sollen wir in diesem Fall machen? Das Interessante in der Homöopathie ist, daß wir es nie mit genau dem gleichen Muster zu tun haben. Es ist immer anders. Wir verschreiben auf Grund verschiedener Eindrücke, die manchmal ein ähnliches Bild ergeben. Sie können sehen, daß wir aufgrund von drei Symptomen verschrieben haben, wobei jedes einem Standbein eines Stativs gleichkommt. Wir haben aufgrund eigentümlicher Symptome verschrieben, und wir haben anhand von Keynotes verschrieben. *Lac caninum* war eine Keynote-Verschreibung. Man könnte sagen, daß *Lac caninum* aufgrund einer Keynote verschrieben wurde - genaugenommen ist es aber nicht so. Bei einer Keynote-Verordnung wird anhand eines Merkmals verschrieben, *unabhängig* davon, was in dem Fall geschieht. Wir untersuchen einen Fall und können die Elemente nicht zusammenbringen, aber wir haben eine sehr deutliche Keynote und geben das Mittel schließlich. Das ist *nicht* Keynote-Verschreibung. Eine Keynote-Verschreibung liegt vor, wenn es heißt: „Brennen oben auf dem Kopf", und es fällt uns das Mittel dazu ein, und wir geben *Sulfur*. Bei „Brennen der Sohlen" würden wir *Medorrhinum* geben. Das wäre eine Keynote-Verschreibung, sie ist unabhängig von der ganzen Person getroffen worden. Wenn Sie einen Fall aufgenommen haben und kein Mittel finden können, das alles abdeckt, dann dürfen Sie eine Keynote nehmen, das zur Keynote dieser Person paßt, was aber keine Keynote-Verschreibung ist. Wir müssen sehr gewandt sein, um mit dem Problem, das sich uns zeigt, umgehen zu können.

Sie sehen, es handelt sich hier um ein interessantes Problem. Wir denken hier zuerst einmal an die Depression, die sehr konstant ist. Das nächste, das wir berücksichtigen, ist das plötzliche Weinen und der aufkommende Zorn. Wir setzen diese beiden Elemente zusammen. Depression und Zorn, der bösartig und heftig ist. Die Depression ist ständig vorhanden; das zusammen ergibt immer ein Mittel - *Aurum*. Von hier aus gehen wir weiter. Sie sagt, daß sie sich einsam fühlt. *Aurum* kann sich einsam fühlen.

Als Kind ist sie sexuell belästigt worden. Es ist interessant, daß sie promiskuitiv ist, obwohl sie belästigt worden war - wir sollten an *Platin* denken. Mit fünf war sie belästigt worden, und sie ist dennoch promiskuitiv und hat eine starke sexuelle Energie - wir denken an *Platin*. Diese Frau möchte allerdings heiraten und Kinder haben. Das ist eine Charakteristik von *Platin*, die ich bisher zu erwähnen vergaß, daß sie keine Kinder möchten. Sie werden argumentieren und sagen, daß sie *keine* Kinder möchten, weil die Welt so schlecht sei. „Wenn ich Kinder in die Welt setzen würde, müßten sie hier doch nur leiden." Sie schließen Kinder aus ihrem Leben aus, es sei denn, der Partner übt Druck auf sie aus. Der Hauptgrund, warum sie keine Kinder möchten, ist, daß sie ein sehr aktives Leben führen und erfahren haben, wie oft man verletzt werden kann. Sie kommen dann zu dem Schluß, daß Kinder doch nur hier sind, um zu leiden.

Die nächste Sache hier ist das Religiöse, das ernsthafte Beten. Erinnern Sie sich daran, was wir diesbezüglich sagten, wie sehr *Aurum* betet? Sie beten manchmal stundenlang. Die Zeit, die sie dafür aufwenden, ist bedeutend - sie beten und beten, stundenlang. Das weist auf irgendwelche Ängste hin, entweder um die Gesundheit, um die Angehörigen, oder sie haben ein großes Problem und beten deshalb. Beten wirkt wie eine Art Magnet auf sie, es scheint sie anzuziehen und erlaubt ihnen nicht, sich von dem, was sie anbeten, zu entfernen (Kreuz, Heiligenbild usw.).

Dann haben wir hier die Verzweiflung um die Genesung, die Furcht vor Krebs und die Angst um die Gesundheit. Setzen Sie das zusammen und nehmen Sie dann noch das starke Verlangen zu essen und die Neigung zur Fettleibigkeit; die Depression und der Zorn können zu *Calcarea* führen. Sie ist aber warm, deshalb müssen wir *Calcarea* wieder vergessen. Wenn wir uns die Verstopfung ansehen, das Verlangen nach Süßigkeiten und Salz, dann kommen wir wieder auf *Calcarea*. Wenn Sie schwitzt, hat sie einen süßen und sauren Körpergeruch.

Dann haben wir eine andere Keynote: „Ich möchte sofort nach Hause gehen." Das ist natürlich *Bryonia* (Bd. I, S. 60). Sie ist ständig tätig, das ist sowohl *Tarantula,* als auch *Aurum. Aurum* möchte Dinge tun, das ist sehr ausgeprägt, aber sie tanzt und hört Musik, und so wird plötzlich ein *Tarantula*-Fall daraus. *Tarantula* ist ein Mittel, das sie auf jeden Fall hätte bekommen sollen. Es paßt zusammen mit ihrer „Schlauheit", der Promiskuität und dem Verlangen nach Salz und Süßigkeiten. Zwar berührt es den Zorn oder die Depression nicht, aber *Tarantula* sollte verabreicht werden. Es ist richtig. Nach *Tarantula* müssen wir schauen, was sich verändert hat - was verschwunden ist, was geblieben ist und was neu ist. Es ist notwendig, um eine neue Verschreibung machen zu können. Das ist unbedingt notwendig, um die nächste Verschreibung finden zu können. Es ist hier sehr wichtig zu wissen, was danach geschah, das muß genau aufgenommen werden. Sie gaben hier ein richtiges Arzneimittel, aber der Fall ist durcheinander. Es ist verwirrend. Im Falle, daß ein Mittel eine Wirkung hat, brauchen wir das „follow-up", um entscheiden zu können, was wir danach tun. „Nach dem Mittel hat sich dieses verändert, jenes verändert, das ist gleich geblieben, dieses neue Symptom zeigt sich, ein anderes hat sich verschlimmert." Nur nach so einem „follow-up" können wir eine neue Entscheidung treffen.

T: Möchten Sie, daß ich Ihnen erzähle, was nach *Tarantula* geschah?

V: Ja, was sagt sie jetzt.

T: Das mit dem Essen ist schlimmer geworden.

V: Schlimmer!

K: Sie nahm 5 kg zu. Die Depression nahm ab. Der Schmerz kam und ging von Zeit zu Zeit. Sie begann bald danach, sich emotional besser zu fühlen. Sie hörte auf, umher zu rennen. Sie sagte, daß sie nicht mehr so intensiv sei, während ihrer Aktivitäten. Sie meinte auch, langsamer geworden zu sein. Sie mag immer noch ständig Volksmusik hören, spielt sie aber schon seltener. Die Promiskuität hat ganz von alleine aufgehört. Sie kann nun länger auf einer Stelle sitzen, fast wie normale Menschen. Sie bewegt sich nicht mehr dauernd. Sie hat aufgehört, Dauerlauf zu machen, und sie macht auch kein Tai Chi mehr. Früher hatte sie Zuckungen, wenn sie im Bett lag. Das hat ebenfalls nachgelassen. Sie ist nun auch weniger gerissen. Bei der Auswertung des Falles konnte ich jedoch keinerlei Verschlimmerung feststellen. Es ging ihr in jeder Hinsicht besser, bis auf das Eßverhalten.

K: Was ist mit der Temperatur?

T: Darüber habe ich keine Information.

V: Ist das der letzte Bericht?

T: Nein, das war im Februar, vor acht Monaten.

V: Gut. Ist danach noch etwas geschehen? Haben sie ihr gleich ein neues Arzneimittel verschrieben?

T: Nein. Ich wartete noch... am 23. Januar hatte sie *Tarantula* bekommen, am 14. März dachte ich dann, daß sie *Calcarea* bräuchte. Sie schwitzte viel an der Stirn, am Hinterkopf, und da war sonst noch einiges.

V: Lesen Sie uns den Fall einfach vor, das ganze Bild, so wie es da steht.

T: Der Schmerz unter der rechten Brust, der sich zur Schulter erstreckte, kam wieder. Sie aß mehr. Sie weinte mehr. Sie arbeitete sehr hart (zweimal unterstrichen). „Ich arbeite nur noch!" Sie arbeitete um der Arbeit willen. Sie schwitzte stark unter den Achseln und an der Stirn (einmal unterstrichen) und hinten am Nacken (zweimal unterstrichen). Emotional war sie aufgrund der Gabe *Tarantula* noch ruhig. Sie

sorgte sich, ihre Arbeit termingerecht erledigen zu können.
Nach dem *Calcium* hatte sie eine Zahnbehandlung. Von da an begann ein ziemliches Durcheinander und ich kam nicht mehr klar.

V: Sehen Sie, Sie haben ihr zehn Mittel gegeben, bis Sie zu *Tarantula* gekommen sind. Wenn wir das Mittel gefunden haben und es gewirkt hat, dann kommt ein neues Bild auf. T. hat den Fall wunderschön durcheinandergebracht, aber man kann nie wissen. Eventuell befindet sie sich jetzt wieder in dem gerissenen Zustand und braucht eine neue Gabe *Tarantula.* Nach der Mittelgabe sollten wir in der Lage sein, den Zustand zu beurteilen und zu sehen, was sie benötigt. Sie dürfen die Sache aber nicht anrühren, wenn Sie kein klares Bild des nächsten Mittels oder einen Rückfall erkennen. Bei dieser Symptomatologie, die Sie vorlasen, können Sie *Tarantula* nicht wiederholen. Sie müssen warten. Aufgrund dessen, was Sie vorgelesen haben, ist kein klares Bild erkennbar. Sie müssen deshalb warten und schauen, was passiert. Würden Sie mir bitte vorlesen, was sich beim letzten Gespräch ergab.

T: Das war am 28. September. Sie hatte gerade *Lycopodium* in der LM aufgebraucht. Sie sagte, daß sie weniger Schmerzen hatte und das es ihr emotional besser gegangen sei. Seit zehn Tagen, seit das Mittel ausgelaufen ist, ist sie sehr depressiv. Sie hatte Freßanfälle und hat in drei Wochen 13 kg zugenommen. Sie war sehr unruhig (zweimal unterstrichen). Sie mochte es nicht mehr, Kinder zu unterrichten. Sie sagte mir, daß sie wegen der Depression und wegen ihres Zorns behandelt werden möchte. Sie sagte, daß sie das von mir verlangen würde. Ich fand dann heraus, daß sie zwei Monate zuvor einen Unfall hatte. Ein Auto war in die Seite ihres Wagens gefahren, während sie parkte. Bis zu diesem Zeitpunkt hatten sich keinerlei Reaktionen gezeigte. Danach steigerten sich die Freßanfälle und auch die emotionalen Probleme nahmen zu. Ich gab ihr *Aconitum* 10 M, wegen des Schocks nach dem Unfall. Das war das letzte Mittel, das ich ihr gab. Seitdem haben wir nur noch telefonischen Kontakt.

V: *Tarantula* ist indiziert, wegen der Ruhelosigkeit, ihrer Eifrigkeit und dem Verlangen, Musik zu hören. Dann das Tanzen, die „Gerissenheit" und die Promiskuität. Das ist die *Tarantula*-Schicht. Was uns nun interessiert, ist, ob *Tarantula* sich erneut als Rückfall zeigen wird oder ob sich ein anderes Bild entwickeln wird. Sie müssen also ein Placebo geben, wenn das *Tarantula*-Bild sich nicht erneut zeigt bzw. wenn kein klares Bild auftaucht. Stören Sie sich nicht daran, wenn sie sagt, daß sie viel ißt und zunimmt. Wenn Sie warten, wird sich das legen. Erzählen Sie ihr nichts weiter. Ich denke, daß sie wiederkommen wird, da Sie ihr schon so viele Mittel gegeben haben. Es wird zu einem Rückfall kommen, geben Sie ihr dann *Tarantula* 10 M. Wiederholen Sie *Tarantula*, und warten Sie dann lange Zeit. Auch wenn der Schmerz viel schlimmer werden sollte, warten Sie. Es sei denn, Sie sind absolut sicher, daß es sich dann um *Lycopodium* handelt. Ich glaube, daß sie in einen *Aurum*-Zustand kommen kann, aber niemand kann mit Sicherheit sagen, wie sich dieser Fall entwickeln wird. Sie haben das Mittel, gingen aber zu schnell weiter.

T: Sie kommt mit Schmerzen, die sehr heftig sind.

V: Sie können ihr dreimal täglich ein Placebo geben, wenn Sie wissen, daß es sich um keinen echten Schmerz handelt.

T: Er ist stark genug, so daß sie deswegen weint.

K: Aber der Schmerz wurde schlimmer, als sich auch ihr geistiger Zustand verschlechterte.

V: Ist die Gallenblase untersucht worden?

T: Ich glaube, daß das gemacht wurde. Ja, vor vier Monaten.

K: Gibt es eine Möglichkeit, „Verschlagenheit" im Repertorium zu finden? Oder denken Sie gleich an *Tarantula*, wenn Sie dieses Wort hören?

T: Ich glaube, es gibt da eine Rubrik.

K: Es steht nicht unter „betrügerisch, hinterlistig", „argwöhnisch" oder „Selbstsucht".

V: Ich kann mich jetzt nicht daran erinnern.

Cannabis indica

V: *Cannabis indica* ist ein Arzneimittel, das man wegen des vermehrten Gebrauchs dieser Droge immer häufiger sieht. Es kommt häufig auf, nachdem große Mengen *Cannabis indica* konsumiert wurden. Ich denke, es handelt sich hier um ein Arzneimittel, das viele von Ihnen besser kennen als ich - durch die Prüfungen. Ich habe beobachtet, daß es zwei Zustände hervorruft.

Der eine ist der akute Zustand, bei dem ein Gefühl des Schwebens vorherrscht, mit der gleichzeitigen Täuschungen, den Körper zu verlassen, was als angenehm empfunden wird. Sie haben die Vorstellung, über ihrem Körper zu schweben oder dahinzutreiben. Es zeigt sich eine Art Hochgefühl und ein *nervöses Lachen*, das einem freudigen Gefühl entspringt. Der Geist nimmt eine eigenartige Sensitivität an. Der Geist ist verlangsamt, „herabgesetzt", aber die Empfindungen sind gesteigert. Die Dinge werden als wunderschön empfunden und es stellt sich eine Veränderung des Zeitsinns ein, eine Verzerrung der Zeit. Es ist, als würde die Zeit stehenbleiben. *Die Zeit dehnt sich aus.* Damit ist gemeint, daß 5 Minuten vergangen sein mögen, die Person aber den Eindruck hat, als seien Zeitalter vergangen. Die Zeit erscheint ausgedehnt, der ganze Zustand hat mit Ausdehnung zu tun. Der Körper erscheint vergrößert. Objekte erscheinen *vergrößert* und wirken lebendiger.

Es handelt sich hierbei um eine Zerrüttung, eine Störung der Lebenskraft. Nein, das habe ich falsch ausgedrückt! Es handelt sich um eine Störung in der Beziehung von Lebenskraft und Körper.

Es ist eine Art Schlaf-Traumzustand, wobei die Materie ein wenig aus dem physischen Körper austritt und die Person sich einer anderen Ebene bewußt wird, der Ebene der Traumwelt oder der Astralebene, wie es genannt wird. Genau das geschieht bei *Cannabis indica*, und es handelt sich um einen gefährlichen Zustand.

Bei der Schizophrenie handelt es sich um genau diese Verschiebung zwischen physischem und ätherischem Körper. Beim Schizophrenen tritt der ätherische Körper nicht wieder in den physischen Körper ein, und die Person verbleibt somit auf der Astralebene. Damit ist die Ebene der Illusionen gemeint.

Cannabis indica ruft das hervor, deshalb sieht man auch Zustände von Hellsehen und *prophetische Träume*. Natürlich haben sie auch sehr lebendige Alpträume. Diese Verschiebung der Körper, über die ich sprach, kann durch eine Art Trancezustand hervorgerufen werden; sie haben dabei das Gefühl, in einen Abgrund gefallen zu sein. Sie fallen in einen leeren Raum, erschrecken sich und kommen wieder zurück.

Die gleiche Idee spiegelt sich im Gehirn wieder. In dem Moment, in dem sie einschlafen, findet eine Explosion in ihrem Kopf statt. Im Moment des Erwachens findet wiederum eine Explosion statt.

K: Das ist *Cannabis indica*?

V: Ja. Sie spüren, wie die Hand, die ohne Knochen und Fleisch ist, austritt (Anm. des Übers., aus dem physischen Körper). Sie ist da, und doch nicht da. Diese Erfahrung kann schließlich sehr furchterregend, sehr schrecklich sein.

K: Es ist eine Empfindung von Aufsteigen?

V: Ja, Aufsteigen, *Aus-sich-herausgehen*. Aufsteigen, aber ohne die Verbindung zu verlieren. Sie „schweben", es sind keine Knochen mehr in ihnen. Es stellt sich eine Unordnung ein, ein „Auseinanderfließen".

Dann kommen wir zu der anderen Stufe von *Cannabis indica*, wo sie furchtbare Qualen erleiden und voller Furcht sind, sie würden die Kontrolle verlieren. Sie merken, daß ihr ganzes Sein auseinander strömt und sie die Kontrolle verlieren. Dann stellt sich eine Seelenqual ein.

Ich weiß nicht, ob sie eine Furcht vor Wahnsinn haben, obwohl es scheint, als sei das sehr ausgeprägt. Sie werden Ihnen jedenfalls nicht erzählen, daß sie Furcht hätten, wahnsinnig zu werden. Sie werden es Ihnen gegenüber als eine *„Furcht, die Kontrolle zu verlieren"* ausdrükken. Wenn Sie sie fragen, ob sie das Gefühl hätten, geisteskrank zu werden, ob sie das befürchten würden, werden sie antworten: „Nein, ich fürchte, die Kontrolle verlieren zu können." Das ist etwas sehr Ähnliches, aber sie drücken es so aus.

Der Geist kommt schließlich in einen Zustand eigentümlicher Sensitivität und Verwirrung. Es drängen sich der Person dann eine *Vielzahl von Ideen auf*, - eine nach der anderen - aber diese Ideen sind in der Regel nicht stark genug, um in die Tat umgesetzt zu werden. Sie sprechen über diese Dinge, aber *es geht nicht über den Bereich der Diskussion* hinaus. Sie machen große Pläne, haben aber nicht die Geisteskraft, die Dinge umzusetzen und damit zu beginnen. Deshalb steht in unseren Büchern, daß sie ständig *Theorien aufstellen*. Mit diesem Theoretisieren ist gemeint, daß sie über verschiedene Dinge reden und diskutieren, daß sie von einem Thema zum nächsten kommen.

Schließlich stellt sich eine *Angst um die Gesundheit* ein, die sehr stark ist. Sie wissen nicht, was es ist, und werden es auch nicht als Angst um die Gesundheit bezeichnen. Sie werden behaupten, daß sie diese Angst nicht hätten. Doch ihre Art, darüber zu reden und ihre Symptome zu schildern, wird Ihnen zeigen, daß eindeutig eine Angst vorhanden ist.

Erinnern Sie sich an den *Acidum nitricum*-Fall, den ich beschrieb? Es handelte sich um einen Franzosen, der mir geschrieben hatte. Er hatte eine Art Lumbago. Er war bei einem Chiropraktiker gewesen, der die Sache nur verschlimmert hatte. Die Sache war sehr schmerzhaft. Er ging von einem Arzt zum anderen, bis er auf einen Homöopathen stieß. Der Homöopath verschrieb ihm 34 Mittel, aber es tat sich nichts. Er mußte im Bett bleiben, konnte nicht zur Arbeit. Er schrieb mir dann einen Brief mit seinen Symptomen, es waren 12 Seiten. 12 Seiten! Ich las und las, da war dies und das - dann hielt ich inne. Aus all diesen Seiten sprach eine Angst um die Gesundheit. Das einzige Symptom, das nicht genannt war, war Angst um die Gesundheit. Man konnte aber eine echte Angst erkennen, hinter all den Ausführungen. Ich schickte ihm eine Gabe *Acidum nitricum* in der 10 M, was eine vollständige Genesung binnen einer Woche bewirkte. Er schrieb mir daraufhin einen netten Brief und bedankte sich darin. Er schrieb, daß er im Begriff war zu sterben und daß er in ein Kloster gehen wollte, da sein Leben nicht mehr in Ordnung war.

Ein ähnlicher Zustand kommt bei *Cannabis indica* auf. Sie haben diese ätherischen Zustände; sie liegen da und plötzlich „bewegt" sich ein Bein oder ein Arm „nach oben". Es stellt sich eine furchtbare Angst ein. Sie werden Ihnen aber nicht erzählen, daß sie diese Zustände haben, bei denen sich ihr Geist so verhält. Vielleicht unterdrücken sie es sogar. Sie fürchten, Sie könnten Begriffe wie „Wahnsinn" oder „geisteskrank" ins Spiel bringen, wenn sie ihre Symptomatik schildern. Sie fühlen sich so durcheinander, daß sie den letzten Rest ihrer Kraft aufwenden, um sich zusammenzuhalten. Wenn dann eine kleine Belastung auftritt, ist es schon zu viel. Sie fühlen sich dann erschöpft und legen sich ins Bett.

Sie werden Ihnen alle möglichen Dinge erzählen, über ihre Erschöpfung, ihre Verstopfung und dies und jenes - alle möglichen Symptome. Es ist geradezu phantastisch. Es ist schon schlimm genug, wenn sie keine Materia medica besitzen, aber manche von ihnen besorgen sich eine Materia medica; dann werden Sie 20 Seiten an Symptomen bekommen. Es gibt kein Symptom, das sie nicht haben, und sie werden Ihnen sagen, daß Sie dieses oder jenes Symptom dreimal unterstreichen sollen, da es sehr wichtig ist. Es kommen alle möglichen Mittel zum Vorschein, bis Sie dann merken...

Sie werden zu Ihnen kommen, nachdem sie bereits bei Leuten waren, die sich in der Homöopathie versucht haben und ihnen 10 - 15 Mittel gegeben haben. Sie haben eine umfangreiche Symptomatologie und vieles ist zwei- oder dreimal unterstrichen. Sie werden Ihnen erzählen, daß es ihnen durch Hitze schlechter geht und daß sie Durst haben - alles dreimal unterstrichen. Man könnte *Pulsatilla* oder *Phosphorus* oder dies und jenes verschreiben, es würde alles nichts bringen.

Es gibt noch eine andere Sache, bei diesen Patienten. Sie möchten ein Symptom bestätigen und fragen: „Sind Sie durstig?" „Ja." „Sehr durstig?" Sie sagen: „Ja. "Dann äußern Sie, daß Sie Ihre Verschreibung auf diese Symptome stützen werden. Sobald Sie das gesagt haben, bekommen sie Angst, man könnte das falsch verstehen. Dann stellen sie eine Theorie auf, die Sie das genannte Symptom anzweifeln läßt. Sie sagen: „Ja, aber ich nahm gestern sehr viel Salz zu mir, vorgestern habe ich außerdem Sardinen gegessen, es kann sein, daß ich deswegen so durstig bin." „Sie sind also nicht immer so durstig?" „Ja, ja. In den letzten Tagen war es aber mehr, deshalb betone ich es. Ich weiß aber nicht genau, habe ich viel Durst?" Sie nehmen dann ein anderes Symptom *und es geschieht wieder das gleiche.* Sie werden Ihnen phantastische Erklärungen liefern.

K: Jeder ist so; wir haben viele Fälle, die so sind.

V: Achten Sie auf die Intensität und auf die Betonungen, die ich aufzeige. Vergessen Sie nicht, mit welcher Intensität diese Symptome auftreten. Das ist von großer Wichtigkeit. Die Hauptsache ist diese Angst. „Sie haben Angst um die Gesundheit?" „Nein, nein, das macht mir keine Sorgen, solange Sie etwas gegen meine Verstopfung tun." Sie haben 20 Seiten mit Symptomen, aber die Verstopfung ist das, worum Sie sich kümmern sollen! Selbstverständlich haben sie auch keine Energie.

Diese Patienten sitzen da und schreiben alle ihre Symptome auf, besonders, wenn Sie ihnen Anhaltspunkte liefern. Sie werden all das haben, was Sie erwähnen. Es ist, als ob nun alles beleuchtet würde, und sie haben dieses und jenes. Sie lesen Mittelbilder und entscheiden, daß sie dieses und jenes haben. Sie liefern schließlich eine Sammlung von hundert Symptomen, in denen Sie sich verlieren werden, wenn Sie sich danach richten. Sie müssen also sehr geschickt vorgehen, wenn Sie ein Symptom bestätigen möchten. Sie verschreiben etwas, und sie werden sagen: „Nein, nein, das ist es nicht, weil..." Dann liefern Sie ihnen eine Erklärung dafür. Dieses Theoretisieren ist sehr wichtig! Sie beschließen auch, Ihnen bei Ihrer Öffentlichkeitsarbeit zu helfen, alles zu organisieren.

Es kam mal jemand zu uns, der uns helfen wollte, unsere Öffentlichkeitsarbeit zu gestalten. *Er redete und redete*, ich war schon ganz müde. Er hatte *Arsen* genommen, *Acidum nitricum*; dann fing er an, sich mit Homöopathie zu beschäftigen und fand, daß da etwas daran sein müßte.

Es war ihm noch nicht geholfen worden; wir hatten ihm verschiedene Mittel gegeben. Er sprach mit einem Arzt über seinen Fall, dann ging er zu einem anderen. „Er widmet mir nicht die notwendige Aufmerksamkeit." Er ging also zu einem anderen Arzt, der mir den Fall schließlich übergab. Ich verschrieb gemäß der Symptomatologie, aber es tat sich nichts. Das ging daneben. Er wollte uns auf jeden Fall bei unserer Öffentlichkeitsarbeit behilflich sein, er arbeitete in einem Ministerium, wo er reden und reden und reden konnte. Ich sah diese Verbindung. Dann kam er auf seine Gesundheit zu sprechen, natürlich, zwischen unseren Gesprächen. Ich bemerkte dann das *Unzusammenhängende* in seinem Denken und die Angst. Sie bekritteln viele Dinge. Ich dachte, „Mein Gott, das ist ein *Cannabis indica*-Fall!" Ich fragte ihn also, ob er es je zu sich genommen hat. Er verneinte dies. „Nie?" Er sagte: „Nein, nie!" „Nicht ein Mal?" Er sagte: „Doch, einmal. Was ist schon einmal?" Er gab halbwegs zu, einmal Haschisch genommen zu haben. Ich weiß nicht ob bei ihm eine besondere Prädisposition vorlag, aber er war geistig ganz schön verrückt.

Es kommt zu einer Art von Trennung vom Körper, die sehr gefährlich ist. Eine andere interessante Sache ist, daß sie schnell ermüden und sich hinlegen möchten. Sie möchten keinerlei Arbeit verrichten und fühlen sich nicht in der Lage, ihren Pflichten nachzukommen. Sie legen sich ins Bett, stehen dann irgendwann wieder auf und tun irgend etwas. Sie sagen, daß sie nicht rausgehen können. Wenn Sie sie aber drängen, sie mögen doch rausgehen, um spazieren zu gehen, fühlen sie sich an der frischen Luft besser.

Was das Sexuelle betrifft, so haben sie ein *starkes Verlangen.* Es kommt auch häufig zu *schmerzhaften Erektionen*, in der Nacht. *Cantharis* und *Staphisagria* haben das auch. Ich erinnere mich daran, wie ich jemandem *Staphisagria* gegeben habe, als ich in Indien war. Er erzählte mir, daß er seit zwei Nächten eine konstante Erektion hätte, die sehr lästig und schmerzhaft sei. Es trieb ihn aber nicht dazu, zu masturbieren. Es war eine rein mechanische Erektion. Das gleiche geschieht bei *Cannabis indica* und bei *Cantharis.* Man sieht diese Art von Störung auch nach einer Gonorrhoe. *Cannabis indica* kann auch bei einer *Gonorrhoe* indiziert sein. Es ist interessant, daß *Medorrhinum* einen ähnlichen Geisteszustand hervorruft wie *Cannabis indica*, in der Hinsicht, daß der Zeitsinn gestört ist. Die Zeit vergeht zu langsam.

K: In den Unterlagen erwähnen Sie diese beiden verschiedenen Zustände. Stimmt das? Oder gibt es da auch Überschneidungen?

V: Es wird sich dahingehend überlappen, daß man diese ätherischen Erfahrungen haben kann, und dabei freudig ist, was tatsächlich einem spirituellen Zustand nahekommt. Okay? Der Geist ist verlangsamt, und es findet eine Art Verlassen des Körpers statt, wobei sie sich in einem entspannten Zustand befinden, der dem Schlaf nahekommt. Es ist ein angenehmer Zustand, und sie können darin verbleiben, ohne ein Mittel zu benötigen. Ich glaube, daß die Yogis und die Menschen, die spirituelle Praktiken ausüben, eine hormonelle Situation in ihren Körpern herstellen, die zu einem ähnlichen Zustand führt. Und das ist nicht behandlungsbedurftig. Sie brauchen den Menschen, die sich im Samadhi befinden, nicht *Cannabis indica* zu geben. Das würde nur stören. Das kann also geschehen. Es handelt sich um eine Art von Entspannung, und um die Tendenz des ätherischen Körpers auszutreten. Sie kommen dann in einen ätherischen Zustand, in dem sie sich ziemlich entspannt fühlen.

Wenn es sich in Richtung einer Pathologie entwickelt, zeigen sich *Visionen.* Sie schließen die Augen und sie haben die Vision dessen, was ihnen als nächstes widerfahren wird. Es kann auch sein, daß es ihnen

sogar mit offenen Augen widerfährt. Sie kommen in einen Zustand von *Hellsichtigkeit*, ohne sich darum zu bemühen, oder es zu beabsichtigen.
Sie bekommen *Erregungszustände, die zu Lachen führen.* Sie lachen und lachen. Das kann bei wirklich geistig kranken Patienten vorkommen, auch bei geistig kranken Kindern.
Wenn sie den Sinn für die Dinge verlieren, wenn der Bezug zur Realität verloren geht, erscheint ihnen alles unwirklich. Dieses Symptom haben wir auch bei *Medorrhinum* und bei *Aluminium*.
Was die Nachwirkungen von *Canabis indica* betrifft... wie ist der gebräuchliche Name?

K: *Haschisch.*

V: Ja, was *Haschisch* betrifft, so kann es sein, daß Personen, die viel davon zu sich genommen haben, sehr empfindlich für diesen Stoff werden. Die kleinste Menge davon wird dann so etwas wie einen Alptraum während des Wachzustandes hervorrufen. Sie befinden sich dann in einer tiefen Depression und erleiden Seelenqualen, mit all diesen Ängsten. *Cannabis indica* ist ein Spezifikum für diese Fälle.

K: Nur für *Haschisch* oder auch für *Marihuana*?

V: Auch für *Marihuana*. Man bekommt es eigentlich nicht richtig heraus, weil sie normalerweise dieses und jenes zu sich genommen haben, worauf sie dann diesen Zustand entwickelt haben. Wir sind nicht in der Lage, sagen zu können, durch was genau es ausgelöst wurde, doch die Empfindlichkeit gegenüber *Haschisch* läßt uns jedenfalls an *Cannabis indica* denken.
Man kann nicht sagen, ob der Patient aufgrund der Einnahme von Haschisch kommt. Das ist vermischt, da sie meist verschiedene Drogen genommen haben. Es kann jedoch sein, daß sie schlechte Erfahrungen mit kleinen Dosen von *Haschisch* gemacht haben, was *Cannabis indica* indizieren kann.

K: Wie differenzieren Sie *Cannabis indica* von *Cannabis sativa*? *Kent* widmet dem zwei Kapitel.

V: Das ist schwer zu sagen, man kann es nicht.

K: Gibt es natürliche Zustände dieser Art?

V: Ja. Bei spirituell orientierten Menschen, die aus ihrem Körper austreten und Erfahrungen machen, die man Samadhi oder Ekstase nennt.

K: Würden Sie es in hohen Potenzen anwenden?

V: Ja. M, 10 M, 50 M. Wenn sie es danach aber wieder zu sich nehmen, selbst, wenn es sich nur um eine kleine Menge handelt, kommt es zu einem Rückfall.
(Jemand hustet). Dieser Husten klingt ein wenig wie *Spongia.*

K: Man hört eine Art Nachhall.

V: (Ein anderes Husten). Das ist *Tuberculinum.* Das gleiche finden Sie auch bei *Staphisagria.*
Wir sollten unsere Aufmerksamkeit bei *Cannabis indica* in erster Linie auf den mentalen Bereich richten, und auf die Zerstreuung - auf diesen Zustand, in dem die Person meint, „auseinanderzubrechen". Die Person kann sich nicht zusammenhalten, und verliert daher die Kontrolle. Sie haben davor wirklich Furcht und darunter liegt eine ungeheure Angst. Die Symptomatologie, die sie Ihnen nennen werden, ist unbedeutend, im Vergleich zu dieser Angst, die erkennbar ist.

K: Das klingt sehr wie *Acidum nitricum.*

V: Ja, ist sehr ähnlich. Man kann sie tatsächlich leicht verwechseln. Sie sind nörgelig, haben große Angst und eine Furcht vor dem Tod. Es ist dies und das und jenes. Das ist sehr charakteristisch. Sie haben für alles eine Theorie! Natürlich werden sie oft... die Emotionen haben die gleiche Tendenz. Sie versuchen, sich emotional nicht zu verstricken. Sie kennen diese, ihre Schwäche und versuchen, sich emotional auf nichts einzulassen. Wenn es aber doch geschieht, dann drücken sie sich auf eine törichte, alberne Art aus. Es kommt schließlich zu Zuständen die hysterisch anmuten und sie tun dann Dinge, die anderen Menschen krankhaft erscheinen.

K: Waren die meisten Patienten, die Sie hatten, Haschischkonsumenten, oder kamen sie auch wegen anderer Dinge?

V: Es geht auch um andere Sachen.

K: Was meinen Sie genau, wenn Sie von ihren Beziehungen sprechen. Sind sie wie ein Dummkopf? Wie äußert es sich?

V: Ja, darauf wollte ich hinaus. Ich gebe Ihnen ein Beispiel. Er flirtet mit einer Frau, und sie möchte mit ihm zusammensein. Sie gehen Kaffee trinken, oder sie treffen sich bei ihr zum Tee und fangen an zu diskutieren. Sie kommen sich näher und kommen von einer Sache zur anderen. Sie sind erregt und emotional berührt und schließlich würde er gerne sagen: „Möchtest Du mit mir ins Bett gehen?", oder etwas ähnliches. Sie bringen es aber nicht heraus. Sie sprechen über irgendwelche Dinge, irrelevante Dinge, und kommen von einer Sache zur anderen. Die andere Person sagt dann etwa: „Einen Moment mal." Dann merken sie, daß sie sich verzettelt haben. Ihre Reaktion, die von emotionaler Art ist, setzt sich fort, und es kann sein, daß sie die Frau an sich reißen und sagen: „Ich liebe Dich!" Das geschieht aber auf eine hysterische Art und Weise. Die Frau wird eine Situation großer Verwirrung wahrnehmen. Das hysterische Element zeigt sich, zusammen mit dieser Verwirrung und dem Kontrollverlust. Sie geben auf. Sie haben Angst vor dem, was nun geschieht, und machen sich zum Narren. Sie können sich nicht zurückhalten und kontrollieren.

Wir wissen tatsächlich sehr wenig darüber, was sich in der menschlichen Psyche abspielt. Ich nenne Ihnen hier hervorstechende Merkmale. Es ist unmöglich, sich die genauen Zustände zu merken, die sie beschreiben, da es sich auch hier um konfuse Darstellungen handelt. Man bekommt keine genaue Darstellung dessen, was vorgeht. Lassen Sie das auf sich wirken, dann erübrigen sich weitere Fragen.

K: Wenn diese Person ihre Zerstreutheit bemerkt, wird sie dann nachts wach liegen und sich über das ärgern, was sie gesagt hat und wie sie sich verhalten hat?

V: Ja. Sie denken zurück und leiden wegen dem Geschehenen.

K: Rufen sie an, um etwas zu erfragen?

V: Sie werden Sie um 3 Uhr nachts wecken.

K: Wirklich?

V: Sicher; zu jeder Zeit. Hauptsache, sie können Sie erreichen und ihnen ihre Symptome schildern. „Sie haben mich aufgeweckt, es ist jetzt 3 Uhr in der Früh, ist Ihnen das klar?" Sie werden antworten: „Ja, ja, aber ich sterbe, ich sterbe." Sie fragen sie dann, ob sie Angst vor dem

Tod haben, und sie werden antworten: „Nein, nein!" Sie sterben also, ohne Furcht vor dem Tode zu haben (Gelächter).
Diese Art der Diskussion stört sie nicht, sie werden Ihnen das erzählen, was sie zu erzählen haben. Sie sagen ihnen, sie sollen sich keine Sorgen machen und sich hinlegen, es wird alles in Ordnung kommen, aber sie werden antworten: „Ich kann nicht."
Betrachten Sie diese Dinge nicht als Symptome. Man wird Ihnen Symptome nennen, jedoch wird sich darunter etwas anderes befinden. Die Essenz unterscheidet sich vollständig von der Symptomatologie, die sie Ihnen geben. Wenn Sie eine Vorstellung davon haben, wie das aussieht, werden Sie es erkennen, ansonsten nicht. Ich habe Jahre gebraucht, um all diese Dinge wahrzunehmen.

K: Man soll sich hier nicht an die Angaben halten?

V: Richtig. Gehen Sie ganz weg von den Angaben, die sie machen. Bei *Acidum nitricum* müssen Sie sich von den Angaben lösen, bei *Cannabis indica* ebenso.

Causticum

V: Erinnern Sie sich, daß wir sagten, die Essenz von *Conium* sei *allmähliche Lähmung*? Wir finden Verhärtungen der Lungen und Tumore.
Das Thema von *Causticum* ist sehr ähnlich. Es bewirkt auch eine allmähliche Lähmung mit Verhärtungen der Sehnen; die Muskeln sind beteiligt.
Es zieht sich also die gleiche Idee durch *Causticum*, wobei es sich aber um einen ganz und gar anderen Menschen handelt.
Wie also ist *Causticum*? Wir haben neulich über *Sepia*-Kinder gesprochen. Wie können wir *Causticum*-Kinder beschreiben?
Sie sind erregbar, sehr empfindsam, ziemlich aufgeschlossen und haben ein ausgeprägtes Wahrnehmungsvermögen. Sie finden hier eine Offenheit und sie sind ausdrucksvoll.
Daran können Sie es sofort von *Sepia* unterscheiden. Das *Sepia*-Kind wird sich zurückziehen und scheu sein, *Causticum* dagegen ist an anderen interessiert. Es ist daran interessiert, Freunde zu gewinnen, deshalb ist es viel offener und engagierter. Es sind erregbare Kinder mit einer großen Empfindsamkeit und einem großen Wahrnehmungsvermögen. Sie schließen leicht Kontakt mit ihrer Umgebung. Sie sind

sensitiv wie *Sepia* und offen wie *Phosphorus*.

Da sie so sehr an ihrer Umgebung, ihrem Umfeld interessiert sind, leicht Kontakte aufnehmen und auch verstehen, was sich abspielt, sind sie offen für Einflüsse. Je offener das Kind ist, desto verletzlicher ist es.

Das *Causticum*-Kind hat eine Neigung zu Schwäche und allmählicher Lähmung. Das zieht sich durch alle drei Ebenen. Damit ist gemeint, daß es zu einer Art Lähmung des Nervensystems kommt, wenn sich dem Kind etwas entgegenstellt. Sie sehen dann *Konvulsionen, nervöses Muskelzucken, Zittern, Zuckungen*. Es kann zu Konvulsionen kommen, die in Chorea übergehen, wobei es einen einzelnen Körperteil oder ein einzelnes Organ betreffen kann. Es kann sein, daß es z. B. nur eine Schulter betrifft. Das ist interessant, da mir einfällt, daß sie eine Art Schwäche des rechten Deltamuskels haben. Dann folgt die Lähmung oder Spasmen mit Bewegungen. Ihre Umgebung hat eine unmittelbare Wirkungen auf sie, da sie so offen sind. Die Gründe, die einen solchen *Causticum*-Zustand hervorrufen, sind *Schrecken und Kummer*.

Weitere Umstände, die einen *Causticum*-Zustand hervorrufen können sind, *wenn sie Kälte*, trockenen Winden, und Nässe ausgesetzt sind, etwa wenn sie im Regen naß wurden. Es kommt aber dadurch nicht so sehr zu Bronchitis oder Pneumonien, sondern zu Auswirkungen auf das Muskel- und Nervensystem. Es hat eine *Neigung zu Lähmungen und Störungen des Nervensystems*.

Ein weiterer Grund für *Causticum*-Zustände ist die *Unterdrückung von Ausschlägen*. Nach der Unterdrückung eines Hautausschlages kann das gleiche Bild auftreten.

Ein weiteres Element, das Sie bei *Causticum* sehen, ist der *starke Gerechtigkeitssinn*, den sie entwickeln. Das rührt daher, daß sie die Dinge aus reinem Herzen betrachten, wie ein Kind. Sie verfolgen und verstehen eine Situation, sie erkennen dabei Ungerechtigkeit und leiden darunter. Es sind Menschen, die sich als Erwachsene Gedanken um unsere Gesellschaft machen, und keine Ungerechtigkeit ertragen können.

Der typische *Causticum*-Patient ist mager und hat eine blasse Hautfarbe. Das Hauptmerkmal ist jedoch die große Aufmerksamkeit, die sie der Umgebung und dem, was gesagt wird, widmen. Sie sind aber nicht so schnell und gewandt wie *Phosphorus*-Kinder. Es scheinen eher

Menschen zu sein, die tief nachdenken - Kinder ebenso wie Erwachsene. Sie nehmen die Dinge sehr ernst und leiden viel, dadurch entwickelt sich auch das Element des *Mitgefühls* bei *Causitcum*. Sie sind nicht so offen wie *Phosphorus*, besonders die Heranwachsenden. Sie drücken ihre Gefühlen nicht aus, wenn sie etwas sehen. Es ist der Typ, der etwas sieht, es tief nachempfindet und überlegt, was er in dieser Situation tun kann. Es ist eine tiefe Betroffenheit, die sich noch nach Wochen oder sogar Monaten ausdrücken kann.

Es ist keine oberflächliche Angst, die durch kleine Dinge entsteht, wie bei *Arsen, Phosphor* oder *Sulfur*, wo sich die Besorgnis unmittelbar einstellt. *Causticum* behält es bei sich. Sie fragen sich, was es mit dem Leiden auf sich hat, drücken es aber nicht unmittelbar aus.

Wenn sich diese Tendenzen weiterentwickeln, kann es so pathologisch werden, daß sie zu Anarchisten werden, zu Revolutionären, zu jemandem, der der Vernunft nicht mehr zugänglich ist. Er kann die Dinge nicht mehr vernünftig durchdenken und wird fanatisch. Es sind Leute, die sich z. B. der kommunistischen Partei oder ähnlichen Bewegungen anschließen. Sie werden zu der Gruppe gehören, die fordert, daß „der Kopf des Feindes rollen muß".

Sie sehen, wie unmenschlich es schließlich wird und wie das Element der Ungerechtigkeit höher gestellt wird als die Menschlichkeit. Sie wissen, *Phosphorus* könnte das nicht mitansehen. Natürlich sind das Beispiele, aber ich habe solche Dinge gesehen. Ich habe einem Kommunisten, der einem hochstehenden Beamten die Kehle durchgeschnitten hat, *Causticum* gegeben. Er war eine Art Materialist und wollte nichts von spiritueller Entwicklung oder persönlicher Entwicklung und solchen Dingen wissen. Aber nach *Causticum*... man konnte einfach nicht vernünftig mit ihm reden. Nach *Causticum* ist er aus der Partei ausgetreten. Er hatte nicht mehr diese Leidenschaft, den Fanatismus. Er begann, logischer zu denken. Man konnte mit ihm diskutieren und er versuchte, die Dinge von der logischen Seite zu betrachten. Sicher, sein Charakter änderte sich nicht. Er meinte absolut im Recht zu sein. Er sagte: „Es ist bestimmt so!" Aber es war mehr logisch begründet und weniger pathologisch. Ich will damit nicht sagen, daß Menschen nicht gegen Ungerechtigkeit sein dürfen - es geht hier um Pathologisches, um das, was über das normale und vernünftige Maß hinausgeht.

K: Zeigt der erwachsene *Causticum* meistens diese fanatische, anarchistische Seite oder ist es nur ein kleiner Prozentsatz?

V: Ich würde sagen, ein ziemlich großer Prozentsatz. Wenn sie von konstitutionellem *Causticum* sprechen, ist es ein großer Prozentsatz.

Bei *Staphisagria*-Patienten kann es genau das Gegenteil sein; sie sind unterwürfig, gehorsam. Wenn Sie ihnen *Staphisagria* geben, können sie schließlich so viel Willenskraft entwickeln, daß sie aufsässig werden. Sie können dann so aufrührerisch werden, daß es ins andere Extrem geht. Sie kommen dann in einen *Causticum*-Zustand, wo sie ihre Rechte fordern werden. Natürlich geben Sie ihnen deswegen nicht *Causticum*. Wenn sie aber eine Pathologie entwickeln und einer Behandlung bedürfen, dann müssen Sie die Veränderung im Charakter in Betracht ziehen.

Wenn Sie sich dann mit ihnen unterhalten und sie Ihnen erzählen, daß sie jetzt keine Probleme mehr mit ihrem Ehepartner haben, werden Sie sehen, daß die Verhältnisse in der Familie ins Gleichgewicht gekommen sind. Jetzt sagt die Frau auch einmal, daß sie etwas nicht möchte, und der Ehemann kommt dadurch in eine kleine Krise und dann kommt die häusliche Situation ins Gleichgewicht.

Es ist interessant, daß *Staphisagria Causticum ergänzt.* Bei diesem *Causticum*-Typus und bei *Causticum*-Patienten, die nur physische Beschwerden haben, werden Sie diese beschriebenen geistigen und emotionalen Elemente nicht finden.

Es kann sich um einen Patienten handeln, der dem Wind ausgesetzt war - er ist Fahrrad oder Motorrad gefahren oder hat das Autofenster geöffnet und Zug bekommen - und daraufhin eine *Fazialisparese* entwickelt. Sie werden hier auch nicht unbedingt die allmähliche Entwicklung sehen. Die Fazialisparese entwickelt sich vielleicht in ein bis zwei Tagen, es braucht keine zehn Tage. Es ist normalerweise auf der *rechten* Seite. Es ist der rechte Deltoid, der gelähmt ist. Wenn es zu einer Hemiplegie kommt, ist meist die rechte Seite betroffen. Es gibt hier aber noch eine Eigentümlichkeit bei *Causticum*. Merken Sie sich, daß *Causticum* die rechte Seite betrifft. Aber da ist noch ein weiterer Punkt.

Wenn eine Taubheit eine ganze Körperhälfte betrifft, ist es eine Taubheit, als ob eine gerade Linie die Körperhälften voneinander trennt. Ich habe das schon gesehen und habe *Causticum* verabreicht und es wirkte bei „Taubheit der *linken* Seite". Die meisten Lähmungserscheinungen - Lähmungen der Extremitäten oder des Deltoids - treten auf der rechten Seite auf. Es scheint auch, als würden bei dem physischen *Causticum*-Zustand, einige Organe aufhören zu funktionieren. Dabei kann es sich um eine *Lähmung der Blase* handeln, oder es kann eine *Lähmung der Speiseröhre* sein, so daß sie nicht schlucken können. Es kann sich auch um eine Art Lähmung der Zunge handeln. *Causticum* ist auch eines der Hauptmittel für Stottern.

K: Wie stottert *Causticum*?

V: *Causticum* stottert meist, wenn es erregt oder erschreckt ist, wenn die Emotionen an die Oberfläche kommen. Es wird sich plötzlich einstellen. Aber dann hört es wieder auf, und sie können sich wieder normal mit Ihnen unterhalten. Das hat nur *Causticum*.

Es ist auch interessant, daß bestimmte Arzneien... erinnern Sie sich daran, was ich Ihnen über *Mercurius* erzählt habe? Sie scheinen aus einem kindlichen Gemüt heraus zu handeln. Sie haben den Bereich der Logik noch nicht entwickelt.

Auch bei *Causticum* werden Sie in vielen Fällen diese gefühlsmäßigen Reaktionen sehen, daß sie Ihnen nichts vormachen wollen. Es ist ein instinktives Verhalten, aber es ist nicht expressiv. Sie werden auf äußere Einflüsse und Geschehnisse reagieren, es ist aber nicht so wie bei *Argentum nitricum*, das wirklich expressiv ist. Dieses Mittel drückt seine Emotionen zu sehr aus. Sie drücken positive Emotionen in Form von extremer Freude und Fröhlichkeit aus, sie reagieren auf der anderen Seite mit Zorn und Reizbarkeit. Das ist aber etwas ganz anderes. Es handelt sich hier um einen innerlichen emotionalen Ausdruck, der verfeinert ist. Man kann daran wiederum die Erregbarkeit und die emotionale Überreaktion erkennen. Ihre Emotionen sind immer intensiv und weil sie so offen sind und mit ihrer Umgebung in Kontakt stehen, kommt natürlich irgendwann eine Zeit, in der sich eine Menge Kummer einstellt. Es geschehen einfach so viele Dinge, daß Sie in der Geschichte der *Causticum*-Patienten normalerweise *viel Kummer* finden werden. Sie werden darüber berichten, daß sie diesen und jenen Kummer erlitten haben usw. Alles im Leben macht einen starken Eindruck auf sie, und darum kann viel Kummer entstehen. Wenn sie dann irgendwann nicht mehr können, kippt es zur anderen Seite, und es kommt zu einer Art Lähmung, zu einer Indifferenz.

K: Das klingt ein wenig wie *Acidum phosphoricum*, wiederholter Kummer.

V: Es müßte aus dem Repertorium ersichtlich sein, daß *Causticum* eines der *Hauptmittel für Kummer* ist. Wenn Kummer die Ursache ist, denken wir an Arzneimittel wie *Natrium muriaticum, Ignatia, Aurum, Causticum, Acidum phosphoricum*. Das sind die Hauptmittel. Sagte ich *Staphisagria*?

K: Verstehe ich Sie richtig, daß *Causticum* sehr empfindlich ist gegenüber Druck von außen, infolge des Kummers, dem Kummer aber nicht unbedingt Ausdruck verleiht? Sie behalten es für sich und denken vielleicht darüber nach, wie man dagegen angehen kann oder später damit umgehen könnte?

V: Exakt! Sehr gut! Sie sind keine ausdrucksstarken Patienten. Wenn sie älter werden, ziehen sie sich in sich zurück, sie werden introvertiert. In diesem Zustand der Besorgnis, des Kummers, der ängstlichen Gefühle, verschlechtert sich der geistige Zustand sehr.

Der Geist wird nun müde. Es gehört zur Natur von *Causticum*, daß der Geist schnell ermüdet. Ihr Geist wird müde und es beginnt eine Art von Verwirrung. Zu diesem Zeitpunkt, da er sieht, daß er die Dinge nicht mehr so gut versteht, wo er die Dinge nicht richtig begreifen kann, bekommt er Angst, daß etwas geschehen könnte, das sehr schlimm ist. Es klingelt das Telefon - wenn er sich in diesem Zustand der Erregung befindet - und er glaubt, daß es sich nur um irgendwelche *schlechten* Nachrichten handeln kann, die man ihm mitteilen möchte. Sie stellen sich alle möglichen unheilvollen Geschichten vor, die auf ein Unglück hinauslaufen. Sie gehen zu Bett und legen sich eine Geschichte zurecht, und sie glauben zu wissen, daß sie ein Schicksalsschlag treffen wird.

Sehen Sie, wie sie sich von *China* und *Natrium muriaticum* unterscheiden? Das Hauptthema bei *Causticum* ist, daß *etwas Schlimmes* geschehen wird; sie stellen sich dann etwa vor, daß ihr Kind verletzt wird, oder daß es zu einem Autounfall kommt. Sie stellen sich vor, daß den Menschen, die ihnen nahestehen, etwas geschehen wird. Sie stellen sich auch alle möglichen Probleme hinsichtlich finanzieller Dinge vor. Die Idee dahinter lautet, irgend etwas wird geschehen. Bei

Natrium muriaticum ist es anders. Warum? Sie liegen im Bett und erinnern sich daran, was heute morgen geschah. Sie denken etwa: „Heute morgen ist er an mir vorbeigegangen und hat mich gar nicht gesehen." Oder „er grüßte mich, ohne freundlich dabei zu schauen oder zu lächeln." Was immer auch schlecht gelaufen ist an diesem Tag, sie werden sich die Zeit nehmen darüber nachzudenken und es wird sie bekümmern. Es handelt sich hierbei um tatsächliche Geschehnisse, die sie beschäftigen und die in ihrer Vorstellung auftauchen. Die Bedeutung, die sie den Geschehnissen beimessen, verursacht viel Kummer, und sie werden wach liegen und sich Gedanken darüber machen.

China ist das Gegenteil von *Causticum*, es plant in die Zukunft und entwirft Großes - heldenhafte Dinge. „Ich werde dies machen, ich werde jenes machen." Oder sie denken: „Ich werde ein zweites Esalen gründen." *China* würde hierher kommen, sich die Umgebung anschauen und sich vorstellen, daß es ein eigenes Haus, ein eigenes Zentrum errichtet, und daß es mehr und noch mehr erschafft. Sie werden in ihrer Vorstellung größer und größer, aber am nächsten Morgen stellen sie dann fest, daß keine Möglichkeiten bestehen, das zu verwirklichen.

K: Was ist, wenn sich jemand vorstellt, ihm selbst würde etwas Schlimmes zustoßen, und all seine Freunde würden sich dann um ihn sorgen und würden kommen, um zu helfen?

V: Es gibt einen Zustand bei *Pulsatilla*, der dem ähnelt, was Nancy beschreibt. Sie stellen sich vor, sie seien sehr krank. „Rettet mich, ich werde sterben. Meine Freunde sollen kommen und meine Hand halten, sie sollen mir nah sein." Es ist Selbstmitleid, ein süßes Selbstmitleid. Sie sagen ihrem Partner. „Heute Abend mußt du lieb zu mir sein, ich möchte, daß du zärtlich zu mir bist." Sie brauchen viel Zärtlichkeit. Sie werden das ausdrücken und danach verlangen.

Sie kommen in einen Zustand, in dem sie sich vorstellen, das Opfer einer tödlichen Krankheit zu sein, und alle Leute weinen um sie.

Staphisagria hat in erster Linie Sex im Kopf, wenn es zu Bett geht.

Bei *Platin* kann es ebenso sein, und es kann auch noch einen *China*-Zug haben - sie stellen sich also vor, so oder so zu sein. *Platin* wird das aber nur dann machen, wenn sie sich nicht durch eine Beziehung ausdrücken können. Sie machen es, wenn keine echte Ausdrucksmöglichkeit vorliegt. Wenn sie sich ausdrücken können, gehen sie ins Bett, sind ruhig und schlafen. Wenn sie eine Beziehung haben, die sie sexuell und auch emotional befriedigt, dann können sie schlafen, sobald sie ins Bett gehen. Wenn sie aber nicht diese reale Ausdrucksmöglichkeit haben, dann werden sie von allen möglichen sexuellen Gedanken gequält, und schließlich treibt es sie dazu, zu masturbieren. Weil *Staphisagria* viel empfindsamer ist und viel größere Schwierigkeiten hat, sich anderen zu nähern, werden sie mehr und mehr dazu neigen, zu masturbieren. Ihr Geist beschäftigt sich damit, aber sie haben keine wirkliche Ausdrucksmöglichkeit. Deshalb sprechen wir bei *Staphisagria* auch von Nachwirkungen der Masturbation. Wenn Sie einen Fall haben, bei dem die Masturbation eine Rolle spielt, dann ist *Staphisagria* eines der Hauptmittel, besonders, wenn die Person verschlossen und empfindsam ist.

K: Geschieht noch etwas anderes in diesem Zustand, in dem sie verwirrt sind und nicht begreifen, was vorgeht?

V: Sie verlieren schließlich ihr Erinnerungsvermögen. Das Gedächtnis wird sich langsam verschlechtern. Ein typisches Phänomen hierbei ist, daß sie sich nicht erinnern können, ob sie den Herd ausgemacht haben oder die Tür abgeschlossen haben. Sie beginnen darüber nachdenken, wenn sie im Bett liegen, oder nachdem sie das Haus verlassen haben.

Verwirrung stellt sich ein, wenn der Geist müde ist. Sie braten sich ganz mechanisch ein Ei und essen es. Wenn sie dann im Bett liegen, können sie sich nicht daran erinnern, was sie gegessen haben. Das mag jetzt wie eine Übertreibung klingen, doch es kann geschehen. Sie kochen etwas mit viel Aufwand, essen es, und 2 Minuten später können sie sich nicht mehr daran erinnern, ob sie gegessen haben. Wenn sie dann im Bett liegen, überlegen sie, ob sie den Herd ausgestellt oder den Strom abgeschaltet haben. Sie müssen dann aufstehen und sich dessen vergewissern.

Wenn dieser Geisteszustand fortschreitet, kommt es zu Senilität, zu Schwachsinn, und die Person kann völlig gelähmt werden. Bevor sie diesen Zustand erreichen, werden sie noch andere Ängste entwickeln, abgesehen von der Furcht, daß etwas Schlimmes geschehen wird. Sie

werden eine Furcht vor der Dunkelheit und eine Furcht beim Alleinsein entwickeln, besonders in der Nacht. *Sie haben Furcht, im Dunkeln allein zu sein.* Das erste Mittel ist *Stramonium*, dann *Causticum* - so steht es im Repertorium (Bd. I, S. 41).
Eine andere Furcht von *Causticum* ist die *Furcht vor Hunden.*
Eine körperliche Charakteristik bei Kindern ist die *nächtliche Enuresis.* Die Erwachsenen entwickeln leicht eine Art Blasenlähmung, die dazu führt, daß sie beim leichtesten Druck, z. B. durch Husten, Niesen oder Lachen, Urin verlieren.
Wie bereits erwähnt, verschlechtert sich *Causticum* bei kaltem trockenem Wetter. *Es bessert sich bei feuchtem Wetter*, aber manchmal finden Sie auch eine Verschlechterung durch Baden in kaltem Wasser, was besonders die rheumatischen Schmerzen betrifft. Es geht *Causticum nachts allgemein schlechter* und es ist das einzige Arzneimittel, das plötzliche zuckende Bewegungen während des Schlafs hat. Außerdem hat es eine Art von tiefsitzender Chorea. Das ist normalerweise erblich bedingt.

K: *Argentum nitricum* hat das in der Nacht.

V: Sehr wahrscheinlich, ja.
Es ist interessant, daß *Causticum* bei tiefsitzenden Beschwerden des Nervensystems indiziert ist. Es ist des Nachts schlimmer. Eine andere Sache, die nachts auffällig ist, sind *Wadenkrämpfe.*

K: Während einer besonderen Zeit?

V: Nein.

K: Im Repertorium steht „Chorea durch Nachahmung" (Bd. I, S. 411).

V: Oh ja, *Chorea* verschiedener Art - durch Furcht, durch Schrecken, durch einen schweren Schock oder rheumatischen Ursprungs. Bei der Huntington-Chorea, bei dieser tiefsitzenden neurologischen Störung, ist zuerst *Causticum* indiziert. Außerdem bei rheumatischen Zuständen, die zu einer Chorea führten, und bei Chorea durch Schreck.
Erwarten Sie bei der Huntington-Chorea nicht, daß die Bewegungen gleich am nächsten Tag, nachdem Sie eine 200, eine M oder 10 M gegeben haben, aufhören müssen.

K: Wenn es heißt „Chorea durch Nachahmung", ist damit...

V: Welche Mittel sind das?

K: *Causticum, Cuprum, Tarantula* und *Mygale.* Ist das eine Art Chorea aus Mitgefühl für andere? Sie sind mit jemandem zusammen, der eine Chorea hat, und entwickeln dann auch eine?

V: Zu den anderen Mitteln kann ich nichts sagen, aber *Causticum kann* das haben. Aufgrund einer tiefen Sympathie für die andere Person neigen sie dazu, die gleiche Symptomatologie zu entwickeln. Es ist nicht aus einer Angst heraus. Bei *Causticum,* das durch Mitgefühl entsteht, sieht man kaum Angst um die Gesundheit. *Phosphorus* würde sagen: „Oh, oh, mein Rücken." Sie haben Angst und bekommen auch wirklich eine ähnliche Beschwerde. Angenommen, ein Freund ist jung an einem Herzanfall gestorben - *Phosphorus* wird dann sehr wahrscheinlich Angina-Symptome entwickeln. Bei *Causticum* geschieht das nicht. Sie werden die Symptomatologie eines anderen nicht aufgrund von Furcht oder Angst entwickeln.

Wenn *Acidum nitricum* dagegen davon hört, daß jemand Krebs hat... das können sie nicht verstehen, da er doch vorher so gesund war. Das einzige, was sie (*Acidum nitricum*) vielleicht haben, ist ein ständiger Kopfschmerz auf der rechten Seite - ungefähr zwei bis drei Tage, nachdem sie davon hörten. Zu Anfang werden sie noch nichts sagen, aber der Kopfschmerz bleibt bestehen und wird zu einer großen Sache für sie. Sie müssen jetzt zum Arzt gehen. Der Arzt sagt dem *Acidum nitricum*-Patienten, daß er sich keine Sorgen zu machen braucht, es sei kein Krebs. Er wird den Arzt anschauen und denken: „Nein, ich werden einen anderen Arzt aufsuchen müssen."

Phosphorus wird die gleiche Reaktion zeigen, wenn der Arzt aber sagt: „Da ist nichts, Sie brauchen sich keine Sorgen zu machen", dann wird Phosphorus das glauben, und gehen.

Das ist die Differentialdiagnose, Angst um die Gesundheit und wie sie sich entwickelt.

K: Was ist mit *Arsenicum*?

V: *Arsenicum* wird nicht so sehr durch andere beeinflußt. Wenn sie aber irgendeine wirkliche Beschwerde haben, werden sie daraus in ihrer Vorstellung Krebs machen. Sie haben dann auch Angst, daß sie sterben werden. Bei den anderen Arzneimitteln ist es nicht so sehr die

Furcht zu sterben, sondern die Furcht, diese Krankheit tatsächlich zu haben. Bei *Arsen* ist es mehr *die Furcht, sterben zu müssen*. Sie werden sagen: „Also gut, ich kann akzeptieren, krank zu sein, solange ich weiß, was ich habe und nicht sterben muß." Sie klammern sich ans Leben. Sie hängen am Leben - mit beiden Händen. „Ich muß am Leben bleiben!" Das ist ihnen sehr wichtig. Solange sie wissen, was sie haben, ist es besser. Sie können aber nicht herausfinden, was es ist, und glauben deshalb, daß es Krebs ist, und werden das auch sagen.

Es ist sehr schwer, einen *Arsenicum*-Patienten dazu zu bringen, zu beschreiben, welchen „Krebs" er denn eigentlich habe. Sie werden es eine „schlimme Sache" nennen, aber nicht „Krebs". Das Wort ruft bei ihnen eine innere Erschütterung hervor. *Calcarea* hat das auch. Sie gehen dann von einem Arzt zum anderen, und es wird nichts diagnostiziert. Man wird ihnen sagen, daß es das sympathische oder das parasympathische Nervensystem sei. Sie gehen von einem Arzt zum anderen, finden aber keine Erleichterung, weil sie nicht herausbekommen, woran sie leiden. Das Herzklopfen, die Brustschmerzen, die Kurzatmigkeit, was auch immer, die dahinterstehende Pathologie ist nicht aufzufinden. Es ist nichts festzustellen. Dann stellt sich eine Verzweiflung um die Genesung ein. Weil sie bei so vielen Ärzten waren, die ihnen alle nur sagen konnten, daß sie nicht wissen, was vorliegt, stellt sich eine Verzweiflung um die Wiederherstellung der Gesundheit ein. „Niemand kann mich heilen, können Sie es? Glauben Sie, daß Sie mich heilen können?" Wenn Sie „ja" sagen, werden sie immer wieder zu Ihnen kommen, egal wie die Mittel gewirkt haben.

K: Das ist *Arsenicum*?

V: Ja. Sie haben ihnen gesagt, daß Sie sie gesund machen werden, und deshalb werden sie immer wieder zu Ihnen kommen. Bis Sie ihnen *Arsenicum* geben, dann werden Sie den Patienten verlieren.

Nun zu den physischen Symptomen (von *Causticum*). Hier haben wir eine *Empfindungslosigkeit der Urethra*. Der Patient begreift nicht, daß er unbemerkt uriniert, bis es geschehen ist.

K: Mir ist nicht ganz klar, wie diese Eindrucksfähigkeit zu *Causticum* paßt, und wie sie reagieren.

V: Ich verglich *Causticum* mit *Phosphorus*, weil beide ein starkes Element von Mitgefühl haben. Sie sind offen, offen um aufzunehmen, nicht... dann verglich ich sie in bezug auf die Angst um die Gesundheit und sagte, daß *Causticum* dieses Element des Mitgefühls hat, aber keine Angst um die Gesundheit. Die anderen genannten Mittel sehen etwas und projizieren es auf sich, sie denken, daß sie diese Krankheit auch bekommen. Sie denken: „Ich habe Krebs, hier an dieser Stelle usw." *Causticum* hat das nicht. *Causticum* kann aus Mitgefühl heraus irgendwelche Bewegungen entwickeln, eine Art Beben, eben aus einem Mitgefühl heraus, das sie für diese Person empfinden, und das sehr tief ist.

K: Wird diese Chorea wieder verschwinden, sobald er sich nicht mehr in der Nähe des kranken Patienten aufhält?

V: Sehr wahrscheinlich, ich habe das aber noch nicht gesehen. Ich kann mir vorstellen, daß es so sein könnte.

Eine andere interessante Sache, die auch *Phosphorus* entspricht, ist die Besserung der Magenschmerzen durch das Trinken von kaltem Wasser und kalten Getränken. *Causticum*-Patienten geht es auch besser, wenn sie sich hinlegen. Sie sind sehr leicht erschöpft und möchten sich dann normalerweise hinlegen. Sie können sehr erschöpft sein, wie gelähmt. Es ist aber nicht die totale Erschöpfung, die wir bei *Acidum muriaticum* sehen. Es handelt sich bei *Causticum* um eine Müdigkeit, die so stark ist, daß sie die Beine nicht mehr heben können.

Sie finden auf der physischen Ebene Verhärtungen der Sehnen, vielleicht sehen Sie sogar eine Verkürzung eines Beines - eindeutig verkürzt. Er kann den Fuß nicht ausstrecken, weil die *Sehnen verhärtet und kontrahiert* sind.

K: Es handelt sich um eine Kontraktur?

V: Es ist mehr als nur das. Es ist eine Verhärtung und die Sehnen verlieren ihre Elastizität.

K: Es gibt eine Krankheit, die sich an den Händen zeigt...

V: Es handelt sich meist um die Sehnen hier.

K: Dupuytren-Kontraktur.

V: Ja.

K: Dupuytren ist, wenn sich ein Finger zurückzieht.

V: Meinen Sie vom Handgelenk aus?

K: Das Karpaltunnelsyndrom?

V: Ja, das Karpaltunnelsyndrom. Es reagiert meist auf *Guajacum, Calcium phosphoricum* und *Viola odorata.* Ich habe festgestellt, daß besonders *Calcium phosphoricum*-Patienten dieses Symptom entwickeln können.

K: Ich hatte ein Karpaltunnelsyndrom, das durch *Causticum* geheilt wurde.

V: Immer, wenn es sich um entzündete Sehnen handelt, sollten Sie an diese Mittel denken, besonders aber an *Causticum.* Zu den Händen, was geschieht mit den Händen?

K: Warzen an den Fingern?

V: Ja, und was noch?

K: Fissuren.

V: Nein.

K: Arthritis der kleinen Gelenke.

V: Ja, Arthritis der kleinen Gelenke der Hand.

K: Nur der Hände?

V: Ja, und auch an den Zehen. Sie werden Deformierungen an den Fingern sehen, die mit Entzündungen der kleinen Fingergelenke einhergehen.

K: Sprechen Sie von *Causticum*?

K: Sind die Finger zur Außen- oder zur Innenseite verbogen?

V: Ich habe gesehen, daß sie zur Außenseite gebogen sind.

K: Eine ulnare Abweichung.

V: Ja, eine ulnare Abweichung. Was die Abneigungen und das Nahrungsverlangen betrifft, so finden wir normalerweise ein *Verlangen nach*

Salz und eine *Abneigung gegen Süßigkeiten*. Eine weitere Eigentümlichkeit ist das *Verlangen nach geräuchertem Fleisch*.

K: Laut Repertorium trifft das auch auf *Phosphorus* zu, das Verlangen nach Salz und die Abneigung gegen Süßigkeiten. Ist das richtig?

V: Ja. Deshalb ist es auch manchmal schwierig, die Mittel auseinanderzuhalten. Sie sehen sich in vielerlei Hinsicht ähnlich, besonders aber was das Gefühl betrifft, daß ihnen etwas Schlimmes zustoßen wird. Es ist *Phosphorus* sehr ähnlich. Wenn das geistige Element das Hauptsymptom ist, dann ist es sehr schwierig, die beiden zu differenzieren, da sie beide ein Verlangen nach Salz haben können, eine Abneigung gegen Süßigkeiten, Durst, kalte Getränke bessern. Sie sind sehr mitfühlend. Der Körperbau ist auch gleich. Sie brauchen also einige kleine Dinge, anhand derer Sie die Mittel unterscheiden können. Sie werden hier tiefer gehen müssen.
Was den sexuellen Bereich betrifft, so ist *Causticum* nicht sehr interessiert. Sie werden häufig frigide oder impotent sein. Manchmal besteht ein völliger Mangel an Vergnügen, sie haben einen Orgasmus, aber dennoch empfinden sie nur einen minimalen Genuß.

K: Halten sie sich zurück?

V: Nein. Es kann sich um einen Mann handeln, bei dem das Sexuelle in Ordnung ist, und dann kommt eine Angst auf. Es liegt eine Hypothek auf dem Haus, er nimmt eine zweite Arbeitsstelle an, ist auch hier sehr gewissenhaft, aber sein Chef sagt ihm, daß er nicht mit ihm zufrieden sei, und schimpft. Er fühlt sich verletzt, und zwei bis drei Monate nach dieser Überanstrengung und der schlechten Behandlung fühlt er beim Geschlechtsverkehr nichts mehr. Sie fühlen sich schlecht und wollen keinen Geschlechtsverkehr mehr, da sie es dem Partner gegenüber nicht fair finden. So beginnt es, daß sie kein Interesse mehr daran haben. Wegen dieses Gefühls haben sie keine Freude mehr daran, überhaupt nicht. Es wird zu so etwas wie einem mechanischen Vorgang, und sie vermeiden es.

V: (Jemand hustet). Der Husten bringt mich darauf, etwas zu *Staphisagria* zu sagen. Sie bekommen manchmal Patienten, es handelt sich dabei normalerweise um junge Frauen oder Mädchen, die mit einem Husten kommen. Es ist sehr geringfügig, aber konstant. Tagsüber tritt

das ziemlich häufig auf - es kann einen zur Verzweiflung treiben, nichts wirkt. Wenn Sie Glück haben, werden Sie heraus finden, was sich ereignet hat. Normalerweise stellt sich heraus, daß die Frau verheiratet ist oder einen festen Freund hat, sich aber sehr in einen anderen verliebt hat. Sie war ein- oder zweimal bei ihm und überlegt dann, daß es nicht richtig ist, da sie den anderen dadurch verletzen könnten. Sie versucht, sich zu unterdrücken und bringt es auch fertig, dem neuen Freund zu sagen, daß sie ihn nicht mehr sehen möchte... Binnen einer Woche wird sich dann dieser Husten einstellen.
Sie geben *Tuberculinum* und dieses und jenes, *Calcium carbonicum* usw. Ich habe in einem solchen Fall drei bis vier Arzneimittel gegeben, dann *Staphisagria*. Sie war verheiratet und mochte es mir nicht sagen. Ich mußte ihr die Geschichte mehr oder weniger erzählen. Ich fragte sie: „Ist etwas dieser Art geschehen?" Wenn Sie so direkt fragen, wird das Eis brechen und sie werden es, Ihnen erzählen. Eine Gabe *Staphisagria* wird den Husten schon am nächsten Tag beseitigen.
Es ist ein Husten, der von unterdrückten Emotionen herrührt. Es ist ein leichter, aber konstanter Husten, so, wie ich es Ihnen vormachte.
Eine andere wichtige Sache, an die man sich bei *Causticum* erinnern sollte, betrifft die Beschwerden der Atemwege. Sie beschreiben es als ein Gefühl „wie ein Stein". Denken Sie dann an *Causticum*!
Es kann bei allen möglichen Schmerzen auftreten, besonders aber bei Brustschmerzen oder abdominale Schmerzen. Wenn sie Ihnen erzählen, „es ist, als sei da ein Stein", dann ist es *Causticum*.

K: *Kent* erwähnt, daß beide, *Causticum* und *Staphisagria*, nervöses Schlucken hätten. Ist das so?

V: Ich weiß nicht, ob es für *Staphisagria* zutrifft. *Causticum* kann nervöses Schlucken haben und auch Schwierigkeiten zu schlucken. Es ähnelt einer Lähmung.
Eine andere Sache, an die ich mich erinnere, ist eine Art von Schleim, der im oberen Teil des Respirationstraktes festsitzt. Es ist ziemlich oben, sie bekommen ihn nicht heraus. Sie husten kräftig, aber sie bekommen ihn nicht hoch. Es gibt ein ähnliches Symptom bei *Medorrhinum*.

George Vithoulkas erzählt aus seinem Leben

V: Ich werde jetzt ein wenig abschweifen und Ihnen etwas über meine Lebensgeschichte erzählen.

Ein herausragender Punkt ist, daß meine Eltern während der deutschen Besatzungszeit im Zweiten Weltkrieg getötet wurden. Mein Vater wurde getötet, als ich zehn Jahre alt war. Zwei Jahre später starb meine Mutter. Das war 1942 und 1944.

Natürlich war das eine Zeit voller Erschwernisse. Wir hatten nichts zu essen und hungerten, besonders die Menschen in den großen Städten. Auf dem Land hatten die Leute ein wenig zu essen, doch in den Städten konnten wir nichts unternehmen. Es herrschte Unterernährung. Aufgrund dessen entwickelte ich später eine Krankheit der Wirbelsäule, wie ich meine, und wohl auch aufgrund all des Kummers.

Mein Vater stellte Möbel feinster Qualität her. Ich erinnere mich daran, wie er mich 1939, als ich sieben Jahre alt war, zum Palast der königlichen Familie mitnahm, wohin er Möbel geliefert hatte. Er leistete gute Arbeit und war sehr an seinem Beruf interessiert. Mit sechs bin ich eingeschult worden und während der Sommerferien half ich ihm. Ich war ganz angetan von seiner Arbeit. 1942 kam er dann um. Das erste, was ich dachte, war: „Was sollen wir jetzt mit der Fabrik machen?" Wir hatten eine kleine Fabrik. Wir haben sie schließlich verloren. Ich sah, daß meine Mutter nichts fand, mit dem sie uns ernähren konnte, und so mußte ich mir eine Arbeit suchen.

Das war eine interessante Geschichte. Ich mußte arbeiten, aber was? Ich war 10 1/2 Jahre alt. Ich überlegte, daß ich Zigaretten und Süßigkeiten auf der Straße verkaufen könnte. Ich trug eine große Platte vor mir her, mit zwei Riemen an der Seite, und mit allen möglichen Zigarettenmarken, Streichhölzern und Süßigkeiten. Ich wollte herumgehen und das verkaufen. Es waren schwere Zeiten, während der deutschen Besatzung.

Die Zuläufe zu den Abwasserkanälen auf den Straßen waren mit Metallplatten abgedeckt, die mittlerweile entfernt worden waren. Jeder stahl, was er auch nur finden konnte. Als ich dann losging, konnte ich nicht sehen, was vor mir war, da ich meinen Bauchladen vor mir her trug. So fiel ich also in die Kanalisationsöffnung. Glücklicherweise war der Schacht weiter unten eingestürzt, so daß kein Wasser floß. Mein Bauchladen war gegen die Kanten geschlagen und alles flog durcheinander. Es gingen viele Leute vorbei, aber sie dachten nicht daran, mich herauszuziehen. So versuchte ich, allein herauszukommen, las auf, was ich wiederfinden konnte und ging dann zu meiner Mutter. Ich war voller Schrammen und weinte. Aber nicht, weil es weh tat, sondern weil ich meine Waren verloren hatte. Danach hatte ich dann einen kleinen Tisch, auf den ich meine Sachen stellen konnte. Ich verkaufte Dinge an die Passanten. Ich verkaufte unter anderem kleines Spielzeug für Kinder. Sie kamen manchmal zu mir, und dann spielten wir zusammen damit. Dann kam wieder ein Kunde, und ich verkaufte ihm etwas.

Schließlich starb auch meine Mutter, es war während der letzten Kriegstage, zusammen mit weiteren sieben Menschen, die sich in dem gleichen Haus befanden, wie wir. So lernte ich früh den Tod kennen. Das waren alles schockierende Erlebnisse. Ich denke, daß sich dies später auswirkte.

Als ich 16 Jahre alt war, bekam ich heftige Rückenschmerzen. Ich bereitete mich auf die Universität vor, ich wollte Ingenieur werden. Ich lebte bei meiner Tante, alle anderen Familienmitglieder waren bereits „gegangen". Alle erzählten mir, ich sollte versuchen, etwas zu finden, das man einen richtigen Beruf nennen kann und mit dem man Geld machen könne. Zu der Zeit war eine Beschäftigung als Ingenieur im öffentlichen Dienst die Tätigkeit, mit der man das meiste Geld verdienen konnte. Griechenland mußte nach dem Krieg wieder neu aufgebaut werden, es war also ein gefragter Beruf, in dem man schnell Geld verdienen konnte.

Ich bereitete mich also vor und lernte stundenlang. Ich verfügte inzwischen über ein Stipendium und ging zur besten Schule Athens. Ich hatte eine Art Prüfung ablegen müssen. Mein Onkel und meine Tante hätten die Schule nicht bezahlen können, da sie arm waren. Die Angehörigen der Oberschicht gingen auf diese Schule. Vielleicht hat das dazu beigetragen, daß ich die High-Society nicht mag (Gelächter). Sie waren ziemlich degeneriert, und das bereits mit 14 oder 15. Aus meiner Sicht waren sie völlig entartet. Schließlich entwickelte ich heftige Schmerzen. Es wurden Röntgenaufnahmen gemacht und man stellte fest, daß im Bereich des fünften Lendenwirbels ein Stück Knochen fehlte. Es waren Anzeichen einer Degeneration vorhanden.

Ich hatte bei jedem Wetterwechsel oder bei jeglicher Anstrengung schwere Schmerzen. Sie traten schließlich auch ohne diese Umstände auf, besonders während des Sitzens. Ich konnte nicht lange sitzen und mußte aufstehen und umhergehen. Ich denke, daß es sich dabei um die Auswirkungen der Unterernährung und um eine Folge der Schocks handelte, die ich während der Besatzungszeit erfuhr.

Ich ging zu mehreren Ärzten, da es so schmerzhaft war. Sie schauten sich die Röntgenbilder an und sagten: „Wir verstehen nicht, wie sich das bilden konnte!" Ich fragte sie, was man tun könne, sie sagten: „Nichts! Es gibt kein Medikament, das Sie nehmen könnten. Wenn Sie mit einer Operation einverstanden wären, könnten wir vielleicht etwas tun." Ich fragte, wie hoch die Erfolgsquote sei - ich war damals 17 - und sie antworteten: „Hoch genug." Eine Nebenwirkung, mit der man rechnen müsse, sei aber, daß man gelähmt werden könne. So zog ich meine Schmerzen der Lähmung und diesem eventuellen Operationserfolg vor.

Sie gaben mir Schmerzmittel, die ich aber interessanterweise nie nahm - nicht einmal ein Aspirin, da sie mir gesagt hatten, daß sie nicht heilend, sondern nur schmerzlindernd wirken würden. Ich zog es also vor, die Schmerzen zu ertragen, anstatt mir die Nebenwirkungen dieser Mittel einzuhandeln.

Ich zog aus all diesen Erfahrungen die Schlußfolgerung, daß ich vielleicht bereits im Alter von 25 oder 27 Jahren sterben könnte und daß es so in Ordnung sei. Ich beschloß das so, während einer Nacht, ich hatte keine Wahl. Es war in Ordnung so, da ich ja ohnehin irgendwann sterben mußte. All das ist interessant in bezug auf spätere Ereignisse. Es ist interessant, wie Krankheit in Erscheinung tritt.

All die Jahre, nach dem Tod meiner Mutter, lebte ich bei meiner Tante, die eine alte Jungfer war. Ich durfte bis zum 17. Lebensjahr nicht reden, wenn Erwachsene anwesend waren. In dem Alter rebellierte ich. Aber bis zu der Zeit durfte ich keinerlei Meinung äußern, wenn Erwachsene anwesend waren. Ich war also ziemlich unterdrückt worden. Ich fing dann eines Tages an, zu streiken und aß mehrere Tage lang nicht. Ich ging morgens zur Schule und kam gegen Abend nach Hause, aß aber nicht. Es gab großen Aufruhr, und es zeigte sich eine Auswirkung auf meine Tante - für eine Woche. Dann war alles wieder beim Alten, und ich startete einen weiteren Versuch.

Sie mäkelte an mir 'rum, warum ich dies und das machte. Ich war mittlerweile das Gegenteil von ordentlich, da meine Tante mir ständig erzählte, daß ich dies nicht vernünftig täte und daß ich jenes nicht vernünftig machen würde. Ich sagte etwas, worauf sie wiederum etwas entgegnete, und schon stritten wir. Eines Tages beschloß ich dann, daß es wohl am besten wäre, ihr gar nicht mehr zu antworten. Sie sagte: „Aha, Du antwortest nicht mehr, hä!" Ich blieb ruhig und sagte mir: „George, du mußt nicht antworten, lies ein Buch oder so etwas. Sprich nicht!"

Es dauerte noch einen weiteren Tag bis die Auseinandersetzung zwischen meiner Tante und mir beendet war. Von nun an war mir erlaubt, zu reden und meine Meinung auszudrücken und zu sagen, was ich dachte.

Die Schmerzen hielten natürlich weiter an. Ich mußte zu dieser Zeit auch arbeiten, hatte verschiedene Jobs - schwere und leichte; ich zahlte meiner Tante Geld dafür, daß ich bei ihr leben durfte. Das waren sehr schwierige Zeiten, denn man konnte kaum Arbeit finden.

Eines Tages kaufte ich mir dann ein Buch - „Autobiographie eines Yogi". Viele von Ihnen werden es kennen. Ich erinnere mich, daß ich gerade so viel Geld beisammen hatte, wie ich für den Monat brauchte, und daß das Buch genau soviel kostete. Ich diente beim Militär als Hilfskraft.

K: Als Reservist?

V: Etwas in dieser Art. Ich weiß nicht genau. Ich hatte sehr wenig Geld, kaufte mir aber dieses Buch und entwickelte ein großes Interesse für Indien. Ich beschloß, daß ich nach Indien gehen *müsse.* Sobald ich aus der Armee entlassen wurde, machte ich Pläne, um nach Südafrika, zu einer Baufirma zu gehen. Die Bezahlung war dort dreimal so gut wie in Griechenland, und die Lebenshaltungskosten betrugen nur die Hälfte von dem, was in Griechenland aufzubringen war. Ich überlegte, daß ich in vier Jahren genug Geld haben müßte, um nach Indien gehen zu können. Ich wollte in den Himalaja und dort mit Yogis und Gurus zusammenleben. Das war mein ursprünglicher Plan. Als ich Griechenland also verließ, tat ich das mit der Vorstellung, nie mehr zurückzukommen - ein weiterer großer Schock. Ich sagte: „Griechenland, das ist vorbei, zu Ende." Natürlich war es sehr schlimm in Südafrika. Es war absolut öde, und ich war allein. Das war der Stand der

Dinge.

Eines Morgens fuhr ich mit dem Auto zur Arbeit; ich hatte etwas zu beaufsichtigen. Ich war alleine dort, war also der Boss, und wurde von niemandem kontrolliert. Ich wohnte in einem Haus, in dem ich mich auch während der Arbeitszeit aufhalten konnte, da nicht viel zu tun war. Ich hatte einige Anweisungen zu geben und konnte eigentlich machen, wozu ich Lust hatte.

Ich verließ also eines Morgens das Haus. Es regnete sehr stark und es kam zu einem Unfall, als ich die Nationalstraße überquerte. Ich hatte einen schweren Unfall, der aber nicht einmal einen Kratzer bei mir hinterließ. Es war mir nichts geschehen!

Da ich einen Freund, den ich öfters besuchte, nun nicht besuchen konnte - er wohnte weiter weg, in Pretoria - rief ich ihn an und fragte ihn, wie das Buch eigentlich hieße, das er in seinem Zimmer hatte, „dieses schwarze". Ich beschrieb *Boerickes Materia medica*. Er sagte, daß ich es in Johannesburg bekommen könnte, und nannte mir die Adresse. So nahm ich den Bus, fuhr nach Johannesburg und kaufte die Materia medica.

Ich ging zurück zum Bus, öffnete das Buch und fing an zu lesen. Erst das Vorwort und dann von der ersten bis zur letzten Seite - in einem durch, von Freitag bis Sonntag. Ich hatte es durch und las es gleich noch einmal. Es war wie ein Fieber.

Am Montag war ich wieder in Johannesburg. Ich ging in die gleiche Apotheke und sagte: „Ich bin Anfänger, können Sie mir einige gute Bücher empfehlen, die ich lesen sollte?" Er sagte: „Ja, wir empfehlen die Gewebesalze." Ich schlug das Buch auf, schaute hinein und legte es zurück. Ich ging die ganze Bücherei durch, schaute mir ein Buch an, las ein wenig darin und stellte es zurück. Ich nahm ein anderes Buch, schaute hinein, stellte es zurück. Ich hatte bisher nur die Materia medica von *Boericke* gelesen, wußte also weiter nichts über Homöopathie. Dann stieß ich auf *Kents* Vorlesungen über das Organon, auf *Kents* Materia medica und *Kents* Repertorium. Ich sagte: „Die möchte ich." „Diese, die werden Sie nicht verstehen!" Ich nahm die Bücher und ging nach Hause. Was glauben Sie, geschah von dem Tag an? Es war wie ein Fieber. Es war wirklich ein fieberhafter, erhabener Zustand, in dem ich alles verstand und auch behielt, was ich nur einmal gelesen hatte.

Ich las, während ich mich an meiner Arbeitsstelle befand. Jemand stellte mir eine Frage, ich antwortete und las dabei weiter. Ich las abends weiter, nachdem ich zehn Stunden an meiner Arbeitsstätte verbracht hatte; ich las an den Wochenenden. Das ging so weit, daß der Italiener, mit dem ich wohnte, meinte, das wohl etwas nicht mit mir stimmen würde. Ich hatte mich total verändert. Ich ging nicht mehr aus, ging nirgendwo mehr hin. Er kam eines Tages zu mir: „Mr. George!" Ich öffnete die Tür und fragte: „Was ist los?" Er sagte: „Ich sehe, daß Sie sich nur noch in Ihrem Zimmer aufhalten." Ich erwiderte: „Oh, ist das so? Ich lese." Ich glaube, ich habe Ihnen diese Geschichte schon erzählt. Er sagte: „Wissen Sie, in unserem Dorf in Italien gab es einen Mann wie Sie, er studierte und studierte, bis er schließlich wahnsinnig wurde und in die Anstalt gebracht wurde. Warum gehen Sie nicht ein wenig aus?" Ich erklärte ihm: „Machen Sie sich keine Sorgen, es ist alles in Ordnung." Ich möchte damit nur ausdrücken, wieviel Zeit ich dem Studium widmete.

Ich las die Bücher sehr schnell durch, eins nach dem anderen. In weniger als einem Monat hatte ich sie alle durch und besorgte mir dann noch mehr Literatur, von verschiedenen Autoren. Schließlich las ich sogar jeden erdenklichen Schund, den ich nur finden konnte.

In den vier Jahren, die ich in Afrika verbrachte, widmete ich dem Studium jeden Tag zehn Stunden. Ich fühlte mich nie müde oder hatte keine Lust zu studieren.

Ein interessanter Punkt ist, daß ich nach einigen Monaten des Studiums anfing, Leute zu behandeln. Zuerst behandelte ich mich selbst. Bevor ich mich behandelte, sagte mir ein Freund, der bei einem „Guru" arbeitete, daß ich zu dem ich gehen solle und ihm von meinem Heufieber erzählen solle. Er würde mir eine Medizin geben, und die Beschwerden würden verschwinden. Bevor ich also je in die Bücher geschaut hatte, hatte ich bereits diese Medizin von ihm bekommen. Die Mittel befanden sich in drei Fläschchen. Jedes enthielt ungefähr 15 Mittel in verschiedenen Potenzen - von der 6 bis zur 30. Ich nahm all diese Mittel ein und meine Nasenhöhlen wurden frei. Ich habe aber noch eine Steifheit hier (deutet darauf), die ich seitdem nicht wieder los wurde. Ich empfand dort tatsächlich einen lokalen Druck, deshalb... Sie wissen, daß einige Leute meinen, daß ich fanatisch wäre, aber ich habe selbst meine Erfahrungen damit gemacht

und weiß, was es heißt, diese Mixturen zu nehmen, die einfach so (schnappt mit den Fingern) verabreicht werden.
Natürlich las ich später weitere Bücher und ging dort zur Schule. Schließlich ging ich dann nach Indien. Ich werde Ihnen ein anderes Mal mehr darüber erzählen.

Fallbesprechung

T: Dies ist der Fall eines Mannes, der bei Bill und George und auch schon bei vielen anderen Homöopathen war.
Er hat bereits viele Mittel bekommen, aber es haben sich keine großen Veränderungen durch irgendein Mittel ergeben, daher möchte ich Ihnen den Fall vorstellen.
Das Bild ist tatsächlich ziemlich konstant. Sein geistiger Zustand hat sich im Vergleich zu der Zeit, als er sein erstes Mittel bekam - vor vier Jahren - kaum verändert. Es ist ein wenig schlimmer geworden. Er hat wenig physische Symptome. Im Grunde ist alles auf der gleichen Ebene geblieben.
Seine Hauptbeschwerde ist ein Mangel an Selbstvertrauen (dreimal unterstrichen). Er hat ständig das Gefühl, etwas nicht tun zu können. Er hört mit seinen Projekten auf, gibt Arbeiten auf oder fängt erst gar nichts an.
Er vergleicht sich ständig mit anderen (dreimal unterstrichen). Er ist sehr intellektuell. Er hat zahlreiche Therapien hinter sich und ist sehr gebildet. Nach außen hin ist er ausgesprochen weich und hat einen schmerzvollen Blick in den Augen. Er hat sehr hohe Ansprüche an sich selbst. Er muß der Beste sein und ist nie mit sich zufrieden. Er kann sehr ärgerlich sein, wenn er verliert. Er haßt es, zu verlieren. Er kann sehr ärgerlich auf seinen elfjährigen Sohn werden, wenn er ein Spiel verliert, und er kann sehr unbarmherzig sein, wenn er gewinnt. Er sagt, daß er, wenn er ein Spiel gewinnt, auch so gut wie möglich gewinnen will - auch gegen seinen elf Jahre alten Sohn. Er mag keine Leute, die erfolgreicher sind als er.
Er sorgt sich viel (dreimal unterstrichen) um die Zukunft und über Dinge, die er falsch gemacht hat und nicht zum Abschluß gebracht hat.
Er ist verheiratet, sagt aber, daß er sich sexuell nicht sehr ausdrückt. Er fühlt sich, als ob er einen großen Teil seiner sexuellen Interessen un-

terdrücken würde. Er fühlt sich, in den letzten 10 - 15 Jahren, zu Männern hingezogen, womit er innerlich sehr kämpft.

Er empfindet viel Schuld, nachdem er seinem Zorn Ausdruck verliehen hat. Wenn er zornig ist, schreit er, hält Strafpredigten und drischt Phrasen. Das macht er nur bei seiner Familie, bei anderen Leuten nicht. Er sagt anderen Menschen nicht, daß er zornig auf sie ist.

Er hat periodisch den Drang, sich gehen zu lassen und seine Kinder schwer zu verhauen oder seine Frau herumzustoßen. Er hat sehr aggressive Impulse, die er zu kontrollieren versucht.

K: Hat er sie unter Kontrolle?

T: Ziemlich. Er spricht dann davon, daß er seine Kinder kräftig verhauen möchte oder daß er seine Frau stoßen möchte; oder wenn er jemanden umarmt, dann hat er den Impuls, diese Person ganz kräftig zu drücken. Er hat viele homöopathische Behandlungsgespräche hinter sich und Monate verschiedener Therapien.

V: Als ich den Fall aufnahm, erschien er ziemlich nachgiebig und ruhig. Von dieser Aggressivität war nichts zu sehen.

T: Es ist alles innerlich.

V: Es ist sehr interessant, das zu hören. Äußerlich sieht er aus wie *Staphisagria*, er ist sehr nachgiebig.

K: Und innerlich wie *Nux vomica*.

V: Ja. Äußerlich sieht er sehr nett aus usw., aber darunter befinden sich diese starken Impulse von Aggressivität und das Bedürfnis, sich zu prüfen.

T: Er sagt, daß er mit Menschen sehr gut umgehen kann. Er ist empfindsam, sanft und intuitiv, betrachtet sich selbst aber in seinem Inneren sehr kritisch. Er sagt, daß ihn jeder niederdrücken kann, oder ihm etwas ausreden kann, besonders wenn er verstimmt ist. Er ist dann durcheinander und zieht seine Entscheidungen wieder zurück. Wenn er den routinemäßigen Abläufen folgen kann, ist er in Ordnung, aber wenn nicht, dann wird er sehr ängstlich und kann sich nicht konzentrieren. Er empfindet dann die Schuld, dieses oder jenes machen zu müssen, oder er meint, etwas vernachlässigt zu haben und springt von

Projekt zu Projekt.

Er versucht, andere Menschen zufriedenzustellen (zweimal unterstrichen). Er sieht gerne Filme und Science fiction. Er wird emotional und weint auch während des Films. Er sagt, daß er das Meer liebt. Ich weiß nicht, ob es sich dabei um eine Erinnerung aus der Kindheit handelt oder ob es eine wirkliche Liebe ist. Er fürchtet sich sehr vor dem Ertrinken. Er geht gern Boot fahren und schwimmen, aber da ist diese Furcht.

K: Sie sagten, daß er verwirrt ist und von Projekt zu Projekt springt?

T: Er sagt, daß er, wenn er nicht routinemäßigen Abläufen folgen kann, anfängt, zu Hause zu arbeiten, wobei er sich dann verstrickt. Er denkt dann, daß er dies tun müsse oder jenes tun müsse. Er springt von Projekt zu Projekt und ist verwirrt, wenn sich ihm Leute entgegenstellen. Er kommt dann aus der Fassung und ist durcheinander, er zieht sich dann oft zurück.

Er hat Furcht vor hochgelegenen Orten (dreimal unterstrichen). Er neigt dazu, sich zu überessen (zweimal unterstrichen). Er hat das Gefühl, nie genug zu bekommen, besonders, wenn er für ein Essen bezahlen muß. Er meint dann, sehr sehr viel essen zu müssen, damit es das Geld wert ist. Es wechselt bei ihm - entweder gibt er gar kein Geld aus oder er gibt sehr viel aus. Er kann sehr selbstsüchtig in bezug auf Geld sein. Er kauft sich z.B. Bücher oder macht Therapien, macht es seiner Familie aber schwer, wenn sie Geld brauchen. Er hat etwas Angst wegen dieser Dinge.

Er hat Verstopfung (dreimal unterstrichen), Flatulenz (zweimal unterstrichen). Die Verstopfung ist ständig vorhanden. Er hat das Gefühl, den Stuhl nicht herausdrücken zu können, ganz egal, wie sehr er sich auch bemüht, und auch, wenn der Stuhl weich ist. Er kann auch durchfälligen Stuhl bekommen, wenn es zu irgendwelchen extremen Emotionen gekommen ist.

Er ist sehr kalt (zweimal unterstrichen), aber zur gleichen Zeit bekommt ihm heißes Wetter nicht (zweimal unterstrichen).

Er hat Verlangen nach frischer Luft (einmal unterstrichen). Er hat ein Verlangen nach Süßigkeiten, Fleisch, Obst (einmal unterstrichen). Von fettiger Nahrung wird ihm übel. Obst kann auch zweimal unterstrichen sein. Es tröpfelt ständig in der hinteren Nase, dicker Schleim

befindet sich dort und in der Kehle.
Er sagt, daß der Schlaf zu Anfang gut sei, aber dann erwacht er mitten in der Nacht. Er kann dann nicht wieder einschlafen und denkt über all die Dinge nach, die er tun müßte oder die er nicht angemessen ausgeführt hat. Er mag Leute, die ihm zugeneigt sind und ihm zuhören.
Er hat in den letzten vier Jahren folgende Mittel bekommen: *Aurum, Lycopodium, Staphisagria, Medorrhinum, Silicea, Sulfur, Gelsemium* und *Cannabis indica.*
Er sagt, daß *Cannabis indica* sein Denken irgendwie verbessert hätte. Das war von Dir gegeben worden, George, 1978. Wenn ich mir aber seine Karte anschaue, sehe ich, daß er heute noch die gleichen Beschwerden hat wie damals. Die Unterstreichungen sind im Prinzip auch gleichgeblieben.

V: *Cannabis indica* war das letzte Mittel, das ich gab? Danach hat er kein Mittel mehr bekommen?

T: Du hast ihm das Mittel gegeben. Bill gab ihm *Lycopodium, Staphisagria.* Dann schrieb er Dir, und Du schlugst *Medorrhinum* vor. Er bekam im letzten Frühjahr *Medorrhinum*, bemerkte aber keine Veränderung.

V: Nach *Cannabis indica* hat er drei andere Mittel bekommen?

T: Genau. Es ist interessant, daß ich nun wieder an *Cannabis indica* dachte. Ich weiß nicht mehr, was ich ihm gegeben habe. Ich glaube, ich habe ihm *Lycopodium* gegeben, und ich dachte auch wieder an *Cannabis indica.*

K: Warum?

V: Weil er darüber sprach, wie verwirrt er sei, daß er keine Arbeit beenden könne oder ein Projekt. Er hatte verschiedene Theorien, als er seinen Fall schilderte.

K: Es klingt, als sei er ziemlich erfolgreich. Hat er Erfolg bei seiner Arbeit?

T: Nein, nicht wirklich. Er ist ausgebildet, hat aber nichts wirklich auf die Beine gestellt oder etwas damit erreicht.

K: Ist er Arzt?

T: Ja. Als Du den Fall aufgenommen hast, George, war seine Hauptbeschwerde ein Mangel an Selbstvertrauen und das Unglücklichsein über seine Arbeit. Er empfand Hoffnungslosigkeit und war unfähig, zu weinen. Er fürchtet sich vor Mißerfolg und hochgelegenen Orten. Bei warmem Wetter ging es ihm schlechter. Er war aber kalt. Er hatte ein Verlangen nach Süßigkeiten. Das sexuelle Verlangen war gering. Depressionen beim Erwachen, angstvolle Gedanken, wenn er aufwachte.

Er hatte eine Furcht vor dem Ertrinken, aber es ging ihm an der Küste besser. Er hatte ein Verlangen nach Obst, Fleisch, Süßigkeiten.

Soweit ich sehe, war es im Grunde genommen der gleiche Fall, es hat sich nichts bedeutend verändert. So sah es aus, als Du ihm das Mittel verschrieben hast.

V: Ich muß *Cannabis indica* aufgrund dessen verschrieben haben, was ich beobachtet habe. Ist es meine Handschrift?

T: Es sieht nicht so aus.

V: Jedenfalls verschrieb ich das Mittel nicht aufgrund dieser Symptome. Sehr wahrscheinlich verschrieb ich das Mittel aufgrund der Verwirrung, die ich wahrnahm, und aufgrund der verschiedenen theoretischen Modelle, die er aufstellte.

T: Er ist sehr intellektuell. Er hat viele verschiedene Therapien gemacht, daher hat er viel nachgedacht und ist sehr introspektiv (Anm. Übers. = selbstbeobachtend).

V: Das ist genau das, was *Cannabis indica* macht. Es ist schon länger her, aber wenn ich mich recht erinnere, dann machte er eine Aussage, und dann war er sich dessen nicht mehr sicher und machte eine andere Aussage.

T: Er wollte alles genau benennen und sichergehen, daß ich auch alles genau so verstand, wie er es meinte; er fügte immer noch Dinge an.

V: Das ist ein sehr guter Fall. An welche Möglichkeiten denken wir hier?

K: *Nux vomica.*

K: *Anacardium.*

V: Das erste, an das man hier wirklich denkt, ist *Anacardium*. Nahmen Sie den Fall auf, bevor Sie *Anacardium* bei mir hörten?

T: Danach.

V: Es ist ein echter *Anacardium*-Fall. Es kann ein echter Fall sein, falls er die Wahrheit gesagt hat und Sie nicht in die Irre geführt hat. Wenn es sich so verhält, wie es hier steht, ist es ein echter *Anacardium*-Fall. Es gibt aber noch eine zweite Möglichkeit, falls *Anacardium* nichts bewirken sollte, und das wäre für mich *Cannabis indica*. Das einzige, was sich durch *Cannabis indica* änderte, war, daß sein Denken klarer wurde?

T: Das hat er mir während eines Gesprächs so gesagt, das habe ich auch aufgeschrieben, 1978. „Mein Denken wurde klarer." Dennoch, wenn ich mir den Fall heute und damals anschaue und vergleiche, welche Beschwerden er hat, finde ich das nicht bestätigt.

V: Ja, aber es sind auch noch drei bis vier weitere Mittel gegeben worden. Es ist sehr wichtig, den Fall nicht zu verderben. Sie haben an dem gestrigen Fall, den Karl vorstellte, gesehen, wie wichtig es ist, das Mittel durchwirken zu lassen. Die Patientin sagte, daß sie sich in einigen wichtigen Bereichen besser fühle. Und Karl gab dann fünf weitere Mittel. Es handelt sich dabei klar um einen verdorbenen Fall. Wir gehen in seinem Fall davon aus, daß *Tarantula* das wahrscheinlichste Mittel ist. Ich möchte wirklich gerne wissen, welche Potenz gegeben wurde - eine 200?

T: Sie gaben eine... (schaut in die Aufzeichnungen).

K: Hat er *Haschisch* geraucht? Ziemlich regelmäßig?

T: Daran kann ich mich nicht erinnern.

V: Hat er je Drogen genommen?

T: Ich würde davon ausgehen, hier in diesem Land, aber ich bin mir nicht sicher.

K: Auf welchem Gebiet praktiziert er?

T: Ich meine, er ist Psychiater. Es war *Cannabis indica* in der 200. Bills Analyse seiner Reaktion auf das Mittel - er hatte den Fall aufgenommen - war... Im Mai 1979 sagte er zu Anfang unseres Gesprächs, daß *Cannabis indica* auf sein Gedächtnis und auf die geistige Klarheit gewirkt haben könnte, aber danach hat sich nichts mehr verändert. Bills Analyse ging dahin, daß es zweifelhaft sei, ob das Mittel gewirkt hat, obgleich es geholfen haben könnte, den Fall zu klären.

V: Er sagte, daß mehr geistige Klarheit vorhanden sei und daß das Gedächtnis sich verbessert habe, aber nach einem Monat befand er sich wieder im vorherigen Zustand?

K: Hier steht „keine Veränderung seit jenem Monat".

V: Er blieb also weiterhin etwas klarer und hatte ein besseres Gedächtnis?

T: Lassen Sie mich Ihnen vorlesen, was in dem nachfolgenden Gespräch gesagt wird. Dieses Gespräch fand statt, nachdem *Cannabis indica* gegeben wurde - ein Jahr später.

Er ist besorgt, kann sich nicht konzentrieren. Er fürchtet, nicht genug Wissen zu besitzen. Seine Gedanken drehen sich im Kreis, er hat Angst, daß andere das bemerken könnten (zweimal unterstrichen). Er fürchtet, die Kontrolle verlieren zu können (zweimal unterstrichen). Er verbirgt seine Angst vor anderen und fürchtet sich vor Geisteskrankheit (zweimal unterstrichen). Angst um die Gesundheit (einmal unterstrichen). Er ist wechselhaft und vermeidet Verantwortung (zweimal unterstrichen). Er entzieht sich Situationen, die zu viel Verantwortung mit sich bringen. Er fürchtet zu versagen (zweimal unterstrichen). Er hat ein schlechtes Gedächtnis für vergangene Ereignisse, besonders aber für Namen.

Er ist depressiv, ist unmotiviert. Er fühlt sich, als müßte er sich jeden Tag neu durchkämpfen. Er ist nicht zufrieden und möchte dauernd die Beschäftigung wechseln, die Örtlichkeit wechseln usw.

Er schläft gut und sagt, daß der Schlaf eine Erlösung von den Sorgen sei. Der Schlaf erfrischt ihn aber nicht.

Er hat Angst um seine Kinder (einmal unterstrichen), fühlt sich ein wenig zu Männern hingezogen. Er ist warmblütig und hat zur Zeit kalte Hände. Er hat ein Verlangen nach Eiscreme, Fleisch, Süßigkeiten, Salz. Er muß aufstoßen, was brennt. Flatulenz, Furcht vor hochgelegenen Orten, Furcht vor dem Ertrinken, Furcht vor dem Tod. Er ist unentschlossen (dreimal unterstrichen), selbstkritisch und wünscht

Lob.
„Konflikt, das ist mein Name", sagt er.
Das war alles, ein Jahr nach *Cannabis indica*.

V: Das aggressive Element tauchte in den bisherigen Gesprächen gar nicht auf.

T: Er spricht Drohungen aus. Er spricht davon, daß er diese Impulse hat, seine Frau fest an sich zu drücken und zu verletzen. Dies war vorher. Ich glaube, er erwähnte es einige Male, bevor *Medorrhinum* verschrieben wurde.

V: Gibt es hier irgend etwas, das sich verändert hat?

T: Es gab eine Veränderung. Er war warmblütig und bekam *Cannabis indica*, dann, irgendwann nach *Lycopodium*, wechselte es, und er wurde kalt. Die Kälte ist seit *Lycopodium* vorhanden.

K: Die Verstopfung ist auch neu?

T: Die Verstopfung hat er eigentlich ständig.

K: Was ist mit *Tuberculinum*?

V: Warum?

K: Weil er das Gefühl zu haben scheint, nie mit etwas zufrieden zu sein, und weil er dauernd Veränderung möchte. Es liegt eine bestimmte Art von Aggressivität, von Feindseligkeit vor, von Bosheit.

T: Ich habe das Gefühl, daß es sich dabei nicht um ein wirklich hochwertiges Symptom handelt. Die Menschen, die ihn wirklich gut kennen, sagen, daß es kein sehr ausgeprägter Zug von ihm sei.

V: Die Frage ist, ob er wirklich gefühllos ist. Wenn wir wüßten, daß er wirklich gefühllos ist, dann bedeutet das, daß eine Art von Grausamkeit in ihm ist, etwa so: „Wenn Du verletzt wirst - das stört mich nicht." Wenn das der Fall sein sollte, dann handelt es sich klar um einen *Anacardium*-Fall.

T: Wenn man hört, wie er erzählt - unser Gespräch war allerdings nur kurz, - dann gab es viele schwierige Situationen in seiner Beziehung. Ich habe aber nicht gehört, daß er sich um andere sorgt, sondern das meiste war wirklich selbstbezogen. Er zeigt eine intellektuelle Besorgtheit um andere Dinge, aber ich hatte nicht den Eindruck, daß Gefühle daran beteiligt sind.

V: Er möchte anderen gefallen. Dieser Charakterzug, andere zufriedenzustellen, zusammen mit der Aggression und dem Mangel an Selbstbewußtsein...

T: Die Aggression ist wirklich nicht sehr stark.

V: Der Mangel an Selbstbewußtsein ist aber sehr stark, das ist das Hauptthema.

T: Es war das Symptom, das er immer zuerst genannt hat.

V: Es kann sein, daß *Cannabis indica* gewirkt hat und mehr geistige Klarheit und ein besseres Gedächtnis hervorgebracht hat usw. Er war warm, hatte noch den Mangel an Selbstbewußtsein, wollte gefallen, hatte eine Furcht vor hochgelegenen Orten - das wäre *Pulsatilla*, als Folgemittel. Daß er warmblütig wurde, ist von großer Wichtigkeit. Dahinter finden wir vielleicht eine Person, die leicht zu führen ist und beeinflußbar ist. Warum hat er überhaupt ein Jahr lang gewartet, bevor er sie wieder aufsuchte?

T: Ich weiß es nicht.

V: Es scheint, als habe *Cannabis indica* diese Ebene nicht berührt. Wenn es aber eine Art von Kohäsion hervorgebracht hat und wenn er früher *Haschisch* geraucht hat, dann kann *Cannabis indica* diese Schicht weggenommen haben und dann könnte eventuell *Pulsatilla* folgen. Und nach *Pulsatilla* vielleicht *Silicea*. Wenn wir aber davon ausgehen, daß *Cannabis indica* nichts bewirkt hat, den Fall nicht berührt hat, und er es uns bloß recht machen wollte... oder es hat nur drei bis vier Wochen gewirkt, und dann kehrte der alte Zustand wieder. Wenn es ihm drei Wochen lang besser ging, danach aber wieder der alte Zustand aufkam - ohne eine Verschlimmerung, ohne jegliche Veränderung - dann kann das Arzneimittel nur oberflächlich gewirkt haben. Wir würden den Fall dadurch nur minimal berührt haben; es gab eine vorübergehende Besserung, aber keinen wirklichen Fortschritt, keine wirkliche Besserung; schließlich fiel er dann in den gleichen alten Zustand zurück. Das sind die Überlegungen, die wir anstellen müssen.

In Fällen wie diesem hier müssen wir sehr genau sein. Was ist wirklich geschehen?
Wir müssen in der Lage sein, zu sehen, was ein Mittel bewirkt - *Cannabis indica* oder welches Mittel auch immer. Und ob die Veränderungen, die ein Mittel hervorruft, tief gehen - wie die Änderung von kalt zu warm, oder ob aus einem starken Verlangen nach Süßigkeiten eine Abneigung wird. Oder ein oder zwei Symptome verschwinden ganz und es kommen ein oder zwei neue Symptome auf, die charakteristisch für ein anderes Mittel sind; dann wird dieses Arzneimittel sehr wichtig. Wenn dieser Patient nach *Cannabis indica* gesagt hätte: „Ich bekomme jeden Tag um 10 Uhr Kopfschmerzen", und dieses Symptom wäre sehr ausgeprägt, dann würden wir *Natrium muriaticum* geben.
Wir müssen herausfinden, welche Mittel etwas bewirkt haben und welche nicht. Sobald wir einen Anfang gefunden haben, müssen wir diesem folgen.
Wenn *Cannabis indica* den Anfang (einer Mittelwirkung) darstellt, dann müssen wir dieser Spur folgen, ansonsten werden wir den Fall verlieren.
Eine Frage, die ich habe, ist warum er erst nach einem Jahr wiederkam. War das so, weil er vielleicht zufrieden war? Oder befand er sich während dieser Zeit in einer erträglichen Verfassung? Zwei Monate bevor er zur Sprechstunde kam, stellte sich vielleicht wieder ein Ungleichgewicht ein, so daß er das Bedürfnis verspürte, wieder zur Behandlung zu gehen. Das würde für *Cannabis indica* sprechen und dafür, dem Bild ab Einnahme dieses Mittels zu folgen.
Was geschah dann, nach der Einnahme von *Cannabis indica*? Wir gaben *Lycopodium* und dann...?

T: *Staphisagria* 200, *Lycopodium* 10 M und *Medorrhinum*.

V: Sie wiederholten *Staphisagria* und *Lycopodium* und gaben dann *Medorrhinum*. Das Wahrscheinlichste ist hier, daß *Cannabis indica* nur oberflächlich gewirkt hat. Es ist natürlich merkwürdig, daß er sagte, daß er geistig klarer wurde. Das ist der Punkt, an dem wir vorsichtig sein müssen. *Cannabis indica* hätte, wenn es nicht gewirkt hätte, noch mehr Verwirrung hervorgerufen.

K: Eine andere Sache, die wir nicht wissen, ist, ob er während dieser Zeit

Marihuana oder *Haschisch* geraucht hat und ob er es früher tat.

V: Nahm er irgendwelche Drogen nach dem Arzneimittel ein?

T: Ich weiß es nicht.

V: Er kann... in diesem Fall kann die Mittelwirkung antidotiert worden sein.

K: Jemand von Ihnen, der den Fall aufgenommen hatte, sagte „nein".

V: Sie haben den Fall auch aufgenommen?

K: Ich kenne den Fall. Er hat lange vor der *Cannabis*-Gabe nichts genommen.

V: Sie wissen aber nicht, ob er überhaupt je Drogen genommen hat?

K: Doch. Es stellten sich dadurch üble Nachwirkungen ein, so daß er deshalb für eine lange Zeit damit aufhörte. Das war der Punkt, an dem Sie ihm, wie ich meine, *Cannabis indica* gaben.

V: Also muß das Mittel eine Wirkung auf ihn gehabt haben, die aber nicht tiefer ging. Und so wurde er dann zu *Pulsatilla*.

T: Er erwacht mitten in der Nacht und denkt über die Dinge nach, die er nicht erledigt hat oder die er noch machen muß. Er denkt, daß es schön wäre, die Dinge zu Ende zu bringen, aber er verspürt nicht den Impuls, es auch zu tun. Ich fragte ihn, ob er an Selbstmord denken würde, und er sagte, daß er sich zu bestimmten Zeiten in einem Zustand befände, in dem er das Ende begrüßen würde - als eine Lösung seines Konflikts. Aber er hat keine Impulse, Selbstmord zu begehen.

K: Er fühlt viel Schuld.

V: Viel von „etwas", ich würde aber nicht sagen, daß es „Schuld" ist.

K: Meine Empfindung ist, daß die Schuld zweitrangig ist, im Vergleich zu seinem Wunsch, zuversichtlicher zu werden und dem Gefühl der Niedergeschlagenheit, weil er nie etwas geschafft hat. Er denkt, daß es ihm anders gehen würde, wenn er diese Dinge anders gemacht hätte - das ist mein Eindruck.

V: Wenn er eine starke Abneigung gegen Obst hätte, was würden wir dann denken?

K: *Arsenicum.*

V: *Baryta carbonica* - bei diesem extremen Mangel an Selbstvertrauen. Wenn wir noch ein gutes bestätigendes Symptom für *Baryta carbonica* gehabt hätten, würden wir es gegeben haben.

K: Er ist klug, intellektuell, und er klingt intelligent.

K: Er ärgert sich, wenn er ein Spiel gegen seinen Sohn verliert.

V: Nun, ich glaube nicht, daß *Cannabis indica* etwas ausrichten würde, falls es wiederholt werden würde. Deshalb...

K: *Pulsatilla* war auch gegeben worden, vor langer Zeit... auch *Gelsemium, Sulfur, Lycopodium.*

V: Es sieht so aus, als müßten wir es mit *Anacardium* probieren. Wir haben hier keine große Wahl. Wenn das nichts bringt, würde ich eine starke Psychotherapie vorschlagen. Er hat einen starken Mangel an Selbstbewußtsein, was sehr auffällig ist, und sehr tief liegt.

K: Würden Sie einen Moment über dieses Thema sprechen? Ich bin jetzt verwirrt. Sie sagen, es soll ein Mittel gegeben werden, und dann heißt es Psychotherapie. Wie ist das zu verstehen?

V: Sie erinnern sich, daß ich über dieses Thema gesprochen habe. Sie haben verschiedene Mittel gegeben und getan, was Sie konnten, dann geht die Person ihre Wege und macht ihre Erfahrungen. Sie wird Freunde treffen und mit ihnen über verschiedene Dinge diskutieren. Dann trifft man auf Menschen, die ein höheres philosophisches Verständnis haben, und unterhält sich mit diesen. Er unterhält sich mit seiner Frau oder Freundin. Das Individuum sucht nach Informationen, die nützlich sind. Er sucht ständig nach Möglichkeiten, die freier machen. Er interessiert sich bei den Informationen, die er in Erfahrung bringt, hauptsächlich für die Dinge, die einen Bezug zu ihm haben. „Es wäre wirklich interessant, genau zu wissen, wie Sie mich sehen."

Ganz egal, wie sehr ich z. B. spirituell entwickelt bin, wie clever oder wie intelligent ich bin. Ich bin sicher, daß Sie viele Dinge in mir sehen können, die ich selbst nicht sehen kann. Wenn ich die Möglichkeit hätte, diese Informationen über mich zu bekommen und sie auch verwerte, dann bin ich dadurch in der Lage, während einer Krise Fortschritte zu machen.

Solange man jemandem nur nette Dinge sagt, findet er das natürlich in Ordnung, aber sobald jemand etwas äußert, das den Kern der Sache wirklich trifft, wird dies als Störung empfunden, und es kommt zu einer Krise. Diese Krise erfordert schließlich eine Psychotherapie. Wenn ein Punkt erreicht ist, an dem nicht mehr zu erkennen ist, welches Mittel ich benötige - was bedeutet das? Daß das Bild, das meine Symptomatologie zeigt, nicht klar ist. Warum? Etwas blockiert Energien, die nötig sind, damit das Abwehrsystem ein klares Bild produzieren kann. Solange wir sehen, was wir machen... wir setzen immer ideale Bedingungen voraus.

Ich komme in eine Krise, weil mir ein Freund sagt: „Mensch, Du bist aber ganz schön egoistisch!" Und er begründet das. Ich denke dann darüber nach. Entweder werde ich ihm gegenüber feindlich gesinnt und möchte ihn nicht mehr sehen, was bedeuten würde, daß ich das Problem nicht sehen möchte, oder ich werde durch eine Krise gehen, in der dieses Element zum Vorschein kommt. Ich sehe es und ringe mit mir, um es abzulegen - und damit entwickele ich mich natürlich. Oder es gibt die dritte Möglichkeit, nämlich, daß ich, nachdem ich die Sache eingehend untersucht habe, herausfinde, daß seine Einschätzung falsch ist. In diesem Falle wird die Reaktion, die ich gleich zu Anfang zeigte, Auskunft darüber geben, ob er recht hat oder nicht.

Wenn Sie mir etwa erzählen würden, Sie wären ein Räuber, dann würde ich diese Ansicht nicht annehmen und somit keine große Reaktion darauf zeigen. Wenn Sie aber wirkliche Eigenheiten Ihrer Persönlichkeit nennen, werde ich sofort fühlen, daß da etwas dran ist, an dem, was Sie sagen.

Wenn es sich aber um etwas handelt, das ganz außerhalb der Gegebenheiten liegt, dann würde ich darüber nachdenken - vielleicht habe ich es ja nur nicht bemerkt - aber es würde mich nicht direkt berühren.

Alles, was wir machen, ist eine Art von Psychotherapie. Und wir brauchen dies, besonders, wenn wir nicht in der Lage sind, bestimmte Muster zu erkennen, was nötig wäre, um sich diesen Mechanismen zu nähern.

Bei diesem Patienten können Sie sehen, daß er durch eine Krise geht. In einem solchen Fall, wo das Problem vollständig von psychologischer Art ist, ganz klar psychisch ist - der Mangel an Selbstvertrauen - und ich kein Bild sehen kann, kann ich durchaus ein anderes Werkzeug einsetzen, das aber nicht schaden darf.

Wenn ich ihn zu einem Psychiater schicken würde, der ihm sagt, er solle dreimal täglich Valium nehmen, würde ihn das zerstören. Es ist schön, wenn ich diese Art der Behandlung auch selbst übernehmen kann. Es gibt aber Leute, die besondere Erfahrung mit diesen Dingen haben, und die in der Lage sind, in solchen Fällen zu helfen.

K: Sie meinen nicht, daß Sie ihm Schaden zufügen könnten?

V: Wir alle haben das Potential, auch Schaden anzurichten, natürlich. Er kann den Mangel an Selbstvertrauen verlieren und verläßt uns mit einer Klaustrophobie, die so stark ist, daß er sein Zimmer nicht mehr verläßt.

Wir haben es hier probiert. Es gibt auch noch andere Möglichkeiten. Wie gesagt, *Silicea* wäre eine weitere Möglichkeit.

K: Ich habe noch eine Frage dazu. Viele von uns würden hier an *Lycopodium* denken, wegen des Mangels an Selbstvertrauen und weil er es anderen recht machen möchte. Sie haben nicht daran gedacht?

V: Ich habe daran gedacht, aber es ist gegeben worden, ohne daß es eine Wirkung zeigte, deshalb habe ich es ausgesondert.

K: *Silicea* hat er auch schon bekommen.

K: Sie sagten, daß es eine schwierige Entscheidung sein kann, zwischen Psychotherapie und..., daß eine Psychotherapie eine bessere Möglichkeit sei, wenn das Bild beispielsweise nicht klar ist.

V: Und wenn das Problem ausschließlich von psychologischer Art ist. Es quält ihn, da es ihn am Freisein hindert. Nach meinem Verständnis braucht dieser Mann jemanden, an den er glauben kann, vielleicht als Ersatz für die Mutter, oder er braucht einen spirituellen Guru, mit Kräften, die er anerkennt, und der zu ihm sagt: „Sei willkommen, ich habe lange auf Dich gewartet. Du bist mein Nachfolger." Etwas in dieser Art. Er braucht eine Menge Verständnis, um die Furcht vor den Umständen und der Gesellschaft zu verlieren. Wenn er verstanden hat, daß die Gesellschaft ihn nicht umbringen will, wird er sich auch entwickeln. Er braucht aber eine Menge Unterstützung, damit er erfahren kann, was sich hinter diesem Mangel an Selbstvertrauen verbirgt. Aber zuerst muß der Psychotherapeut sein Vertrauen gewinnen. Dann, durch viel Liebe und Zuwendung... Sehen Sie, Psychotherapie ist eine sehr schwierige Sache. Es erfordert eine Menge an Energie und Klugheit, ihn wirklich zu verstehen und auch nicht zu verletzen, denn geschädigt ist er schon.

Wenn man sich solch einer Sache mit Egoismus nähert, kann es zu aggressiven Reaktionen kommen, die zu weiterer Verwirrung führen. Darin liegt eine Gefahr. Dieser Patient braucht eine dreijährige Behandlung durch einen guten Psychologen, bevor er diese Sache selbst verarbeiten kann. Und er muß anerkennen, daß es sich bei dem Psychologen um einen klugen Menschen handelt. Er muß gut sein, muß die besten Absichten haben und darf das nicht ausnutzen. Es muß alles gegeben sein, was zu einer solchen Vertrauensbeziehung gehört. Das entspricht meiner Erfahrung und meinem Verständnis von diesen Dingen.

K: Mir ist noch nicht klar, wann sich jemand an dem Punkt befindet, daß er nicht mit einem Mittel zu behandeln ist, und wann er jemanden, wie einen Psychotherapeuten, braucht.

V: An dem Punkt, an dem Ihr Wissen erschöpft ist.

K: Wenn man ihm also nicht helfen kann, dann wird es Zeit, daß er zu einem Psychologen kommt, falls es sich um ein psychologisches Problem handelt.

V: Selbstverständlich. Wir dürfen auf keinen Fall fanatisch werden. Wir besitzen ein Werkzeug, mit dem wir - je nach unserer Leistungsfähigkeit - umgehen. Wir gehen so weit wir können. Es ist nicht anders als bei einem Pneumonie-Fall. Sie geben das Mittel, aber es verändert sich in den nächsten 24 Stunden überhaupt nichts. Dann ist es besser, wenn Sie Antibiotika geben.

K: Ja, aber das ist leichter zu entscheiden. Ich verstehe, was Sie damit sagen wollen. Es ist eine Sache dessen, was man zu leisten imstande ist, und keine Angelegenheit der Umstände, die vorliegen.

V: Es gibt auch die Möglichkeit, daß er in sechs Monaten ein ganz anderes Bild zeigt. Sie haben ihn jeden Monat gesehen, und er ist immer der gleiche geblieben. Sie werden schließlich auch müde. Sie gehen nicht mehr tief genug. Sie sehen, daß er keine Fortschritte macht und sind enttäuscht. Schicken Sie ihn also nach Hause. Nach sechs Monaten kann er ein ganz anderes Bild abgeben. Dann, nachdem er diese oder jene Therapie durchlaufen hat liefert er Ihnen vielleicht die Keynote für sein Mittel.

K: Dieser Mann hat einige Therapien durchlaufen. Er war bereits bei Psychotherapeuten.

K: Das scheint nicht viel verändert zu haben.

K: Die Sache, die hier meiner Meinung nach blockierend wirken könnte, ist, daß er so intellektuell ist, und daher vielleicht nicht die richtige Geschichte liefert. Daß die Mittel nicht wirken können. Er selbst ist nicht in der Lage, zum Kern seines Problems vorzudringen.

V: Ich glaube, das war auch der Grund, warum ich ihm *Cannabis indica* gab. Es stand keine wirkliche Kraft hinter seinen Symptomen. Er lieferte einfach all seine Symptome in dieser Art ab.

K: Das ist einer der Gründe, warum ich mich entschied, mit einem Therapeuten zusammenzuarbeiten, mit einem Psychologen oder einem Psychotherapeuten. Wenn sie sehr geschickt sind, können sie helfen, das Bild zu klären.

V: Ich denke, daß ein guter Psychotherapeut da helfen kann, es muß aber ein *guter* sein. Wissen Sie, ich habe schlechte Erfahrungen mit Psychotherapeuten gemacht. Ich bin glücklicherweise durch keine Psychotherapie gegangen, aber ich habe Menschen gesehen, die dadurch zerstört wurden.

K: Die meisten von ihnen sind nach meiner Beobachtung nicht so gut.

V: Wenn ich bei einer solchen Sache feststecke und nicht mehr weiß, was ich noch tun kann... wenn ich die Möglichkeiten, die ich habe, erschöpft habe, dann ist es eine Sache der Aufrichtigkeit, dem Patienten zu sagen, wie es aussieht. Schlagen Sie dann eine andere Therapie vor, was immer es auch sein mag. Es mögen die Scientologen von Wert für ihn sein, vielleicht erweist sich *Rolfing* als hilfreich für ihn, oder Gestalttherapie. Das sind verschiedene Möglichkeiten, die sich anbieten.

K: Würden Sie in Erwägung ziehen, Balner Salze anzuwenden, bevor Sie zu diesen Therapieformen übergehen? Sie können ein breiteres Spektrum haben.

V: Nein, nicht in diesem Fall. Ich kenne die Balner Salze auch nicht so gut, so daß ich nicht mehr dazu sagen kann. Wenn ich einige Anhaltspunkte hätte, würde ich es vielleicht versuchen. Vielleicht gab es hier eine Impfung, die den Fall stört, und *Thuja* könnte das vielleicht beseitigen. Es kann sich beispielsweise um eine Störung durch eine Pokkenimpfung handeln. Vielleicht gibt es eine Geschichte von Warzen, was ebenfalls *Thuja* indizieren könnte. Er sprach offen. Er sagte: „Ich möchte der Beste sein." Und: „Ich werde wild, wenn mein Sohn gewinnt." Da müßte *Anacardium* eindeutig helfen. Bevor wir also fortfahren, sollten wir eine Gabe *Anacardium* M geben.

Öffentlicher Vortrag

V: Ich möchte nicht nur einen Monolog halten, sondern möchte über einige Ideen zum Thema Gesundheit sprechen, und es wäre schön, wenn wir gemeinsam herausfinden würden, was Homöopathie ist.
Die Homöopathie ist ein therapeutisches System - eins der vielen Systeme außerhalb der Schulmedizin. Wir wollen heute herausfinden, was dieses System ausmacht - unglücklicherweise auf einer theoretischen Grundlage.
Hinter der Theorie der Homöopathie steht eine Logik, die jeder verstehen und begreifen kann. Die erste Frage, die ich hier an Sie richten möchte, lautet: „Wenn Fieber und Husten vorliegen, handelt es sich um eine Krankheit." Stimmt das?

K: Es sind Symptome.

V: Sehr gut. Es ist also etwas innerhalb des Organismus nicht in Ordnung. Wo? Das wissen wir nicht. Was stellen das Fieber und der Husten dar? Kann mir das jemand sagen?

K: Belastungen der Lebenskraft.

V: Ich möchte es ein wenig verständlicher machen. Sie wissen, die anderen Anwesenden kennen den Begriff Lebenskraft nicht. Der Körper fiebert also...

K: Ein Alarmsignal.

V: Warum schlägt er Alarm?

K: Es herrscht ein Ungleichgewicht.

V: Wir wissen noch nicht, warum er Alarm schlägt. Es kann sein, daß es im Nebenraum brennt, es kann auch sein, daß dort Einbrecher sind, die etwas stehlen wollen, was uns gehört - es wird Alarm geschlagen. Es gibt viel Aufruhr, etwas erhebt sich dagegen. Ist das Auflehnen der Grund für das, was vorgeht? Nein! Der Einbrecher ist die Ursache des Geschehens. Der Körper lehnt sich gegen etwas auf - das sehen wir - gegen den Einbrecher, der im Nebenzimmer etwas stehlen will, und das veranlaßt den Körper, Alarm zu schlagen und eine Reaktion zu zeigen. Es befindet sich ein Eindringling im Körper - ein Bazillus, Mikroben. Warum? Warum sie in den Körper eindrangen? Weil der Körper nicht bewacht war. Die Ursache des Alarms, den wir als Fieber, Husten und andere Symptome wahrnehmen, ist dieser Eindringling - ein Virus usw. Das ist der Grund, bis zu einem bestimmten Grad. Wenn die Türen gut verschlossen und verriegelt wären, könnten die Eindringlinge nicht hinein.

Was wir sehen, ist ein Symptom, sonst nichts. Aber es findet eine Reaktion unseres Organismus statt, um etwas zu verhindern, was mit der Zeit gefährlich werden könnte. Der Organismus bäumt sich auf, es kommt zu einem Kampf mit den Eindringlingen. Diese sind aber ziemlich stark, so daß die Schlacht zu unserem Untergang führen kann. Wir haben zu viele Türen aufgelassen, und es konnten zu viele eindringen. Wir brauchen Munition, um uns zu wehren. Wir schaffen mehr und mehr davon heran, rufen unsere Freunde und mobilisieren alle Abwehrkräfte des Körpers.

Das Fieber dauert drei, vier oder fünf Tage, auch länger. Wir bringen noch mehr in Bewegung und fangen an, stark zu schwitzen, um die Toxine, die Einbrecher, aus dem Körper zu werfen. Und wieder produzieren wir Fieber, es wird mehr und mehr Munition gebraucht. Dieser Kampf bietet nun zwei Möglichkeiten. Entweder, wir gewinnen und schlagen den Gegner k.o., oder er gewinnt und schlägt uns somit k.o. -

entweder Tod oder Leben. Einer wird jedenfalls siegen.

Stellen Sie sich vor, wir würden diese Symptome, die der Abwehrmechanismus hervorbringt, um sich zu wehren, nun beseitigen, anstatt zu helfen, daß er sich mit mehr Kraft wehren kann. Wir unterdrücken sie! Was passiert dann?

Wenn wir hohes Fieber haben und deshalb Antipyretika geben, so bedeutet das, daß wir das Fieber nicht möchten. Wir behaupten dann logischerweise, daß das Fieber nicht nötig ist. „Es wird den Körper verbrennen!" So lautete bisher die allgemeine Ansicht, und es ist immer noch so, in der Schulmedizin. Sie versuchen, das Fieber zu senken. Das Fieber ist aber absolut notwendig, bei diesem Kampf zwischen Abwehrsystem und Virus. Es ist unsere innere Intelligenz, die entschieden hat, daß diese Symptomatologie notwendig ist, um dagegen kämpfen zu können.

Es gibt eine innere Intelligenz in uns, die höher steht als die Art der Intelligenz, die wir im täglichen Leben nutzen.

Der ganze Körper entspricht einer Art sehr kompliziertem Computer, der unter Belastung immer die bestmöglichen Antworten gibt. Die bestmögliche Antwort für den Körper lautet also, Fieber zu produzieren, einen Husten und Schleim, um gegen die Bakterien angehen zu können. Der Husten soll den Schleim auswerfen, um die Lungen frei zu halten.

Es handelt sich um ein Syndrom, das man so respektieren, unterstützen und stärken sollte, damit der Eindringling bekämpft werden kann. Es sollte nicht unterdrückt werden!

So, dieser wichtige Punkt stellt den Unterschied zwischen der Homöopathie und der Allopathie dar. In der Homöopathie gehen wir davon aus, daß *jedes* Symptom... wir müssen hier sorgfältig sein. Ich werde das kurz ausführen, und dann haben Sie Zeit für Fragen, ich weiß, daß Sie viele Fragen haben.

Jedes Symptom stellt in der Homöopathie einen Abwehrmechanismus dar. Es ist das Ergebnis eines Abwehrmechanismus, und ist daher nützlich. Sie denken hier natürlich sofort: „Soll das heißen, daß die Ängste, die ich habe, und meine Depression notwendig sind?" „Der epileptische Anfall ist notwendig?" „Braucht man Traurigkeit? Braucht man den Kopfschmerz?" „Ist der Kopfschmerz, der jeden Tag um 11 Uhr auftritt, wirklich notwendig?"

Gut, das Fieber, das verstehen wir, da es die Körpertemperatur anhebt und ein Schwitzen hervorruft, das die Toxine herausbringt. Das können wir verstehen. Aber warum benötigen wir einen Kopfschmerz? Warum benötigen wir einen epileptischen Anfall? Warum brauchen wir diese Traurigkeit und die Depression? Warum diese Angst und die Befürchtungen?

Wie würden Sie das begründen? Kann mir jemand diese Frage beantworten? Wir behaupten hier etwas, das fast paradox klingt. Auf einer bestimmten Ebene, auf der körperlichen, können wir das noch verstehen, aber was ist mit Symptomen auf der emotionalen oder geistigen Ebene?

Der Körper braucht jedes Symptom, das produziert wird, um dadurch etwas Schlimmeres, das sonst geschehen würde, zu verhindern. Ein Kopfschmerz kann sehr nötig sein, denn er bedeutet einen Krampf oder eine Lockerung der Gefäße. Je mehr sich die Gefäße, die Arterien entspannen, desto mehr empfinden wir das als einen Schmerz. Was würde geschehen, wenn der Körper diese Entspannung der Arterien nicht hervorbringen würde? Der Druck in den Arterien könnte zu hoch bleiben, und es könnte somit zu einer Hirnbeteiligung kommen. Es könnte sich ein Hirnschaden einstellen. Die Kopfschmerzen sind daher wirklich notwendig. Warum? Weil sich der Körper in keinem guten Gleichgewicht befindet. Er ist auf irgendeine Weise gestört. Er produziert daher eine gewisse Symptomatologie, um etwas, das schlimmer ist, fernzuhalten. Jedes Symptom ist also als eine Unterstützung bei dem Bemühen zu betrachten, ein Gleichgewicht herzustellen. Es geht um einen Ausgleich, um das Gleichgewicht.

K: Was ist mit Symptomen, die töten?

V: Dazu komme ich noch. Das Leistungsvermögen des Organismus, auf der einen Seite, und das Ungleichgewicht auf der anderen Seite... setzen Sie das zusammen, und es kommt eine Symptomatologie dabei heraus. Diese Symptomatologie kann sich bei chronischen Zuständen jeden Tag wiederholen, oder alle zwei, alle zehn Tage. Und das ist nichts anderes, als das ständige Bemühen des Organismus, ein Gleichgewicht herzustellen.

Wenn der Organismus nun nicht dazu in der Lage sein sollte - wenn er nicht die Symptome produzieren kann, die nötig sind, um eine end-

gültige Zerstörung oder den Zusammenbruch zu verhindern - dann folgt der Tod. Wenn die Abwehr besser wäre, würde der Tod noch hinauszuschieben sein. Auf dieser Annahme gründet die Homöopathie.
Was wir brauchen, ist nicht etwas, das unterdrückt oder ein Symptom oder eine Gruppe von Symptomen zum Verschwinden bringt, sondern eine Möglichkeit, den Organismus zu stärken, um somit eine bessere Abwehr zu gewährleisten. Tatsächlich macht die Homöopathie nichts anderes!
Wir lassen jedes Symptom gelten, das ein Mensch hervorbringt, lassen uns durch diese Symptome sogar leiten, und sehen so, wie der Abwehrmechanismus dieses Menschen arbeitet. Begehen Sie nicht den Irrtum zu glauben, daß jeder Mensch die gleiche Abwehr hätte. Nein, jeder besitzt seine ganz eigenen Abwehrmechanismen. Und welche Aufgabe haben wir? Wir müssen sie stärken. Wodurch, wie? Das ist die große Frage. Wie können wir den Abwehrmechanismus stärken? Kann mir das jemand sagen? Wir haben verschiedene Organismen, die verschiedene Symptomatologien produzieren. Ja? Und wir möchten die Abwehr eines jeden Organismus stärken. Was können wir tun?

K: Ihnen etwas von den Bakterien geben, so daß sie etwas zum Bekämpfen haben und Antikörper bilden können.

V: Ich verstehe nicht.

K: Sie immunisieren.

K: Ihnen eine kleine Menge der Organismen verabreichen, die eingedrungen sind.

V: Das wäre eine Idee. Wenn wir es aber genauer formulieren wollten, dann müßten wir sagen, daß wir einen Weg finden müßten, die Symptome zu vermehren, zu stärken. Die vorliegenden Symptome... Durch die vorliegenden Symptome versucht der Organismus, ein Gleichgewicht herzustellen, schafft es aber nicht. Er hat dann und wann Kopfschmerzen. Er hat dann und wann Magenschmerzen. Er hat Diarrhoe oder dieses oder jenes, all die chronischen Krankheiten. Warum kann der Körper sich nicht von all diesen chronischen Zuständen erholen, in denen sich der Organismus befindet? Weil nicht genug Stärke, genug Abwehrkraft vorhanden ist. Wenn wir einen Weg finden würden, das zu stärken, d. h. wenn wir die Symptome für eine

Zeit verstärken würden, dann würden wir damit tatsächlich die Abwehr des Körpers stärken.

Der Patient hat hohes Fieber von 40 °C. Wenn wir das Fieber nun auf 40,2 Grad oder 40,3 Grad bringen könnten, wäre das eventuell genau das, was der Körper brauchte, um zu genesen.

K: Ist das nicht gefährlich hoch?

V: Wir werden noch darüber sprechen. Ich möchte Ihnen die Idee von dem vermitteln, was wir in der Homöopathie tun - wir stärken. Wir nehmen das Bild des Abwehrmechanismus auf und versuchen, eine Pflanze, ein Mineral oder ein tierisches Produkt zu finden, das diese Symptomatologie ebenfalls hervorrufen kann. Wir haben die verschiedenen Arzneimittel am menschlichen Körper getestet und herausgefunden, daß die Mittel Krankheiten nachahmen können. Jedes Mittel ahmt bestimmte Krankheiten nach. Wenn wir also ein Medikament geben, von dem wir wissen, daß es eine Gruppe von Symptomen produziert, die denen ähnlich sind, die der Patient hat, was geschieht dann?

Wenn wir wissen, daß *Belladonna* einen Schmerz des rechten Ohrs hervorruft, der zum Rücken ausstrahlt, und Sie kommen nun und sagen: „Mein rechtes Ohr schmerzt, der Schmerz erstreckt sich zum Rücken", dann gebe ich Ihnen *Belladonna*.

Bei den Prüfern, den Menschen, die dieses Arzneimittel geprüft haben, hat es genau diesen Schmerz hervorgerufen. Was geschieht nun? Wird der Schmerz verschwinden oder wird er stärker werden? Er wird stärker werden. Und genau in diesem Moment stärken wir die Abwehrkräfte des Körpers. Es ist nun mehr Energie vorhanden, um die Krankheit zu bekämpfen - es ist eine Energie, die all die Jahre nicht vorhanden war, da wir unter chronischen Beschwerden zu leiden hatten. Der Körper war nicht in der Lage, diese zusätzliche Energie, die nötig ist, aufzubringen. Wir geben ihm genau die Energie, die er benötigt.- diese spezielle Energie, die genau das an Symptomatologie hervorruft, was der Organismus hat.

Und was geschieht jetzt? Es gibt eine Verschlimmerung der Symptome, und dann eine anhaltende Besserung. Wir haben den Körper ins Gleichgewicht gebracht.

Diese Idee klingt sehr merkwürdig. Nein? Was tun wir? Geben wir

etwa ein Mittel, um damit Symptome abzuschneiden, geben wir etwa ein Mittel, das bei Diarrhoe eine gegenteilige Wirkung hervorruft? Bei einem Husten wird ein Mittel gegeben, das den Husten stoppt? Die Angst wird durch ein anderes Medikament gebremst? Ja sicher, die Angst ist gebremst worden, aber was ist nun mit meiner Leber, bei dieser Art von Behandlung - bei der allopathischen.
„Ich habe jetzt diesen Schmerz in der Leber, und immer, wenn ich das Medikament nehme, wird der Leberschmerz stärker, ich bin dann auch ganz aufgebläht und habe Atemnot."
Die Homöopathie und die neue Medizin ganz allgemein... es kommt eine neue Medizin auf... diese genannten Dinge werden von der Mehrheit der Leute immer weniger akzeptiert, aber sie kennen noch nichts, das besser ist. Die Homöopathie wird - zusammen mit den verschiedenen anderen neuen therapeutischen Methoden - ein neues Licht auf die medizinischen Probleme von heute werfen, das riesig ist, riesig!
Können wir sagen, bisher ein System gehabt zu haben, das uns Gesundheit geben konnte? Wir müßten alle ziemlich gesund sein, wenn die existierende Medizin das bewerkstelligt. Wer ist heute gesund? Vielleicht diejenigen von Ihnen, die noch unter 30 sind.
Sie haben nach Esalen gefunden, da Sie gewisse Probleme haben. Sie haben spezielle Diäten angewandt, da es gesundheitliche Probleme gibt. Wenn wir bereits ein System hätten, das wirklich heilen könnte, dann müßten wir viel ausgeglichener sein, als wir es heute sind. Heutzutage sehen wir viel Ungleichgewicht. Wir brauchen dringend ein therapeutisches Verfahren, eine Methode, die uns unser verlorenes Gleichgewicht zurückgeben kann. Das Gleichgewicht ist nicht nur auf der physischen Ebene verlorengegangen. Es geht nicht nur um Darmgeschwüre, Herzbeschwerden oder Leberbeschwerden, es geht auch um den emotionalen und geistigen Bereich.
Sehen Sie sich all die Ängste, die Befürchtungen, die Depressionen an! Sehen Sie sich an, wie empfindlich wir geworden sind, wie schnell sich unsere Gesundheit auf den Kopf stellen läßt. Warum? Weil wir vergessen haben, daß die „Türen offenstehen". Wir kümmern uns nicht um uns, halten uns in keinem guten Zustand, deshalb können die Eindringlinge, die Mikroben, die Bakterien in uns eindringen. Hat jemand etwas nicht verstanden, was bisher gesagt wurde? Sie möchten

etwas fragen?

K: Ich stimme grundsätzlich mit Ihnen darin überein, daß Symptome eine Manifestation des Körpers sind, mit denen er versucht, eine Invasion abzuwehren. Was das Fieber betrifft, so gibt es eine unmittelbare Wechselbeziehung zwischen dem Anstieg der Temperatur und dem Untergang der Viren oder Bakterien. Was den Husten betrifft, so würde ich sagen, daß eine Vermehrung des Hustens - der die Lungen freihalten soll - sehr ermüdend sein kann. Es scheint mir besser zu sein, zu bewirken, daß der Schleim leichter abgehustet werden kann, so daß mit der gleichen Menge an Husten mehr ausgeworfen wird.

V: Ja. Das ist ein guter Punkt. Sie müssen aber daran denken, daß wir nicht entscheiden können, wie der Körper zu reagieren hat. Sie können bei einer bestehenden Symptomatologie nicht sagen: „Ich beschließe, daß das Fieber ein wenig ansteigen soll, daß der Husten nur wenig zunehmen soll, es sollte möglichst wenig Schleim gebildet werden." Der Körper entscheidet! Wir haben die Reaktion des Körpers so anzunehmen, wie sie ist, und wir richten uns danach.

Es ist wie beim Judo. Wir nutzen die Energie des Feindes - die gleiche Energie - um ihn zu überwinden. Wenn wir seinen Angriff verstärken, dann schaffen wir es. Allopathie ist Boxen. Beim Judo oder Aikido verwenden wir sehr subtile Energien, um den Sieg zu erlangen. So sieht die Idee aus.

Wir können kein Arzneimittel verabreichen und fordern, daß der Husten nur wenig zunehmen darf oder daß er abnehmen soll, so daß der Patient nicht leiden muß. Wenn aber während dieser Veränderungen ein Symptom für einen Moment gefährlich werden könnte, dann ist der Körper so intelligent, dieses Symptom unmittelbar abzuschwächen. Habe ich Ihre Frage damit beantwortet? Der Körper besitzt die Intelligenz, ein Symptom, das gefährlich ist, nicht zu verschlimmern, wenn Sie ihn stärken.

Angenommen, es handelt sich um einen Blutdruck von 240 oder 280, das ist die Obergrenze. Wenn ich dann ein Mittel gebe, das den Blutdruck noch mehr in die Höhe treibt, auf 300, dann wird es sehr wahrscheinlich zu einem Hirnschaden kommen - das würde das Ende bedeuten.

Wenn ich Ihnen das richtige Mittel gebe, was wird dann geschehen?

Es ist wie bei einem Computer, der merkt, daß dies ein gefährlicher Punkt ist, und den Blutdruck deshalb sofort senkt. Der Patient muß dafür exzessiv urinieren, er rennt nur noch zur Toilette, weil sich das so verschlimmert hat. Das Schwitzen verstärkt sich sehr, der Kopfschmerz ist schlimmer, denn das ist nicht gefährlich. An dem Punkt, an dem es gefährlich ist, verschlimmert sich das Symptom nicht, da der Körper die Intelligenz besitzt, dieses Symptom sofort zu bessern. Und wenn der Husten wirklich schädlich für den Patienten werden könnte, dann wird er gebessert werden, und etwas anderes verschlimmert sich dafür.

Der menschliche Körper ist unendlich kompliziert. Wir wissen heutzutage nicht einmal ein Millionstel von dem, was im Körper vorgeht. Es ist deshalb sehr schwer zu entscheiden, was gut und was schlecht ist.

Dennoch stützt sich die gesamte allopathische Medizin auf solche Annahmen. Sie erzählen einem, daß Ängste und Depressionen nicht gut seien. Sie werden Ihnen sagen, daß Sie Antidepressiva oder eine Anti-Angst-Droge nehmen sollen. Aber wo steht, daß das gut ist? Weil sie es sagen, soll ich es glauben? Es gibt einen Grund dafür, ich möchte herausfinden, warum ich Angst habe. Die Angst wird verschwinden, wenn eine Person, die einigermaßen gesund ist, herausfindet, warum diese Angst entstanden ist. Wenn man die Umstände und Bedingungen, die zu dieser Angst führten, wirklich versteht, dann wird sie abnehmen.

Ich spreche hier nicht von oberflächlichen Symptomen, mit denen wir in der Homöopathie nicht viel zu tun haben, wir haben es mit chronischen, anhaltenden Krankheiten zu tun. Es handelt sich hierbei um eine Methode, den menschlichen Körper in einer intelligenten Weise zu behandeln. Der Arzt, der homöopathisch behandelt, stört die Mechanismen des Organismus nicht. Er interpretiert auch nicht. Er sagt nicht, daß dieses schlecht und jenes gut sei. Er nimmt das Bild des Abwehrmechanismus auf und versucht, ein Arzneimittel zu finden, das ein ähnliches Bild produziert. Wenn Sie dieses Mittel verabreichen, sehen Sie eine anfängliche Verschlimmerung, und dann eine Besserung.

Von dieser Annahme ausgehend, hat sich in den letzten 150 Jahren eine Wissenschaft entwickelt. Es ist eine Wissenschaft, die lebendig geblieben ist. Unglücklicherweise betrieben sie aber nur einige wenige in der Welt. Dieses Wissen hat nichts mit dem gewöhnlichen Wissen der heutigen Mediziner zu tun.

Deshalb kamen auch Ärzte aus ganz Amerika und einige aus Europa, um diese Vortragsreihe zu hören. Homöopathie ist außerdem noch etwas mehr als „nur" das Heilen von Krankheiten. Sie wissen, wie es zu Krankheiten kommen kann, wie sie sich entwickeln können, durch falsche Handlungen und andere Dinge in unserem Leben.

Diese Wissenschaft ist schwer zu verstehen, und es ist schwer, sie zu beherrschen. Warum? Weil jede Krankheit... eine Bronchitis drückt sich bei jedem Menschen anders aus. Es ist nicht so, daß zwei Mensch einfach nur eine Bronchitis haben. Ein homöopathischer Arzt wird diesen beiden Patienten nicht ein gleiches Arzneimittel geben. Er wird schauen, wie der Abwehrmechanismus des einen reagiert, und wird daraufhin das indizierte Mittel geben. Dann wird er schauen, wie der Abwehrmechanismus des anderen arbeitet, und wird daraufhin das hier angezeigte Mittel geben.

Und hier beginnt auch schon die Schwierigkeit.

Wir haben in der Homöopathie das, was wir „Arzneimittelbilder" nennen. Diese Bilder... Es ist spät, ich möchte Ihnen daher nur ein Arzneimittel vorstellen, *Sepia*. *Sepia* wird aus dem Tintenfisch hergestellt. Das ist interessant; ich werde Ihnen die Psyche der Person beschreiben, die dieses Arzneimittel brauchen könnte.

Zu Anfang ist das Kind gesund, und es fühlt sich wohl. Wenn dieser Mensch dann in die Welt geht, beginnt er, sich für verschiedene Ideen, Gruppen, Kulturen usw. zu interessieren. Er oder sie haben verschiedene Beziehungen zu anderen Menschen, und auch sexuelle Beziehungen. Das alles sind Erfahrungen, die dieser Mensch macht. Es handelt sich hier um eine empfindsame und erregbare Person. Sie ist normalerweise mager, sehr erregbar und empfindsam.

Nehmen wir ein Mädchen, es ist 14 oder 15 Jahre alt, und sie hat eine Beziehung zu jemandem. Dieses empfindsame Mädchen kommt mit einem Mann in Kontakt, der 22 oder 23 Jahre alt ist, und der irgendwie brutal ist. Es kommt zu sexuellem Verkehr mit diesem Mann, der sie sehr schlecht behandelt. Das verursacht ein schweres Trauma bei diesem Mädchen. Was werden wir dann unmittelbar danach feststellen können? Dieses Mädchen mag jetzt keinen Sex mehr, da sie überhaupt nichts dabei fühlt. Tatsächlich entwickelt sie sogar eine Abneigung gegen Sex.

Sie geht weiter durchs Leben und stellt fest, daß sie bei keinem Mann wirkliche sexuelle Erregung spürt. Sie begibt sich dann in eine sogenannte spirituelle Gruppe. In dieser Gruppe gibt es einen Guru, der insensibel ist und diese Person nicht wirklich versteht. Er sagt ihr, sie solle dies und jenes tun. Es herrsche eine sehr strenge Disziplin. Die Frau schränkt sich ein und versucht, die Disziplinen durchzuführen. In der Zwischenzeit sagt aber etwas in ihr „nein". Sie macht aber weiter und weiter und wird mehr und mehr geistig träge, stumpf. Sehen Sie, wie sich die Symptomatologie entwickelt?

Sie hat eine Abneigung gegen Sex, was mittlerweile verwurzelt ist. Dieser Bereich hängt eng mit dem Hormonsystem zusammen. Dazu kommt jetzt noch, daß sie sich zwingt, die spirituellen Praktiken durchzuführen, obwohl sie das nicht wirklich möchte.

So wird der Geist träger und träger. Sie stellt fest, daß die natürliche Lebensfreude verlorengegangen ist. Schließlich geht sie spazieren, sieht die Bäume, das Meer, aber nichts berührt sie mehr. Die Emotionen sind stumpf geworden. Sie ist an nichts mehr interessiert. Sie hat inzwischen viel Leben verloren, sie spürt den Hauch des Lebens nicht mehr.

Sie ist schwerfällig geworden, sitzt da, und fragt sich: „Wovon handelt dieser Vortrag? Ich verstehe nichts." Und bei dieser Trägheit, von der sie weiß, daß sie sie hat - entwickelt sie ein Talent dafür, den Leuten Dingen zu sagen, die wirklich verletzend sind. Warum?

Sie war zu Anfang sehr einfühlsam und aufmerksam. Nun ist kein Leben mehr in ihr - sie hat keine Sexualität mehr, keine Kontakte, keine Gefühle, kein Leben. Es ist eine Art negatives Nirwana. In diesem Zustand ist der Geist wirklich still. Wieso? Er arbeitet überhaupt nicht mehr. Es ist schon seltsam, daß sie dennoch die Schwächen der anderen Menschen durchschaut.

Sie entwickelt eine Geschicklichkeit, den anderen Menschen Dinge zu sagen, die sie echt verletzen. Wir sagen dann, daß *Sepia* bösartig ist. Sie sehen, wie sich diese *Sepia*-Psychologie langsam entwickelt. Wir stellen fest, daß die Menstrualblutung abnimmt und daß sie schließlich ganz ausbleibt. Anstelle der Menses hat sie jetzt eine Leukorrhoe. Es ist ein gelblicher, weißer Ausfluß, aber die Menses bleibt aus, da das Hormonsystem völlig gestört ist. Sie entwickelt nun eine Kolitis. Sie geht zum Arzt und sagt ihm: „Ich habe eine Kolitis." Der Homöopath wird ihre *ganze* Geschichte aufnehmen. Er wird ihr kein Arzneimittel gegen die Kolitis geben. Er wird ein Arzneimittel verabreichen, das den ganzen Menschen behandelt. Das alles sind Ausdrücke von Krankheit. Sie sagt: „Ich bin ein spiritueller Mensch." Aber anstatt sich erfreuen zu können und Freude zu entwickeln, ist sie zu einem halben Menschen reduziert worden. Sie hat Depressionen, furchtbare Depressionen, die nur dadurch besser werden, daß der Tag geht und die Nacht kommt. Es ist nur während der Nacht besser, sobald der Tag wieder anbricht, zeigt sich auch wieder die Depression, die Schwerfälligkeit, der Mangel an Gefühlen, die emotionale Teilnahmslosigkeit. Sie begegnet jemandem, ist aber teilnahmslos, sie fühlt nichts. All dies gehört zum Bild eines kranken Menschen, der *Sepia* braucht - und nur *Sepia*! Sie können es Depression nennen, Sie können es Teilnahmslosigkeit nennen. Sie können es Menstruationsstörung nennen, Sie können es Kolitis nennen, das spielt keine Rolle. Das Arzneimittel, das wieder Leben in diesen Menschen bringt, ist *Sepia*. *Sepia* ruft einen ähnlichen geistigen Zustand hervor, einen ähnlichen emotionalen Zustand, und auch diese physischen Beschwerden.

Dies ist ein Hauch von dem, was Homöopathie ist. Die Homöopathie ist etwas, das in dieser Zeit, in dieser Phase der menschlichen Evolution, wirklich gebraucht wird. Sie breitet sich mehr und mehr aus und bringt mehr und mehr Leben in das Feld der Medizin. Es sind hier Menschen nötig, die wirklich engagiert sind. Es gibt hunderte solcher Arzneimittelbilder. Die Schwierigkeiten, das eine vom anderen zu differenzieren, sind enorm. Ich glaube aber, daß wir eines Tages genug Leute haben werden, die die Sache anpacken und dieses Wissen erlangen und es an ihre Schüler weitergeben werden. Sie haben hier in Esalen jemanden, eine wirklich ausgezeichnete Kraft. Sie möchten eine Frage stellen?

K: Sie sprachen darüber, daß der Körper in der Lage ist, sehr gefährliche Symptome, lebensbedrohliche Symptome, von weniger gefährlichen Symptomen zu unterscheiden, und das lebensbedrohliche Symptom zu stoppen. Was ist, wenn ein Symptom zwar nicht lebensbedrohlich ist, aber eine Extremität oder etwas Ähnliches bedroht? Würden Sie dann in Betracht ziehen, ein Arzneimittel zu verwenden, um diesem

Prozeß, der zwar nicht lebensbedrohlich ist, aber eine Verstümmelung bewirken kann, Einhalt zu gebieten?

V: Sicher. Ja, natürlich. Ein Patient kann, während Sie ihn chronisch behandeln, eine Bronchitis oder eine Pneumonie entwickeln. Was tun Sie dann? Werden Sie das behandeln? Ja! Wir werden diese akute Verschlechterung, die der Organismus in einer bestimmten Phase hervorbringt, behandeln. Wir geben ein Arzneimittel, ganz klar.

K: Spielt die Potenz eine Rolle, die man gibt?

V: Das sind große Fragen. Um das zu verstehen, bedarf es vieler Seminare. Wir haben hier gerade die Grundbegriffe gestreift.

K: Empfehlen Sie Meditation oder so etwas?

V: Nein, wir ordnen das nicht an. Aber Fasten, ja. In bestimmten Fällen. Meditation nicht, da der homöopathische Arzt nichts mit dem Spirituellen dieses Menschen zu tun hat. Wenn er spirituell ist, um so besser. Wenn wir den menschlichen Geist und die Seele in ihrer Tiefe kennen, ist das von Vorteil. Es ist aber nicht seine Aufgabe, ein spiritueller Lehrer zu sein. Wir sind es nicht, die entscheiden, ob sich ein Symptom verschlimmert, das entscheidet der Organismus. Wenn der Organismus das beschließt, dann ist es auch gut für das System. Wir widersetzen uns nicht. Wir unterstützen das. Wir freunden uns mit dem System an. Die Intelligenz des Organismus entscheidet, ob ein Symptom zunimmt oder sich verschlimmert, und das ist dann auch gut für den Organismus.

K: Ich möchte gern etwas über das Antidotieren hören.

V: Was antidotiert ein Arzneimittel?

K: Wie geschieht das, und ist es möglich, nur ein bißchen zu antidotieren, wenn man weiß, wie man es machen kann?

V: Wir können ein wenig darüber reden. Alles, was den Organismus anregt, kann den Organismus und auch das Mittel antidotieren oder unterdrücken. Deshalb ist es nicht erlaubt, Kaffee zu trinken. Kaffee, der Koffein enthält, und einige Tage lang getrunken wird, wird je nach Stärke des einzelnen Individuums die Behandlung antidotieren. Sie erleiden dadurch einen Rückfall.

Das gleiche geschieht durch Drogen wie Marihuana, LSD und Haschisch. All diese Drogen antidotieren die homöopathische Behandlung. Es besteht keine Möglichkeit, jemanden homöopathisch konstitutionell zu behandeln, ein Gleichgewicht im Organismus herzustellen, und gleichzeitig zuzulassen, daß er während oder nach der homöopathischen Behandlung irgendwelche Drogen nimmt. Wenn Sie beschlossen haben, Ihre Gesundheit zu verbessern, sie anzuheben, dann müssen Sie sich arrangieren und Kompromisse eingehen.

K: Was ist mit Alkohol?

V: Alkohol kann getrunken werden. Sie sollen natürlich nicht zum Alkoholiker werden, aber ein Glas Wein oder Bier pro Tag macht nichts, da es eine Art Nahrung darstellt. In Griechenland stellt Wein eine Art Ergänzung zur Nahrung dar. Sie dürfen jede Art von Nahrung zu sich nehmen.

K: Was macht den Unterschied zwischen Nahrung, Kräutern und Drogen aus?

V: Die Person, die nur von Drogen lebt, möchte ich sehen. Wenn es keinen Unterschied gäbe, dann könnten sie von Drogen leben. Wenn Sie selbst keinen Unterschied sehen, dann probieren Sie doch, nur von Drogen zu leben. Probieren Sie es.

K: Es gibt niemanden, der von nur einer Sache leben könnte.

V: Wir wissen das aus unserer Erfahrung heraus. Wir können den Unterschied zwischen Drogen und Nahrung eindeutig erkennen.

K: Angenommen, jemand nimmt ein Halluzinogen und potenziert es, würde es diesen Menschen töten? Wenn Sie etwas nähmen, das abtötet, etwa Thorazin oder Novocain, und das potenzieren würden, hätte es dann eine halluzinogene Wirkung?

V: Nein, Sie können die Auswirkungen der Droge damit antidotieren. Wenn es Auswirkungen durch eine Droge gibt, können Sie diese damit antidotieren, wenn Sie eine Hochpotenz derselben Droge nehmen. Angenommen, Sie hätten eine Zeit lang Kokain genommen. Und nun fühlen Sie sich nicht in der Lage, richtig denken zu können, die Arterien sind geschädigt und Sie fühlen sich deprimiert. Sie haben eine Symptomatologie. Es kann sein, daß Sie diese Auswirkungen der materiellen Substanz mit einer Hochpotenz der gleichen Droge antidotieren können. Das wirkt aber nicht immer. Man braucht schon einen Therapeuten, der entscheiden kann, was man tatsächlich braucht. Um diese Auswirkungen zu antidotieren, brauchen Sie Kokain in einer hohen Potenz, oder *Sepia* oder *Calcium carbonicum*, das kommt ganz darauf an. Es bedarf eines Experten, um das entscheiden zu können.

Ich weiß, daß Sie sehr experimentierfreudig sind, aber man muß hier aufpassen, daß es keine Schwäche im System hinterläßt, die dauerhaft schaden kann.

K: Ich würde gern wissen, wer als Erster *Sepia* aus dem Tintenfisch gewann.

V: Das war *Hahnemann*, ein deutscher Arzt.

K: Als wir in Europa waren, hat sich meine Tochter eine Meningitis spinalis zugezogen. Als wir im Krankenhaus waren, wo mit Penicillin behandelt wurde, fragte ich mich, was Sie in einem solchen Fall getan hätten.

V: Ich hatte einen ähnlichen Fall, es handelte sich um das Kind eines Arztes. Ich stellte den Fall hier vor. Das Kind genas wunderbar durch die homöopathischen Medikamente. Nach drei Tagen wurde es aus dem Krankenhaus entlassen.

K: Was gaben Sie?

V: Was ich gab, spielt keine Rolle. Ich gab *Phosphorus*, aber in anderen Meningitis-Fällen kann *Sepia, Sulfur* oder *Lycopodium* nötig sein. Geben Sie jetzt nicht in jedem Meningitis-Fall *Phosphorus*.

K: Würden Sie noch ein anderes Arzneimittel vorstellen?

V: Ich glaube, einige der Anwesenden über 30 sind bereits müde (Gelächter). Denken Sie bitte daran, daß ich seit 10 Uhr ununterbrochen rede.

K: Wären sie bereit, ein anderes Mal zu uns zu sprechen, bevor Sie abreisen?

V: Sind Sie echt daran interessiert?

K: Ja!

V: Sicherlich. Sie dürfen natürlich nicht glauben, daß Sie Homöopathie lernen, indem Sie sich einen Vortrag anhören. Ich bin mir nicht sicher, ob sich das noch arrangieren läßt.

Fallbesprechung

(Ein schriftlicher Fall, der von zwei Therapeuten vorgetragen wird.) Es geht um einen zweijährigen Jungen. Die Familie stammt aus dem Iran.

Er ist sehr ungezogen und gebärdet sich zu Hause sehr heftig. Er schlägt seinen jüngeren Bruder, beißt die Mutter und schreit dabei. Er ärgert sie auch, indem er die Milch des Bruders ausgießt oder vor ihren Augen mit knirschenden Zähnen ein Butterbrot zerquetscht. Einmal wollte er sogar die Katze erwürgen.

Wenn die Mutter versucht, ihn zurechtzuweisen - sie kann das nicht besonders gut - lacht er nur oder zuckt mit den Achseln. Schließlich gibt er dann aber doch Ruhe und folgt der Mutter.

Er kann es nicht gut ertragen, wenn der Vater der Mutter seine Aufmerksamkeit schenkt. Er wird dann heftig und beißt und schlägt.

Wenn er mit den vier- bis fünfjährigen Kindern aus der Nachbarschaft spielt, ist er ruhig und folgsam. Er streitet nicht mit ihnen und macht bereitwillig, was sie ihm sagen.

Er fürchtet sich vor Insekten.

Nachmittags - etwa von 16 bis 18 Uhr - ist er meist müde und schlapp.

Er hat häufig Erkältungen mit Ohrenentzündungen, wogegen er Antibiotika und viele andere Medikamente erhielt. Sein Schlaf ist sehr unterschiedlich; teilweise ist er nachts des öfteren wach, teilweise schläft er gut.

Er hat ein starkes Verlangen nach Süßigkeiten. Milch mag er gerne. Gegen Käse hat er eine Abneigung.

V: Wer möchte den Fall analysieren?

T: Mein erster Eindruck war *Stramonium*, wegen all dieser Heftigkeit, dem Kämpfen, dem Schreien, er beißt seine Mutter. Ich merkte aber, daß es nicht richtig war, weil es nicht wirkte. Dieser Spur weiter folgend schaute ich mir das Verlangen nach Süßigkeiten an, und dachte an *Sulfur*. Das nächste, was ich mir anschaute, führte mich dann zum richtigen Mittel, ich gebe es aber jetzt noch nicht bekannt. Anfänglich überging ich es, weil ich meinte, daß es nicht dazu paßt.

K: Warum nicht *Tuberculinum*? Roger, was haben Sie genommen?

K: *Stramonium* und *Sulfur*.

K: Möchte jemand für *Tuberculinum* sprechen?

V: *Tuberculinum* ist eine gute Wahl, das ist in Ordnung.

T: Ich wählte *Tuberculinum*... ich dachte erst, es sei *Stramonium*, wegen des Mangels an Angst. Was mich von *Chamomilla* und *Cina* abbrachte, war die Boshaftigkeit. Ich dachte, daß *Tuberculinum* boshafter sei, außerdem mag er gerne Milch, und da waren noch einige Dinge. Ich dachte also an *Tuberculinum*, besonders wegen der Boshaftigkeit. Es scheint mir, als sei er boshaft. Er verhält sich seinem Bruder gegenüber schlimm, er schüttet seine Milch aus, während er der Mutter direkt in die Augen sieht.

T: Ich stimme zu. Mein erster Eindruck war ebenfalls *Tuberculinum*. Was mir aber wichtig erscheint, ist, daß die Mutter nicht versucht hatte, ihn zu halten. Die Mutter reagiert überhaupt nicht auf sein Verhalten, das fiel mir sehr auf. Es ist keine Struktur in seinem Umfeld, in seiner Familie. Ich habe das Gefühl, daß seine Heftigkeit vielleicht gar nicht pathologisch ist, so wie es auf den ersten Blick aussieht, sondern daß es auch als ein natürliches Verhalten in dieser Umgebung gesehen werden kann, da ihm keine Grenzen aufgezeigt werden.

K: Aber Sie sagten, daß die Mutter vieles ausprobiert hat, um ihn zu bremsen.

T: Ja, sie hat verschiedenes versucht, um ihm Einhalt zu gebieten.

K: Das ist doch Struktur, oder nicht?

T: Nein, denn sie ist nicht konsequent, und er kennt seine Grenzen nicht. Wenn sie konsequent wäre, dann gäbe es eine Struktur, aber so...

K: Das dachte ich.

T: Was, das es eine Struktur gibt?

K: Das die Mutter es versucht.

T: Ja, sie versuchte es, und zwar sehr, aber ich glaube, daß sie unfähig ist, ihm einen Sinn dafür zu vermitteln, wie er sich verhalten soll. Ich meine, daß er sie deshalb herausfordert und die Milch vor ihren Augen ausgießt. Ich denke, daß er nach einer Reaktion schaut, nach einer Art Disziplinierung. Ein anderer Gedanke... habe ich erwähnt, wie alt der jüngere Bruder ist? Ich denke, daß es sich auch um eine Rivalität unter Geschwistern handeln kann, und daß Eifersucht dieses offensichtlich pathologisch geistige Problem bei diesem Kind hervorgebracht hat, deshalb dachte ich, daß *Hyoscyamus* vielleicht eine gute Verordnung wäre. Als ich mir die Sache aber weiter anschaute und sah, daß er sich in einer anderen Umgebung nicht so verhält - etwa, wenn er mit älteren Kindern zusammen ist, daß er dann unterwürfig wird und tut, was sie ihm sagen - kam ich von dem Mittel ab. Daraufhin, und wegen seines starken Verlangens nach Süßigkeiten, und weil er herausfordernd ist, verschrieb ich *Lycopodium*.

V: Und wegen der Zeit der Verschlimmerung.

K: Und weil er sich anderen Kindern unterwirft. Er zeigt eine Art diktatorisches Verhalten, wenn er zu Hause ist, und ein unterwürfiges Verhalten, wenn er mit anderen zusammen ist.

T: Er schlägt und beißt, solange er meint, daß er es darf.

K: Ich nahm *Lycopodium* automatisch raus, weil ich glaubte, daß *Lycopodium* nicht so heftig sei.

K: Ich denke, daß es eigentlich darum geht, ob das Kind wirklich geistig gestört ist oder nicht. Ist es so?

K: Die Tatsache, daß er mit den Zähnen knirscht und sie fletscht, und daß er sein Butterbrot zerquetscht, sprechen nicht gerade dafür, daß er sehr normal ist oder daß es nur an der Unfähigkeit der Mutter liegt.

K: Oder daß er eine Katze erwürgen wollte!

K: Ich glaube nicht, daß es eine Frage dessen ist, ob es nun pathologisch ist oder nicht, sondern eher darum geht, wie schlimm es ist.

K: Haben Sie eine Ahnung, wie es um die Intelligenz der Mutter steht, und wie ist diese im Verhältnis zu der des Vaters? Ich frage mich, ob dieses Kind vielleicht klüger ist als seine Mutter, was auch für *Lycopodium* sprechen würde.

T: Nun, er ist gerade zwei Jahre alt. Ich weiß nicht, ob ich das sicher sagen kann, aber er ist wahrscheinlich aufgeweckter als seine Mutter.

V: Ich möchte hier etwas anmerken. Er las mir den Fall vor, und ich dachte erst an zwei Mittel - an *Hyoscyamus* und *Lycopodium* - je nachdem, ob das Kind nun wirklich geistig krank ist oder nicht. Die Frage, ob er nun wirklich geistig krank ist, stellt sich aufgrund einiger Punkte. Sie sagt aber: „Er macht schließlich, was man ihm sagt." Und „er ist sehr unterwürfig, wenn er mit älteren Kindern zusammen ist". Er läßt sich von vier- bis fünfjährigen Kindern herumkommandieren. Ein geistig krankes Kind könnte hier nicht so sehr differenzieren. Tatsächlich dachte ich anfangs an drei Mittel, an *Tuberculinum, Hyoscyamus* und *Lycopodium*. Ich ließ *Stramonium* weg, weil man mit *Stramonium* nicht so leicht fertigwerden würde. Es heißt hier: „Er ist sehr unterwürfig, wenn er mit älteren Kindern zusammen ist." Das zeigt bereits ein Element der Feigheit, - er hat Angst, daß sie ihn schlagen könnten. Da, wo er keine Angst zu haben braucht, wird er gewalttätig. Seine Mutter ist nicht in der Lage, ihn zu erziehen, und er weiß, daß er die Oberhand hat und der Boss ist. In der Situation macht er, was er möchte. Wenn ein anderer kleiner Junge kommt, hat er aber Angst, der Junge könne ihn schlagen. Er hält sich dann zurück und bleibt ruhig.

Dieser Fall ist interessant, weil man sehen kann, daß er gar nicht so geistig krank ist, wie es erst erscheinen mag. Deshalb sollten wir uns auch nicht so genau an die Symptomatik halten, so wie sie uns vorgebracht wurde. Wir müssen die ganze Sache durchdenken, wenn wir uns ihr nähern wollen. Wie würden Sie es begründen, daß er sich von Vier- oder Fünfjährigen herumkommandieren läßt, wenn er wirklich boshaft wäre? Er würde die Kinder schlagen und diese Dinge von sich fernhalten. *Tuberculinum* würde das machen und *Stramonium* ebenfalls. Sie würden losschlagen, da sie sehr eifersüchtig sind. Es wird erwähnt, daß er eifersüchtig sei. Wo war das?

K: „Er kann es nicht ertragen, wenn der Vater der Mutter seine Aufmerksamkeit schenkt."

V: Sehen Sie das Element der Eifersucht? Er ist in seine Mutter verliebt, tatsächlich. Das ist ziemlich normal, aber hier kommt Eifersucht auf, wenn der Vater der Mutter Aufmerksamkeit widmet. Das will er nicht. Zur gleichen Zeit läßt er sich aber von den vier bis fünf Jahre alten Kindern herumkommandieren.

T: Ich denke, es spricht auch gegen eine wirkliche Geistesstörung, daß er sich „festlegen" kann.
Wenn er z .B. nach draußen will, und man läßt ihn nicht, dann bleibt er dabei und läßt sich nicht davon abbringen. Er weiß, was er will, und bekommt meist auch was er will. Ich würde meinen, obwohl ich mich hier irren kann, daß ein wirklich geistesgestörtes Kind diese geistige Klarheit in Bezug auf seine Wünsche nicht hätte.

K: Würden sich bei *Lycopodium* nicht irgendwelche Verdauungsstörungen zeigen, besonders, da er nach Milch verlangt? *Lycopodium* hat ja normalerweise eine Abneigung gegen Milch.

V: Er trinkt keine Milch? *Lycopodium* zeigt eine Abneigung gegen Milch?

T: Dieses Kind hat ein Verlangen nach Milch und eine Abneigung gegen Käse.

V: Haben wir *Lycopodium* unter „Abneigung gegen Käse" nachgetragen?

K: Nein.

V: *Chelidonium* nicht *Lycopodium*. Tragen Sie es nicht nach. Mich interessiert diese Furcht vor Insekten.

T: Es wurde erst schlimmer, und dann verschwand sie.

V: *Natrium muriaticum, Calcium carbonicum* und *Lycopodium* sind unter „Furcht vor Insekten" aufgelistet.

K: Ich habe nur *Calcarea*. Sollen wir *Lycopodium* nachtragen?

V: Ja, und *Phosphorus*.

K: Wer sagte, daß *Lycopodium* eine Abneigung gegen Milch hätte?

K: Das war ein Fehler, Entschuldigung.

K: Als er das erste Mal kam, hatte er ständig Infektionen der Ohren oder schwere Erkältungen, fast ständig, eine nach der anderen. Er ist oft mit Antibiotika und anderen Dingen behandelt worden. Drei Wochen nach dem Mittel bekam er eine Pharyngitis. Die Mutter rief mich an und wollte wissen, was zu tun sei. Um die Sache ein wenig aufzuschieben, veranlaßte ich einen Rachenabstrich; das Ergebnis war negativ. Die Krankheit dauerte insgesamt zehn Tage, es wurde aber kein Mittel gegeben. Seine irrationalen Reaktionen auf Zurechtweisungen, sein Lachen und Achselzucken, seine Schreianfälle - und auch sein unvorhersagbares Schlafverhalten, sein unregelmäßiges Schlafen, verschlimmerten sich für zwei oder drei Tage. Danach beruhigte er sich, und er wurde sehr viel erträglicher. Er war vier Wochen lang ein richtig süßer kleiner Junge. Dann, zweieinhalb Wochen vor dem Termin, begann er wieder zu seinen alten Verhaltensweisen zurückzukehren. Besonders sein unregelmäßiges Schlafverhalten trat wieder auf. Er wurde boshafter und verletzender, seinem jüngeren Bruder gegenüber, entschuldigte sich aber danach. Die Mutter meinte, er sei nicht so schlimm wie früher, und nicht so unkontrollierbar. In Anwesenheit des Babysitters ist er sehr ruhig und leicht zu disziplinieren. Es spielt dann sehr viel. Er ist jeden Tag vier Stunden lang im Hause des Babysitters. Während seiner letzten Erkältung keuchte er ein wenig. Er schrie auch wieder, während zwei Wochen.

Seine Furcht vor Insekten war wieder schlimmer. Es ist interessant, daß er sich nun weigert, Milch zu trinken. Vor einer Woche aß er ein Käsebrot, das erste überhaupt, soweit sich die Mutter erinnern kann. Es geht ihm nun eher morgens schlechter als nachmittags. So, was sollen wir tun?

K: Ich würde es wiederholen oder die nächste Potenz geben.

T: Ich glaube, ich gab beim ersten Mal eine *Lycopodium* M. Einige sind dafür, das Mittel zu wiederholen, andere würden warten. Acht sind für die gleiche Potenz. Wer würde höher gehen? Nur zwei. Wer würde warten? Acht, etwa ein Unentschieden. Warum würden Sie warten?

K: Es ist kein vollständiger Rückfall.

T: Ich dachte auch, daß es kein vollständiger Rückfall ist, deshalb gab ich ein Placebo.

V: Nein, die Wirkung war nicht vollständig. Die Furcht vor Insekten wurde wieder schlimmer. Wenn es also Veränderungen gibt, dann müssen Sie entweder auf das nächste Mittel warten oder ein Placebo geben. Es kann sein, daß ein neues Mittel aufkommt.

T: Ich dachte an diesem Punkt, daß vielleicht *Calcarea* aufkommen könnte.

V: Schlimmer morgens, das hat sich verändert. Vorher ging es ihm von 16 - 18 Uhr schlechter. Er trinkt keine Milch mehr, er hat ein Käsebrot gegessen. Das sind alles Veränderungen. Außerdem gibt es einige Änderungen innerhalb seines unregelmäßigen Schlafverhaltens. Er ist boshaft, aber ruhig, wenn er beim Babysitter ist. Er ist leichter zu lenken, zu erziehen.

K: Ich bin dafür, daß nicht wiederholt wird. Falls es aber gegeben werden muß, würde ich höher gehen.

V: Es ist besser, die gleiche Potenz zu wiederholen, wenn ein vollständiger Rückfall vorliegt.

K: Ich bin deswegen noch verwirrt.

V: Es kann sein, daß ich Sie verwirrt habe. Die Regel lautet, eine Potenz je zweimal zu geben, wenn sie gewirkt hat, und bei der dritten Verordnung dann eine Potenz höher zu gehen. Wenn das Mittel aber gut gewirkt hat, und es kommt zu einem Rückfall, ohne daß irgendwelche störenden Ursachen vorliegen, dann können Sie gleich beim zweiten Mal höher gehen.
Wenn *Lycopodium* sechs Monate lang oder ein Jahr lang gewirkt hat, und es kommt zu einem vollständigen Rückfall - ohne daß irgendwelche allopathische Maßnahmen durchgeführt wurden - dann dürfen Sie höher gehen. Aber nach ein bis zwei Monaten würde ich es noch nicht wiederholen.

K: Kann eine akute Krankheit als Störung betrachtet werden?

V: Ja.

T: Ein Punkt, der mir half zu beurteilen, ob es sich hier um eine Geistesstörung handelte, war, daß sich nach dem Mittel nicht besonders viele körperliche Symptome zeigten. Wenn das Kind wirklich geistig krank wäre, dann würde ich erwarten, daß als Reaktion auf die Heilung ein Asthma oder etwas anderes auf der physischen Ebene erscheinen würde.

V: Man sieht hier die Idee von *Lycopodium*. Zuhause ist er der Diktator, aber außerhalb gibt er sich völlig anders. Und dieses „kalte Augen zeigen" ist *Lycopodium*.

K: Karl machte hier eine interessante Feststellung. Als er den Fall repertorisierte, kam *Lycopodium* dabei heraus, ohne daß er vorher daran dachte.

K: Warum erscheint hier nirgendwo *Stramonium*?

V: Es sieht mir nicht danach aus.

K: Es fand sich in einigen sehr wichtigen Rubriken, „kämpfen, schreien" usw.

V: Es ist nicht so sehr eine geistige Sache. Wenn Sie sich anschauen, daß er sich den älteren Kindern so leicht unterwirft - es kann nicht *Stramonium* sein. Sie sind heftig - *Stramonium*. Wenn sie beißen, dann beißen sie aber richtig, es handelt sich dabei um eine tiefe geistige Störung. Wenn das Bild so ausgesehen hätte, dann hätten wir *Stramonium* gegeben. Wenn wir es als einen Fall von geistiger Gestörtheit betrachten würden, dann würden wir erst zu *Hyoscyamus*, dann zu *Tuberculin* und dann zu *Stramonium* greifen. Bei *Stramonium* würden wir in einem solchen Fall mit Sicherheit Furcht vor Dunkelheit finden. Das Kind würde nicht allein schlafen können.

Fragen und Antworten

K: Kann die Einstellung eines Patienten die Wirkung eines Mittels verhindern oder fördern?

V: Das ist eine gute Frage. Die Antwort lautet, nein! Was der Patient allerdings tun kann, ist, daß er Ihnen nicht sagt, was passiert ist. Die Wirkung ist vorhanden, aber der Patient erkennt sie nicht an und läßt Sie nicht wissen, daß das Mittel wirkt. Ich habe solche Fälle gehabt.

Wir haben eine Patientin mit *Lycopodium* behandelt. Sie kam nach einem Monat wieder und erzählte dies und dies. Wir gaben ein Placebo und warteten. Sie kommt nach drei Monaten, nach *Natrium muriaticum*, und sagt, daß alles gleich geblieben ist. Sie kommt wieder, nach *Calcarea*, und sagt: „Es geht mir schlechter, wirklich schlechter!" Sie bekommt *Thuja* und erzählt immer noch, daß es ihr schlechter geht. Dann sagt sie Ihnen: „Ganz zu Anfang ging es mir gänzlich gut." Sie fragen: „Ganz und gar gut?" Sie sagt: „Ja! Das erste Arzneimittel, das Sie mir gaben, war das richtige."

Da kann man verrückt werden. Man hatte keinerlei Anhaltspunkte. Die Monate vergingen, und sie sagte ständig das gleiche. Irgendwann hatten wir den Fall dann schließlich antidotiert, und sie sagte: „Oh, jetzt geht es mir wieder so wie ganz zu Anfang."

Was kann man in solch einem Fall tun? Wenn ich auch nur die kleinste Unschlüssigkeit sehe, kann das bedeuten, daß sie mir nicht ganz die Wahrheit sagt. Ich sagte: „Ja, ich verstehe, daß es Ihnen ganz genauso geht wie zu Anfang. Es gibt aber eines unter den 2000 Arzneimitteln in der Homöopathie, das Sie gesund machen wird. Dieses erste Mittel hat vielleicht schon etwas bewegt, vielleicht auch noch nicht. Ich sage nicht, daß sich bei Ihnen schon etwas verändert haben muß, nein, es ist noch so wie vorher. Aber wenn dieses Mittel anfängt zu wirken, und es geht Ihnen nur um 20% besser, Sie es mir aber nicht sagen, dann kann es sein, daß ich Ihnen ein anderes Mittel gebe, das falsch ist. Denn wenn das erste Mittel begonnen hat zu wirken, dann wird es Ihnen damit besser und besser gehen. Ich kann natürlich ein drittes und ein viertes Mittel usw. versuchen, bis wir das richtige dann nach 2000 Monaten gefunden haben. Falls nicht, fangen wir nochmal von vorne an. Nun, wie geht es Ihnen denn wirklich?" Dann erzählt sie Ihnen vielleicht, daß es ihr um 40% besser geht (Gelächter). Geben Sie ein Placebo und lassen Sie den Patienten gehen. Das ist ein guter Trick für diejenigen, die versuchen, mit Tricks zu arbeiten. Das haben sie ein- oder zweimal mit mir gemacht. Das, was ich Ihnen sagte, wirkt immer. Sie begreifen dann, daß sie eine Mitverantwortung tragen. „Ich möchte Ihnen nicht einreden, daß es Ihnen besser geht, aber falls doch, dann werde ich einen Fehler begehen! Sagen Sie mir lediglich die Wahrheit. Geht es Ihnen genau wie vorher, besser oder schlechter?" Und so werden sie dann sagen: „Es geht mir besser." Das ist so üblich.

Sie spüren, daß da etwas ist, wenn das Mittel einmal zu wirken begonnen hat. Sie können das spüren, und dann begreifen sie, was los ist. Im ersten Monat ist der Unterschied noch nicht so groß, aber im dritten Monat werden sie Ihnen erzählen, daß es doch das richtige Mittel war. Sie werden das Mittel dann (wenn es soweit ist) wiederholen.

K: Was ist, wenn jemand irgendwelche spirituellen Praktiken ausübt, irgendwelche Disziplinen? Sie geben ein Mittel, und alle möglichen Dinge, die unterdrückt worden waren, kommen nun an die Oberfläche. Sie üben diese Praktiken aber weiterhin aus, und kontrollieren so die Dinge, die an die Oberfläche kommen. Sie unterdrücken die Reaktionen.

V: Das ist ein Problem. Wenn sie irgendwelchen starren Disziplinen folgen, und der spirituelle Lehrer sich nicht über diese Veränderungen im klaren ist, besteht durchaus die Möglichkeit, daß Sie die Wahrheit nicht herausbekommen. Diese Leute wissen selbst nicht, was mit ihnen passiert. Sie werden es diesem oder jenem zuschreiben und „ja" oder „vielleicht" sagen, und anfangen, alles durcheinander zu bringen.

Es ist nicht so, daß das Mittel nicht wirkt. Es wird wirken, aber sie werden Sie durcheinanderbringen wegen ihren Praktiken. Sie geben *Sepia*, und erwarten, daß es im sexuellen Bereich zu einem Anstieg kommt. Sie werden es Ihnen jedoch nie mitteilen. Sie haben in der Nacht vielleicht Samenergüsse, werden es Ihnen aber nicht erzählen, da sie es als eine Art Sünde betrachten. Es ist etwas Unerlaubtes. Sie werden sagen: „Warum interessiert Sie das?" Während der zweimonatigen Behandlung hatte er mittlerweile wöchentlich fünf Samenergüsse, was er vorher nicht hatte. Im sexuellen Bereich tut sich etwas, aber sie werden es Ihnen nicht erzählen oder Sie werden sagen, daß alles gleich geblieben ist.

Es ist auch schwierig, spirituelle Lehrer zu behandeln. Ich hatte einige in der Behandlung und versuchte, die Symptomatologie auf der emotionalen Ebene zu ermitteln. Wenn es sich nicht schon um einen solchen Fall handelt, den Don uns vorstellte, wo er bereits zusammengebrochen war und unter furchtbaren Ängsten litt...

K: Fanden Sie dieses Problem bei bestimmten Mitteln häufiger als bei anderen?

V: Das könnte ich nicht sagen.

K: Könnten Sie über die Beziehung akuter und chronischer Krankheiten zueinander sprechen? Wenn Sie ein akutes Mittel für einen akuten Zustand während einer chronischen Behandlung geben müssen.

V: Gut. Lassen Sie uns darüber sprechen. Es gibt hier verschiedene Möglichkeiten. Die Frage ist, ob man jemandem während einer chronischen Behandlung ein Mittel für seinen akuten Zustand geben soll oder nicht.

K: Und außerdem, was es bedeutet.

V: Was es bedeutet?

K: Wenn ich die Frage ein wenig ausführen könnte? Wenn die akute Krankheit direkt nach dem Verabreichen des chronischen Mittels auftritt, sagen wir drei bis vier Wochen danach. Was soll man dann tun?

V: Lassen Sie uns davon ausgehen, daß der Fall leicht zu behandeln war und Sie ein Mittel gegeben haben, das konstitutionell gewirkt hat. Das Mittel hat gewirkt, und es entwickelt sich nun ein akuter Zustand. Wir setzen voraus, daß das Mittel gewirkt hat - nein? Wenn der akute Zustand gleich nach Verabreichen des Mittels aufkommt, ein oder zwei Tage später, was bedeutet das?

K: Gemäß *Kent* lag bereits eine Veranlagung dazu vor.

V: Es bedeutet sehr wahrscheinlich, daß der akute Zustand sowieso am nächsten Tag aufgekommen wäre - eine Erkältung, eine Zystitis, eine Nephritis, eine Influenza oder was auch immer - und daß es nur mit der Gabe des Mittels zusammenfällt.

Wir gehen dann davon aus, daß das Mittel richtig ist. Wir können nicht wirklich wissen, ob das Mittel richtig war, geben ihm aber eine Chance. Es handelt sich hierbei um ein ziemlich unglückliches Geschehnis. Sie beobachten nun, wie das Mittel wirkt und was weiter geschieht.

Sie müssen diesen akuten Zustand, der so unmittelbar nach der Mittelgabe aufkam, beobachten. Sie bleiben in Kontakt mit dem Patienten, jeden Tag. Und Sie sagen: „Abwarten!" Wenn der Zustand Ihrer Einschätzung nach gefährlich wird, müssen Sie ein Mittel verschreiben, wobei Sie sich an der vorausgegangenen Behandlung orientieren müssen.

Es besteht auch die Möglichkeit, daß die Ernsthaftigkeit des Zustandes abnimmt und daß es dem Patienten besser geht, ohne daß er ein anderes Mittel zu nehmen braucht. Sie warten dann und schauen was passiert. Die chronischen Elemente, für die Sie ein Mittel gaben, können schließlich besser werden.

Es besteht aber die Möglichkeit, daß sich das Mittel aufgrund des Zusammentreffens mit diesem akuten Zustand erschöpft hat, und Sie eine Besserung sehen, die nur kurz dauert.

Sie haben verschrieben und sehen aber nur eine kurze Besserung und eine Rückkehr der alten Symptome. Das ist das Wahrscheinlichste.

Es gibt hier aber auch die Möglichkeit, daß der Fall sich über eine lange Zeit gut entwickelt und daß es nicht nötig ist, die Sache noch einmal von Anfang an zu untersuchen. Und zwar dann, wenn der akute Zustand nur leicht war und die Energie des Mittels nicht abgehalten hat, dann sollten Sie warten. Auf jeden Fall sollten Sie entweder am dritten oder vierten Tag ein Mittel geben oder erst danach. Gehen Sie nicht grundsätzlich davon aus, daß das Mittel aufgrund des akuten Zustandes antidotiert wurde und daß Sie es wiederholen müssen.

Sie sollen nicht voraussetzen, daß das chronische Mittel durch den akuten Zustand bzw. durch die akute Mittelgabe antidotiert wurde und daß Sie es deshalb wiederholen müssen!

Es besteht auch die Möglichkeit, daß Sie nach dieser akuten Phase - mit oder ohne Verschreibung - eine gewisse Besserung beobachten, daß sich aber danach eine neue Schicht zeigt. Sie können sehen, daß, nachdem der Patient aus dieser akuten Phase herauskommt, es ihm einen Monat schlechter geht, oder vielleicht eine Woche lang besser, aber er muß nicht das gleiche Bild zeigen, wie ganz zu Anfang.

K: Würde es sich dann um einen Patienten mit einer schwachen Lebenskraft handeln?

V: Ja. So, diese Möglichkeit haben wir beleuchtet. Wir kommen nun zur zweiten Möglichkeit, davon ausgehend, daß Ihr Mittel gewirkt hat...

K: Wenn, wie Sie sagten, nach einer kurzen Besserung eine neue Schicht auftaucht, handelt es sich dann um eine Verschlechterung der Pathologie in eine neue Schicht hinein?

V: Nein, es handelt sich klar um eine bessere Pathologie, aber die neue Schicht... Also, Sie geben *Rhus tox*, okay? Es geht dem Patienten damit gut, aber er befindet sich in einer belastenden Situation, hat viel Streß, wird müde, bekommt aber wenig Schlaf. Sie sehen dann, daß er ein *Bryonia*-Bild entwickelt. Das *Bryonia*-Bild hat sich deswegen entwickelt, weil er diesen Streß hatte und der Organismus schlechten Bedingungen ausgesetzt war. Wenn das nicht der Fall gewesen wäre und er nach *Rhus tox* in einer idealen Situation gelebt hätte, dann hätte es zwei Jahre dauern können, bevor der Organismus die nächste Symptomatologie zeigt.

K: Heißt das, der *Bryonia*-Zustand kommt zwei Jahre später?

V: *Bryonia* liegt darunter. Sie nehmen das weg, und die Person verbleibt in einer idealen Situation. Sie wird noch keine *Bryonia*-Symptome zeigen. Nach zwei Jahren wird dann eine neue Schicht sichtbar, aufgrund der Müdigkeit des Organismus.

Wenn der Patient aber nur einen Monat nach der Verabreichung von *Rhus tox* unter Streß steht, wird sich diese Schicht ganz von selbst zeigen. Wenn dieser Streß nicht antidotierend auf das wirkt, was wir bisher gegeben haben, dann kommt in diesem Fall eher wieder der *Rhus tox*-Zustand auf. Wenn dieser Patient, der *Rhus tox* bekam, nun eine Zahnbehandlung hat, Drogen nimmt, Antibiotika bekommt, dann kommt er sehr wahrscheinlich wieder in den *Rhus tox*-Zustand.

Es besteht aber auch die Möglichkeit, daß er nicht wieder in den *Rhus tox*-Zustand kommt, sondern in den Zustand eines anderen Mittels, das darunter liegt. Das bedeutet, daß der Organismus durch *Rhus tox* zwar sehr gestärkt wurde, aber dann gab es eine Unterdrückung, durch die Antibiotika etc., worauf jetzt ein neues Mittel aufkommt.

K: Was Sie jetzt sagen hat aber nicht unbedingt etwas mit dem zu tun, was sie vorher sagten, mit der Entwicklung eines akuten Zustands innerhalb von ein bis zwei Tagen.

V: Die akute Bedingung ist hier der Streß.

K: Und das könnte beschleunigend wirken?

V: Es kann beschleunigen, so daß eine neue Schicht durchkommt. Dieser Streß kann aber auch den gleichen alten Zustand zurückbringen, was eine Wiederholung des Mittels bedeuten würde. Sie müssen mit diesen Dingen sehr vertraut sein. Das ist absolut notwendig, da Sie den Fall sonst durcheinanderbringen und nicht verstehen, was geschieht. Die Dinge sind nicht so einfach.

Wir untersuchten hier einen Fall, der sehr selten und unglücklich ist, da die Dinge zusammenfallen. Sie gaben ein Mittel, danach beginnt er zu frösteln, und am nächsten Tag hat er Fieber. Sie sagen dann nicht: „Das ist die Reaktion auf das Mittel!" Sie warten erst ab, denn das Frösteln und das Fieber können eine Bronchitis oder eine Bronchopneumonie, eine schwere Niereninfektion, eine Perikarditis, Endokarditis etc. ankündigen. Sie lehnen sich aber nicht einfach zurück und warten, warten, warten, um zu sehen, was das Mittel tut. Die Ernsthaftigkeit des Geschehens sagt Ihnen, ob Sie eingreifen und ein Mittel geben müssen.

Je mehr Sie aber beobachten und warten können, desto besser ist es natürlich. Je klarer das Mittel ist, desto... seien Sie nicht aufgeregt, weil der Patient Fieber oder so etwas hat, und geben Sie nicht vorschnell ein Mittel. Nein! Niemand stirbt innerhalb von ein bis zwei Tagen an Fieber. Wer kann schon sagen, um was für ein Fieber es sich handelt und will all diese Dinge beurteilen. Wenn Sie warten, werden Sie das Mittelbild erkennen. Vielleicht sehen Sie das Mittelbild nach vier Tagen. Sie sehen dann auch, ob es sich nicht in Richtung Genesung bewegt. Es kann sich auf einen tiefergehenden Zustand zubewegen.

Eine weitere Möglichkeit ist, daß Sie ein Mittel gaben, von dem Sie *glaubten*, daß es gewirkt hat. Nach 10 Tagen - zwischen 7 und 20 Tagen - entwickelt dieser Patient einen akuten Zustand. Man kann dann sagen, daß das Mittel nichts bewirkt hat. Sie müssen daher den akuten Zustand behandeln.

Ein Arzneimittel, das tief gewirkt hat, würde ein so schnelles Ausbrechen eines akuten Zustandes nicht zulassen.

Ein akuter Zustand kommt auf, wenn der Organismus schwach ist, oder der Streß groß ist. Wenn es sich um Dinge handelt, wie etwa den Tod eines Kindes, oder die kranke Frau des Patienten mußte als Notfall ins Krankenhaus, worauf er nach drei Tagen eine Pneumonie entwickelt, dann müssen Sie diesen akuten Zustand natürlich behandeln. Das heißt dann natürlich nicht, daß das chronische Mittel, das Sie vorher gaben, nicht gewirkt hat. Wir gehen von einer gewöhnlichen

Belastung aus.

Wenn er 7 - 20 Tage nach dem chronischen Mittel eine *gewöhnliche* akute Krankheit entwickelt, hat das Mittel sehr wahrscheinlich nicht gewirkt. Das Mittel hätte ihn sonst davor geschützt, hätte ihn stärker gemacht. Was er sonst als Streß empfunden hat, würde sich nun nicht auswirken. Der Patient wird sagen: „Ich befand mich unter Bedingungen, die sonst immer eine Erkältung zur Folge hatten, aber ich habe mich diesmal nicht dabei erkältet." Wenn er sich durch die belastenden Umstände die gleiche Erkältung zuzieht wie früher, hat Ihr Mittel nicht gewirkt.

Behandeln Sie die akuten Zustände nur dann, wenn sie wirklich behandlungsbedürftig sind. Das ist eine grundsätzliche Regel, die ich Ihnen mitgeben möchte.

Die Regel lautet, daß bei akuten Zuständen kein Mittel verschrieben wird, wenn diese nur lästig, aber nicht gefährlich sind. Lassen Sie den Körper auf der Basis des konstitutionellen Mittels reagieren und geben Sie ihm die Möglichkeit, sich aus eigener Kraft zu erholen. Der Körper muß lernen, seine eigene Abwehr aufzubauen. Beobachten Sie also und warten Sie. Die Patienten kommen oft und sagen: „Ich habe eine Erkältung, es ist einfach schrecklich. Bitte geben Sie mir ein Arzneimittel!" Wenn sie etwas geben möchten, geben Sie ein Placebo. Lassen Sie es sich entwickeln, es sei denn, Sie sehen ein *ganz klares* Bild eines anderen Mittels, eines akuten Mittels. Verschreiben Sie aber nie etwas für irgendwelche Kleinigkeiten. Sie kommen damit nur den Forderungen der Patienten nach, können den Fall aber dadurch verwirren. Ich habe es bei Asthma-Patienten erlebt, denen es gut ging. Sie kommen und sagen: „Ich habe eine Erkältung, ich weiß, daß ich bei einer Erkältung auf einen Asthmaanfall zusteuere." Das einzige, was sie haben, ist vielleicht eine rote Nase, aber sonst nichts. Wenn Sie vermuten, daß es stimmt, was er sagt, dann können Sie ihm vielleicht eine Gabe *Allium cepa* 30 geben. Durch diese Verschreibung bekommt er vielleicht am nächsten Tag sein Asthma. Nun werden Sie nervös, glauben den Fall geheilt zu haben, meinen daß es sich um einen Rückfall handelt und geben vorschnell das vorherige Mittel. Es wirkt nicht und Sie geben ein weiteres Mittel. Es kann ein bis zwei Monate in Anspruch nehmen, bis Sie ihn wieder in den vorherigen Zustand gebracht haben, wenn Sie zu früh eingreifen. Seien Sie also besonders bei solchen Fällen vorsichtig, und geben Sie hier kein Mittel für eine laufende Nase. Wenn Ihre Behandlung gut war, kann der Patient ruhig kleine Erkältungen haben, sie werden ihm dann nicht auf die Lungen schlagen. Wenn ein Fall einer Behandlung bedarf, aufgrund einer ernsten Krise, dann geben Sie ein Mittel und fangen dann noch einmal von vorne an.

K: Ich bin mir hier nicht sicher, was Sie alles zu den akuten Zuständen zählen. Wenn z. B. eine Tonsillitis wiederkehrt, es kommt zu einem Auflodern...

V: Wenn es nach der chronischen Behandlung zu einer starken Schwellung der Tonsillen kommt? Wenn es zu einem plötzlichen „Auflodern" der Tonsillen kommt, aber kein Fieber beteiligt ist, dann handelt es sich um eine Verschlimmerung. Wenn kein Fieber beteiligt ist, werden Sie sehen, bei Kindern ist das stets der Fall, daß der Appetit zunimmt. Das Kind hat einen guten Appetit, was auf eine allgemeine Besserung schließen läßt, und dann kommt es zu einem „Ausbruch" der Tonsillen. Wenn Sie erfahren genug sind, und ein wenig helfen möchten, dann können Sie hier ein wenig drücken, es fließt dann heraus. Ich habe gesehen...

K: Ich hatte einen Fall, wo es ihnen nach einer Impfung lange Zeit schlecht ging, es gab eine furchtbare Verschlimmerung. Es gibt Situationen, in denen es nicht klar ist, ob es sich um eine akute Sache oder um eine Verschlimmerung durch das Mittel handelt. Ich hatte auch Patienten mit einer Sinusitis, bei denen plötzlich starke Absonderungen auftraten. Ich versuche im allgemeinen, das nicht zu behandeln. Es trat in dem Zeitraum von 7 - 20 Tagen nach dem chronischen Mittel auf. Ich fragte mich, ob es nun eine akute Sache ist oder nicht. Ich gehe davon aus, daß man das nur aufgrund dessen, was die Patienten sonst noch äußern, beurteilen kann.

V: Aufgrund der Erfahrung, die Sie als Ärzte haben, wissen Sie, was vorgeht, und Sie können die Dinge daher beurteilen. Wenn z. B. nur eine Schwellung der Tonsillen vorliegt, so heißt das gar nichts. Das ist bei 6% der Kinder ein normaler Zustand. Sie haben chronisch geschwollene Tonsillen, vielleicht schon über Jahre. Wenn es sich aber um eine größere Schwellung handelt, die kein Fieber mit sich bringt und nicht auf einen entzündlichen Prozeß hinweist...

K: Sie glauben nicht, daß eine Entzündung damit einhergeht?

V: Nicht immer. Wenn es sich um eine Verschlimmerung durch das Mittel handelt, ist es nicht mit Fieber verbunden.

K: Sie sagen also, daß akute Krankheiten - akute infektiöse Krankheiten - keine Verschlimmerungen darstellen, und daß Verschlimmerungen stets nur in Form von Absonderungen ohne Infektionen ablaufen? Es ist also keine Verschlimmerung, wenn die Patienten eine Harnwegsinfektion oder eine Tonsillitis oder eine Entzündung im Bereich der Ohren bekommen?

V: Ja. Eine andere Sache, die Sie verstehen müssen, ist, daß chronische und akute Zustände eine Abfolge von Prozessen für die Gesundheit des Patienten darstellen, die uns darauf hinweisen, wann und wo wir ein Mittel verschreiben müssen. . Während einer Verschlimmerung könnten sie gezwungen sein, ein Mittel zu verabreichen. Es handelt sich hierbei um eine Serie von Abläufen. Wenn die Verschlimmerung wirklich gefährlich ist, und es sich auch wirklich um eine Verschlimmerung handelt, dann müssen Sie das Mittel verschreiben, das als nächstes indiziert ist.

K: Wenn es sich um eine Verschlimmerung handelt!

V: Ja, wenn es sich um eine Verschlimmerung handelt und es sehr bedrohlich ist.

K: Ich meine, Sie hätten uns gesagt, daß Sie nie eine wirklich bedrohliche Verschlimmerung erlebt hätten.

V: Nein. Ich sagte Ihnen, daß es Verschlimmerungen gibt... Sie behandeln eine akute Kolitis und verschreiben *Acidum nitricum.* Der Patient hat nun 25 Stühle anstatt 5 Stühle pro Tag, mit Blut. Das wird nicht lange so bleiben, wenn Sie warten werden. Es hat sich aufgrund Ihres Mittels eine starke Verschlimmerung eingestellt. Der Patient hat nun 25 anstatt 5 Stühle, wie vorher. Sie warten ein bis zwei Tage, und am dritten Tag haben Sie bereits Anzeichen einer Anämie, aufgrund des hohen Blutverlustes. Während Sie warten und beobachten, werden Sie ein neues Mittelbild aufkommen sehen, während dieser Verschlimmerung. Sie sehen, daß Speichelfluß eingesetzt hat. Es ist ein ständiger Stuhldrang vorhanden, mit Schmerzen. Noch bevor der Patient die Toilette verlassen hat, muß er bereits wieder. Diese Symptomatologie zeigt das Bild von *Mercurius corrosivus*. Wenn Sie dieses Mittel nicht geben, kann der Patient sterben. Das sind bedrohliche Fälle. Ich habe das erlebt.

Ich sprach bereits darüber, was *Kent* dazu sagt: „Wenn Sie einen ernsten Fall haben, eine Hochpotenz verabreichen und daraufhin eine Verschlechterung sehen, dann müssen Sie antidotieren, da Sie den Patienten sonst verlieren würden." Das entspricht seinen Beobachtungen. Auch ich habe diese Beobachtungen gemacht. Ich sage hier aber etwas anderes als *Kent*. Wann immer Sie eine Verschlechterung sehen, ganz egal, wie schlimm es ist, Sie können den Patienten retten. Sie können ihn über die Runden bringen! Es besteht die Möglichkeit, ihn zu heilen.

Wenn Sie in dem genannten Fall *Acidum nitricum* 200 geben - nachdem es sich über Jahre hingezogen hat und der Patient sich in einem schlimmen und erschöpften Zustand befindet - und der Patient steuert sofort auf eine Besserung zu, dann ist das kein gutes Zeichen. Er fühlt sich nach dem Mittel besser, vielleicht für 14 Tage oder so, und dann zeigt sich ein Rückfall. Die Besserung, die sich zeigt, ist nicht als gut zu bewerten. Sie zeigt an, daß der Fall sehr wahrscheinlich unheilbar ist - immer vorausgesetzt, daß Ihr Mittel richtig war. Es handelt sich dann sehr wahrscheinlich um einen Krebs-Fall.

Bei einer sofortigen Besserung eines ernsten Falles können Sie Krebs vermuten wenn es sich um einen sehr ernsten Fall handelt, wenn es eine wirklich bedrohliche Sache ist.

Ich sehe diese Reaktionen nicht gerne. *Kent* sagt auch, daß unheilbare Fälle erst eine Besserung zeigen. Er widerspricht sich aber, wenn er sagt, daß die Verschlimmerung nötig ist und daß der Patient danach gesund wird. Dann sagt er woanders: „Wenn Sie ein Mittel geben, das zu tief geht, dann töten Sie den Patienten dadurch." Das ist ein Widerspruch. Die Lösung hierfür lautet, daß Sie, wenn Sie eine Verschlimmerung sehen, nach dem *nächsten* Mittel schauen müssen, wenn die Gesundheit des Patienten es erfordert.

K: Es ist also ein schlechtes Zeichen, wenn sich keine Verschlimmerung zeigt.

V: Nicht, wenn jemand sagt, er habe Schmerzen in den Gelenken, die durch *Causticum* ohne Verschlimmerung verschwinden, oder eine leichte Arthritis usw. Bei diesen leichten Beschwerden muß keine Verschlimmerung eintreten. Es kann während der Besserung eine unmerkliche Verschlimmerung geben, die ein paar Minuten oder eine Stunde dauert, und die der Patient gar nicht bemerkt, während er gesund wird. Ich spreche über ernste, wirklich ernste Zustände. Sie haben eine Tuberkulose, die aktiv ist, und verschreiben *Sulfur.* Da müssen Sie sofort nach dem nächsten Mittel Ausschau halten.

K: Angenommen, Sie behandeln einen Asthmatiker und haben ihm auch das richtige Mittel gegeben. Er bekommt dann einen schweren Asthmaanfall, als Verschlimmerung. Haben Sie je erlebt, daß der Anfall dann so ernst ist, daß Sie ihn behandeln mußten, oder wissen Sie von vornherein, daß er sich in 24 - 36 Stunden sowieso wieder erholt?

V: Wie ich gestern schon erzählte, fing ich bereits einige Monate nach dem Studium der Homöopathie mit der Behandlung von Patienten an. Damals wußte ich nicht, was Asthma wirklich bedeutet oder was es heißt, einen akuten Asthmaanfall zu haben. Ich gab nur das Mittel und wartete einfach ab. Was ich dann zu hören bekam, war: „Ich wäre gestern fast gestorben!" *Fast!* Sie werden sagen: „Ich habe es gerade nochmal überlebt." (Gelächter) Sie werden Sie dann fragen, ob es das Mittel war. Nein, es war nicht das Mittel, es war eine Verschlimmerung. Jetzt, wo wir ein Center haben und wo wir Tausende von Leuten behandeln, können wir das alles nicht auf uns nehmen. Wir sagen den Patienten, sie sollen versuchen, keinerlei Medikamente zu nehmen. Die Asthma-Patienten kommen mit ihren Medikamenten, die sie bereits nehmen. Wir sagen ihnen, daß - falls es absolut nötig sein sollte - sie den Inhalator oder die Medikamente, die ihnen halfen, verwenden sollen. Das ist wichtig! Verschreiben Sie ihnen aber keine neuen allopathischen Medikamente für den Notfall; lassen Sie sie bei ihren alten Mitteln, von denen sie wissen, daß sie ihnen helfen.

K: Auch wenn es sich um Kortison handelt?

V: Nein, wenn es sich um Kortison handelt, dann übernehmen Sie den Fall gar nicht erst. Wenn der Patient bereits über sechs Monate oder über Jahre Kortison nimmt, dann werden Sie eine Menge Schwierigkeiten haben. Sie werden dann große Schwierigkeiten haben! Ich habe das ein paar Mal gemacht, aber da hatte ich noch nicht so viele Patienten und konnte mich sehr um diese Patienten kümmern, deshalb ging es.

K: Es scheint erforderlich zu sein, sie vom Kortison wegzubekommen, als ein Zwischenschritt.

V: *Vielleicht.* Das liegt in Ihrer Verantwortung. Wenn Sie solche Fälle behandeln möchten, um zu sehen, was geschieht, dann tun Sie es. Ich würde aber vorschlagen, es noch nicht jetzt, es nicht auf der jetzigen Stufe Ihrer Erfahrung zu tun. Sie können das später machen, wenn Sie sicherer sind und bereits Asthmatiker behandelt haben und wissen, wie diese Fälle zu handhaben sind und wie sie verlaufen. Sie können das allmählich machen. Asthma, das nur durch Kortison zu regeln war, kann sehr ernst werden, es kann sein, daß das Krankenhaus nötig ist.

K: Angenommen, ich sei im Fall der Colitis ulcerosa nicht in der Lage, das nächste Mittel zu sehen, *Mercurius corrosivus* oder was auch immer. In dem Fall müßte Blut verabreicht werden oder etwas anderes, um all die allopathischen Medikamente zu umgehen. Wie würde das...?

V: Wenn Sie die Möglichkeit haben, den Patienten stationär zu behandeln und ihm Sauerstoff, Blut und sonstige unterstützende Maßnahmen zukommen zu lassen, dann ist das bestens.

K: Meine Frage ist, ob es besser ist, eine unterstützende Therapie anzuwenden, Bluttransfusionen etc. und *Acidum nitricum* durchwirken zu lassen, oder ist es besser, Kortison zur Linderung zu geben?

V: Nein. *Mercurius corrosivus* ist hier erforderlich, auch wenn unterstützende Maßnahmen Anwendung finden. Er bewegt sich auf einen Zustand zu, der *Mercurius corrosivus* erfordert.

K: Es ist also das Mittel, das die Heilung des chronischen Zustands bewirkt?

V: Die nächste Schicht erscheint sehr bald - fünf Tage später oder vielleicht sogar schon am nächsten Tag. Es ist die nächste Schicht. Sie geben es dann, und die Heilung wird erfolgen.

K: Es handelt sich aber nicht um eine Verschlimmerung an sich? Es ist eine neue Schicht?

V: Es scheint sich um eine Verschlimmerung des Arzneimittels zu handeln. Er hatte 5 Stühle, und nun hat er 25 Stühle pro Tag - es hat sich verschlimmert.

Kent sagt in seinen „Lesser Writings", daß man einen Patienten mit Krebs oder Asthma, der nicht atmen kann, etwa *Arsen* in der 50 M geben kann, worauf es ihm sofort besser gehen wird. Er wird dann vielleicht noch fünf statt drei Tage leben, und es wird ihm besser gehen. Er wird dann mit weniger Leiden sterben. Das ist aber eine Beobachtung, die ich nicht so gerne mache. Sicher, es gibt Homöopathen, die nie eine Verschlechterung bei ihren Patienten beobachtet haben. Die wissen nicht, was sie eigentlich tun.

K: Ich wundere mich über diese Ausnahme. Was ist, wenn Sie einen Patienten mit einer chronischen degenerativen Erkrankung irgendeiner Art behandeln, und er bekommt nach 7 - 20 Tagen eine schwere Erkältung, obwohl er seit 10 Jahren keine Erkältung mehr hatte...

V: Das Mittel hat gewirkt. Es bedeutet, daß der chronische Zustand sich sehr gebessert hat und das Mittel gewirkt hat. Nach weiteren zwei Monaten oder nach sechs Monaten oder einem Jahr entwickelt dieser Patient vielleicht eine schwere Bronchitis, eine Pneumonie oder eine heftige Niereninfektion. Das sind sehr ernste Zustände. Das geschieht nach einer langen Zeit, in der es ihm gut gegangen war. Sie werden dann normalerweise zu hören bekommen, daß sie diese Sachen in den letzten 10 Jahren öfter hatten. „Früher hatte ich diese Art der Bronchitis, und jetzt ist sie wieder aufgetreten." Das Mittel hat hier wunderbar gewirkt, der Patient hat wieder alte Symptome. Wenn es sich bei diesem akuten Zustand um eine Bronchopneumonie handeln sollte, dann müssen Sie natürlich behandeln. Sie sehen in solchen Fällen wahrscheinlich, daß, wenn Sie *Silicea* gegeben haben, Sie nun in diesem Stadium *Pulsatilla* brauchen werden. Wenn Sie *Lycopodium* gegeben haben, werden Sie in dem Stadium wahrscheinlich *Natrium muriaticum* brauchen, oder Sie brauchen ganz allgemein ein Komplementärmittel des ersten Mittels. Sie werden ein Mittel brauchen, das in enger Beziehung zu dem ersten Mittel - das gewirkt hat - steht.

K: Und dann, wenn der akute Zustand behandelt wurde?
Gehen Sie davon aus, daß dann ein anderes chronisches Mittel auftauchen wird, oder denken Sie, daß das akute Mittel erneut notwendig werden könnte?

V: Sie werden dann feststellen können, daß Sie den Patienten von hier an nicht mehr sehen werden. Er wird Sie nicht mehr belästigen. Sie werden dann irgendwann hören, daß es ihm absolut gut geht. Es geht theoretisch zu *Silicea, Pulsatilla, Kalium sulfuricum*. Das sind die Schichten, die bestehen. Der Patient wird Ihnen sagen: „Ich hatte diese Erkältungen immer schnell." Das bedeutet, daß eine Prädisposition existiert, die diese Erkältungen hervorbrachte. Wenn dieser Zustand nun erneut akut auftritt, und Sie ihn gut behandeln, mit einem Mittel, das in Beziehung zu dem chronischen Mittel steht, dann werden Sie eine Besserung beobachten, die sehr tief geht. Es wird weiterhin besser werden, auch noch nach dieser akuten Krise. Wenn Sie aber statt *Pulsatilla* ein anderes Mittel geben, um bei dem Beispiel zu bleiben, wenn Sie *Belladonna* oder *Bryonia* oder *Arsen* geben, dann werden Sie nicht sehen, daß die Besserung hinterher weiter anhält. Der Patient wird dann nach einer gewissen Zeit eine weitere Krise entwickeln. Dieses Stadium, bis Sie irgendwann in der Lage sind, die Beziehung zwischen den Mitteln zu erkennen und das richtige Mittel zu geben, kann mitunter sehr schwierig sein.

K: Gibt es nicht auch Zeiten, in denen man eine niedrigere Potenz des ursprünglichen Mittels gibt, wenn es paßt?

V: Sehr wahrscheinlich wird das nichts bewirken. Das ist vorbei. Die Belastungen, die auf den Patienten einwirken, bringen nicht wieder diese Ebene hervor. Der Patient braucht hier das für ihn richtige Mittel.

K: Es handelt sich wirklich um ein neues Arzneimittel?

V: Ja. Ich hatte einen schrecklichen Fall, bei dem ich drei bis vier Mittel gegeben hatte, die auch alle gewirkt hatten, aber die Patientin war noch nicht ganz zufrieden. An einem bestimmten Punkt, einige Monate später, entwickelte sie eine schwere Bronchitis. Sie hatte einen fürchterlichen Husten. Sie mußte im Bett bleiben, hatte keinen Appetit und war erschöpft. Was würden Sie tun? Man konnte eine Tuberkulose vermuten. Ich verschrieb drei Mittel, bevor ich das Mittel sah, das komplementär zu dem zuletzt gegebenen chronischen Mittel war. Ich sagte zu mir selbst: „Oh je, das ist ein *Pulsatilla*-Fall." Nach der Verabreichung des Mittels erholte sie sich sofort. Seitdem, seit drei oder vier Jahren, hat sie nie mehr nach einem Mittel gefragt. Sie kam normalerweise immer und sagte: „Helfen Sie mir, helfen Sie mir. Ich habe Kopfschmerzen, mir ist übel, ich kann nicht liegen, ich brauche eine Stütze im Bett." Sie hatte Arthritis und andere Dinge. Sie hatte eine schwache Konstitution, war immer nervös. Sie hatte bereits homöopathische Mittel von einem Arzt bekommen. Er arbeitete mit 50 Nadeln und 50 homöopathischen Mitteln. Er hat einen sehr guten Ruf (Gelächter) und ist sehr bekannt. Es ist dadurch viel unterdrückt worden, die Patientin war ein richtiges Wrack.

K: (Frage, den Arzt betreffend)

V: Wie das möglich ist? In den ersten beiden Wochen wird viel Lärm gemacht, weil der Schmerz weg ist, was aber nach fünf bis sechs Wochen ist, kümmert sie nicht mehr.

K: Was geschieht, wenn die akute Krankheit nicht so ernst ist? Sie sprachen von „schrecklicher" Bronchitis und „schrecklicher" Pneumonie. Was ist, wenn der Patient einfach nur wieder Erkältungen bekommt? Sie gehen dann nicht dazwischen, behandeln das nicht?

V: Nein. Wenn das akut ist, warten und warten und warten Sie. Das ist der beste Rat, den ich Ihnen geben kann. Warten, warten, warten!

K: Wenn es sich bei dem akuten Zustand um eine alte Prädisposition handelt, die unterdruckt war - bis *Silicea* gegeben wurde, und der Patient geheilt wurde, und nun entwickelt er einen akuten Zustand, der mit Antibiotika behandelt wird, können wir dann davon ausgehen, daß er wahrscheinlich nicht in den *Silicea*-Zustand zurückfällt, sondern in einen anderen akuten Zustand, und dann wieder in einen anderen akuten Zustand?

V: Sehr wahrscheinlich. Es besteht auch die Möglichkeit, daß er durch die Antibiotika zurückfällt. Die Belastung ist sehr groß.

V: Wenn der Patient früher keine Erkältungen hatte, nun aber nach drei

Wochen eine bekommt...

V: Nach drei Wochen... wenn es nach sieben Tagen passiert, ist es nicht wirklich einzuschätzen, auch nicht, wenn es nach 10 - 15 Tagen passiert. Wenn der akute Zustand durch einen nur geringen Reiz entstand, dann war Ihr Mittel sehr wahrscheinlich falsch. Sie sehen, es ist eine Sache der Beurteilung, wie sehr der Patient nun einem Reiz ausgesetzt war.

K: Ich meine, wenn der Patient vor Jahren immer Erkältungen hatte, und nun, wo er kränker ist, nicht mehr - er befindet sich mittlerweile auf einer schlechteren Stufe. Jetzt, nachdem er das Mittel bekommen hat, bekommt er wieder Erkältungen.

V: In einem solchen Fall, werden die Erkältungen von geringerer Intensität sein. Sie warten! Sie haben bereits Hinweise, daß Ihr Mittel wirkt - die Erkältungen sind leicht. Der Organismus muß jetzt besser funktionieren als vorher, weil das Mittel wirkt. Wenn er vorher schwere Erkältungen hatte und nun leichte, dann hat Ihr Mittel gewirkt. Sie haben erst eine Verschlimmerung und dann eine Besserung festgestellt. In einem solchen Fall warten Sie und tun nichts. Wenn Sie eine heftige Verschlimmerung und dann eine schnelle Besserung sehen, dann läuft der Fall bestens. Dieser Fall wird auch nicht mehr zu stören sein. Wenn er Erkältungen bekommt, werden sie nur noch schwach sein.

Diese Fragen sind nicht so leicht zu beantworten. Sie brauchen diese Informationen aber, sie sind absolut notwendig, um einen Fall beurteilen zu können. Wenn der Patient von einem anderen Arzt kommt, müssen Sie beurteilen können, was geschehen ist. Wir neigen schnell dazu, zu sagen, daß der andere Arzt ihn falsch behandelt hat, aber das ist nicht immer so, wenn der Patient in einer akuten Krise steckt. Diese Krise könnte auf eine neue Schicht hinweisen. Eine Besserung... wenn er sagt, daß seine Verstopfung und dies und das ein bißchen besser ist, wenn er sagt, daß es ihm ein bißchen besser geht, dann hat das Mittel sehr wahrscheinlich nichts ausgerichtet. Die Reizbarkeit oder die Depression auf der anderen Ebene sind dann wahrscheinlich sogar etwas schlimmer als vorher.

K: Ich hatte solch einen Patienten mit Asthma, ich gab ihm *Silicea.* Es gab eine Verschlimmerung und danach eine Besserung. Nach drei Jahren bekam er dann eine Hodenschwellung. Ich verstand die Sache nicht richtig und gab ihm ein Placebo. Ich sehe nun, daß ich ihm *Pulsatilla* hätte geben müssen.

V: Es kann sich hierbei um eine Verschlechterung handeln, wir können da warten. Er hat vielleicht Schmerzen und diese Schwellung, es handelt sich aber um keine bedrohliche Sache, deshalb können Sie ruhig abwarten. Das Asthma hat sich ja nach der Verschlimmerung wunderbar gebessert. Die Sache wird sich ohne weitere Arzneimittel regeln.

K: Ich glaube, er brauchte an einem bestimmten Punkt *Pulsatilla.* Sie meinen, es sei richtig, zu warten?

V: Das ist in Ordnung. Sie können es geben, es wird ihm weiterhelfen. Ich spreche jetzt davon, daß sich nach zwei, drei oder sechs Monaten etwas einstellt. Es ist eine andere Sache, wenn das Mittel gewirkt hat, und der Patient nach 6, 7 oder 25 Tagen wieder Symptome zeigt, die er bereits früher schon hatte, und die jetzt wieder auftauchen. Behandeln Sie nicht in eine gute Verschlimmerung hinein, die sich zu Anfang zeigt. Es wird sich bessern, und die gesamte Symptomatologie, die er vorher hatte, wird von selbst verschwinden. Es ist hier nicht nötig, ein anderes Mittel zu geben.

K: Es kann natürlich auch etwas bleiben.

V: Wenn etwas bleibt - Sie sehen das normalerweise bei einer Leukorrhoe, Sinusitis, Hautausschlägen, Fissuren, Warzen, Arthritis - warten Sie einfach. Ich sage aber nochmal, daß es von der Schwere des Falles abhängt. Natürlich versuchen wir, sofort ein Mittel zu finden, wenn es sich um einen riesigen Hautausschlag handelt, der den ganzen Körper bedeckt. Dieser Patient braucht ein Mittel für seinen schweren Zustand. Die *Intensität* der Beschwerde wird es Ihnen deuten. Warten Sie aber erst ab. Geben Sie ein Placebo und sagen Sie ihm, er solle in zehn Tagen wiederkommen.

K: Wie sind die Zeiträume? Die Symptome zeigen eine Verschlimmerung und dann eine Besserung, wann kommen diese Symptome auf?

V: Zwischen dem 1. und dem 25. Tag. Die Symptome kommen mehr oder weniger zwischen dem 5. und 25. Tag. Ein altes Symptom kann auch schon am 3. Tag wiederkehren, aber normalerweise... ich gebe Ihnen hier nur Hinweise.

K: Kann es auch viel später sein?

V: Ja.

K: 3 oder 6 Monate später, oder 1 Jahr später?

V: Ja, sogar nach 5 Jahren. Der Patient hat Sie all die Jahre über in Ruhe gelassen, aber dann kommt er und sagt Ihnen, er habe einen Hautausschlag. Es kann sein, daß er berichtet, der Ausschlag hätte bereits vor 2 Jahren angefangen, aber erst nur ganz leicht. Es wurde dann langsam mehr und mehr, und jetzt, nach 3, 4 oder 5 Jahren, ist es ein ziemlich deutlicher Ausschlag. Das alles entwickelte sich nach dem ersten Mittel. Die ersten Anzeichen des Ausschlages zeigen sich vielleicht 1 oder 2 Jahre nach der Behandlung.

K: Und es wird dann allmählich schlimmer und schlimmer?

V: Ja. Und dann kommt er irgendwann und will deswegen behandelt werden.
Sie werden sehen, daß Hämorrhoiden, die unterdrückt wurden, wieder aufkommen.

K: Ich hatte im letzten Jahr eine Patientin, der ich *Phosphorus* gegeben habe. Es besserte sich 6 Monate lang, und dann wurde sie schwanger. Sie kam dann wieder, weil die Haut an ihren Unterarmen geschwollen und aufgesprungen war. Die Haut war sehr rot, und es war sehr schmerzhaft. Sie hatte deswegen vor vielen Jahren Kortison verwendet. Es begann nun, als sie schwanger war, wieder auszubrechen. Ich nahm den Fall auf und gab ihr *Sulfur* in der 10 M. Es war ein sehr klarer Fall. Innerhalb einer Woche fingen ihre Hände an zu eitern, sie sonderten Eiter ab. Sie bekam Fieber und war sehr beeinträchtigt.
Ich habe diesbezüglich zwei Fragen. Wie wirkt sich eine Schwangerschaft auf chronische Fälle aus? Zeigen sich während einer Schwangerschaft neue Mittel? In einer Situation wie der beschriebenen, wo ein unmittelbares Resultat des Arzneimittels sichtbar wird, das aber das gleiche Bild bietet wie das Mittel an sich...

V: Was geschah nach der *Sulfur*-Gabe?

K: Wir versuchten abzuwarten und gaben ihr ein Placebo.

V: Oh, Sie warteten.

K: Ja, wir warteten und warteten. Sie hatte aber Schmerzen und war deswegen sehr verzweifelt.

V: Hatte sie Fieber?

K: Ja, Sie hatte Fieber.

V: Sie hatte Fieber, und Sie gaben ihr *Sulfur*?

K: Nein, wir gaben ihr *Sulfur*, und dann bekam sie Fieber und diese Schmerzen.

V: Und dann warteten Sie?

K: Ja, wir warteten ab.

V: Als der Ausschlag nach der *Phosphorus*-Gabe in Erscheinung trat, warteten Sie da erst ab oder gaben Sie sofort *Sulfur*?

K: Sechs Monate nachdem sie *Phosphorus* erhalten hatte, wurde sie schwanger. Nachdem sie schwanger geworden war, entwickelte sie diese Symptome. Sie war zu dem Zeitpunkt ungefähr im dritten Monat schwanger. Wir gaben dann *Sulfur*.

V: Jetzt verstehe ich. Er verschrieb sofort *Sulfur*, als sie kam. Und nach *Sulfur* gab es weiterhin eine Verschlechterung.

K: Sie hatte den Hautausschlag zu diesem Zeitpunkt bereits seit drei Monaten.

V: Gut, Sie sahen das Bild und gaben *Sulfur*. Diese Frau ist jetzt gesund. Wenn es nach Ihrem Mittel zu einer Verschlimmerung des Hautausschlages kam, und dann zu einer nochmaligen Verschlimmerung, dann heilt es. Wie lange soll man aber nun warten? Sehr lange können wir nicht warten, da sie Fieber hat. Fieber bedeutet, daß eine Infektion vorliegt. Wie lange hatte sie das Fieber?

K: Als ich ging, hatten wir vier oder fünf Tage gewartet.

V: Wie hoch war das Fieber?

K: 38,5 °C.

V: Gab es irgendwelche anderen Hinweise für das Fieber?

K: Ich habe das nicht im Sinne einer Verschreibung überlegt. Ich habe ihr an diesem Punkt nichts verschrieben. Ich wollte warten oder ihr Antibiotika geben.

V: Sie müssen in solchen Fällen natürlich sichergehen, daß sie nicht...

K: Nein, es war nichts in dieser Richtung, es war alles lokal. Es erstreckte sich nicht auf die Extremitäten.

K: Das Fieber weist auf eine generalisierte Reaktion hin.

K: Sie sagten vorhin, als sie über Tonsillitis und Fieber sprachen, daß, man im Falle einer Verschlimmerung normalerweise kein Fieber vorfindet, bei solchen Entzündungen.

V: Nein, es handelt sich hier um eine Entzündung aufgrund einer Infektion. Sie wissen, daß hier eine Verschlimmerung durch die *Sulfur*-Gabe eingetreten war. Die Haut brach auf, und sie war nun anfällig für Infektionen. Sie könnte etwas gewaschen oder sonstwie berührt haben, und es könnte dadurch zu einer Staphylokokkeninfektion gekommen sein.

K: Ich verstehe das, aber wenn es sich hier um eine Reaktion handelt, die eine Heilung anzeigt, dann müßte sie stärker sein. Es ist eine junge und gesunde Frau, man hätte das nicht erwartet.

V: Nicht unbedingt, wenn sie sich eine Staphylokokkeninfektion zugezogen hat. Sie müßte sich schützen, sollte Handschuhe tragen. Sie befindet sich in einer Phase großer Empfindlichkeit, in der sie sich durchaus eine Infektion zuziehen kann. Es ist, als würde man den empfindlichsten Teil unseres Körpers öffnen, damit Streß eindringen kann. Wenn Sie ein Mittel geben und es bricht ein Ausschlag aus, dann kommt es häufig zu Entzündungen, Infektionen und Fieber. Sie müssen das dann behandeln. In diesem Fall benötigen Sie sehr wahrscheinlich eine weitere *Sulfur*-Gabe, eine höhere Dosis.

K: Nach zwei Tagen?

V: Nach fünf Tagen, ja. Wenn das Fieber nicht hoch ist, bedeutet das, daß der Organismus reagiert und mit der Infektion fertigwerden kann.

Die Infektion breitet sich nicht nach oben hin aus. Sie brauchen dann kein weiteres Mittel zu geben. Diese Patientin wird gesund werden. Eine weiter Gabe *Sulphur* wird nötig sein. Wann? Sie müssen lernen, selbständig zu denken, denn Sie werden sich nicht an all diese Dinge erinnern können. Sie müssen die zugrundeliegenden Prinzipien verstehen.
Es liegt eine Infektion vor, Sie geben *Sulfur* und es wirkte. Ja. Nun berührt dieser Patient aber etwas mit seinen Händen, das infektiös ist - er bekommt eine Infektion. Die Infektion wird stärker und stärker und sie streut, die Drüsen schwellen an. Was bedeutet das? Sie müssen nachdenken! Sie haben *Sulfur* gegeben, und es kommt zu einer Infektion, die der Organismus nicht abwehren kann. Der Patient hat leichtes Fieber. Das bedeutet, daß die Stärkung, die Sie durch *Sulfur* bewirkten, nicht ausreicht und daß dem durch die Kraft der neuen Krankheit entgegengewirkt wird. Es ist an diesem Punkt so, als hätten Sie einen ganz neuen Fall vor sich. Gehen Sie hier nicht davon aus, daß *Sulfur* die Sache in Schach hält. Die Reaktion des Patienten geht in Richtung Zentrum. Die *Sulfur*-Gabe ist - obwohl es fünf Tage lang gewirkt hat - aufgebraucht, und der Patient fällt aufgrund dieser schweren neuen Belastung zurück. Wiederholen Sie das Mittel dann in einer höheren Potenz.

K: Ich wäre davon ausgegangen, daß das Mittel nicht richtig war.

V: Nein. Es kann richtig gewesen sein, aber dann trat ein schwerer Streß auf, der Organismus wurde einer heftigen Belastung ausgesetzt. Ein heftiger Reiz wirkt Ihrer Behandlung entgegen.

K: Was nennen Sie einen heftigen Streß?

K: Die Infektion.

K: Wenn die entzündete Stelle direkt mit Bakterien in Kontakt kommt.

K: Es gibt aber Patienten, die eine Entzündung haben und sich eine Infektion zuziehen, und damit alleine fertigwerden.

V: Dann brauchen Sie kein Mittel zu geben. In Laurens Fall hatte die Patientin Fieber, aber die Infektion blieb lokal. In dem Fall würde ich dazu neigen, kein Mittel zu geben, da die erfolgte *Sulfur*-Gabe die Infektion abwehrt und die Patientin gesund wird. Wenn die Infektion,

oder was auch immer, den Abwehrmechanismus überwindet und sich in Richtung Zentrum erstreckt, ist es etwas anderes! Es kann natürlich auch sein, daß Sie das falsche Mittel gegeben haben. Wann können wir davon ausgehen, daß das Mittel richtig war? Wenn es eine Verschlimmerung gegeben hat!
Lassen Sie uns aber davon ausgehen, daß wir nicht genug Zeit haben, um zu sehen, ob es nach der Verschlimmerung zu einer Besserung kommt, denn nun, am fünften Tag, kommt es zu einer Infektion. Hier gehe ich davon aus, daß das Mittel gewirkt hat, und daß die Belastung so stark ist, daß es dem Mittel entgegenwirkt, so daß der Patient einen neuen Schub, ein weiteres Mittel braucht.

K: Kann es auch sein, daß er in dieser Situation *Belladonna* oder ein anderes akutes Mittel benötigt?

V: Das ist möglich. Es ist aber sehr wahrscheinlich, daß er das tiefe Mittel - hier *Sulfur* - benötigt. Und gerade *Sulfur* ist ein Arzneimittel, das spezifisch für solche Zustände ist. Natürlich können Sie auch *Belladonna* oder *Bryonia* oder *Calcarea* oder was auch immer benötigen.

K: Was ist mit der Möglichkeit, daß sie eine *Sulfur*-Prüfung gemacht hat, aufgrund derer ihre Haut aufgebrochen ist und sich dann infiziert hat? Ich würde meinen, daß *Sulfur* ihr System gestärkt haben müßte, wenn es das richtige Mittel gewesen wäre. Jeder kommt mit Staphylokokken in Kontakt, sie sind überall. Das bedeutet aber nicht, daß es jedesmal zu einer Infektion kommen muß.

V: Sicher. Aber wissen sie, ich habe, nachdem ich ein Mittel für ein chronisches Asthma gegeben habe, gesehen, daß ein Ausschlag ausbrach. Okay? Ich habe das verschiedene Male gesehen. Wir warten dann. Wir warten, um zu sehen, was damit geschieht. Das Mittel hat eindeutig gewirkt, da es das Asthma an die Oberfläche gebracht hat. Wir sehen dann oft, daß es zu einer Staphylokokkeninfektion kommt. Das ist etwas Ernstes. Sie benötigen dann ein weiteres Mittel. Wir haben es in diesem Fall keinen Beweis, daß es das richtig Mittel war. Aber auch wenn wir davon ausgehen können, daß das Mittel richtig war, kann es sein, daß der Staphylokokken- Fall den Patienten überwältigt und das Mittel antidotiert...

V: Wer schläft an der Wand?

K: *Bryonia.*

V: Wer schläft nach links?

K: *Natrium muriaticum.*

V: Die *Muriate* (Anmerk.. des. Übers. = Chloride) und *Calcarea, Bryonia*, manchmal *Sulfur.* Welches Mittel kann nicht auf dem Rücken schlafen - es ist unmöglich!

K: *Acidum aceticum.*

V: Ja. Welche Mittel schlafen auf der rechten Seite?

K: *Phosphorus, Lycopodium, Lachesis.*

V: *Lachesis* und *Sepia*, wegen des Herzklopfens. Nicht *Phosphorus*, *Phosphorus* liegt auf der rechten Seite. Das ist meine Beobachtung, aus meinen Fällen.

V: Warum kommt es während des Schlafs zu einer Verjüngung?

K: Es gibt philosophisch-religiöse Spekulationen, daß es sich hierbei im wesentlichen um eine Rückkehr zur kosmischen Urquelle, zum Ursprung, handelt. Daß man in kosmischer Energie baden würde und so erneuert würde.

K: Außerdem werden viele Dinge ferngehalten, die uns Energie rauben. Wir denken nicht bewußt, wir bewegen uns nicht bewußt, wir machen uns keine Sorgen und arbeiten auch nicht.

K: Auf der physischen Ebene finden wir während dieser Zeit eine Verlangsamung aller Stoffwechselprozesse.

K: Das erklärt aber nicht, warum ich mich tagsüber allein dadurch besser fühle, daß ich nur kurz einschlafe und gleich wieder erwache. In nur fünf Minuten fühle ich eine ganze Menge mehr Energie. Ich weiß nicht, wie das kommt.

V: Während wir schlafen, tritt unser Astralkörper oder Vitalkörper aus dem physischen Körper aus. Das ist eine Spekulation? Gut, wie könnten wir eine Bestätigung dafür finden?

K: Es gibt Berichte von sporadischen Erlebnissen, wo Menschen Dinge getträumt haben, die sich wirklich ereignet haben.

V: Einmal das, und dann gibt es noch die Berichte von Menschen, die sich während einer Operation sahen. Das Bewußtsein tritt aus, und sie sehen, wie sie operiert werden und dort liegen. Es gibt aber etwas, das jeder kennt.

K: Eine Sache ist auch, daß, wenn man den Schlafplatz wechselt, Schwierigkeiten hat, zurückzufinden, da man nicht weiß, wo man sich befindet.

V: Es gibt eine Bestätigung dafür, daß der Körper austritt. Und zwar durch einen Vorgang, der uns allen manchmal passiert. Haben Sie je geträumt, daß Sie fallen, und sind dann mit einem Ruck erwacht? Das Bewußtsein tritt dann nicht sanft in den physischen Körper ein, und es kann einen Ruck geben, - wegen eines lauten Geräusches oder aufgrund eines Traums. Es gibt dann in dem Moment, in dem „es" wieder eintritt, einen Ruck durch den ganzen Körper. Das ist eine Sache, die wir alle kennen. Es passiert während des Fallens.
Welche weitere Beobachtung in Hinsicht auf den Schlaf gibt es noch? Lassen Sie uns nachdenken. Warum laden wir uns wieder auf? Was verlieren wir?

K: Bewußtsein.

V: Bewußtsein. Wenn wir das Bewußtsein verlieren, dann muß es einen Mechanismus geben, der dies ermöglicht. Und es muß sich dann auch die Logik, die normalerweise mit unserem Bewußtsein verbunden ist, ausschalten. Dann findet wieder der Prozeß der Aufladung statt. Während des Schlafs verlieren wir unsere Persönlichkeit. Wir geben uns auf - unser Ego. Wir sind nicht ichbewußt. Deshalb wird es in diesem Moment auch möglich, daß sich die universellen Kräfte mit uns vereinigen können. Es ist unser Ego, unser Ichbewußtsein, das uns davon trennt.
Wenn wir sehen möchten, wie sehr wir getrennt sind, brauchen wir nur zwei Menschen zu beobachten, die sehr egoistisch sind und beide ihren eigenen Standpunkt vertreten. Es ist wie bei zwei Polen, die sich nicht bewegen. Sie werden deshalb „getrennt" bleiben. Wenn sie ihr Ego aber aufgeben, werden sie sich viel besser und aufgeladen fühlen. Die Energie könnte dann zwischen den beiden fließen.

Wir können uns tatsächlich dadurch vom Universum abtrennen, daß wir eine egozentrierte Haltung einnehmen. So ist auch die Idee vom Raum entstanden. Wenn wir keine Form hätten, würden wir zu einer Art Masse zerfließen. Es gibt die Idee des Raumes. Stellen Sie sich vor, Sie würden ins Universum zerfließen, wo würde da die Vorstellung über den Raum bleiben? Sie sind dann ein Punkt im Universum und auch das ganze Universum.

Sobald ein Ichbewußtsein aufkommt, werden Standorte in diesen Raum gesetzt, von denen aus man den Raum messen kann. Zu meiner Rechten gibt es dann so viel Raum, und zu meiner Linken gibt es auch so viel Raum. Wenn dann ein anderes Ego aufkommt, kann der Raum in dessen Bereich gemessen werden. So entstand die Idee vom Raum. So leben wir im Raum und in der Zeit. Die Idee von Zeit und Raum ist etwas, das zu dieser Welt hier gehört. Wenn wir schlafen, geben wir diesen Standort auf, dieses Ich, das Ichbewußtsein, und so stehen wir dem Universum nicht mehr als egozentriertes Wesen gegenüber. Wir lassen das Universum durch uns hindurch. Aufgrund der aufladenden Kräfte des Universums erhalten wir diese Energie, während wir schlafen. Wenn wir also wirklich gesund werden wollen, dann sollten wir unser Ego aufgeben. Dann wären wir ständig mit diesen Kräften vereint. Wir würden die ganze Zeit über aufgeladen werden, da wir keinerlei Energie aufbringen, die gegen das Universum wirkt. Das geschieht, während wir schlafen, im Wachzustand bringen wir das nicht fertig. Deshalb sind wir krank. Wir sind groß. Deshalb sagte ich auch, daß Selbstlosigkeit der höchste Zustand ist, den wir erreichen können. Dann werden wir wirklich gesund werden. Und nur dann werden wir gesund werden. Bis dahin brauchen wir noch den Schlaf und Arzneimittel und dieses und jenes. Sie sehen, wie eng der Begriff des Schlafes mit der Definition des Begriffs „Gesundheit" verbunden ist, und auch mit einer anderen Sache - mit dem Wirken unserer Arzneimittel auf unsere Körper. Wenn Sie sich tiefer mit dieser Idee beschäftigen, werden Sie verstehen, warum unsere Arzneimittel auf unsere Körper wirken. Denn das, was das Arzneimittel ausmacht, und das, was unseren Körper auf der subatomaren Ebene ausmacht, stellt tatsächlich die gleiche Ebene dar.

Es ist die universelle Kraft, die durch uns strömt. Die Energie, die sich in den Atomen befindet, ist nichts anderes als die universelle Kraft, die uns erhält. Deshalb kann dieser Stein eine Wirkung auf mich haben, und deshalb hat Silicea eine Wirkung auf mich. Diese Pflanze kann eine Wirkung auf uns haben. Wenn sich mein Körper in diesem Zustand befindet und das Arzneimittel ebenfalls - in diesem ätherischen Zustand - wir extrahieren tatsächlich den ätherischen Körper dieses Medikaments, dieser Pflanze, und passen sie gegenseitig an. Sie stimmen dann überein. Das sind Dinge, die man in den nächsten 30 oder 40 Jahren feststellen wird. Das ist kein Unsinn.

K: Meine Logik hat mich im Stich gelassen, vielleicht können Sie mir helfen. Was Sie über das Verlieren des Ichbewußtseins während des Schlafs sagten, daß Raum und Zeit dann keine Bedeutung haben und wir uns deshalb aufladen, das kann ich verstehen. Was ich aber nicht verstehe, ist, warum es einen Unterschied ausmacht, wenn man nur eine halbe Stunde anstatt acht Stunden schläft, wenn die Zeit während des Schlafens keine Rolle spielt. Oder sprechen wir gleichzeitig über den physischen Körper, als einen Teil davon, der ruhen muß?

V: Ich dachte, Sie würden fragen, warum jemand, der ein vollkommenes Bewußtsein hat, der selbstlose Mensch, der verwirklichte Mensch, der Mahatma etc. sich auflädt, während er bewußt ist und spricht usw., und warum wir schlafen müssen. Warum treten wir ab und er nicht? Der Vorgang ist der gleiche. Wir sind aufgrund unseres Ego so schnell erledigt. Wir können nicht anders. Damit wir uns aufladen können, läßt uns jemand eine Zeitlang abtreten, sonst könnten wir uns nicht regenerieren. Aber diejenigen, die selbstlos sind, haben es nicht mehr nötig, durch den Prozeß des Todes hindurchgehen zu müssen. Wir gehen jeden Tag unseres Lebens durch Tod und Wiedergeburt. Ein Mensch aber, der wirklich selbstlos ist, muß nicht mehr durch diese Zustände hindurch. Deshalb lebt er auch in der Ewigkeit, als ein Wesen auf der Astralebene, oder was immer es ist.

K: Warum spielt die Zeit eine Rolle?

V: Das ist eine gute Frage. Je besser die Gesundheit eines Menschen ist, desto weniger Schlaf braucht er. Wir müssen funktionieren. Ich brauche meine fünf Stunden Schlaf, um zu funktionieren. Wenn meine Gesundheit besser wäre, dann würden mir fünf Stunden Schlaf die vollkommene Energie geben. Ein anderer Mensch, der besser ist als ich, braucht nur drei Stunden. Ein wirklich gesunder Mensch erholt sich viel leichter, da er diesem Aufladungsprozeß weniger Hindernisse entgegenstellt.

K: Sie meinen geistig, emotional und körperlich gesund?

V: Ja. Das zeigt einem, ob man bei guter Gesundheit ist. Man erholt sich schnell und umfassend.

K: Sie meinen, geistig, emotional und körperlich gesund - nicht nur physisch?

V: Ja. Ausgeglichenheit.

K: Menschen, die Schwierigkeiten haben zu schlafen, können also als intellektualisierende, egoistische Personen betrachtet werden, die sich dem Universum nicht übergeben?

V: Die Richtung, die Sie einschlagen, stimmt. Auf der Oberfläche erscheint es als eine Angst, eine Sorge, Furcht. Die Person sagt: „Ich bin ängstlich, ich mache mir Sorgen." Aber darunter liegt eine Furcht. Was ist Furcht? Wenn Sie tiefer in diese Idee eindringen, werden Sie die egoistische Energie, die hier vorhanden ist, in der einen oder anderen Form sehen. War das soweit klar? War es zu schnell?

K: Was ich nicht verstehe, ist, wie die Arzneimittel wirken.

V: Wir extrahieren etwas aus der Pflanze oder aus dem Mineral, und dabei handelt es sich um das gleiche, das auch aus unserem Körper austritt - das, was während des Schlafs extrahiert ist. Auf dieser Ebene wirken unsere Arzneimittel. Es ist der Vitalkörper. Das Arzneimittel enthält den Vitalkörper der Pflanze oder des Minerals.

K: Ich habe gehört, daß es vier Körper gibt. Welcher Teil ist nun mit der Lebenskraft verbunden?

V: Das ist eine gute Frage. Ich weiß nicht, ob es nun vier sind, aber es gibt eindeutig verschiedene Ebenen von Energie. Ich sage das, weil... es gibt hier verschiedene Erscheinungsformen, der eine Zustand ist zum Beispiel durch Schlaf erreichbar.
Ein anderes Phänomen ist die Katalepsie. Was ist der Unterschied zwischen Schlaf und Katalepsie? Ein weiteres Phänomen wäre die Ohn-

macht. Was ist der Unterschied zwischen Ohnmacht, Schlaf und einer Katalepsie? Ein anderes Phänomen ist der Zustand der Meditation, in dem wir ein bißchen Bewußtsein verlieren und in dem die fünf Sinne zurückgezogen sind. Wir hören oder sehen nicht. Dann gibt es noch einen anderen Meditationszustand, die Externalisation des Körpers. Das ist ein Zustand tiefer Meditation, in dem der Körper völlig unbeweglich verharrt, er bewegt sich nicht. Wo liegt bei diesen Zuständen der Unterschied, in Hinsicht auf die Energie?

Es muß ein Unterschied auf der Ebene der Energien sein, die der Körper abgibt. Auf einer anderen Ebene kann mehr Energie vorhanden sein und noch mehr und noch mehr. Es gibt sehr wahrscheinlich einen ganzen Komplex an Energien. Ich weiß nicht, wie viele Ebenen es sind, vielleicht fünf, sechs oder sieben. Es gibt sieben grundlegende Energie-Ebenen oder Schwingungsebenen, oder wie auch immer Sie es nennen wollen.

Der Abwehrmechanismus ist ein Teil der Lebenskraft, der sich - wenn wir ausgeglichen sind - bewegt, sobald Streß auftritt. Es treten dann die verschiedenen Mechanismen in Aktion. Sobald Belastungen auftreten, wird ein Mechanismus in Gang gebracht, der sagt, was zu tun ist. Das sympathische Nervensystem schaltet um, der Hormonausstoß vergrößert sich. Es sind Anweisungen, die von einem spezifischen Mechanismus veranlaßt werden, den wir Abwehrmechanismus nennen. Das ist ein Teil der Vitalität eines Menschen, oder der Kraft oder Energie des Menschen.

K: Hat ein Mensch, der gesünder wird, weniger Träume?

V: Nein. Ich habe herausgefunden, daß Menschen, die emotional sehr leiden - die aber nicht richtig psychotisch oder bereits völlig zusammengebrochen sind - normalerweise sagen, daß sie keine Träume haben. Sobald es ihnen besser geht, träumen sie wieder. Ich sehe das so, daß sie zwar träumen, sich aber nicht daran erinnern.

Der Traumzustand ist etwas Notwendiges. Man hat Experimente mit Katzen gemacht. Man hat mit Hilfe eines Elektroencephalograms die Traumphasen ermittelt und die Katzen dann jeweils geweckt. Man ließ sie den Traumzustand nicht erleben. Die Katze starb innerhalb von 20 Tagen. Sie schlief, aber sobald sie anfing zu träumen, wurde sie geweckt.

K: Stimmt es, daß Valium und andere Sedativa ebenfalls den Traumzustand verhindern?

V: Ich habe festgestellt, daß Leute, die Valium oder diese Art der Medikamente brauchen, nicht damit fertig werden. Während des Träumens kommt das Unterbewußte hoch und man muß sich damit auseinandersetzen. Diese Menschen sind nicht in der Lage, damit fertig zu werden. Sobald es ihnen gesundheitlich besser geht, können sie sich auch besser mit ihrem Leben auseinandersetzen.

K: Ich habe überlegt, daß die Tagestemperatur über Nacht absinkt, daß aber Leute, die eine Heizdecke verwenden, dies dadurch verhindern. Die meisten haben dann festgestellt, daß sie viel besser schlafen, wenn sie eine Daunendecke verwenden.

V: Ja, das sind die Mechanismen des Schlafes. Es gibt eine eindeutige Veränderung der Zirkulation. Die Temperatur verändert sich, deshalb schwitzen wir während des Schlafs. Die Zirkulation ist also herabgesetzt und die Temperatur verändert sich.

K: Und wenn der Körper schnell arbeitet, dann kann das verhindern, in diesen Zustand zu kommen.

V: Was aber wirklich dahintersteckt, ist, daß der Egoismus den Schlaf verhindert. Sie können natürlich sagen, daß jemand den einen Tag schlafen kann, und den anderen nicht. Würde das nun heißen, daß er den einen Tag egoistisch ist, und den anderen nicht?

K: Es kamen wahrscheinlich Konflikte auf.

K: Er ist nicht in der Lage, eine Sache loszulassen.

V: Es rückt das Problem mehr in den Blickpunkt. Etwas geschieht irgend etwas. Es kann sich um eine Belastung handeln.

K: Es gibt bei *Kent* keine Rubrik „Beschwerden durch die Entbindung".

V: Sie finden das in den Unterrubriken.

Acidum nitricum

V: Was wir bei einem *Acidum nitricum*-Fall sehen werden, ist eine Verschlimmerung, ohne gleichzeitige Besserung auf einer anderen Ebene, wie Energie, Geist, oder Emotionen. Man verschlimmert also ein, zwei oder drei Symptome, aber es zeigt sich keine Erhöhung der Energie, Besserung des allgemeinen Befindens oder eine Besserung des geistigen oder emotionalen Zustandes.

Bei *Acidum nitricum* handelt es sich um empfindliche Menschen, die aufgrund vieler Krankheiten, von Antibiotikabehandlungen und auch aufgrund von Unglück, zusammengebrochen sind. Sie konnten diesen Belastungen nicht standhalten.

Sie werden sehr unglücklich, unzufrieden, unversöhnlich. Sie können nicht einmal sich selbst verzeihen, wenn sie einen Felder gemacht haben.

Sie haben viele Erkältungen, die bereits auftreten, wenn sie nur mäßig kaltem Wetter ausgesetzt sind. Sie sind leicht gereizt. Sie sind *sehr empfindlich* und können keinerlei Geräusche vertragen. So tritt mehr und mehr ein Element von Dunkelheit in ihr Leben. Dieses Element der Dunkelheit zeigt sich sogar in ihrem Blut, es ist dunkel. Es ist dunkel, ein Element der Dunkelheit tritt in ihr Leben. Sie empfinden, daß sie Dinge falsch machen, und daß auch die anderen sich irren. Sie werden sehr empfindlich gegenüber Kritik. Wenn man ihnen etwas sagt, können sie das nicht mehr vergessen. Sie sind so sehr verletzt, daß sie Ihnen auch dann nicht vergeben wollen und können, wenn Sie sich entschuldigen und ihnen erklären, daß es nicht so gemeint war. Sie sind *unversöhnlich*. Sowie sich dieses Leiden hinzieht und andauert, weiterhin Antibiotika gegeben werden und diese Art der Geisteshaltung beibehalten wird, kommt eine Zeit, in der es auf eine andere Ebene wechselt - es kommt dann zu einer überwältigenden Angst.

Sie haben *Angst um ihre Gesundheit* und fürchten, zu sterben. *Acidum nitricum* ist eines der Hauptmittel bei *Angst vor Krebs*, besonders, weil sie dazu neigen, kleine körperliche Vorkommnisse völlig überzubewerten. Sie werden dann wirklich... ich finde das Wort noch nicht, um *Acidum nitricum* zu beschreiben. Sie werden hypochondrisch. Das ist der spezielle Bereich bei *Acidum nitricum*.

K: Würden Sie es als eine rasende Besorgnis um die Gesundheit bezeichnen?

V: Nein. Sie werden Ihnen von ihren Leiden erzählen, und Sie sagen ihnen: „Ach, das ist nichts, das ist nicht so ernst." Sie werden dann zu sich selbst sagen: „Dieser Arzt versteht nicht.” Deshalb gehen sie von einem Arzt zum anderen und sind nicht zu beruhigen. Sie können stundenlang mit ihnen sprechen und versuchen, ihnen auszureden, daß er Krebs hat - es ist unmöglich. Er wird zum nächsten Arzt gehen und ihn nach seiner Meinung fragen.

Er geht davon aus, daß ihm irgend jemand sagen wird, daß er Krebs hat. Und natürlich gibt es Fälle, in denen der Arzt sagen wird, daß er Fälle gesehen hat, die einen Krebs entwickeln können, doch daß es in diesem Fall nicht so weit kommen wird. Der *Acidum nictricum*-Patient jedoch hört nichts anderes, als daß sich daraus Krebs entwickeln kann. Sie sagen Ihnen dann: „Aber der Arzt hat mir gesagt, daß daraus Krebs werden kann. Wie können Sie sagen, daß es kein Krebs ist?”

Sie fühlen sich elend. Es wird zu einem Leid für sie, da sie sehr empfindsam sind. Sie haben irgendwelche Schmerzen und Beschwerden, und dann kommt die Angst um die Gesundheit hinzu und die Hoffnungslosigkeit. Sie sitzen da und warten. Wenn Sie ihnen nicht *Acidum nitricum* geben, werden sie wiederkommen und wiederkommen und Ihnen erzählen, daß alles beim Gleichen geblieben ist, und sie werden winseln und jammern. Wenn ein *Acidum nitricum*-Patient zur Tür hinausgeht, werden Sie erleichtert aufatmen.

K: Bekommen sie auch diese Allergien, wo sie allergisch gegen alles mögliche in der Umgebung werden?

V: Ja. Sie werden allergisch gegen alles, was sie berührt. Das sind die Menschen, die die Arzneimittel prüfen. Sie geben dieses und jenes Arzneimittel...

K: In jiddisch gibt es dafür das Wort „vetsch” (Anm. d. Übers. = Wicke)

V: Sie haben die Einstellung „wofür soll man leben?” „Meinen Sie wirklich, daß es schön ist zu leben? Glauben Sie das?” Sie sind lustlos und haben eine Abscheu vor dem Leben. Und wenn sie an den Punkt kommen, an dem sie über den Tod nachdenken, dann wollen sie auch sterben. Es sind Nihilisten. Es gibt nichts, an das sie glauben.

K: Ist das der Zustand, bevor sie Angst um die Gesundheit entwickeln?

V: Der Zustand des Nihilismus? Es kann vorher schon so sein, aber nicht sehr stark. Es kann zusammen damit auftreten und darüber hinaus.

Aber dann wird es sehr stark sein. Es werden dann wirkliche Suizidtendenzen und Handlungen auftreten und der Patient wird sehr stark über Selbstmord nachdenken. Er wird immer wieder an Selbstmord denken.

K: Ich erinnere mich gerade an Leute, die genauso waren. Sie sind so etwas wie „Prana-Vampire" (Gelächter). Ich kenne diese Art Mensch.

V: Ja. Wenn *Acidum nitricum* an Ihnen klebt, dann werden Sie das spüren.

Es ist auch interessant, daß sich die Pathologie bei *Acidum nitricum* an den *Körperöffnungen* entwickelt, besonders in den Winkeln. Sie haben *Fissuren und Risse* in den Mundwinkeln, Fissuren am oder um den Anus oder andere Körperöffnungen.

Man findet an diesen Stellen auch alle möglichen Arten von *Kondylomen* und Warzen. Es handelt sich besonders um solche Kondylome und Warzen, die *dunkles Blut absondern*, es ist dunkel. *Acidum nitricum*-Blut ist nicht hell, wie bei Blutungen aus den Arteriolen. Das Blut ist dunkel. Es ist interessant, daß wir bei ihnen das Element der Dunkelheit und des Trübsals finden und daß dieses auch in ihrem Blut sichtbar wird. Es ist nicht rot und vital.

K: Haben Sie feststellen können, daß dieser Typ nicht ernstlich körperlich krank wird? Sie leben lange, werden alt?

V: Ja.

K: Wie kann das sein, wenn es so auf der geistig-emotionalen Ebene aussieht?

V: Weil sie sehr vorsichtig mit ihrem Leben umgehen, mit dem, was sie essen und was sie tun. Sie halten eine Art Gleichgewicht innerhalb dieses unausgewogenen Zustands aufrecht. Sie sind in der Lage, das aufrechtzuerhalten, da sie so viel Angst um ihre Gesundheit haben. Besonders *die Nahrung wird von ihnen speziell ausgewählt.*

Die Absonderungen der Körperöffnungen sind bei *Acidum nitricum* widerlich.

Wer kann mir sagen, wie ihr Nahrungsverlangen aussieht?

K: Fett, Salz, Süßigkeiten.

V: *Fett, Salz und Süßigkeiten.* Kein Fleisch, Süßigkeiten auch nicht so sehr. Sie haben ein Verlangen nach salzigem Fisch. Kennen Sie diese Art Fisch, wie Hering?
Sie leben außerdem auch länger, da die Krankheit sich auf der mentalen Ebene befindet, und nicht direkt den Körper befällt und ihn somit zerstört. Es handelt sich bei *Acidum nitricum* um die lästigsten Patienten überhaupt.

K: Können Sie uns sagen, wie sie sich von *Arsen* unterscheiden, was ihr Benehmen und ihr Auftreten in der Praxis betrifft?

V: Der *Arsen*-Patient kommt und drückt seine Furcht hiervor und davor aus. Sie kommen und sagen: „Ich habe dies." Es ist das Element des Elends, das sich darstellt. Und sie haben diese starke Hypochondrie, diese große Angst um die Gesundheit.

K: Wer ist schlimmer?

V: *Acidum nitricum.*

K: *Jeder* haßt *Arsen.*

K: Oh.

V: Wenn der *Arsen*-Patient geistig und emotional krank ist, handelt es sich natürlich um eine andere Situation, aber es sind höfliche Menschen und sie sind feinfühlig, sie kennen ihre Grenzen.
Acidum nitricum-Patienten werden Sie zu jeder Zeit wecken, weil sie sich schrecklich fühlen, und sie brechen in Weinen aus, um Ihnen zu zeigen, wie sehr sie leiden. Ihr Leiden ist wirklich *furchtbar, überwältigend*! Sie sagen: „Ich werde sterben!" Ich hatte eine Patientin, die einen leichten Schmerz an der Gesäßbacke hatte. Sie war sicher, daß es Krebs ist. Es sind Röntgenaufnahmen gemacht worden, und sie ging von einem Arzt zum anderen. In der Klinik hatten wir ihr schon verschiedene Mittel gegeben. Sie war ganz überwältigt und weinte und sagte: „Niemand weiß, was ich habe, ich werde deshalb sterben!"
Es war nur ein leichter, lokalisierter merkwürdiger Schmerz an der Gesäßbacke. Es war kein Ischiassyndrom. Es konnte vielleicht von einer Injektion herrühren, man fand aber nichts. Es war ein großes Thema. Ihre Mutter, ihr Vater, der Ehemann, alle machten sich Sorgen um sie. „Es geht mir schrecklich!" Oder sie sagte: „Ich werde meine Familie

zerstören!" Sie können diesen Patienten sagen, aufzuhören, da nichts ist usw., aber sie werden nur jammern und weinen. Wenn Sie *Acidum nitricum* nicht erkennen und es nicht geben, werden Sie viele Unannehmlichkeiten haben.

Bei *Krebs im Rektum* ist *Acidum nitricum* das Mittel, das Sie am häufigsten brauchen werden.

K: Es wirkt auch bei Hunden.

V: Ja? Wenn der Krebs sich am Ende des absteigenden Kolon befindet, zwischen dem Sigmoid und dem Colon descendens, dann benötigen Sie sehr wahrscheinlich *Natrium sulfuricum.* Ich habe Fälle gesehen, bei denen Krebs diagnostiziert worden war, die operiert wurden und bei denen es zu einem Rückfall kam. Es wurde ein Stück Darm entfernt, aber es gab einen Rückfall. Ich kenne einen Patienten, bei dem seit 10 Jahren - seit 1970 - alles in Ordnung ist. Er war damals 65 oder 68. Es wirkte bestens. Es wird nicht immer heilen, aber es wird die Symptome eindeutig lindern. Wenn es durch den Krebs zu einer Obstruktion kommt, wird es dem Patienten helfen.

K: Er wird aber dennoch operiert werden müssen, obwohl es die Obstruktion bessert?

V: Ja. Meiner Erfahrung nach sind die Operationen aber nicht sehr dienlich. Vielleicht lag es auch an den Chirurgen, daß die ihre Arbeit nicht ordentlich gemacht haben. Ich habe jedenfalls schreckliche Dinge nach Operationen gesehen. Ich ziehe hier die homöopathische Krebsbehandlung vor, in jedem Fall. Ich denke, daß diese Fälle, die durch eine chirurgische Maßnahme gebessert wurden, und wo es den Patienten nach 10 oder 15 Jahren noch gut geht, nicht wirklich bösartig geworden wären - aggressiv bösartig. In anderen Fällen habe ich nach der Operation Metastasen folgen sehen.

K: Sprechen Sie von Dickdarmkrebs oder von Krebs allgemein?

V: Von Krebs allgemein. Ich hatte einen Fall, wo der Patient Gehirngliome hatte und ich eine Besserung bewirken konnte. Das Gehirn war voll damit. Der Patient war nicht in der Lage zu sprechen, er befand sich in einem schrecklichen Zustand. Er zeigte dann eine Zeitlang eine Besserung. Anstatt Röntgenaufnahmen zu machen und dies und jenes... Gott weiß, was sie mit einem solchen Patienten alles machen. Wenn es mich beträfe, würde ich eine solche Operation nicht machen lassen. Ich würde das nehmen, was ich bräuchte, wenn meine Zeit gekommen ist, diese Welt zu verlassen.

K: Ich habe viele Patienten gesehen, bei denen eine Obstruktion des Kolons vorlag. Diesen Patienten konnte dadurch geholfen werden, daß man eine Kolostomie durchführte. Das war kein Versuch einer Heilung, sondern eher eine Gefälligkeit.

V: Das können Sie machen, besonders bei Patienten, die 55 - 60 Jahre alt sind. Wenn es aber bei Patienten gemacht wird, die über 70 sind, sehe ich das nicht so.

K: Wir hatten eine Operation, bei der das ganze Becken ausgeräumt wurde... das ist schrecklich.

V: Das ist es, was ich sage. Um den Druck abzumildern, okay. Aber so etwas zu tun und dann zu behaupten, es sei eine therapeutische Maßnahme, das ist unglaublich.

K: Wenn Sie einen frühen Krebsfall aufnehmen, müssen Sie in der Lage sein, keine Fehler zu machen. Das ist eine große Verantwortung. Man müßte die Erfolgsrate mit den Prozentsätzen des üblichen Verfahrens vergleichen. Sie müssen hier eine größere Chance anbieten können als die anderen.

V: Ich empfehle Ihnen nicht, bei einem Krebs einfach nach den üblichen Methoden zu verfahren, Sie werden sonst in Schwierigkeiten geraten.

K: Der Gedanke, den man von den anderen Ärzten übernehmen kann, ist, daß es von Nutzen sein kann, den Primärtumor zu entfernen...

V: Es kann von Nutzen sein.

K: Bei Brustkrebs z. B. ist der natürliche Verlauf sehr unterschiedlich. Es kann der Patientin 20 Jahre lang gut gehen, und dann tritt es wieder auf. Wenn sie den Tumor nicht herausnehmen, dann beträgt die durchschnittliche Lebenserwartung hier drei Jahre. Das ist der Durchschnitt. Ich denke jetzt an eine bestimmte Person, die Brustkrebs hatte, und bei der auch die axillaren Lymphknoten entfernt wurden. Die Frage ist, was sollen wir nun tun? Die Patientin ging in die Krebsklinik, und man sagte ihr, daß man warten müsse, bis wieder Metastasen auftreten, was innerhalb einiger Monate geschehen könne. Das ging über Jahre so. Ich zweifle nicht daran, daß diese Frau durch das Arzneimittel eine Stärkung ihrer Lebenskraft erfuhr, und ich denke, daß sie, solange sie sehr vorsichtig ist und sich keinen Belastungen aussetzt, zu diesen Leuten gehören wird, die noch 20 Jahre leben werden.

V: Ich sehe das natürlich anders. Krebs ist etwas, das vom Abwehrmechanismus... es ist der Abwehrmechanismus, der hier auf einen großen Streß reagiert, auf einen großen Streß. Es besteht nun die Möglichkeit, daß diese Reaktion, daß dieses Hervorbringen des Tumors ausreicht, um wieder ein Gleichgewicht herzustellen. Mit einem Tumor dieser Größe kann der Patient weiterleben. Man hat festgestellt, daß es Selbstheilungen gibt... ja. Was ist eine Selbstheilung?

Der Abwehrmechanismus hat auf einen Streß reagiert, soweit, wie es nötig war. Er hat einen Tumor produziert, der das Organ nicht ganz zerstörte, und er ist in der Lage, ihn wieder verschwinden zu lassen. Es kann also sein, daß der Tumor wieder rückgängig gemacht wird. Das ist der gewisse Prozentsatz an Spontanheilungen.

Es stellt sich natürlich die Frage, an welchem Punkt man den Patienten nun behandeln soll, wenn dieser Knoten eine Klärung der Verhältnisse im Abwehrsystem darstellt. Hier handelt es sich tatsächlich um einen Kampf zwischen einem Streß und dem Abwehrmechanismus.

Zu viel Streß, und der Organismus dreht durch und stirbt.

Es besteht manchmal die Möglichkeit, daß der Organismus ein Gleichgewicht herstellt und so weiterhin bestehen kann. Meiner Vorstellung nach stärken wir den Patienten durch das homöopathische Arzneimittel, so daß ein Tumor dieser Größe aufgehalten werden kann. Er muß den Patienten nicht töten. Von diesem Bereich aufwärts (weist auf die Tafel) wird der Patient dadurch getötet. Durch die homöopathische Behandlung kann das Geschehen statisch gehalten werden. Das bietet eine Möglichkeit.

Wenn der Tumor aber operativ entfernt wird, dann wird diese Maßnahme des Abwehrmechanismus, mit der er ein Gleichgewicht hergestellt hat, aufgehoben. Dann wird der neue Tumor von dieser Größe (also größer) sein müssen, damit ein Ausgleich im System stattfinden kann. Warum? Weil Sie erstens den Tumor entfernt haben und nun außerdem noch zusätzlicher Streß auf den Organismus eingewirkt hat - die Antibiotika usw.

Der Körper wurde jetzt auch noch diesen zusätzlichen Belastungen ausgesetzt. Wenn es sich also bei diesem Geschehen um eine Maßnahme des Abwehrmechanismus handelt, dann wird er auch weitere Manifestationen der gleichen oder ähnlicher Art entstehen lassen. Es handelte sich dabei um eine Vorkehrungsmaßnahme des Abwehrmechanismus. Denn wenn erst einmal diese Stufe hier erreicht ist, wird operiert werden müssen. Es geht dem Patienten noch 20 - 30 Jahre gut, weil es sich hierbei um eine Vorkehrungsmaßnahme des Abwehrmechanismus handelt. Und da kommen Sie dann, und nehmen es wieder weg. Es wäre sowieso dort stehengeblieben.

Ich habe Fälle mit fortgeschrittenem Krebs gesehen, auch mit Brustkrebs. Der Brustkrebs war durch eine Gewebeentnahme diagnostiziert worden. Man hatte der Patientin gesagt, man müsse operieren, sonst würde sie sterben. Sie war damals 68 Jahre alt. Sie sagte dem Arzt, daß sie es vorziehen würde zu sterben und daß das nicht sein Problem wäre. Sechs Monate später kam sie zu mir, und ich verschrieb ihr ein Mittel. Nun, im Alter von 80 Jahren, hatte sie einen Rückfall. Ich verschrieb erneut ein Mittel, und es ging ihr wieder gut. Es gibt bei diesem Geschehen keine Möglichkeit zu wissen, wie lange es dauern wird.

K: Ich habe von Pathologen gehört, daß es bei Patienten, die bereits Krebs hatten, wahrscheinlicher ist, daß sie wieder Krebs bekommen, als bei anderen.

K: Bei den Herzpatienten ist es genauso.

K: Was ich meine, ist, daß man dadurch, daß man den Krebs operiert, die Wahrscheinlichkeit, daß sich ein neuer Krebs bildet, erhöht. Hier bräuchten wir Statistiken, dann könnten wir sagen, daß von 1000 Fällen so und so viele in diese oder jene Richtung verliefen. Wir hätten dann eine Übersicht und wären sicher oft von den Ergebnissen überrascht.

K: Wieviele Krebspatienten haben Sie ungefähr behandelt?

V: Das kann ich nicht genau sagen, aber nicht so viele, 15 oder 20.

K: Erfolgreich?

V: Nicht alle. Man sieht häufig, nachdem man ein Mittel gegeben hat, daß der Patient oder seine Angehörigen die Operation wollen, so daß man keine Möglichkeit hat, den Fall über einen längeren Zeitraum, von vielleicht drei bis vier Jahren, zu beobachten. Ich habe Ihnen über verschiedene Fälle berichtet, bei denen ich Reaktionen durch das Mittel beobachten konnte.

Ich hatte eine Patientin, die im Krankenhaus lag, mit einem diffusen Krebs. Sie wurde in dem Moment behandelt, in dem sie zu ersticken drohte. Ich gab ihr in diesem Moment das erste Mittel, und es ging ihr daraufhin gut. Als sie die Sache diagnostiziert hatten, wollten sie sie unbedingt bestrahlen. Sie wurde bestrahlt, und der Krebs breitete sich innerhalb einer Woche so sehr aus, daß sie zu ersticken drohte. Ich gab ihr das homöopathische Mittel, und es gab sofort eine Reaktion. Das ist eine kaum zu glaubende Sache. Als es ihr besser ging, wurde sie wieder bestrahlt und starb daraufhin. Sie hätten mir den Patienten überlassen sollen. Es handelte sich hier um einen bösen Krebs, der sofort explodierte, nachdem bestrahlt worden war. Ich wußte nicht, daß es sich um eine solche Art von Krebs gehandelt hat.

K: Ich habe viele Patienten gesehen, die Krebs im Thoraxbereich hatten, besonders Lungenkrebs. Es ist geradezu furchterregend, wie schnell er sich im Körper ausbreitet, nachdem operiert wurde.

V: Genau.

K: Die Operation verkürzt das Leben dieser Menschen um etwa 15 Jahre.

K: Diese Brustoperationen sind sehr belastend. Ich denke, es hat auch damit zu tun, daß der Bereich dabei der Luft ausgesetzt wird.

V: Ich habe einen Fall gesehen, bei dem der Patient mit hohem Fieber in die Klinik eingeliefert wurde. Sie fragten, ob er zum Sterben gebracht würde. Sie brauchen solche Fälle nicht in ihrer Statistik. Sie sagten: „Wir können da nichts tun, nehmen Sie ihn wieder mit nach Hause und lassen Sie ihn in Frieden sterben." Die Tochter dieses Patienten ist eine Art entfernte Verwandte von mir. Der Mann lebte weitere Jahre, bis zum Alter von 76 oder 80. Sicher, er hatte noch Schmerzen rheumatischer Art, an den Armen. Eines Tages hatte er dann eine schwere

Blutung, er legte sich hin und starb friedvoll. Er hatte in diesen drei Jahren noch Gartenarbeiten und andere Tätigkeiten ausgeführt. Wir sehen daran, was die Homöopathie leisten kann. Das ist kein Einzelfall.

K: Haben Sie, nachdem Sie nun einen Monat lang hier sind, irgendwelche speziellen Anregungen für uns? Wo unsere größten Schwächen liegen oder womit wir uns beschäftigen sollten? Können Sie eine Art Beurteilung abgeben, damit wir wissen, wo wir stehen?

V: Ich habe festgestellt, daß ihre Fähigkeiten, einen Fall aufzunehmen, sehr gut sind und daß Sie hier gute Noten verdienen.

Nun zur Materia medica. Ich glaube, daß Sie in diesem Bereich noch Schwächen haben. Es ist jedoch sehr ermutigend, daß Sie das Denksystem schon ziemlich gut integriert haben, die Art, über die Fälle nachzudenken. Sie haben die Idee, wie ein Fall zu betrachten ist, verstanden. Sie machen das nicht mehr wie Neulinge. Sie kennen nun dieses sehr spezielle System. Und sie zeigen Begeisterung, was sehr entscheidend ist und der Sache Kraft und Nachdruck verleiht. Das ist großartig. Ich glaube, daß Sie die richtige Einstellung haben und daß Sie sehr hart arbeiten können. Ich wünschte, die griechischen Ärzte würden nur halb so schwer arbeiten wie Sie. Das hat mich schon ganz schön auf die Palme gebracht. Das ist ein Problem in Griechenland, vielleicht sind die Umstände dort aber auch nicht so gut wie hier. Vielleicht liegt es auch daran, daß sie mich immer nur anzurufen brauchen, wenn sie irgendwelche Informationen brauchen. Sie sind deshalb ein wenig lässig.

K: Wenn Sie hier zu uns kämen, würden sie besser werden (Gelächter).

V: Ich glaube, daß diese Gruppe in der Zukunft eine führende Rolle in der Homöopathie übernehmen wird.

K: Was, denken Sie, sollten wir nun weiter tun?

V: Ich denke, Sie tun sowieso schon genug, daher möchte ich Sie nicht dazu drängen, noch mehr zu tun.

K: Sie sagten, daß eine unserer Schwächen darin besteht, nicht in jeder Phase der Behandlung wirklich zu wissen, was sich abspielt.

V: Ja, ich glaube, daß Sie noch ein wenig schwach in der Theorie sind.

K: Ich würde gern wissen, was wir tun können, um das zu verbessern. Sollen wir das Organon lesen und es nochmal lesen, *Kents* Vorlesungen, Ihr Buch? Können wir es dadurch lernen oder geschieht es durch die Praxis?

V: Durch die Erfahrung klären sich viele Dinge. Ihre Erfahrungen bieten auch einen Anreiz für weitere Betrachtungen. Ich werden Ihre Fragen dann beantworten.
Was die Theorie betrifft, so meinen wir vielleicht, wir hätten sie begriffen, aber wir müssen sie jederzeit der Aktualität entsprechend umsetzen können, um einen Fall stets beurteilen zu können. So wird es hin und her schwanken, und wir werden dabei auch einige Fehler machen. Ich möchte Ihnen auch sagen, daß es gar nicht so sehr von Bedeutung ist, gleich das richtige Arzneimittel zu finden. Es ist von Wichtigkeit, das Denken zu erlernen. Wenn Sie lernen zu denken, können Sie es beim zweiten oder dritten Mal finden.

K: Wir hatten hier den Vorteil, daß wir wußten, daß Sie uns Fälle mit selteneren Mitteln vorstellen.

V: Beim nächsten Mal werde ich hauptsächlich Polychreste vorstellen. Ich bin die Ordner durchgegangen und habe versucht, solche Fälle auszusuchen, die interessant sind und Ihnen viel vermitteln können. Ich begann, an 60 Mitteln zu arbeiten, an Polychresten.

K: Es waren ungefähr 20 Mittel.

V: Damit decken Sie ungefähr 55% der Fälle ab. Bei 60 Arzneimitteln sind es 85%; mit 200 Arzneimitteln decken Sie fast 99% aller Fälle ab.

K: Der *Kent* enthält 206 Mittel.

V: Das Buch auswendig zu kennen, ist dreimal so viel wert, wie mich hier zu haben.

K: Wir haben überlegt, daß Anfänger es dreimal lesen sollten, allein um ein Gefühl dafür zu bekommen, welche pathologischen Erfahrungen der Mensch machen kann. Der zweite Schritt wäre das Lernen der Arzneimittel. Der dritte Schritt wäre die Betrachtung aus einer vergleichenden Sicht heraus.

V: Das hilft.

K: Das allein nimmt zwei bis drei Jahre in Anspruch.

V: Sie haben meinen homöopathischen Segen.